Vorwort

Der Taschenbuchatlas soll dem Studierenden der Medizin eine anschauliche Zusammenfassung der wichtigsten Kenntnisse aus der Anatomie des Menschen geben, gleichzeitig kann er dem interessierten Laien einen Einblick in dieses Gebiet verschaffen. Für den *Studierenden der Medizin* sollte die Examensvorbereitung hauptsächlich eine Repetition von Anschauungserfahrungen sein. Die Gegenüberstellung von Text und Bild soll der Veranschaulichung des anatomischen Wissens dienen.

Der dreibändige Taschenbuchatlas ist nach Systemen gegliedert, der 1. Band umfaßt den Bewegungsapparat, der 2. die Eingeweide und die Haut, der 3. das Nervensystem und die Sinnesorgane. Die topographischen Verhältnisse der peripheren Leitungsbahnen, der Nerven und Gefäße, werden, soweit sie sich eng an den Bewegungsapparat anlehnen, im 1. Band berücksichtigt; im 2. Band wird lediglich die *systematische* Aufgliederung der Gefäße behandelt. Der Beckenboden, der in enger funktioneller Beziehung zu den Organen des kleinen Beckens steht, wurde einschließlich der damit zusammenhängenden Topographie in den 2. Band aufgenommen. Die Entwicklungsgeschichte der Zähne wird im 2. Band kurz berührt, weil sie das Verständnis für den Zahndurchbruch erleichtert, – die gemeinsamen embryonalen Anlagen der männlichen und weiblichen Geschlechtsorgane werden besprochen, weil sie deren Aufbau und die nicht seltenen Varietäten und Mißbildungen verständlich machen, – im Kapitel über die weiblichen Geschlechtsorgane kommen einige Fragen im Zusammenhang mit Schwangerschaft und Geburt zur Sprache; das für den Medizinstudenten nötige Wissen in der Entwicklungsgeschichte ist damit aber keinesfalls umrissen! Die Bemerkungen zur Physiologie und Biochemie sind in jedem Fall unvollständig und dienen lediglich dem besseren Verständnis struktureller Besonderheiten; es wird auf die Lehrbücher der Physiologie und Biochemie verwiesen. Schließlich sei betont, daß das Taschenbuch selbstverständlich auch ein großes Lehrbuch nicht ersetzt, viel weniger noch das Studium in den makroskopischen und mikroskopischen Kursen. In das Literaturverzeichnis wurden Titel aufgenommen, die weiterführende Literaturhinweise enthalten – darunter auch klinische Bücher, soweit sie einen starken Bezug zur Anatomie haben.

Der *interessierte Laie,* der nach dem Bau des menschlichen Körpers fragt, wird u. a. die anatomischen Grundlagen von häufig angewandten ärztlichen Untersuchungsverfahren allgemein verständlich abgebildet finden. Es wurde damit der Anregung des Verlages entsprochen, den Inhalt des Buches um diese Aspekte zu erweitern. Im Hinblick auf den nichtmedizinischen Leser werden alle für den Laien erfahrbaren Organe und Organteile auch in deutschen Bezeichnungen benannt; sie sind auch im Sachverzeichnis berücksichtigt.

Frankfurt/M., Kiel, Innsbruck *Die Herausgeber*

Vorwort zur 6. Auflage des 2. Bandes

Für die 6. Auflage konnten einige Textergänzungen und Verbesserungen, besonders bei den lymphatischen Organen und den endokrinen Organen vorgenommen werden. Das Zahnkapitel wurde erweitert. Als sinnvolle Ergänzung wurden die zellulären Vorgänge bei der Befruchtung und die Grundzüge der Plazentabildung neu hinzugefügt.

Dank schulde ich mehreren Fachkollegen, die wertvolle Hinweise zur Verbesserung in sachlicher und technischer Hinsicht gaben, besonders danke ich Frau Professor Dr. B. Krisch, Kiel, und Herrn Univ.-Professor Dr. W. Platzer, Innsbruck, für Sachdiskussionen und Anregungen sowie Herrn Professor Dr. Junzo Ochi, Shiga University, Seta, Otsu City, der das Buch in die japanische Sprache übersetzt hat, wieder für zahlreiche Verbesserungsvorschläge. Auch Hinweise von Studierenden führten zu Verbesserungen der Darstellung des Stoffes. Zu danken habe ich Herrn Dr. h.c. G. Hauff und Herrn Dr. D. Bremkamp, den Initiatoren des Werkes, sowie den Mitarbeitern des Georg Thieme Verlages für die Bereitwilligkeit und Geduld, mit der sie bei der Bewältigung technischer Probleme geholfen haben.

Kiel, im September 1990 *Helmut Leonhardt*

Aus dem Vorwort zur 1. Auflage des 2. Bandes

Die Approbationsordnung führt zur Verkürzung des vorklinischen Studiums, sie bestimmt ferner, daß die anatomischen Kenntnisse hauptsächlich in Kursen erworben werden sollen und daß die ärztliche Vorprüfung auch im Fach Anatomie ausschließlich schriftlich erfolgt. Unter diesen Voraussetzungen besteht, besonders im Hinblick auf die schriftliche Prüfung, die Gefahr, daß eine Zusammenfassung des Stoffes zu einer verbalen Aufreihung von unanschaulichen Fakten nach Art gewisser Repetitorien wird. Anatomisches Wissen lebt aber von der Anschauung.

Dieses Taschenbuch wird hauptsächlich durch die Abbildungen leben. Ich danke Herrn *G. Spitzer,* der die vorbildlichen Illustrationen geschaffen hat. Das Buch entstand aus den gemeinsam mit Studenten in Vorlesungen gewonnenen Erfahrungen hauptsächlich für Medizinstudenten und, stellvertretend für den interessierten Laien, für *Renate* und *Matthias.*

Homburg (Saar), im Oktober 1972 *Helmut Leonhardt*

Inhaltsverzeichnis

Gebrauchsanleitung

Zur Textgestaltung. Jede Abbildung ist durch einen Buchstaben bezeichnet, die Abbildungshinweise einer Textseite sind laufend durchnumeriert. Wiederkehrende Strukturen erhalten dieselbe Nummer. Man kann von der Abbildung her den zugehörigen Text und vom Text her die Abbildung finden.

Der Studierende der Medizin wird das Buch zur Synopsis und zur Wiederholung von Kenntnissen verwenden können, die er sich in makroskopischen und mikroskopischen Kursen und in Vorlesungen angeeignet hat. Zur Wiederholung (d. h. zur Examensvorbereitung) arbeiten zweckmäßigerweise zwei Kandidaten gemeinsam. Der eine liest eine Seite Text mit Verweisen vor, während der andere, den Verweisen folgend, auf der Bildseite die bezeichneten Strukturen sucht. Danach sollte dieselbe Seite nochmal mit vertauschten Rollen durchgearbeitet werden. Bei diesem Verfahren werden Informationen über Auge und Ohr aufgenommen und in geeigneter Dosierung repetiert. Der knapp gehaltene Text soll das in Kursen Erarbeitete in Erinnerung rufen. Wenn sich keine Erinnerung einstellt oder wenn Zweifel auftauchen, sollten die Kandidaten die fragliche Stelle diskutieren oder in einem der großen Lehrbücher (s. Literaturverzeichnis) nachschlagen. Trotz der Kürze des Textes enthält das Buch genügend Redundanz, da besonders wichtige oder komplizierte Sachverhalte auf derselben oder einer späteren Seite unter anderen Aspekten erneut dargestellt werden.

Eingeweide

Die Eingeweide des Menschen – Organe, deren Tätigkeiten das Leben des Gesamtorganismus ermöglichen – sind in Hals, Brust, Bauch und Becken untergebracht. Bei funktioneller Betrachtung lassen sie sich als Systeme zusammenfassen. Man unterscheidet **Kreislaufsystem** *(Herz und Gefäße),* **Blut- und Abwehrsystem** *(Blut, lymphatische Organe, Knochenmark),* **endokrines System** *(Hormondrüsen und hormonbildende Zellen im Atmungssystem, Verdauungssystem und Urogenitalsystem),* **Atmungssystem** *(Nase, Luftwege mit Kehlkopf, Lungen),* **Verdauungssystem** *(Mund, Speiseröhre, Magen-Darm-Schlauch, Leber und Pancreas)* und **Urogenitalsystem** *(Harn- und Geschlechtsorgane).*

A Überblick über die Eingeweide, die der vorderen und hinteren Rumpfwand unmittelbar anliegen. *Schwarz:* Organe des Kreislaufsystems, *blau:* Organe des Atemsystems, *rot:* Organe des Verdauungssystems, *gelb:* Organe des Urogenitalsystems.

Die Besprechung der Eingeweide berücksichtigt deren *makroskopischen* Bau, bezieht aber auch die *mikroskopischen* und *submikroskopischen* (elektronenmikroskopischen) Strukturen mit ein, soweit deren Kenntnis zum Verständnis der Organfunktion unerläßlich ist. Die örtliche Zusammenlagerung der Organe, ihre *Topographie,* wird in Abbildungen von Präparaten und in schematisierten Schnitten durch den Körper dargestellt.

B Lage der schematisierten Schnitte durch den Körper mit Hinweisen auf die Seitenzahl.

Skelett und Muskulatur der Rumpfwand, die auch bei den Funktionen einiger Eingeweide (z. B. Atmung) eine Rolle spielen, werden im 1. Band besprochen. Der *Beckenboden* dagegen, der die Leibeswand im Beckenausgang vervollständigt, ist durch seine Verschlußeinrichtungen nur im Zusammenhang mit den Eingeweiden zu verstehen, er gehört deshalb zum Thema dieses 2. Bandes. Auch die *Haut,* ein vielseitiges Organ, wird in diesem Band abgehandelt, obwohl sie nicht zu den Eingeweiden gezählt wird und auch lebenswichtige Sinnesfunktionen ausübt; auf diese wird im 3. Band eingegangen. Das *Nervensystem* (Gehirn und Rückenmark, Nerven und Sinnesorgane), ursprünglich zu den Eingeweiden gerechnet, ist Inhalt des 3. Bandes. Es hat als 2. Korrelationssystem neben dem der endokrinen Drüsen großen Einfluß auf die gegenseitige Abstimmung der Funktionen der Eingeweide. Bei systematischer Betrachtung, die in dieser Darstellung überwiegt, müssen mit den Eingeweiden schließlich auch die *im Kopf untergebrachten Anteile der Eingeweidesysteme* und *die Systematik der Aufteilungen der im Bewegungsapparat verlaufenden Blut- und Lymphgefäße* besprochen werden; der topographische Einbau der „peripheren Leitungsbahnen" (Gefäße und Nerven) wird dagegen im 1. Band dargestellt.

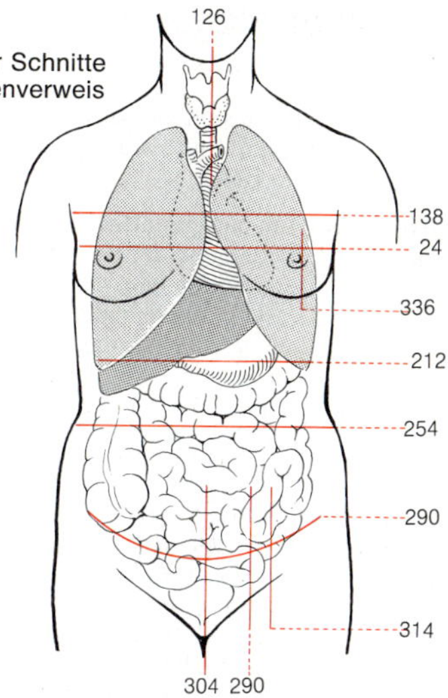

B Lage der Schnitte mit Seitenverweis

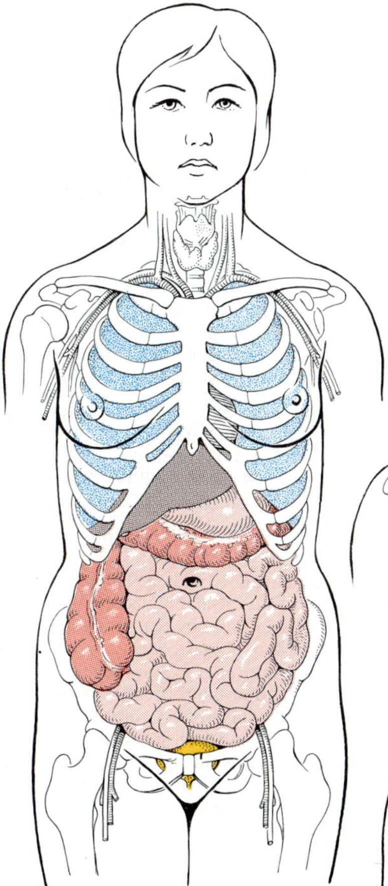

A Brust- und Bauchorgane, die der Rumpfwand unmittelbar anliegen

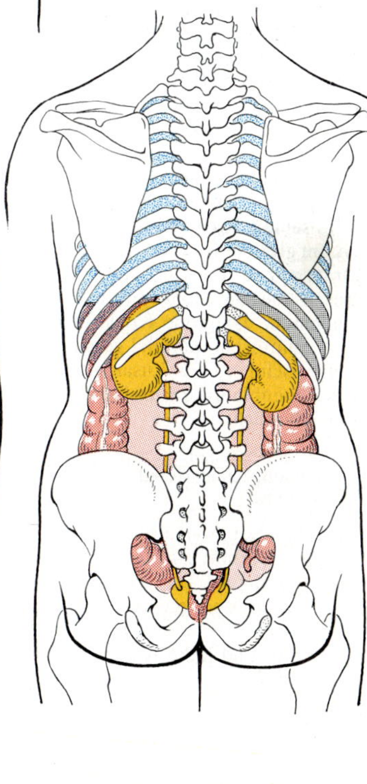

Kreislauforgane

Herz und Gefäße sind die Kreislauforgane. Sie führen (mit Ausnahme der Lymphgefäße) Blut.

Kreisläufe. Im nachgeburtlichen Kreislauf des Menschen und der höheren Wirbeltiere unterscheidet man den *großen (Körper-)Kreislauf* zur Versorgung aller Organe und den *kleinen (Lungen-)Kreislauf,* der dem Gasaustausch dient. Beide sind in Form einer 8 hintereinander geschaltet, in ihrer Kreuzung liegt als Saug- und Druckpumpe das Herz.

Arterie, Kapillare, Vene. Alle Gefäße, die Blut *vom Herzen wegführen,* heißen *Arterien* (Schlagadern), alle Gefäße, die Blut *zum Herzen hinführen, Venen* (Blutadern). Zwischen Arterien und Venen liegt im großen und kleinen Kreislauf das Gebiet der *Kapillaren* (Haargefäße). Im großen Kreislauf führen Arterien sauerstoffreiches (oxygeniertes) Blut, Venen sauerstoffarmes (desoxygeniertes) Blut; im kleinen Kreislauf fließt sauerstoffarmes (desoxygeniertes) Blut in Arterien in die Lungen und sauerstoffreiches (oxygeniertes) Blut in Venen zum Herzen. Im kleinen Kreislauf liegt nur ein Organ, die Lunge; alles Blut fließt durch die Lungen und ist in seiner Zusammensetzung einheitlich. Im großen Kreislauf liegen mehrere Organe, z.B. Nieren, Darm, Hormondrüsen; das Blut kann verschiedene Wege nehmen, der große Kreislauf besteht aus zahlreichen parallel geschalteten Teilkreisläufen, die Zusammensetzung des Venenbluts der einzelnen Organe ist uneinheitlich.

Zu beachten ist aber: Sauerstoffreiches Blut nennt man häufig auch arteriell, sauerstoffarmes Blut venös.

Herz. Das Herz ist *zweigeteilt.* Jeder Teil besitzt einen Vorhof, *Atrium,* und eine Kammer, *Ventriculus.* Das *„rechte Herz“* (rechter Vorhof und rechte Kammer) betreibt den *kleinen,* das *„linke Herz“* (linker Vorhof und linke Kammer) den *großen* Kreislauf.

Weg des Blutes. *Großer Kreislauf:* Aus dem linken Vorhof **AB1** gelangt das Blut in die linke Kammer **AB2,** über die Körperschlagader, *Aorta* **AB3,** erreicht es das Kapillargebiet der Organe; in **A** sind die Kapillaren des Darmes **A4** und der Beine **A5** abgebildet. Aus Beinen und unterer Rumpfhälfte fließt das Blut über die untere Hohlvene, *V. cava inferior* **AB6,** in den rechten Vorhof **AB7.** (Aus Kopf, Armen und oberer Rumpfhälfte geschieht der Rückfluß über die obere Hohlvene, *V. cava superior.)* Aus dem Darm und den anderen unpaaren Bauchorganen gelangt das venosierte Blut zunächst in die Pfortader, *V. portae* **A8,** und schließlich ebenfalls über die untere Hohlvene in den rechten Vorhof. Das Kapillargebiet der Leber **A9** liegt im venösen Schenkel des Magen-Darm-Milz-Kreislaufes (Pfortaderkreislauf).

Kleiner Kreislauf: Aus dem rechten Vorhof **AB7** strömt das Blut in die rechte Kammer **AB10,** über die Lungenarterien, *Aa. pulmonales* **AB11,** ins Kapillargebiet der Lungen **A12,** und über die Lungenvenen, *Vv. pulmonales* **AB13,** wieder in den linken Vorhof.

Lymphgefäße. In den Kapillargebieten wird die im Zusammenhang mit der Gewebsernährung aus den Blutgefäßen in das Gewebe ausgetretene Gewebsflüssigkeit teilweise auf besonderen Wegen drainiert und über kleine Lymphgefäße **A14, 15** und große Lymphgefäße **A16** wieder dem venösen Schenkel des großen Kreislaufs zugeführt **A17.** In die Lymphgefäße sind biologische Filter, Lymphknoten **A18** eingeschaltet.

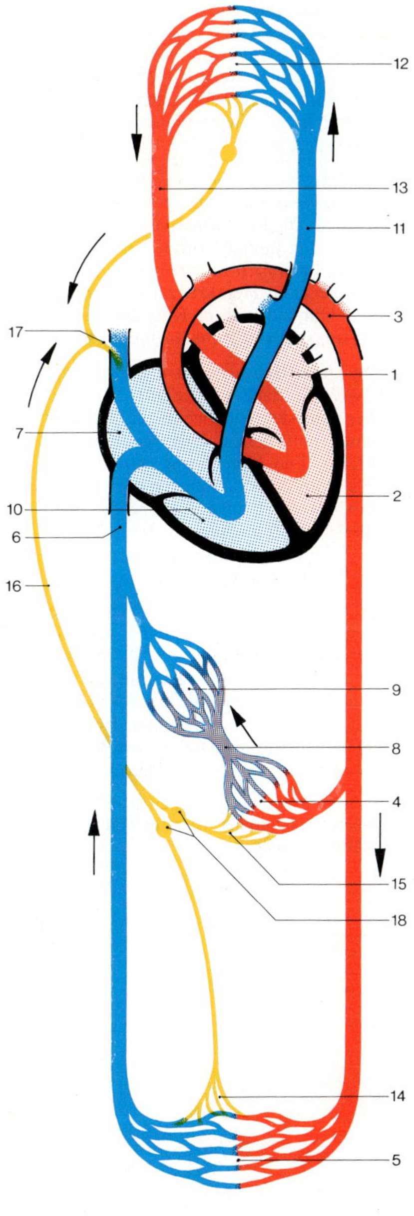

A Schema der Kreislauforgane

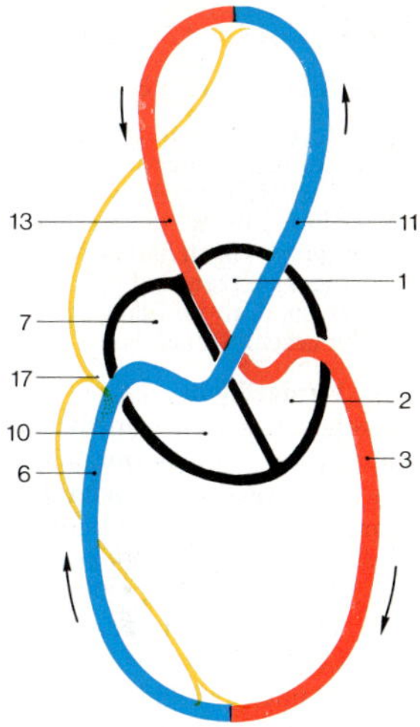

B Kleiner Kreislauf
Großer Kreislauf
(vereinfachtes Schema)

Herz

Gestalt des Herzens

Das Herz wird mit einem abgerundeten Kegel verglichen, der auf der Seite liegt; die Spitze – *Herzspitze, Apex cordis* – zeigt nach vorne links unten, die Basis – *Herzbasis, Basis cordis* – nach hinten rechts oben. Die Größe des Herzens hängt von seinem Trainingszustand ab und entspricht wenigstens der der geschlossenen Faust des Trägers.

Die **Vorderfläche,** *Facies sternocostalis* **A,** zeigt das Herz in natürlicher Lage; der Herzbeutel, der das Herz umschließt, ist abgeschnitten (**AB1** Schnittrand!). Die Vorderfläche wird großenteils von der rechten Kammer, *Ventriculus dexter* **AC2,** eingenommen. Die rechte Kammer wird flankiert rechts vom rechten Vorhof, *Atrium dextrum* **ABC3,** mit oberer und unterer Hohlvene, *V. cava superior* **ABC4** und *inferior* **ABC5,** links von der linken Kammer, *Ventriculus sinister* **ABC6.** Aus dem rechten Ventrikel entspringt die Lungenarterie, *Truncus pulmonalis* **AC7.** Über deren Gabel legt sich der Aortenbogen, *Arcus aortae* **ABC8,** mit den großen Gefäßabgängen für Kopf und Arm *(Truncus brachiocephalicus* **AB9,** *A. carotis communis sinistra* **AB10,** *A. subclavia sinistra* **AB11***).* Zwischen Pulmonalisgabel und Aortenbogen verläuft ein Band, *Lig. arteriosum (Botalli)* **A12,** vgl. S. 46. Jeder Vorhof hat eine Aussackung, das Herzohr; es trägt zur Abrundung der Herzgestalt bei, indem es die Nische zwischen den großen Arterien und der Herzbasis ausfüllt. Das rechte Herzohr, *Auricula dextra* **A13** kommt bei Ansicht von vorne ganz ins Bild, vom linken Herzohr, *Auricula sinistra* **A14** sieht man wegen der Linksdrehung des Herzens dagegen nur die Spitze. In der Furche zwischen rechtem und linkem Ventrikel, *Sulcus interventricularis anterior* **A15,** verläuft ein Ast der linken Herzkranzarterie, zwischen rechtem Vorhof und rechtem Ventrikel, *Sulcus coronarius* **A16,** die rechte Herzkranzarterie; beide Gefäße, in Fettgewebe eingelagert, versorgen den Herzmuskel.

Herzbasis, *Basis cordis.* Die Rückfläche, Herzbasis, zeigt die Mündung der großen Venen. Sie wird rechts vom hauptsächlich senkrecht stehenden rechten Vorhof, links vom waagerecht stehenden linken Vorhof **BC17** eingenommen, vgl. „Venenkreuz", S. 22.

Der Truncus pulmonalis gabelt sich in *A. pulmonalis dextra* und *A. pulmonalis sinistra* **B18.** Die *Vv. pulmonales* **BC19** münden in den linken Vorhof, *Atrium sinistrum.* Im linken *Sulcus coronarius* ziehen die linke Herzkranzarterie und ein Gefäß für den venösen Rückfluß aus dem Herzmuskel, der *Sinus coronarius* **B20.**

Die **Unterfläche,** *Facies diaphragmatica* (Zwerchfellfläche), liegt dem Zwerchfell auf, man sieht sie, wenn das Herz aus seiner natürlichen Lage gedreht wird (Pfeil!). Die Unterfläche wird großenteils vom linken Ventrikel eingenommen. Zwischen linkem und rechten Ventrikel verläuft im *Sulcus interventricularis posterior* der gleichnamige Ast der rechten Herzkranzarterie **C21.**

Unter dem spiegelglatten Herzbeutelblatt, **Epikard,** *Epicardium,* das den Herzmuskel überzieht, s. S. 22, liegt stellenweise Fettgewebe. Es füllt die Furchen zwischen den oberflächlichen Herzmuskelbündeln und zwischen Herzmuskel und Herzkranzgefäßen aus (Baufett), es hilft, das Herz allseits abzurunden.

Da das Herz zu beiden Seiten an die lufthaltigen Lungen grenzt, ist es im Röntgenbild sichtbar, s. S. 28.

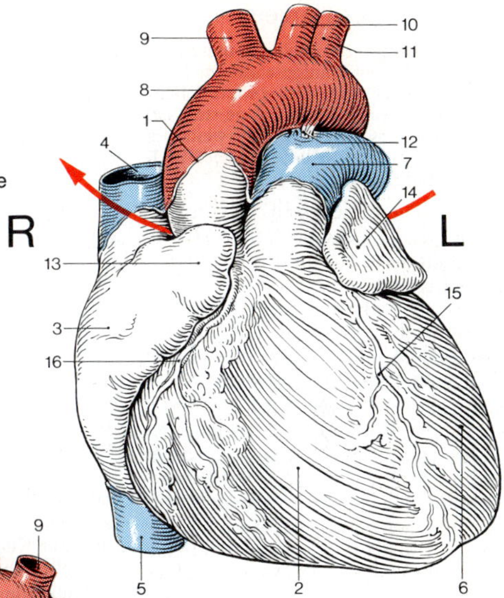

A Herz von vorne

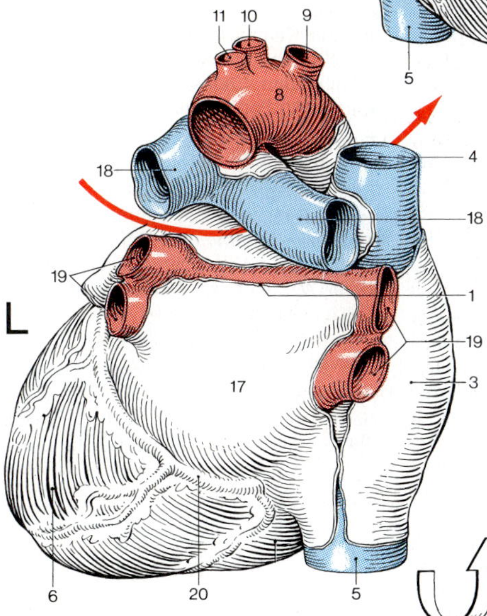

B Herzbasis

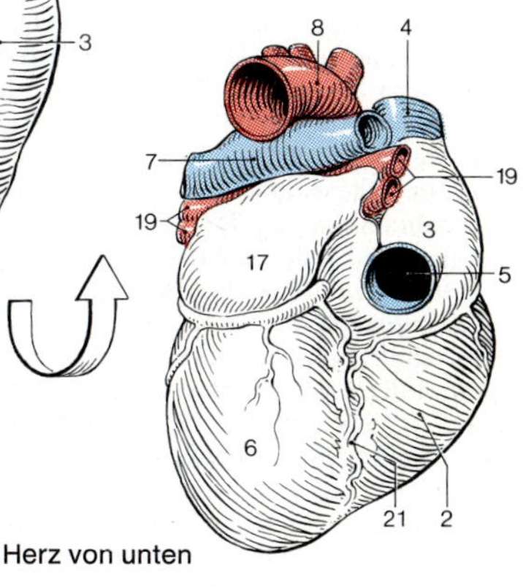

C Herz von unten

Innenräume des Herzens

Das Herz ist in zwei frontalen, hintereinander liegenden Ebenen aufgeschnitten, deren Lage im Herzen **C** zeigt. Der vordere Schnitt trifft in **A** die rechte Kammer, sie steht bei der Linksdrehung des Herzens am weitesten vorne. Der hintere Schnitt eröffnet in **B** beide Vorhöfe und Kammern.

Vorhöfe. Die Innenwand von linkem Vorhof **B1** und rechtem Vorhof **AB2** ist großenteils glatt. Nur in den Herzohren **A2, A3** springt die Herzmuskulatur in Form von Bälkchen, *Mm. pectinati,* kammartig vor, wie der Schnitt der Vorhofswand in **B** zeigt. *Rechter Vorhof:* Die Mündung der oberen Hohlvene, *Ostium venae cavae superioris* **AB4,** verbreitet sich in den Vorhof, die Mündung der unteren Hohlvene, *Ostium venae cavae inferioris* **AB5,** ist durch eine sichelförmige Leiste, eine „Klappe", *Valvula venae cavae inferioris (Eustachii)* **B6** von vorne teilweise verdeckt. Sie leitet in der Fetalzeit das Blut gegen die bindegewebige Vorhofscheidewand, die zu dieser Zeit ein in den linken Vorhof führendes Loch besitzt, das *Foramen ovale* (s. S. 324). Unterhalb der Klappe mündet das Gefäß für den venösen Rückfluß aus dem Herzmuskel, der *Sinus coronarius* **B7,** er ist ebenfalls durch eine kulissenförmige Leiste, *Valvula sinus coronarii (Thebesii),* begrenzt.

Kammern. Die Innenwand von rechter Kammer **A8** und linker Kammer **A9** ist stark zerklüftet, beim kontrahierten Herzen (Systole) mehr als beim dilatierten (Diastole). Aus der Wandmuskulatur treten starke Muskelbalken hervor, *Trabeculae carneae* **B10,** einige unter ihnen erheben sich besonders weit, die Papillarmuskeln, *Mm. papillares.* Der vordere Papillarmuskel der rechten Kammer, *M. papillaris anterior* **A11** entspringt aus der *Trabecula septomarginalis,* dem „ Moderatorband" (in **A** bereits abgeschnitten), das mit der *Crista supraventricularis* **A17** ein Tor bildet, das in die Ausflußbahn (Conus arteriosus: Pfeil in **A**) führt. Die Kammerscheidewand ist größtenteils muskulär, oben an der Vorhofkammergrenze aber in kleinem Umfang bindegewebig. Angeborene Defekte der Kammerwand liegen meist hier.

Ventile. Die Vorhof-Kammer-Mündung, *Ostium atrioventriculare,* wird durch eine Segelklappe (Atrioventrikularklappe) **AB12** verschlossen, die „Ausflußbahn" jeder Kammer, die rechts in den *Truncus pulmonalis* **AB13,** links in die *Aorta* **AB14** führt, durch eine Taschenklappe (Arterienklappe) **B15**.

Segelklappen: Im rechten Herzen besteht die Segelklappe aus 3 Segeln, *Valva tricuspidalis* **AB12,** Trikuspidalklappe *(Valva atrioventricularis dextra),* im linken Herzen bilden 2 Segel die Klappe, *Valva bicuspidalis* **B16,** Bikuspidalklappe *(Valva atrioventricularis sinistra)* oder „Mitralklappe" (wegen der Ähnlichkeit mit einer zweizipfeligen Bischofsmütze). Die Segel entspringen an einem bindegewebigen Ring, dem „Herzskelett", der Vorhof- und Kammermuskulatur trennt (in **B** im Schnitt zu sehen), und werden durch Sehnenfäden, *Chordae tendinaeae,* an die Spitzen der Papillarmuskeln befestigt.

Taschenklappen: Am Ursprung von Aorta und Truncus pulmonalis liegt je eine Taschenklappe, die Aortenklappe, *Valva aortae* **B15,** und die Pulmonalklappe, *Valva trunci pulmonalis* (Spitze des nach oben gegen **A13** gerichteten blauen Pfeiles in **A**). Jede der beiden wird aus 3 Taschen zusammengesetzt, deren Unterseite gegen die entsprechende Ausflußbahn gerichtet ist.

Pfeile: Strömungsrichtung des desoxygenierten (blau) und des oxygenierten (rot) Blutes. Herzventile Funktion s. S. 11.

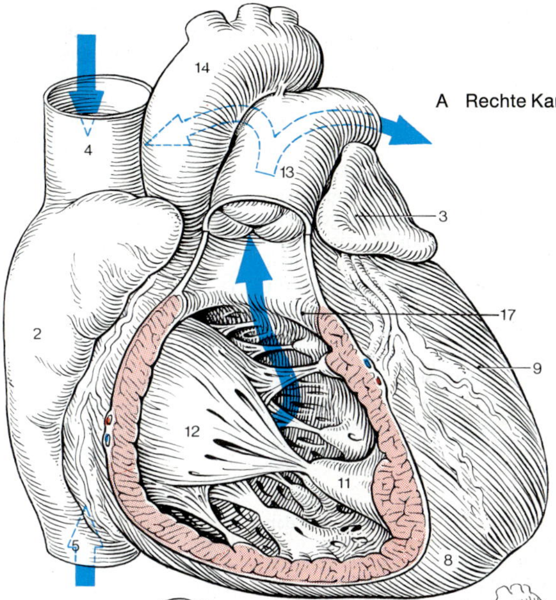

A Rechte Kammer

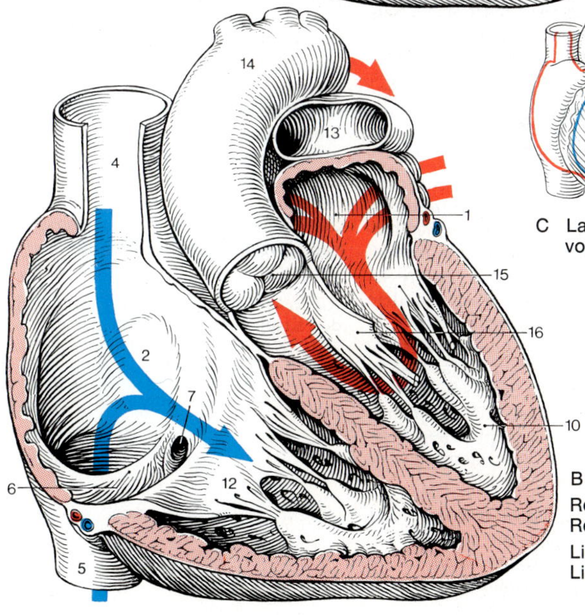

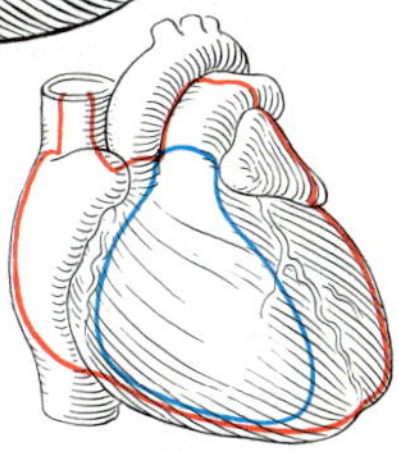

C Lage der Schnitte von A und B

B

Rechter Vorhof
Rechte Kammer

Linker Vorhof
Linke Kammer

Herzventile

Die *Herzventile,* 2 Segel- und 2 Taschenklappen, liegen etwa in einer Ebene, der *Ventilebene* **AB.** Sie entspringen vom *„Herzskelett“,* s. S. 12.

Segelklappen. Jedes Segel **BC1** ist eine Duplikatur des Endokards. Die vom freien Rand des Segels und von seiner Unterfläche abgehenden und größtenteils zu Papillarmuskeln **C2** ziehenden Sehnenfäden, *Chordae tendineae,* halten das Segel fest und hindern es daran, in den Vorhof durchzuschlagen. In der Kammerdiastole werden die Segelränder voneinander entfernt, das Ventil ist geöffnet **E.** Bei Zunahme des Drucks in der Kammer (Systole) werden die Segel entfaltet, sie legen sich aneinander und schließen das Ventil **D,** vgl. Herzaktion S. 16.

Klinischer Hinweis: Nach Entzündungen der Segel kann es zur Narbenbildung an den Klappenrändern kommen **F.** *Stenose* nennt man eine hierdurch verursachte Verengerung der Ventilöffnung; *Insuffizienz* entsteht, wenn die Klappenränder, durch Narben verkürzt, beim Schluß nicht mehr völlig einander anliegen. Eine Klappeninsuffizienz kann auch durch starke Erweiterung des Herzens bei Herzmuskelversagen entstehen; dabei treten Papillarmuskeln und Klappenursprung so weit auseinander, daß ein Klappenverschluß unmöglich wird.

Trikuspidalklappe, Valva atrioventricularis dextra **B3.** Von 3 Segeln, *Cuspides,* ist eines vorne, *Cuspis anterior,* eines hinten, *Cuspis posterior,* und eines medial, *Cuspis septalis,* gelegen. Das vordere Segel ist das größte und wird von dem starken *M. papillaris anterior* durch Sehnenfäden gehalten, der aus der *Trabecula septomarginalis* hervorgeht. Das hintere und das kleine septale Segel sind an kleinere Papillarmuskeln, *M. papillaris posterior,* gefesselt, das septale Segel verdeckt teilweise die Pars membranacea der Ventrikelscheidewand.

Bikuspidalklappe, Valva atrioventricularis sinistra **B1.** Man unterscheidet das vorne und medial gelegene Segel, *Cuspis anterior* von dem hinten und lateral gelegenen, *Cuspis posterior.* Die Segel werden von einer vorderen und hinteren Gruppe von Papillarmuskeln festgehalten, wobei von beiden Gruppen Chordae tendineae zu beiden Segeln ziehen. Das vordere Segel, an der Aortenwand befestigt, trennt gleichzeitig Einfluß- und Ausflußbahn der linken Kammer.

Taschenklappen. Die Arterienklappen sind aus je 3 Taschen, *Valvulae semilunares,* ebenfalls Endokardduplikaturen, zusammengesetzt, die *Pulmonalklappe, Valva trunci pulmonalis* **B4,** aus einer vorderen, rechten und linken, die *Aortenklappe, Valva aortae* **B5, G,** aus einer hinteren, rechten und linken Tasche. Aus der Tiefe der rechten und linken Aortentasche entspringen die rechte **BG6** und linke **BG7** Herzkranzarterie. Im Taschenbereich jeder Klappe ist die Gefäßwand nach außen vorgebuchtet, *Sinus aortae,* der Gefäßquerschnitt insgesamt vergrößert, *Bulbus aortae.* Der freie Rand jeder Tasche **H8** ist knötchenförmig verdickt, *Nodulus,* beiderseits des Knötchens aber in einem halbmondförmigen Rand verdünnt, *Lunula.* In der Kammersystole werden die Taschenränder voneinander entfernt **K,** legen sich aber wegen Wirbelbildung in den Taschen nicht der Gefäßwand an. Beim Überwiegen des Drucks im Gefäß (während der anschließenden Kammerdiastole) werden die Taschen entfaltet, das Ventil wird geschlossen **I.** Die Knötchen am Taschenrand sichern den Verschluß, vgl. Herzaktion, S. 16, **B9** Sinus coronarius.

Klinischer Hinweis: Nach Entzündungen der Klappen kann auch hier eine Verengung, *Stenose,* oder Schlußunfähigkeit, *Insuffizienz,* entstehen **L.**

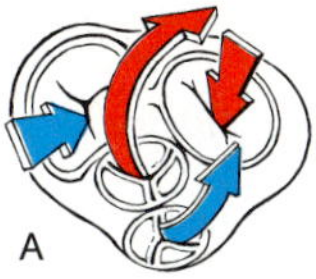

A

Herzventile von oben

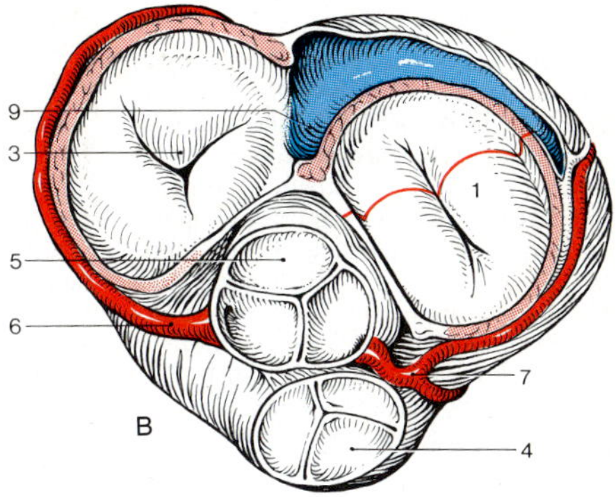

B

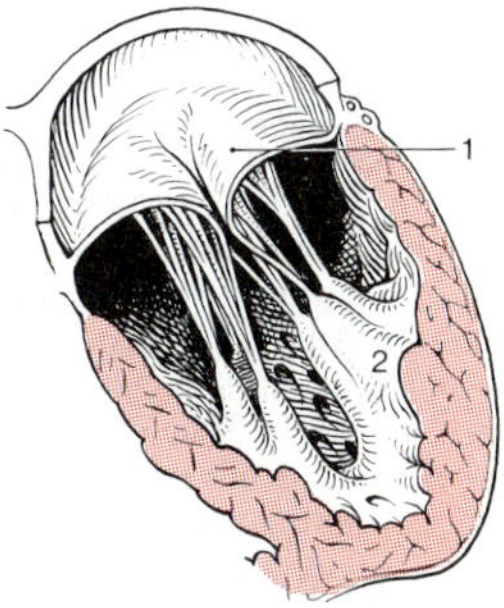

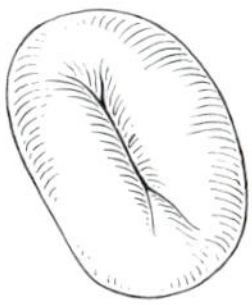

D geschlossen

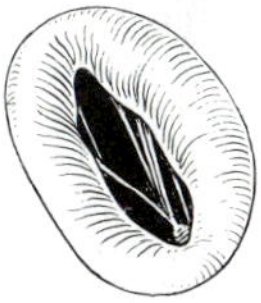

E geöffnet

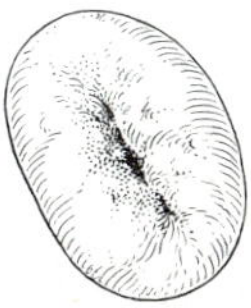

F krankhaft verändert

C Segelklappe (Valva atrioventricularis sinistra)

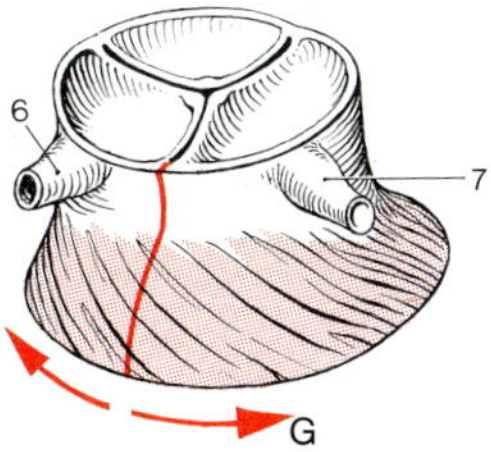

G

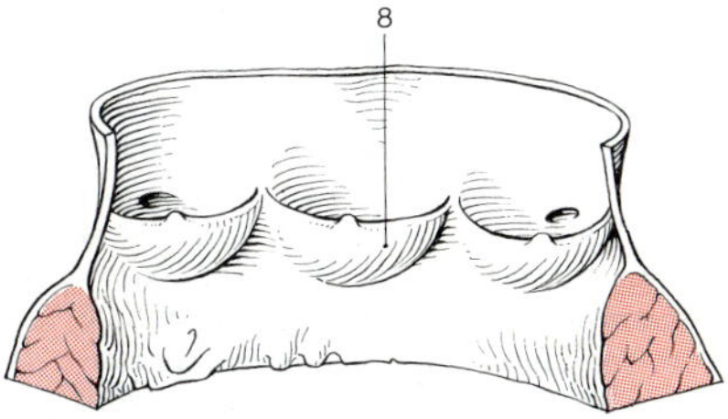

Taschenklappe (Valva aortae)

H

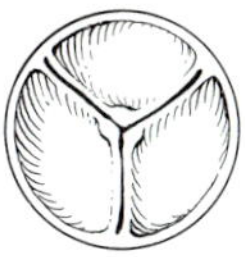

I geschlossen

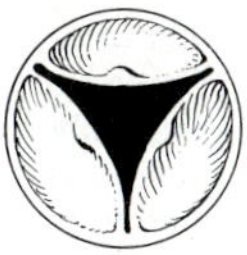

K geöffnet

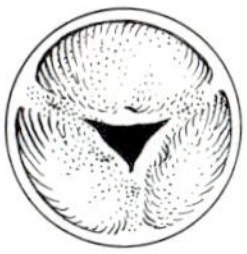

L krankhaft verändert

Herzmuskel

Die *Herzwand* besteht aus 3 Schichten, *Endocardium, Myocardium, Epicardium.* Die Dicke der Herzwand wird vom Herzmuskel, Myokard, bestimmt. Endokard und Epikard überkleiden ihn innen und außen als dünne hautartige glatte Schicht. Das Ausmaß der Entwicklung des Herzmuskels in den einzelnen Teilen des Herzens stimmt überein mit der Beanspruchung: Die Wand der Vorhöfe ist muskelschwach, die des rechten Ventrikels (kleiner Kreislauf) dünner als die des linken (großer Kreislauf).

Im Fetalleben, während die Placenta in den großen Kreislauf eingeschaltet ist (s. S. 324), beträgt das Herzgewicht etwa 0,6% vom Körpergewicht gegenüber 0,4–0,5% im nachgeburtlichen Leben.

Klinischer Hinweis: Bei Stenose oder Insuffizienz einer Arterienklappe oder der Mitralklappe hypertrophiert der vorgeschaltete Ventrikel durch vermehrte Arbeit (röntgenologisch nachweisbar).

Herzskelett. Die Muskulatur der Vorhöfe ist von der Kammermuskulatur durch Bindegewebe, das *Herzskelett* **A1,** vollständig getrennt. Nur das *Erregungsleitungssystem* **A2,** s. S. 18, überbrückt dieses. Das Herzskelett dient der Vorhof- und Kammermuskulatur zum Ursprung und Ansatz. Es wird hauptsächlich von zwei bindegewebigen Ringen, *Anuli fibrosi,* gebildet, von denen die Atrioventrikularklappen entspringen und die mit den adventitiellen Faserstrukturen von Aorta **AB3** und Truncus pulmonalis **AB4** zusammenhängen. Das Herzskelett liegt in der Ventilebene und zeichnet sich außen am Herzen als *Sulcus coronarius* (s. S. 6) ab. An der Grenze von Anuli fibrosi und adventitiellem Bindegewebe der Aorta entstehen besonders derbe Bindegewebszwickel, *Trigona fibrosa.*

Vorhofmuskulatur. Die Muskulatur der Vorhöfe verläuft teils bogenförmig von vorn nach hinten **B5,** teils quer über beide Vorhöfe hinweg. An Gefäßmündungen **B6** kommt es zu zirkulären und schlingenförmigen Muskelzügen, die die Gefäßmündung bis zum Herzbeutelansatz begleiten. Die Fasern setzen teilweise am Herzskelett an.

Kammermuskulatur. Ähnlich wie andere Hohlorgane wird jede der beiden Kammern von einer äußeren Längs-, mittleren Ring- und inneren Längsmuskelschicht aufgebaut, die äußersten Muskelfasern (Muskelzüge) der Längsschicht umfassen beide Kammern gemeinsam **B7.** Die Längsfasern entspringen vom Herzskelett, hauptsächlich von den Trigona fibrosa. Sie verlaufen in links gerichteten Schrauben zur Kammerspitze. Dabei treten einzelne Faserbündel in die Ringschicht ein, zahlreiche Muskelzüge gelangen zur Herzspitze, *Apex cordis,* wo sie einen Wirbel, *Vortex cordis* **C,** bilden. Aus diesem wie auch aus der Ringmuskelschicht scheren innere Längsfasern aus und streben in steilen rechts gerichteten Schrauben z. T. zum Herzskelett zurück; zu diesen gehören die Trabeculae carneae und Papillarmuskeln. Die linke Kammer und die Ausflußbahnen beider Kammern sind von starken zirkulären Muskelfasern umgeben. Wie Zeitlupenaufnahmen zeigen, kontrahieren sich Einfluß- und Ausflußbahn nacheinander.

B6 Vv. pulmonales, **B8** V. cava superior, **B9** V. cava inferior, **A10** Valva tricuspidalis, **A11** Valva bicuspidalis.

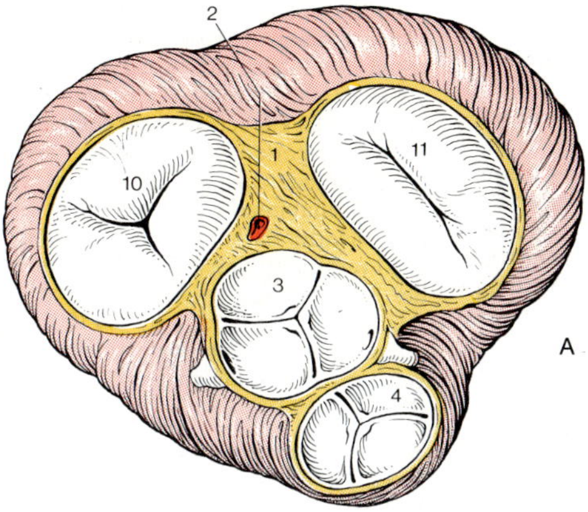

A „Herzskelett“
Ursprung der Herzventile

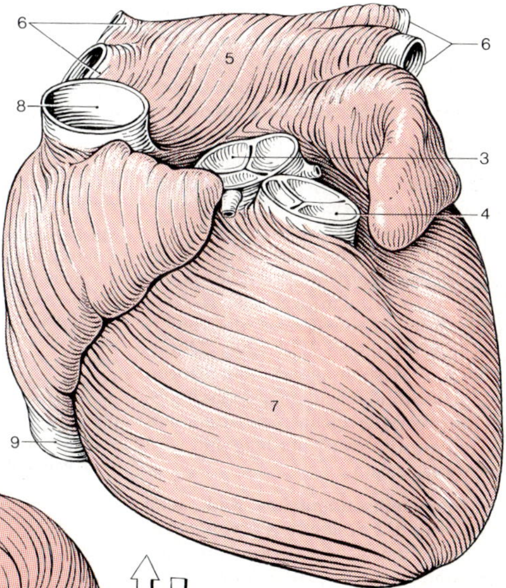

B Herzmuskel

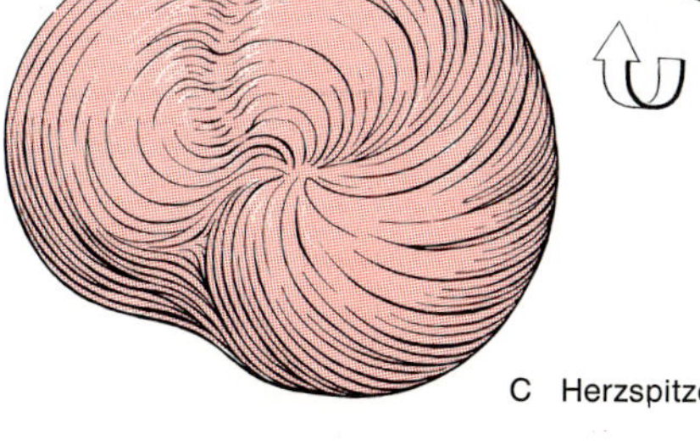

C Herzspitze von unten

Herzmuskelgewebe

A. van Leeuwenhoek erkannte als erster, schon 1692, den Herzmuskel als ein Raumgitter mit spaltförmigen Zwischenräumen. Das Raumgitter ist aus einzelnen quergestreiften Muskelzellen zusammengesetzt, die End-zu-End-Verbindungen miteinander eingehen. Herzmuskelgewebe ist eine Sonderform des quergestreiften Muskelgewebes (s. Skelettmuskulatur, Bd. 1). Die Querstreifung des Herzmuskels entspricht im wesentlichen der des Skelettmuskels, s. **A.**

Lichtmikroskopisches Bild. Der ovale, fast viereckige Zellkern **B1** liegt inmitten der Muskelzelle, Zellgrenzen zur Nachbarzelle sind die *„Glanzstreifen", Disci intercalares* **B2.** Das Bindegewebe umgibt die Muskelzelle. Bei stärkerer Vergrößerung tritt, auch im ungefärbten Muskel, die Querstreifung hervor. Sie ist hauptsächlich an die 0,5–1 µm dicken *Myofibrillen* (in B rechts stark vergrößert gezeichnet), die kontraktilen Elemente des Muskels, gebunden. Man unterscheidet den hellen *I-Streifen* (*i*sotroper Streifen) und den dunklen *A-Streifen* (*a*nisotroper Streifen). Im I-Streifen liegt der *Z-Streifen* (Zwischenscheibe, Telophragma), der die ganze Muskelzelle durchquert, im A-Streifen liegt eine *H-Zone* (*h*elle Zone, *Hensen*-Zone), die von einem feinen dunklen *M-Streifen* (*M*ittelstreifen, Mesophragma) durchzogen wird. Die Streifen kehren periodisch wieder, eine Periode reicht von Z-Streifen zu Z-Streifen, ist etwa 2 µm lang und wird *Sarkomer* genannt.

Elektronenmikroskopisches Bild. Jede Myofibrille **C3** besteht aus *Myofilamenten,* ca. 12 nm dicken *Myosin*filamenten **CD4** und 6 nm dicken *Aktin*filamenten **CD5.** Die genau nebeneinander liegenden Myosinfilamente ergeben den A-Streifen, die Aktinfilamente den I-Streifen der Myofibrille in **B.** Die Aktinfilamente ragen zwischen die Myosinfilamente hinein, erreichen aber nicht die von jenseits des A-Streifens eindringenden Aktinfilamente, der H-Streifen in **B** bleibt frei von ihnen. Der M-Streifen in **B** entsteht durch netzartige Proteine zwischen den Filamenten **C6.** Das *Plasmalemm* (Zellmembran) **C7** ist von einer Basallamina **C8** bedeckt und gemeinsam mit dieser periodisch quer zum Verlauf der Filamente eingefaltet **C9.** Auf Höhe dieser Einfaltung sind die Aktinfilamente benachbarter Sarkomere durch Filamente so verknüpft, daß jedes Aktinfilament des einen Sarkomers mit mehreren des folgenden verbunden ist **CD10.** Verknüpfungen und Plasmalemmeinfaltungen ergeben zusammen den Z-Streifen in **B.**

Discus intercalaris. Die Plasmalemmata benachbarter Muskelzellen bilden Zellkontakte **C11,** darunter regelmäßig Gap junctions (Nexus) **C12,** die der Erregungsausbreitung dienen. Sie bilden zusammen mit den Anheftungen der Aktinfilamente den *Discus intercalaris,* den Glanzstreifen in **B.** Die Myofibrillen überqueren nicht den Interzellularspalt.

C13 Glykogen, **C14** Mitochondrium, **C15** glattes endoplasmatisches Reticulum.

Muskelverkürzung. Bei der *isotonischen* Kontraktion (Verkürzung bei gleichbleibender Spannung), durch ATP ausgelöst, gleiten die Aktinfilamente **CD5** tiefer zwischen die Myosinfäden **CD4.** Damit verschwindet der H-Streifen, der I-Streifen wird extrem schmal, A reicht bis an Z **CD10** heran, vgl. **D.** Bei extremer Kontraktion können sich die Aktinfilamente überlappen oder überfalten und eine Kontraktionsbande im H-Streifen bilden (Gleitmodell von *Huxley*). ATP wird dabei zu ADP abgebaut.

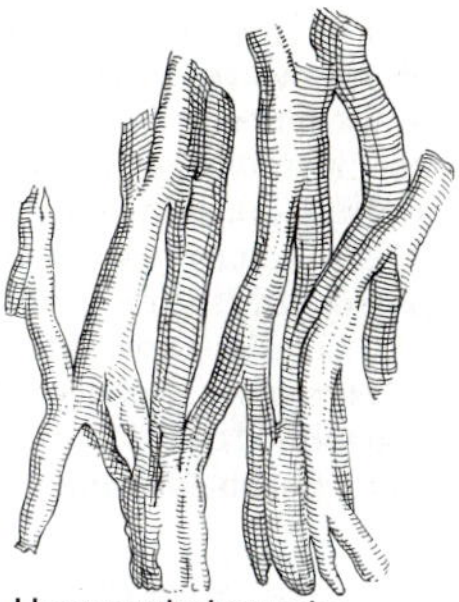

A Herzmuskelgewebe, Lupenvergrößerung (nach van Leeuwenhoek 1694)

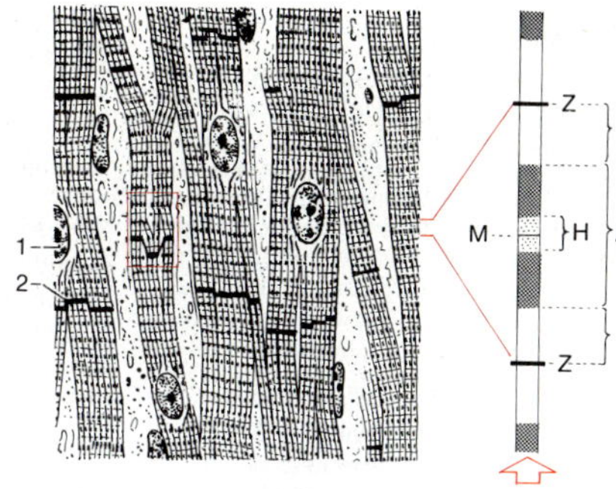

B Lichtmikroskopisch

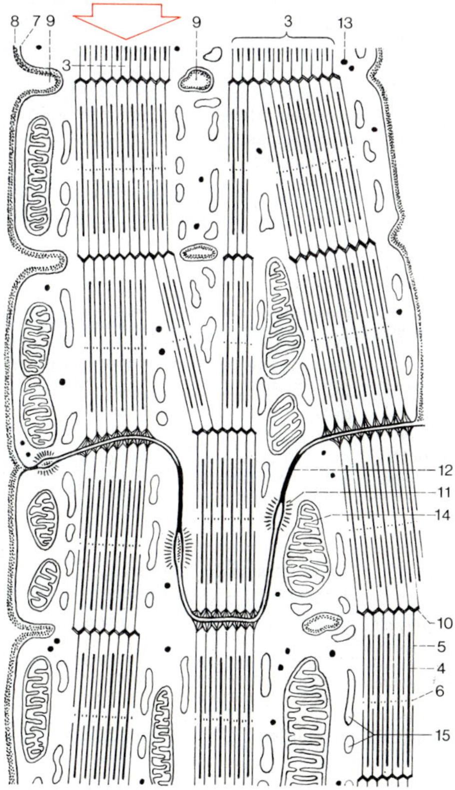

C Elektronenmikroskopisch

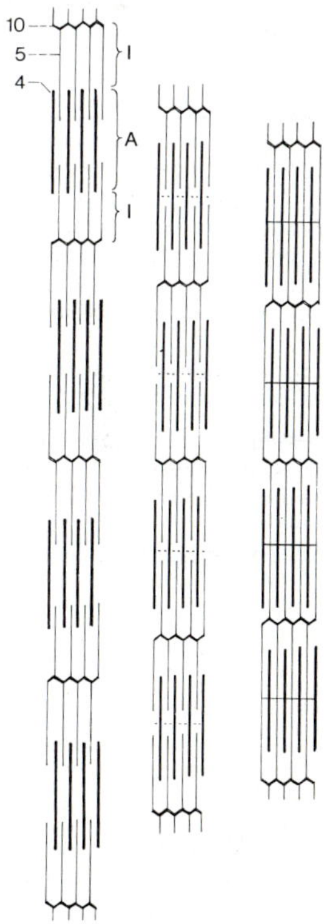

D Verkürzung der Aktomyosinfilamente

Herzaktion

Die Herzkammern treiben das Blut schubweise in Aorta und Truncus pulmonalis. Sie wirken synchron und gleichsinnig, so daß die Untersuchung einer Herzhälfte in **AB** über die Herzaktion Aufschluß gibt. Diese läuft als zeitlebens sich wiederholender zweiphasiger Herzzyklus ab; auf die Entleerung der gefüllten Kammer durch Kontraktion, *Systole,* folgt die Füllung der entleerten Kammer in der Erschlaffung, *Diastole.*

Herzzyklus. Systole: Zu Beginn der Systole erzeugt die Anspannung des Herzmuskels einen steilen Druckanstieg in der Kammer. Vorhof-Kammer-Klappe und Arterienklappe sind geschlossen, das Kammervolumen bleibt unverändert (isovolumetrische Kontraktion = *Anspannungszeit*). Wenn dabei der Kammerdruck den Blutdruck in der Arterie erreicht, wird bei zunächst noch ansteigendem Blutdruck (in der Aorta auf ca. 120 mmHg, im Truncus pulmonalis auf ca. 20 mmHg) die Arterienklappe geöffnet, die Kammermuskulatur verkürzt sich, das Kammervolumen wird kleiner **B1,** etwa 70 ml Blut, *„Schlagvolumen"*, werden in die Arterie ausgeworfen **B2.** Dabei sinkt der Kammerdruck wieder unter den Arteriendruck, die Arterienklappe wird geschlossen = *Austreibungszeit.* Die Kammer wirkt als Druckpumpe.

Diastole: Hierauf folgt eine Entspannung der Herzmuskulatur bei zunächst noch geschlossener Vorhof-Kammer-Klappe, unverändertem Volumen (isovolumetrische Erschlaffung) und einem Restinhalt von gleichfalls etwa 70 ml Blut *„Restvolumen" = Entspannungszeit.* Wenn dabei der Kammerdruck unter den Blutdruck im Vorhof sinkt, wird die Vorhof-Kammer-Klappe geöffnet, Blut strömt aus dem Vorhof in die Kammer **A1** = *Füllungszeit.* Wirkende Kräfte dabei sind die Saugwirkung der sich elastisch entfaltenden Kammerwand und die Vorhofsystole – sie beginnt gegen Ende der Füllungszeit und endet mit Beginn der Kammersystole, vgl. **AB3, C.**

Ventilebene. In der Austreibungszeit wird die Ventilebene gegen die Herzspitze gezogen **B4,** in der Füllungszeit wandert sie wieder gegen die Herzbasis zurück **A4.** Die Bewegung der Ventilebene trägt zur Vergrößerung des Vorhofs bei **B3,** übt einen Sog auf das venöse Blut in den Hohlvenen aus und befördert gemeinsam mit anderen Faktoren den venösen Rückstrom zum Herzen. Das Herz wirkt hierbei als Saugpumpe.

Zeit. Über die Zeit, die Vorhof- und Kammersystole und Diastole innerhalb des Herzzyklus bei einer Schlagfrequenz von 75/min einnehmen, s. **C.** Die 8 Kreissegmente entsprechen einer Dauer von zusammen 0,8 s.

Querschnitt durch rechte **E5** und linke **E6** Kammer bei Systole, **D5, 6** bei Diastole. **DE7** Sulcus interventricularis anterior.

			Vorhof-Kammer-Klappe	**Arterien-Klappe**
Herzzyklus	**Systole**	*Anspannungszeit*	geschlossen	geschlossen
		Austreibungszeit	geschlossen	offen
	Diastole	*Entspannungszeit*	geschlossen	geschlossen
		Füllungszeit	offen	geschlossen

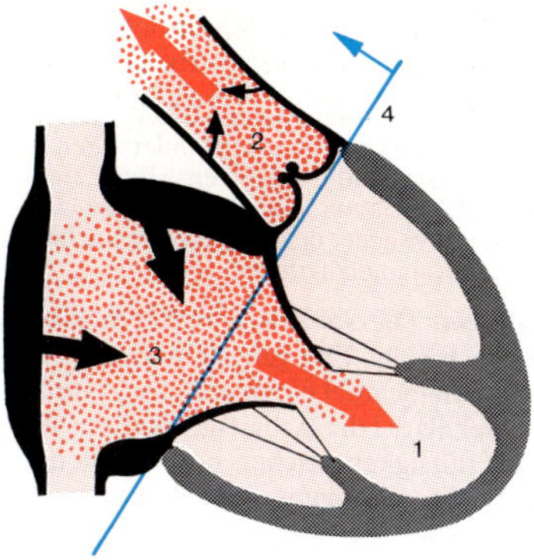

A Diastole (Schema)

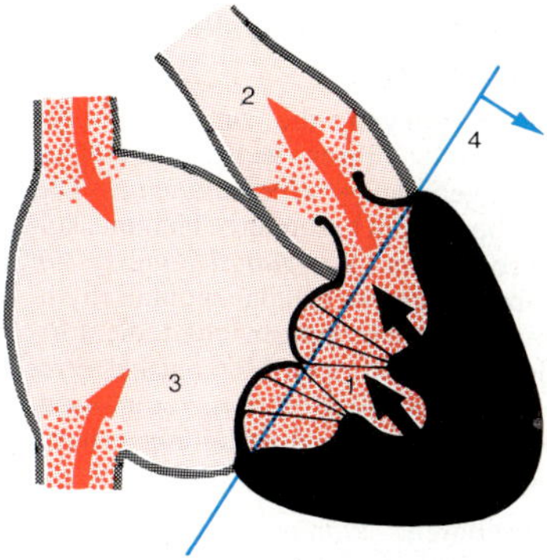

B Systole (Schema)

C Vorhof-Kammer-Systole
Schema des Zeitablaufs
(nach Faller)

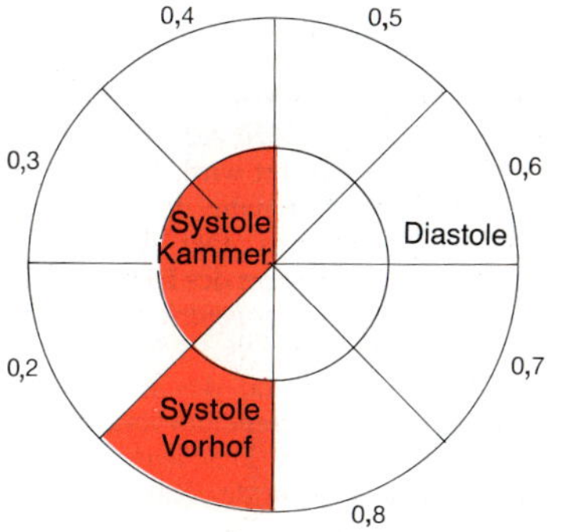

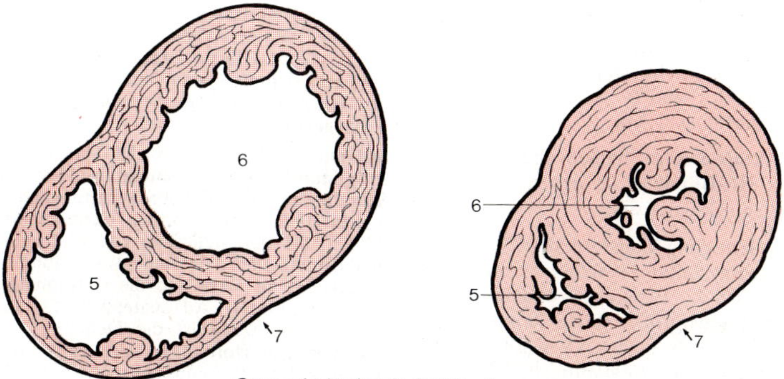

Querschnitt durch die Herzkammern

D Diastole

E Systole

Erregungsleitungssystem und Herznerven

Die Erregungen, die zur Systole des Herzmuskels führen, werden im Herzen selbst gebildet – *Herzautomatie.* Das Herz besitzt ein besonderes Herzmuskelgewebe, das *Erregungsleitungssystem* (Reizleitungssystem), das spontan rhythmisch lokale Erregungen bildet, die, fortgeleitet, den übrigen Herzmuskel erregen und die Kontraktion veranlassen. Die Teile des Erregungsleitungssystems sind:

Sinusknoten, *Nodus sinuatrialis* **A1** *(Keith-Flack-Knoten),* ein Muskelzellgeflecht, etwa 2,5 cm lang und 0,2 cm breit. Es liegt im vorderen Umfang der Mündung der oberen Hohlvene und strahlt in die Arbeitsmuskulatur des rechten Vorhofs aus, über die die Erregung zum **Atrioventrikularknoten** AV-Knoten, *Nodus atrioventricularis* **A2** *(Aschoff-Tawara-Knoten)* geleitet wird. Dieser liegt im rechten Vorhof nahe der Mündung des Sinus coronarius. Der AV-Knoten setzt sich in den *Stamm* des **His-Bündels,** *Truncus fasciculi atrioventricularis,* fort, der das Herzskelett (s. S. 12) durchbricht. Am Oberrand des muskulären Teils der Kammerscheidewand spaltet sich der Stamm in 2 *Schenkel.* Diese ziehen beiderseits in der Kammerscheidewand unter dem Endokard zur Basis der Papillarmuskeln. Der linke Schenkel **A3** verbreitert sich fächerförmig **A4,** der rechte **A5** zieht hauptsächlich über das Moderatorband (s. S. 8) zum vorderen Papillarmuskel **A6.**

Purkinje-Fasern heißen die Ausläufer des **His-Bündels,** sie gehen in die Arbeitsmuskulatur über.

Die Erregung kann von allen Teilen des Erregungsleitungssystems ausgehen, doch ist die Erregungsfrequenz des Sinusknotens größer (etwa 70/min, *Sinusrhythmus*) als die des AV-Knotens (etwa 50–60/min, *AV-Rhythmus*) und der Kammer (etwa 45–25/min, *Kammerrhythmus*), so daß in der Regel eine koordinierte, vom Sinusknoten („Schrittmacher") bestimmte Herzaktion abläuft, die nachfolgenden Zentren bleiben stumm.

Das *Elektrokardiogramm,* EKG, ist eine Aufzeichnung von Potentialänderungen im elektrischen Feld des Herzens. Bei Zerstörung (Block) von *Sinusknoten* oder *His-Bündel* „erwacht" der jeweils folgende langsamere Kammerrhythmus.

Feinbau. Die spezifischen Herzmuskelzellen **B5** des Erregungsleitungssystems haben manchmal einen größeren Durchmesser als die der Arbeitsmuskulatur **B7,** sind flüssigkeitsreicher und fibrillenärmer. Im Erregungsleitungssystem ist auch anaerobe Energiegewinnung möglich. **B8** Endokard.

Herznerven. Die zum Herzen ziehenden, efferenten Nerven dienen der Anpassung der Herzautomatie an die Bedürfnisse des Körpers, vgl. Bd. 3. Nn. cardiaci des *Sympathicus* fördern Schlagstärke, Erregungsleitung, Erregbarkeit und Schlagfrequenz. Rr. cardiaci des *Parasympathicus* (N. vagus) hemmen diese Wirkungen.

Beide Innervationswege führen auch afferente (sensible) Fasern, über die im Sympathicus u. a. Schmerzreize (Angina pectoris, Stenokardie), im Parasympathicus Erregungen aus Dehnungsrezeptoren geleitet werden. Die efferenten sympathischen Nn. cardiaci führen meist postganglionäre Nervenfasern, die parasympathischen Rr. cardiaci hauptsächlich präganglionäre, ihre postganglionäre Nervenzellen, rote Punkte in **C,** liegen z. T. in der Wand der Vorhöfe unter dem Epikard. Die Nervenfasern ziehen zum Erregungsleitungssystem, andere Nervenfasern begleiten und innervieren die Herzkranzgefäße.

Endokrine Herzfunktion. Die dehnungsempfindlichen Vorhöfe enthalten endokrine Herzmuskelzellen, die in Sekretgranula das natriuretische Peptidhormon *Cardiodilatin* bilden, das der Steuerung von Blutdruck und Blutvolumen dient, indem es gefäßmuskelrelaxierend wirkt und die Natriumausscheidung fördert. Adäquater Reiz für die Hormonfreisetzung ist die Dehnung der Vorhöfe. Das Hormon ist auch als Neuropeptid im Hypothalamus und in den gonadotropen Zellen der Adenohypophyse sowie im Nebennierenmark nachgewiesen.

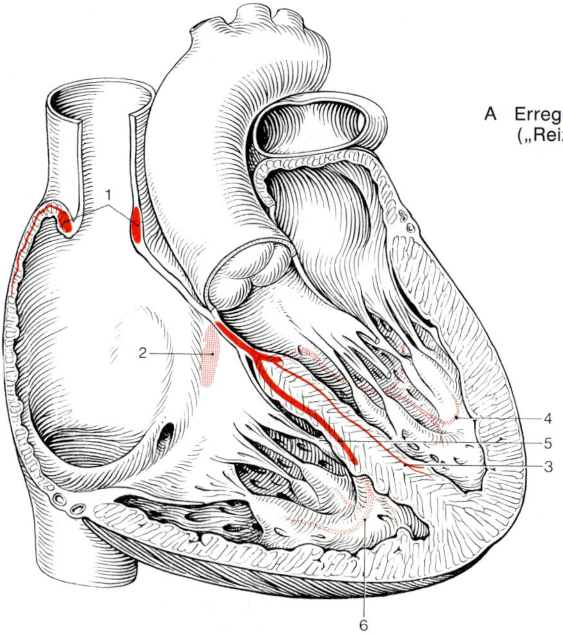

A Erregungsleitung („Reizleitungssystem")

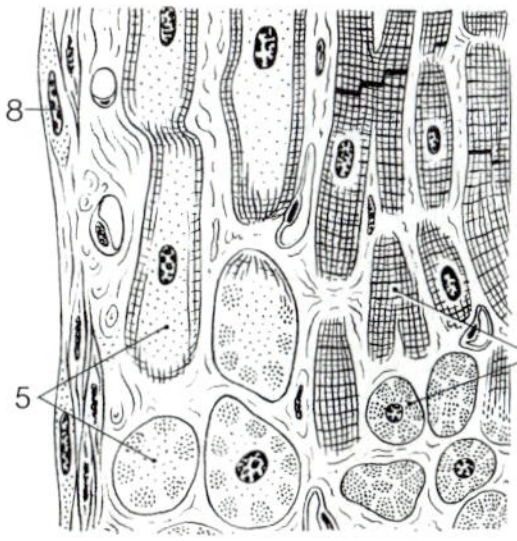

B Erregungsleitende Herzmuskelfasern, lichtmikroskopisch

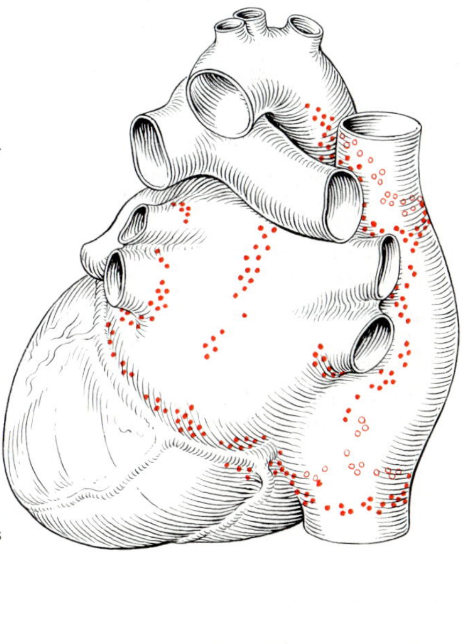

C Nervenzellen der Herzbasis

Herzkranzgefäße

Etwa 5–10% des Schlagvolumens dienen allein der Ernährung des Herzmuskels. Die Blutgefäße, die ihn versorgen, die Herzkranzgefäße sind ein Teilkreislauf des großen Kreislaufs, – die „Vasa privata“ des Herzens, im Unterschied zu den „Vasa publica“, den großen Gefäßen der Herzbasis.

Aa. coronariae. Die *Aa. coronaria dextra* und *sinistra* gehen in der Tiefe der rechten bzw. der linken Tasche der Aortenklappe **A1** aus einer Ausbuchtung der Aortenwand, *Sinus aortae,* hervor und verlaufen im Sulcus coronarius jeder Seite um das Herz herum auf dessen Unterfläche. Die linke Koronararterie **A2** teilt sich alsbald in den *R. interventricularis anterior* **A3** (verläuft im Sulcus interventricularis anterior) und in den *R. circumflexus* **A6** (im Sulcus coronarius), die rechte **A4** endet mit dem *R. interventricularis posterior* **A5** (verläuft im Sulcus interventricularis posterior). Die Gefäße dringen von außen in den Herzmuskel ein. Die Anastomosen zwischen den Arterien reichen bei einem Gefäßverschluß nicht zur Ausbildung eines Kollateralkreislaufes aus, der Gefäßverschluß führt zum Herzinfarkt.

Vv. cordis. Die Venen der Herzwand treten größtenteils ebenfalls an die Oberfläche des Herzmuskels *(V. cardiaca magna,* bei **A6,** *V. posterior ventriculi sinistri, V. cardiaca media* **A7,** *V. cardiaca parva),* sie ziehen zum *Sinus coronarius* **A8** in der linken Vorhof-Kammer-Furche hinten. Dieser mündet in den rechten Vorhof. Kleinere Venen gelangen direkt aus der Herzwand in den rechten Vorhof.

Varietäten der Herzkranzarterien: Ausbildung und Ausbreitung der Koronararterien variieren.

Ausbildung: In etwa 38% kommen zusätzliche Äste aus der Aorta vor, in weniger als 1% wird das Herz aus einer Koronararterie der Aorta versorgt, in 1% können eine oder beide Koronararterien aus dem Truncus pulmonalis abgehen; im letzten Fall ist das Leben nicht zu erhalten.

Ausbreitung: **BCD** zeigt auf 3 Querschnitten durch beide Herzkammern die unterschiedliche Ausbreitung des Versorgungsgebiets von *A. coronaria dextra (rot)* und *A. coronaria sinistra (weiß).* **B** Ausgeglichener Typ, **C** Überwiegen der A. coronaria sinistra, **D** Überwiegen der A. coronaria dextra.

Strömungsmechanik in der Herzwand. Die Blutströmung in den *Koronararterien* wird von der systolischen Kompression durch den Herzmuskel und von pulsatorischen Schwankungen beeinflußt – der Herzmuskel erhält während der Kammersystole vermindert, während der Kammerdiastole vermehrt Blut. In der Systole werden die *Koronarvenen* ausgepreßt. Bei der Anpassung der Durchblutung an die vermehrte Leistung des Herzens spielt als chemischer Faktor die absinkende Sauerstoffspannung im Herzmuskel die entscheidende Rolle.

Klinische Hinweise: Bei Verengung der Koronararterienäste, z. B. durch Arteriosklerose, wird der betroffene Herzmuskelabschnitt mangelhaft mit Sauerstoff versorgt (Stenokardie, Herzinfarkt). Ein Gefäßverschluß kann auch (seltener) durch ein Blutgerinnsel entstehen *(Herzembolie).* Der Embolus muß aus mechanischen Gründen von diesseits des Kapillarbettes des Lungenkreislaufes stammen, meist löst er sich von einer entzündeten Herzinnenhaut oder Herzklappe.

Lymphgefäße führen Lymphe aus Endokard, Myokard und Epikard zu Lymphknoten an der Bifurcatio tracheae, s. S. 80.

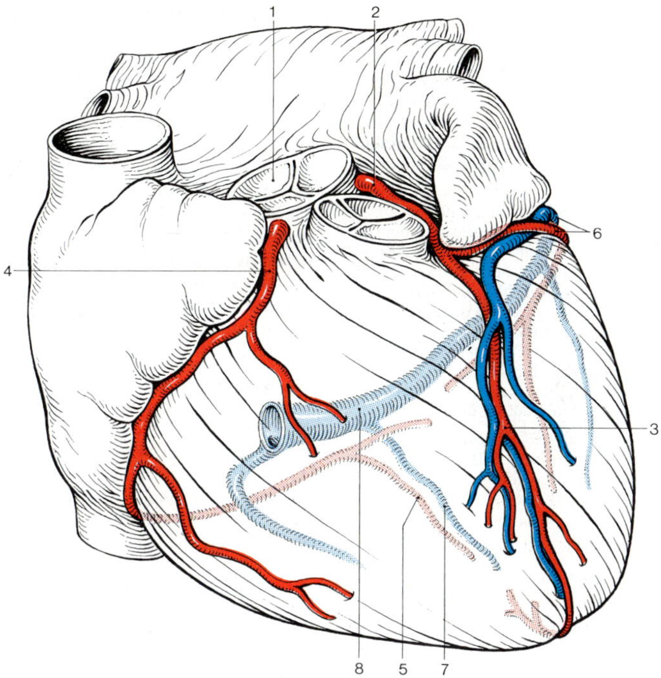

A Herzkranzgefäße

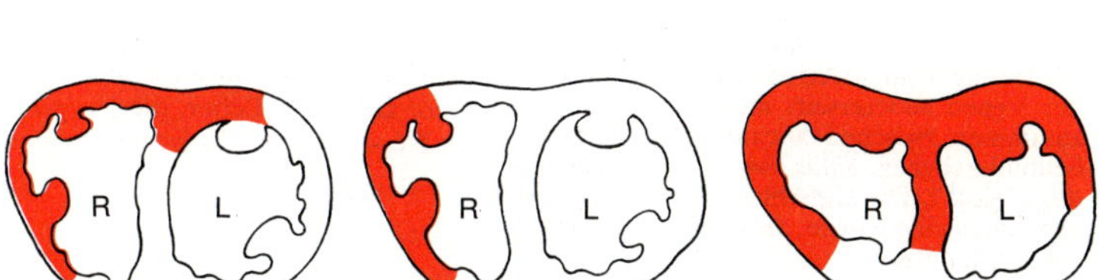

B C D

Variabilität des Versorgungsgebiets
der Herzkranzarterien (nach Töndury)

Seröse Höhlen

Eingeweideorgane, die starken Volumenänderungen und Verschiebungen gegen Nachbarorgane unterworfen sind – Herz, Lungen, der größte Teil des Magen-Darm-Traktes u. a. – liegen in serösen Höhlen: **Perikardhöhle,** *Cavitas pericardialis,* **Pleurahöhle,** *Cavitas pleuralis,* **Peritonealhöhle,** *Cavitas peritonealis.*

Eine seröse Höhle ist ein kapillarer, allseits geschlossener Spaltraum, der von einer spiegelnd glatten serösen Haut, der „Serosa" ausgekleidet ist und eine geringe Menge seröser Flüssigkeit enthält. Die seröse Haut überkleidet die Organe mit dem „viszeralen Blatt", **Serosa visceralis,** und die Wand der serösen Höhle mit dem „parietalen Blatt", **Serosa parietalis.** Beide Blätter gehen in einer Umschlaglinie (z.B. am Gefäßstiel eines Organes) ineinander über.

Klinischer Hinweis: Die krankhafte Vermehrung der serösen Flüssigkeit führt zu einem „Erguß", Exsudat, zu Verklebungen und Verwachsungen.

Herzbeutel

Das **Epikard A1** ist *viszerales* Blatt *(Pericardium serosum, Lamina visceralis),* es bedeckt Myokard, Herzkranzgefäße und Baufett der Herzoberfläche. Die Umschlaglinie liegt hinter und über der Herzbasis, mehrere cm hoch auf der Wand von Aorta **AB2,** Truncus pulmonalis **B3** und V. cava superior **AB4,** herznäher dagegen auf der Wand von V. cava inferior **B5** und Vv. pulmonales **B6.**

Entwicklungsgeschichtlich bedingt – die venöse und arterielle Pforte der Herzanlage haben sich erst im Lauf der Entwicklung einander genähert – hängen die Umschlagränder der beiden Arterien einerseits und der Venen andererseits nicht miteinander zusammen, zwischen ihnen bleibt ein Herzbeuteldurchgang, *Sinus transversus pericardii,* Pfeil **B7.** Die Umschlagränder der Venen bilden eine Nische, *Sinus obliquus pericardii,* Pfeil **B8.**

Das **Perikard AB9** ist *parietales* Blatt *(Pericardium serosum, Lamina parietalis).* Es ist innen ähnlich wie das Epikard gebaut, außen aber durch eine Schicht derber, einander überkreuzender Kollagenfasern, *Pericardium fibrosum,* verstärkt und nur eingeschränkt dehnbar. Das Perikard wirkt dadurch der Überdehnung des Herzens entgegen, führt aber bei perforierenden Verletzungen des Herzens zur *Herzbeuteltamponade* – das in den Herzbeutel ausströmende Blut komprimiert das Herz. Das Perikard ist an der Vorderkante seiner Zwerchfellfläche und um die V. cava inferior mit dem Centrum tendineum des Zwerchfells verwachsen. In den Nischen zwischen Herzbeutel und Zwerchfell liegt ein Fettkörper. Faserzüge des Herzbeutels begleiten die großen Gefäße und haben an der Stabilisierung der Herzbasis in Venenkreuz (breite Pfeile in **B**), Trachea und Zwerchfell Anteil.

Als **Membrana pleuropericardiaca** wird häufig die aus Perikard und Pleura mediastinalis zusammengesetzte Gewebsplatte bezeichnet. Zu beiden Seiten ist das Perikard von der parietalen Pleura (Pleura mediastinalis, s. S. 138) überzogen; bei **A10** ist ein Rest davon erhalten. Zwischen beiden parietalen Serosablättern – Perikard und Pleura – verlaufen der hauptsächlich motorische *N. phrenicus* **A11** und die *A.* und *V. pericardiacophrenica* zum Zwerchfell **A12,** rechts entlang von V. cava superior **A4** und rechtem Vorhof, links hinter dem Seitenrand der linken Kammer. Nerv und Gefäße versorgen u. a. das Perikard. **A13** V. brachiocephalica dextra, **A14** Truncus brachiocephalicus, **A15** N. vagus.

Venenkreuz. Die großen Venen stabilisieren die Herzbasis durch kreuzweise Verankerung im Körper (**B** breite Pfeile, **C**), die *V. cava superior* **AB4** in Halsfaszie, Schädelbasis und Arm, die *V. cava inferior* **B5** in der Leber, die *Vv. pulmonales* **B6, 16** in den elastischen Lungen.

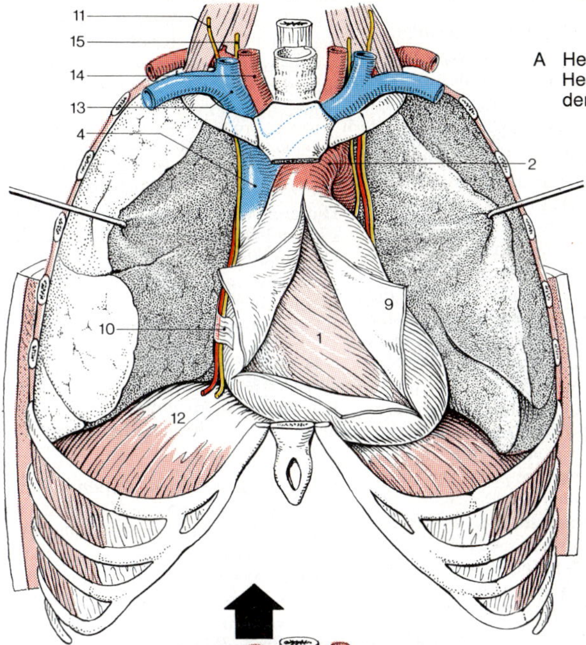

A Herzbeutel mit Herz zwischen den Pleurahöhlen

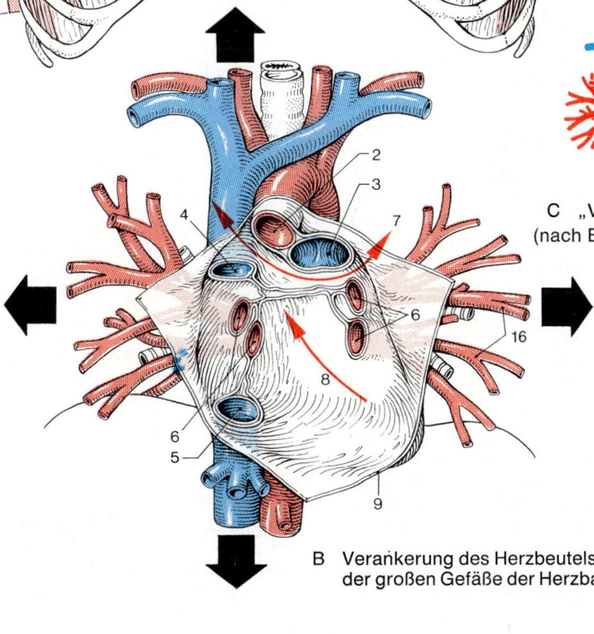

B Verankerung des Herzbeutels und der großen Gefäße der Herzbasis

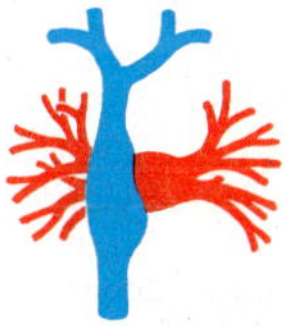

C „Venenkreuz" (nach Benninghoff)

Lage des Herzens I

Herzgrenzen. Die Herzgrenzen variieren auch beim Gesunden, abhängig von Alter, Körperhaltung, Gravidität u. a. Die folgenden Daten sind Mittelwerte.

Die Herzgrenzen lassen sich in folgender Weise auf die vordere Rumpfwand projizieren, vgl. Röntgenbild, S. 28. Die *rechte Grenze* verläuft vom Sternalansatz der 3. bis zum Ansatz der 6. Rippe parallel mit dem rechten Sternalrand, etwa 2 cm von diesem entfernt. Die *linke Grenze* liegt etwa in einer Geraden, die von einem Punkt 2 cm links vom Ansatz der 3. Rippe zu einem Punkt im 5. linken Interkostalraum, 2 cm innerhalb der Medioklavikularlinie **A1,** zieht. An dieser Stelle liegt beim Erwachsenen die *Herzspitze,* beim Kind liegt sie einen Interkostalraum höher (in der Systole tastbare Hebung der Herzspitze gegen die Brustwand). Von beiden Seiten schiebt sich vor den Herzbeutel der Pleuraspalt, *Recessus costomediastinalis* **A2.** In ihn tritt – bei Einatmung mehr, bei Ausatmung weniger weit – die Lunge und bedeckt seitliche Teile des Herzens. Vom Sternalansatz der 4. Rippe an abwärts läßt der linke Pleurarand einen *(unteren)* dreieckigen Bezirk des Herzbeutels unbedeckt, das „Herzdreieck". Oberhalb des Ansatzes der 3. Rippe weichen die Pleuraränder auseinander und geben einen *oberen* dreieckigen retrosternalen Bezirk frei, das „Thymusdreieck"; in ihm liegt der *Thymus* (Thymusrestkörper) vor den großen Gefäßen.

Rechte Lunge: **AB3** Unterlappen, **AB4** Mittel-, **AB5** Oberlappen. *Linke Lunge:* **AB3** Unterlappen, **AB5** Oberlappen. **A6** Recessus costodiaphragmaticus, **A7** Leber.

Mediastinum. Der zwischen mittlerem und tiefem Blatt der Halsfaszie (s. S. 126) gelegene Eingeweideraum des Halses setzt sich durch die obere Brustkorböffnung kontinuierlich in das *Mediastinum,* das mittelständige Bindegewebslager des Brustraumes **B,** fort. Das Mediastinum erstreckt sich von der Rückseite des Brustbeins bis zur Vorderfläche der Brustwirbelkörper. Es wird beiderseits von der Pleura mediastinalis (wandständiges Rippenfell), unten vom Zwerchfell begrenzt. Das Mediastinum wird in das obere und untere Mediastinum, dieses in hinteres, mittleres und vorderes Mediastinum unterteilt.

Das *obere Mediastinum* reicht von der oberen Brustkorböffnung bis zu einer Horizontalebene oberhalb des Herzens. Hinteres, mittleres und vorderes Mediastinum liegen unterhalb dieser Ebene. Das obere Mediastinum enthält Leitungsbahnen zum oder vom hinteren Mediastinum sowie, als einziges eigenständiges Organ, den Thymus.

Das *hintere Mediastinum* erstreckt sich zwischen Brustwirbelsäule und Herzbeutelhinterwand, es enthält große axiale, meist durchziehende, Leitungsbahnen und Röhren.

Durch das *hintere Mediastinum* verlaufen der Oesophagus **B8** mit den vorne und hinten anliegenden Trunci vagales, Aorta descendens **B9,** Ductus thoracicus **B10,** V. azygos **B11** und V. hemiazygos **B12.** Seitlich der Wirbelsäule liegt vor den Rippenköpfen der Sympathicus-Grenzstrang **B13.**

Die Grenze **B14** zwischen hinterem und mittlerem Mediastinum liegt in der Frontalebene vor der Luftröhrenteilung, etwa in der Ebene des Lungenhilum **B15.**

Das *mittlere Mediastinum* enthält das Herz mit dem Herzbeutel. Dem Perikard liegt Pleura mediastinalis **B16** auf, zwischen beiden verlaufen beiderseits N. phrenicus und A. und V. pericardiacophrenica **B17.**

Als *vorderes Mediastinum* bezeichnet man den spaltförmigen Bindegewebsraum vor dem Herzen zwischen Herzbeutel und Brustwand.

B18 *Projektion* der gesamten, seitlich von Lungen überlagerten Breite des Herzens (*relative Herzdämpfung,* S. 26), **B19** Projektion des nicht von Lungen überlagerten Areals des Herzens auf die Brustwand (*absolute Herzdämpfung,* S. 26).

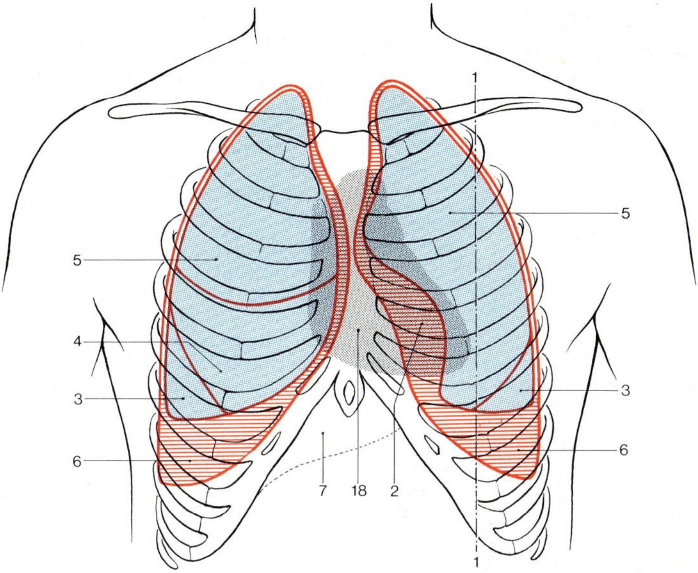

A Projektion der Herz-, Pleura- und Lungengrenzen auf den Brustkorb

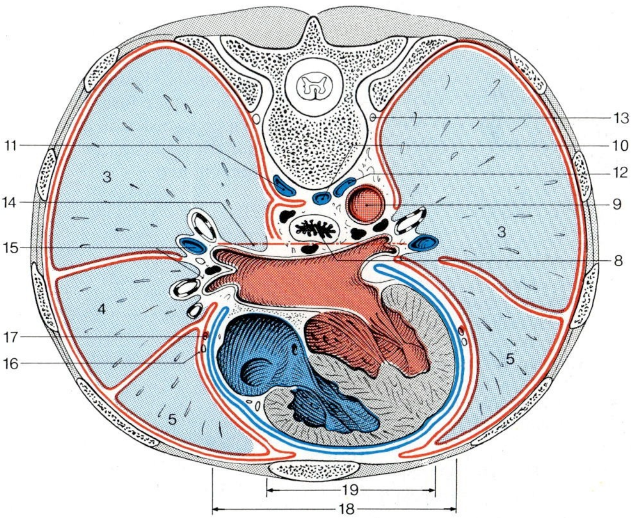

B Horizontalschnitt durch den Brustkorb (Höhe 8. Brustwirbel)

Lage des Herzens II

Auskultation und Perkussion

Perkussion nennt man das Beklopfen der Körperoberfläche mit der Absicht, aus den Verschiedenheiten des Schalls Rückschlüsse auf die unter der Oberfläche liegenden Teile zu gewinnen. Perkutiert wird meistens mit dem Finger, mit oder ohne untergelegtem Finger der anderen Hand. Der Ton wird nach Stärke, Höhe, Dauer und Klangähnlichkeiten (Tympanie) beurteilt. Die „Dämpfung" („Schenkelschall", ähnlich dem Schall, der beim Perkutieren des Oberschenkels entsteht) wird durch einen leisen, hohen Ton hervorgerufen, der „sonore Schall" („Lungenschall", ähnlich dem Schall, der beim Perkutieren eines luftgefüllten Kissens erzeugt wird) durch einen lauten, tiefen und langen Ton.

Perkussion. Absolute und relative Herzdämpfung. Das Herz liegt z. T. unmittelbar hinter der vorderen Brustwand. Die Perkussion dieses Areals ergibt eine *„absolute Herzdämpfung"* **A1.** Beiderseits schiebt sich vor den Herzbeutel der Pleuraraum. In diesen Spalt, *Recessus costomediastinalis,* tritt – bei Einatmung mehr, bei Ausatmung weniger – die Lunge und verdeckt seitliche Teile des Herzens. Diese können erst mittels kräftiger Perkussion durch den Lungenrand hindurch als Dämpfung hörbar gemacht werden, *„relative Herzdämpfung"* **A2.** Die relative Dämpfung gibt die wirkliche Größe des Herzens an, entsprechend der Herzfigur des Röntgenbildes. Die absolute Herzdämpfung geht nach unten in die Leberdämpfung **A3** über.

Auskultation nennt man das Abhorchen des Körpers nach Geräuschen. Auskultiert wird mit dem Stethoskop oder mit unbewaffnetem Ohr. Die Auskultation des Herzens gibt hauptsächlich Aufschluß über Herzklappenfehler. Bei der Auskultation der Lungen unterscheidet man Bläschenatmen, Bronchialatmen, Nebengeräusche (Rassel-, Reibegeräusche, knisternde, knackende, klingende usw. Geräusche) in verschiedenen Stärken.

Auskultation. Die Herzklappen liegen etwa in einer Linie, die vom Sternalansatz der 3. Rippe links bis zum Sternalansatz der 6. Rippe rechts reicht, s. *Ventilebene,* S. 16. Die *„Töne"* (Geräusche), die die einzelnen Klappen bei ihrem Schluß erzeugen, werden aber dort am besten hörbar, wo der von der betreffenden Klappe ausgehende Blutstrom der Brustwand am nächsten kommt, die Lage der Auskultationsstellen stimmt also nicht überein mit den Stellen der Brustwand, auf die sich die Herzklappen projizieren.

Auskultationsstellen: Aortenklappe im 2. Interkostalraum rechts **B4;** *Pulmonalklappe* parasternal 2. Interkostalraum links **B5;** *Trikuspidalklappe* Sternalansatz 5. Rippe rechts **B6;** *Bikuspidalklappe* innerhalb der Medioklavikularlinie 5. Interkostalraum links (Herzspitze) **B7.**

Herztöne. Man unterscheidet zwei „Herztöne", etwa wie „dumm-lupp". Im *ersten Ton,* der durch Schwingungen der Ventrikelwand bei der Anspannung erzeugt wird, ist auch der Ton der Atrioventrikularklappen enthalten. Krankhafte Geräusche, verursacht durch Stenose (zischendes Geräusch) oder Insuffizienz (gießendes Geräusch) der Atrioventrikularklappen können an der betreffenden Auskultationsstelle im ersten Herzton gehört werden. Der *zweite Ton* wird durch den Schluß der Arterienklappen hervorgerufen. Krankhafte Geräusche bei Stenose oder Insuffizienz der Arterienklappen werden an den betreffenden Auskultationsstellen im zweiten Ton wahrgenommen.

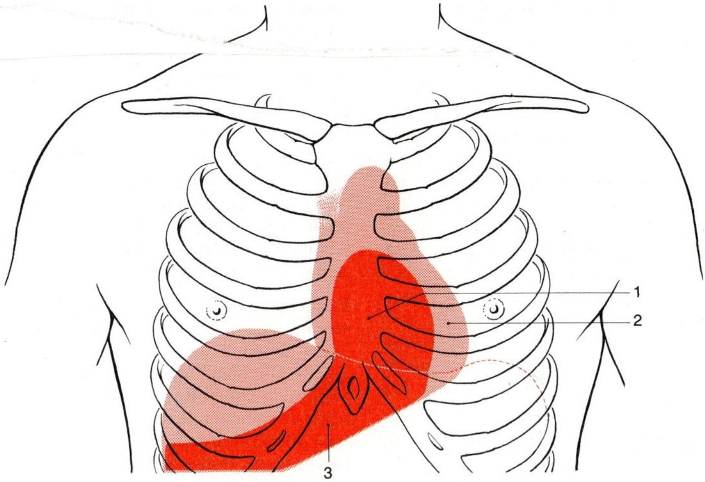

A Relative und absolute Herzdämpfung

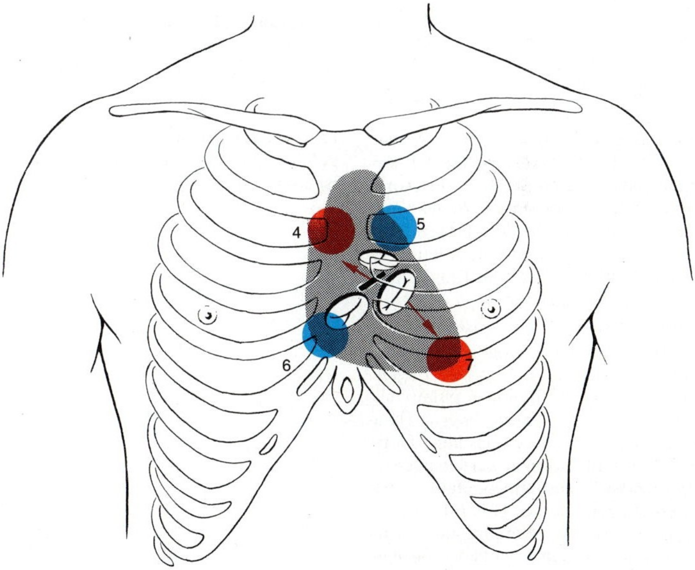

B Projektion der Herzventile (nach Knese) und ihrer Auskultationsstellen auf den Brustkorb

Röntgenuntersuchung des Herzens

Die *Röntgenuntersuchung* des Herzens erweitert die Untersuchungsverfahren. Durch Drehen des Patienten kann das Herz in verschiedene Stellungen zum Strahlengang gebracht werden, bei denen die einzelnen Teile des Herzens abwechselnd am Herzrand sichtbar werden. Die *Durchleuchtung* zeigt die Pulsationen der Herzabschnitte, die *Röntgenaufnahme* ermöglicht die Vermessung des Herzbildes. Auch die Lage der Nachbarorgane (Speiseröhre! s. S. 206) gibt über Herzform und Größe Aufschluß. Verschiedene Einstellungen bringen unterschiedliche Teile des Herzens zur Ansicht.

„Posterioanteriore" Einstellung. Der Patient steht bei sagittalem Strahlengang frontal mit der Brust zum Röntgenschirm. Dabei liegt der größte Teil des Herzens im *„Mittelschatten"*, der vom Mediastinum (Wirbelsäule, Brustbein und Thymus u. a.) verursacht wird. Beiderseits liegen die hellen *„Lungenfelder"*, in die der linke und rechte Herzrand sichtbar hineinragen. Der rechte Herzrand hat 2, der linke 4 *„Bogen"*.

Rechter Herzrand: Der *„obere Bogen"* wird durch die V. cava superior **A1** hervorgerufen, in deren Schatten die Aorta ascendens liegt. Der *„untere Bogen"* entsteht durch den Rand des rechten Vorhofs **A2.** Bei tiefer Inspiration kann die V. cava inferior am rechten Rand unten zusätzlich sichtbar werden.

Linker Herzrand: Der *„obere Bogen"* wird durch den Aortenbogen **A3** hervorgerufen (A-Bogen), der *„zweite Bogen"* entsteht durch den Truncus pulmonalis **A4** (P-Bogen), der *„dritte Bogen"* (häufig nicht zu sehen) durch das linke Herzohr **A5** (2. und 3. Bogen werden auch als *„Mittelbogen"* zusammengefaßt), der „untere Bogen" ist der Rand der linken Kammer **A6.** Am Übergang des „unteren Bogens" in den Leberschatten liegt die Herzspitze, durch einen epikardialen Fettzwickel häufig unscharf gezeichnet. **A7** Lungenhilum, s. S. 130.

„Anterioposteriore" Einstellung. Patient steht frontal, aber mit dem Rücken zum Röntgenschirm. Befunde **B** wie bei **A,** jedoch seitenverkehrt.

Einstellung im I. schrägen Durchmesser. Patient steht um 45 Grad verdreht, rechte Schulter nach vorne *(„Fechterstellung")*. Truncus pulmonalis und Aorta ascendens treten an den linken Rand. Zwischen rechtem Rand und Aorta descendens erscheint das hintere Mediastinum transparent = *Holzknechtscher Raum* **C8.**

Einstellung im II. schrägen Durchmesser. Patient steht um 45 Grad verdreht, linke Schulter nach vorn *(„Boxerstellung")*. Der linke Ventrikel (basaler Teil) bildet den linken Rand, der rechte Ventrikel den rechten Rand (einzige Einstellung, die den rechten Ventrikel unmittelbar und auf großer Strecke zeigt). Zwischen Aortenbogen und linker A. pulmonalis erscheint ein Mediastinumausschnitt transparent = *„Aortenfenster"* **D9.**

„Laterolaterale" Einstellung. Patient steht um 90 Grad verdreht mit der linken oder rechten Seite zum Röntgenschirm. Rechte Kammer und Truncus pulmonalis erscheinen am einen Bildrand, der andere wird hauptsächlich vom linken Vorhof gebildet. Der Holzknechtsche Raum **E10** ist ausgeprägt.

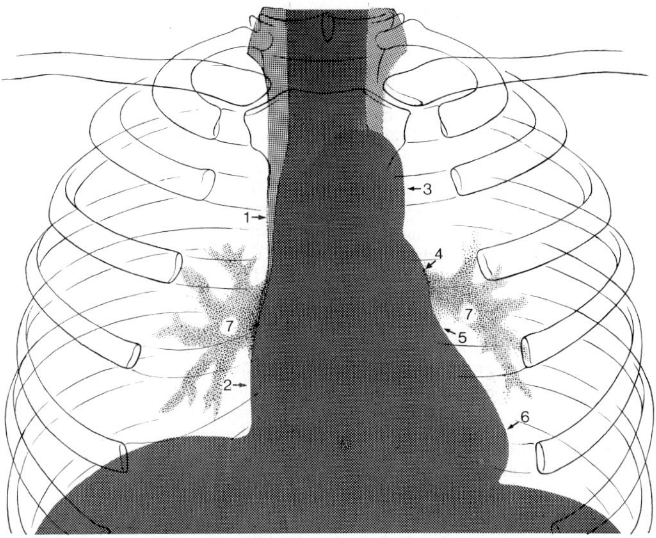

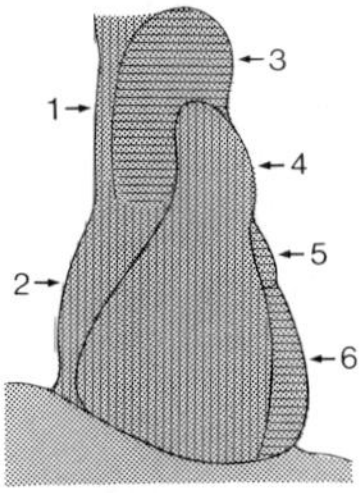

A Röntgenbild des Herzens, posterioanteriore Einstellung

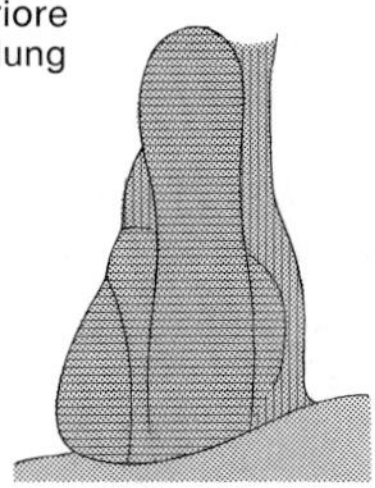

B Anterioposteriore Einstellung

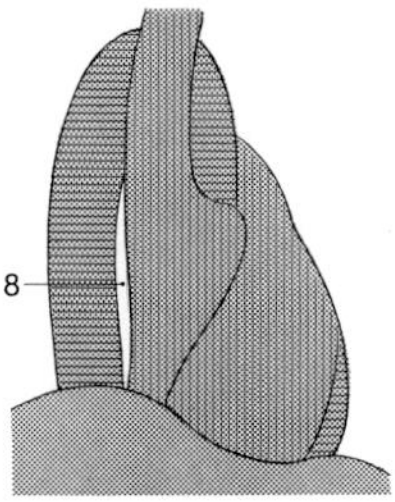

C Einstellung im I. schrägen Durchmesser

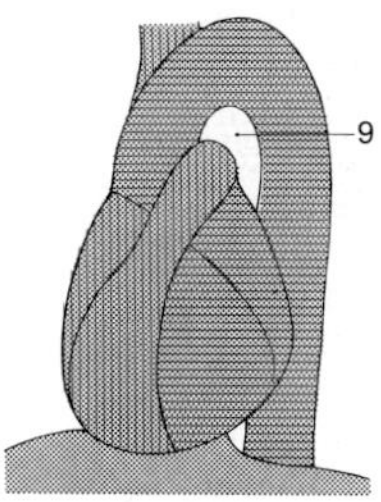

D Einstellung im II. schrägen Durchmesser

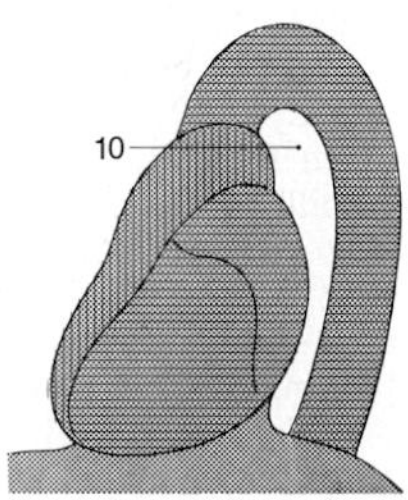

E Laterolaterale Einstellung

Herzmaße, Änderung von Herzform und Herzgröße

Änderungen der Herzgröße oder der Herzform sind häufig sichere Zeichen für Herzkrankheiten. Das Herz wird meist am frontalen Röntgenbild vermessen. Ist die Röntgenröhre dem Herzen stark genähert, so ist der Herzschatten stark vergrößert, „verzerrt". Die Herzfernaufnahme (2 m Röhrenabstand) verringert die Verzerrungen, das Herzbild wird hierbei um nur etwa 5% vergrößert. Das „Röntgenbild des Herzens" schließt in der Regel auch das der großen Gefäße ein, es ist ein „Herz-Gefäß-Röntgenbild". Vermessen werden

Transversaler Druchmesser = größte Breite rechts **A1** + größte Breite links **A2,** gemessen von der Mittellinie **A3** des Brustkorbes.

Longitudinaler Durchmesser **A4** = Entfernung von der Einkerbung am rechten Herzrand (Grenze „oberer Bogen" – „unterer Bogen") bis zur Herzspitze.

Herzbreitendurchmesser **A5** = größte Herzbreite, gemessen senkrecht zum longitudinalen Durchmesser.

Aortenlänge **A6** = Entfernung von der Einkerbung am rechten Herzrand bis zum Aortenbogen.

Neigungswinkel = Winkel des longitudinalen Durchmessers zur Horizontalen.

Die **normale Herzgestalt variiert** aus mehreren Ursachen. *Konstitutionelle Varietäten* hängen mit Unterschieden des gesamten Körperbaus, besonders des Brustkorbs, zusammen. Bei Asthenikern und Jugendlichen **D** können das Herz steiler gestellt, der Neigungswinkel größer sein als bei einer mittleren Konstitution **C,** bei Pyknikern und älteren Menschen **B** ist das Herz häufig mehr quer gestellt, der Neigungswinkel kleiner. **E** *Atembedingte Gestaltänderung* hängt vom Zwerchfellstand ab, das Herz macht die Atembewegungen in geringem Umfang mit. Dabei ändert sich hauptsächlich der Neigungswinkel, der bei mittlerer Konstitution und mittlerer Atemstellung etwa 45 Grad beträgt (Angaben nach *Schinz u. Mitarb.).*

Krankhafte Änderungen der Herzgestalt gehen hauptsächlich auf drei Ursachen zurück.

1. Vergrößerung, *Hypertrophie,* des Herzmuskels einer Kammer entsteht bei Mehrarbeit infolge eines Fehlers (Stenose oder Insuffizienz) der nachfolgenden Herzklappe(n). Die Hypertrophie des linken Ventrikels bei Fehlern der Aortenklappe führt zur Linksverbreiterung mit der charakteristischen „Schuhform" **F.** Häufig ist dabei die Elastizität der Aorta verringert, der Aortenbogen verlängert, z. B. altersbedingt, so daß der Aortenbogen als „Aortenknopf" vorspringt. Die Hypertrophie des rechten Ventrikels bei Fehlern der Mitralklappe führt zu einer Rechtsverbreiterung **G.** Der Klappenfehler verursacht einen Blutrückstau im kleinen Kreislauf, den der hypertrophierte rechte Ventrikel kräftig verstärkt, der Patient leidet unter Atemnot („Herzasthma").

2. Erweiterung, *Dilatation,* des Herzens bei Herzmuskelinsuffizienz führt zu einer Verbreiterung der Herzform, die sich mehr der Kugelform nähert.

3. Ein Erguß, *Exsudat,* im Herzbeutel führt zu einer Vergrößerung des Herzschattens **H.** Da der Herzbeutel bis auf die großen Gefäße hinaufreicht, verschwinden die Bogen des Herzrandes, die Herzgestalt wird mehr dreieckig.

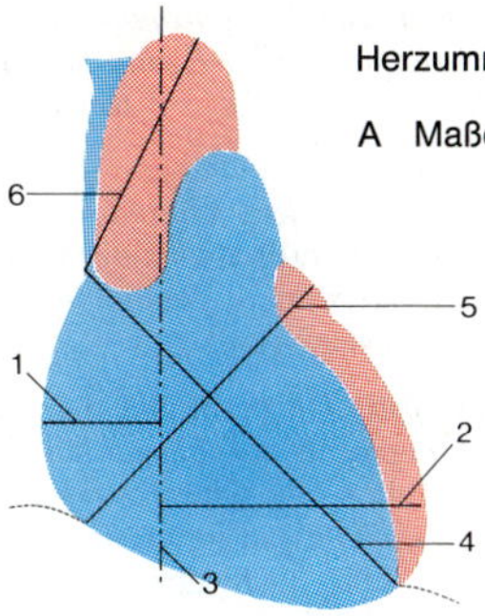

Herzumriß im Röntgenbild

A Maße

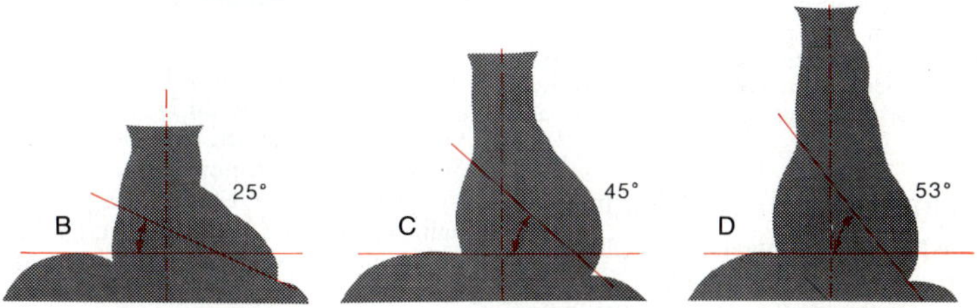

Variabilität abhängig von der Konstitution (nach Schinz)

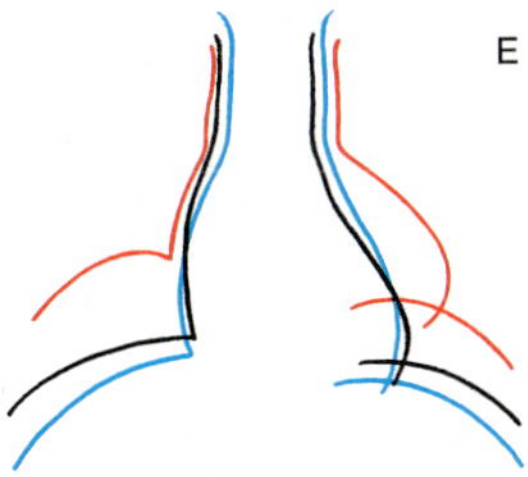

E Variabilität abhängig von der Atmung
schwarz: Mittelstellung
blau: maximale Einatmung
rot: maximale Ausatmung

Krankhafte Herzformen

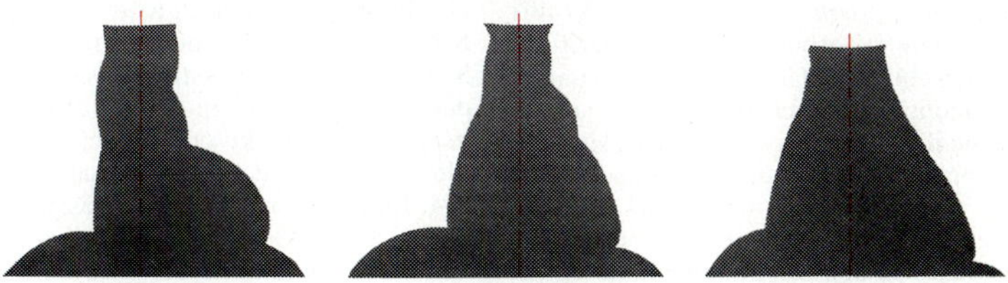

F Vergrößerung der linken Kammer

G Vergrößerung der rechten Kammer

H Herzbeutelerguß

Gefäße

Transportaufgaben des Blutes. Während das Blut in allen Lungenarterien annähernd gleichermaßen mit CO_2 angereichert ist, sind die zahlreichen Einzelkreisläufe des Körperkreislaufs hinsichtlich Blutbeschaffenheit und Durchblutungsgröße verschieden, vgl. **B.**

Unterschiede der Blutbeschaffenheit: Venöses Blut aus Hormondrüsen kann mit Hormonen, das aus dem Darm mit energiereichen Stoffen, das aus der Milz mit Immunkörpern angereichert sein; das Blut der Nierenvenen ist ärmer an Stoffwechselprodukten, das Blut aus Leber und Muskeln wärmer als das übrige Blut. Der Blutkreislauf dient dem Transport von Blutgasen, energiereichen Stoffen, Stoffwechselprodukten, Hormonen, Immunkörpern, dem Wärmetransport und dem Wasser- und Salzhaushalt.

Aufgaben der Blutgefäßwand

Die **Wand der Blutgefäße** besteht grundsätzlich aus drei Schichten: *Tunica intima, Tunica media, Tunica externa (adventitia),* kurz *Intima, Media, Adventitia* genannt. Sie sind am deutlichsten ausgeprägt und deutlich voneinander getrennt in den Arterien.

Die **Intima** dient hauptsächlich dem Stoff-, Flüssigkeits- und Gasaustausch durch die Gefäßwand, sie besteht aus einer Lage niedriger, in der Längsachse des Gefäßes ausgerichteter *Endothelzellen* **C1,** die von wenig Bindegewebe umgeben werden. In den Arterien tritt eine gefensterte elastische Membran, *Membrana elastica interna* **C2,** hinzu.

Die *Endothelzellen* aller Blutgefäße sind durch *„dichte" Zellkontakte* (*Zonulae occludentes, „tight junctions",* s. S. 40) miteinander verbunden – organspezifisch in den einzelnen Gefäßabschnitten unterschiedlich zahlreich und deshalb unterschiedlich dicht. In den *Arterien* sind die Interzellularkontakte in der Regel dicht, in den *Kapillaren* und postkapillären *Venolen* vieler Organe sind sie durchlässiger. In den Kapillaren einiger Organe bilden sie eine besonders dichte *Schranke (Blut-Hirn-Schranke, Blut-Liquor-Schranke, Blut-Retina-Schranke, Blut-Thymus-Schranke, Blut-Hoden-Schranke).*

Die **Media C3** dient überwiegend der Hämodynamik und hat zirkulär und spiralförmig angeordnete *glatte Muskelzellen* und *elastische Netze.*

Die **Adventitia C4** verbindet das Gefäß mit der Umgebung und besitzt längs verlaufende Zellen und scherenförmige *Fasergitter,* bei Arterien ist an der Grenze zur Media eine (schwache) elastische Membran, *Membrana elastica externa* **C5,** ausgebildet.

Vasa vasorum. Die Wand größerer Blutgefäße wird im inneren Drittel aus dem Gefäßinhalt ernährt, in die äußeren Wandschichten treten *Vasa vasorum* (Vase privata der Gefäßwand) zur Ernährung aus der Umgebung ein. Die Gefäßwand wird vegetativ innerviert, die marklosen Nervenfasern liegen in der Adventitia.

Die **hämodynamischen Verhältnisse** des großen Kreislaufes ändern sich in den einzelnen Gefäßabschnitten, vgl. **D.** In den *herznahen Arterien* herrscht ein hoher, schwankender Blutdruck, verursacht durch den diskontinuierlichen Blutausstoß des Herzens. In den kleineren *herzfernen Arterien* wird die Differenz zwischen systolischem und diastolischem Druck geringer. Das Blut fließt in einem unterschiedlichen Druckgefälle, das von der Aorta bis zur Hohlvene reicht. Ursache des Druckgefälles sind *Strömungswiderstände.* Sie hängen u. a. von der Gefäßlänge und dem Gefäßdurchmesser ab (s. Physiologie). Je nach Körperteil oder Körperlage befördert oder behindert die Schwerkraft den Rückstrom des Blutes in den großen Venen. In den großen *herznahen Venen* wirkt sich schließlich der Unterdruck aus dem Thorax aus, vgl. S. 144. Im Zusammenhang mit diesen Faktoren ist der Wandaufbau in den einzelnen Gefäßabschnitten verschieden. Zur Innervation der Gefäßwand s. Bd. 3.

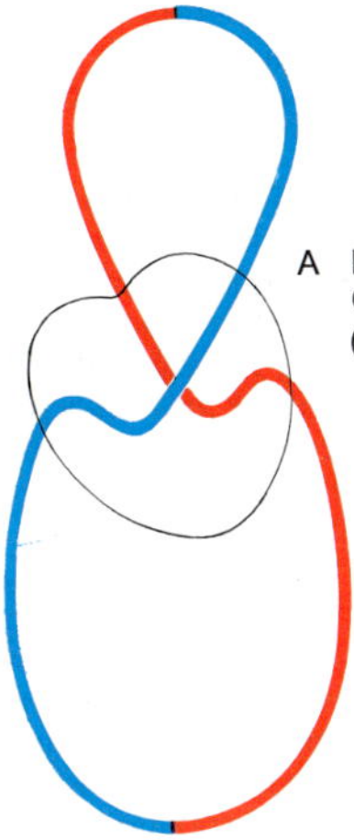

A Kleiner Kreislauf
Großer Kreislauf
(Schema)

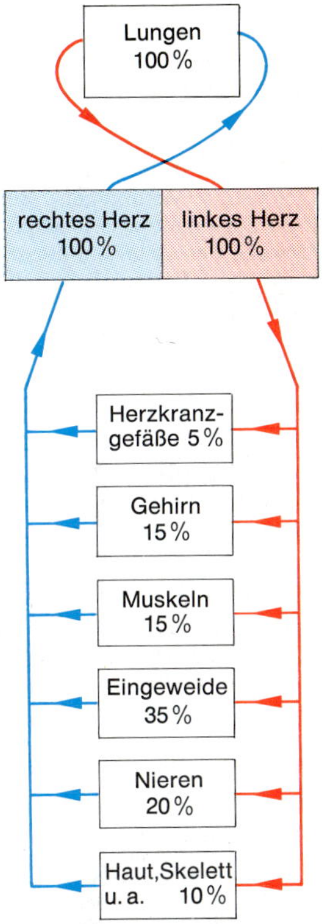

B Anteil der Organe am Herzminutenvolumen (nach Wetterer)

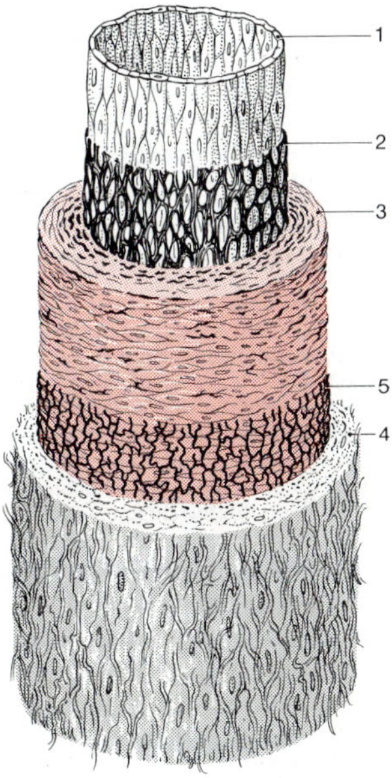

C Wandschichten einer Arterie

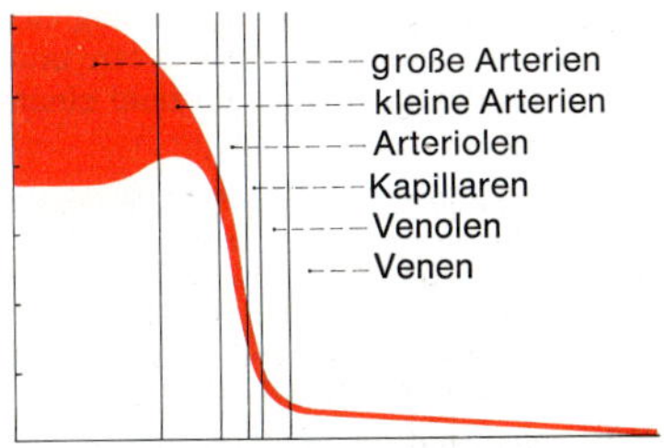

D Blutdruck in den einzelnen Abschnitten des großen Kreislaufs

Wandbau der Blutgefäße

A Aorta und große **herznahe Arterien** sind *„Arterien vom elastischen Typ"* mit deutlichem *Dreischichtenbau* und starker Membrana elastica interna. In der Media überwiegen dichte elastische Fasernetze (gefensterte Membranen). Bei der histologischen Fixierung schrumpft das übrige Gewebe der Gefäßwand stärker als die elastischen Fasern, wodurch diese gewellt werden.

A1 Endothel, **A2** Elastica interna, **A3** Media mit elastischen gefensterten Membranen, **A4** Elastica externa, **A5** Adventitia.

B *Große* **herzferne Arterien** sind *„Arterien vom muskulären Typ"*. Mit zunehmender Entfernung vom Herzen nehmen die elastischen Fasernetze in der Media ab, die glatten Muskelzellen zu.

C Die *kleinen herzfernen Arterien* sind prinzipiell gleich gebaut, der Gefäßquerschnitt nimmt bei weiteren Aufteilungen rasch ab.

D Arteriolen sind *präkapillare Arterien* mit 20–40 µm Durchmesser, ihre Media wird von 1 oder 2 regelmäßigen, ringförmigen Lagen glatter Muskelzellen gebildet *(„präkapillärer Sphinkter")*.

Von den kleinen Arterien bis zum Ende der Arteriolen sinkt der mittlere Blutdruck von etwa 80 mmHg auf etwa 30 mmHg, die Strömungsgeschwindigkeit von 10 cm/s auf 0,2 cm/s.

E Kapillaren dienen dem Gas- und Stoffaustausch zwischen Blut und Gewebe. Sie gehen durch erneute Aufteilung aus den Arteriolen hervor, bilden Netze und haben im durchströmten Zustand einen Durchmesser von 5–15 µm.

Der Gesamtquerschnitt der Gefäße nimmt im Kapillarbereich zu (im mm^2 eines Skelettmuskels beim Warmblüter werden etwa 2000 Kapillarquerschnitte gezählt), der Blutdruck sinkt auf 20 bis 12 mmHg, die Strömungsgeschwindigkeit auf 0,03 cm/s.

F Venolen sind *postkapillare Venen.* Sie besitzen unregelmäßig angeordnete Muskelzellen, mit deren Hilfe das Gefäßlumen enger oder weiter gestellt wird. In manchen Organen sind die Venolen seenartig erweiterte Blutspeicher, sog. *sinusoide Venen.*

G *Kleine* **herzferne Venen.** Ihre Gefäßwand wird von Endothel und einer dünnen Lage spiralförmig verlaufender glatter Muskelzellen gebildet; eine deutliche *Dreischichtung fehlt* aber der Wand der meisten Venen. Kleine und mittelgroße Venen haben zahlreiche Ventile in Form von einer oder zwei einander gegenüber liegender, herzwärts geöffneter, taschenförmiger Intimafalten, *Venenklappen.* Sie fehlen bei oberer und unterer Hohlvene, bei den Venen des Pfortadersystems, Nierenvenen und Hirnvenen. Die dünnwandigen Venen können schon bei dem für den venösen Schenkel des Kreislaufs charakteristischen niedrigen Blutdruck von 15–0 mmHg große Blutmengen aufnehmen.

H *Große herzferne Venen* sind wie die kleineren gebaut. Querschnitt einer Venenklappe **H6.**

I V. cava inferior. Ihre Wand ist prinzipiell so wie die der kleineren Venen gebaut. Längsmuskelzüge treten bündelchenweise in der Media auf.

Der *Bau der Venenwand variiert* stärker als der der Arterienwand, das gilt besonders für V. cava inferior, V. portae, Vv. suprarenales, Plexus pampiniformis. In den großen Venen (z. B. V. cava inferior) ist die Intima durch subendotheliales Bindegewebe gut entwickelt. Die Media dagegen ist schmal, sie besitzt, verglichen mit Arterien, wenig Muskelgewebe; Kollagenfasern und elastische Netze sind ausgebildet. Die Adventitia ist in großen Venen die breiteste Schicht mit starken längsgerichteten Zügen glatter Muskulatur.

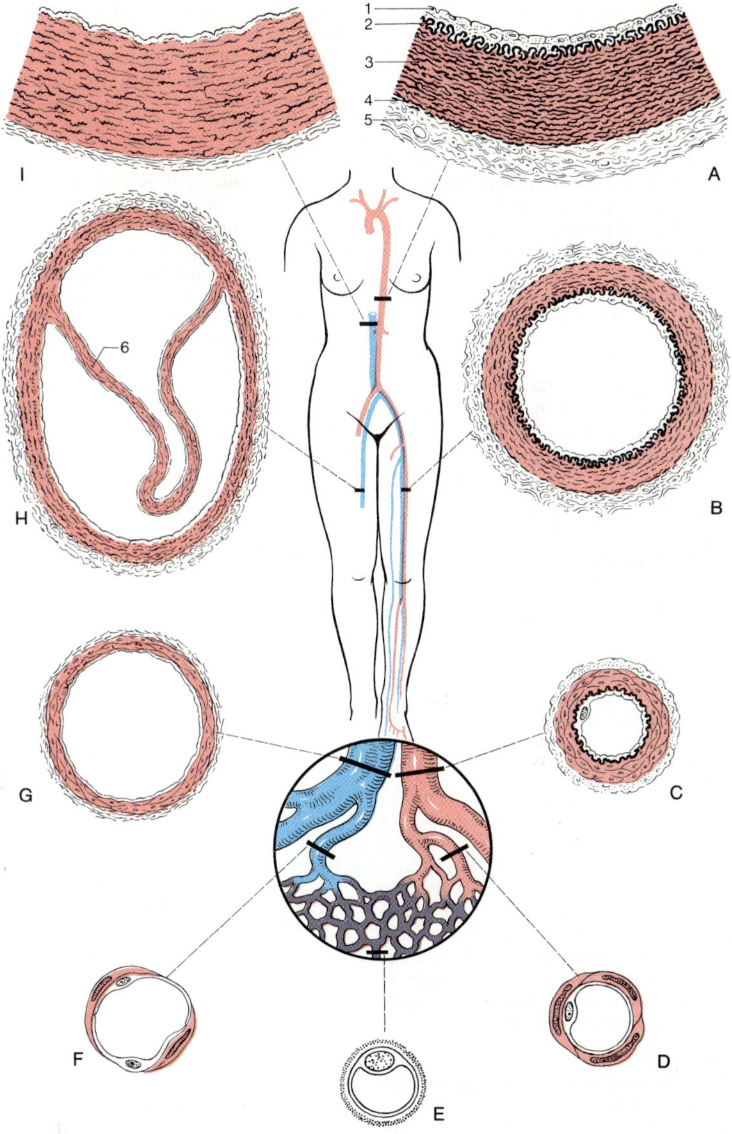

Wandschichten der Blutgefäße in den einzelnen Abschnitten des großen Kreislaufs (Gefäße verschieden stark vergrößert, Schema)

Arterien

Aorta und **herznahe Arterien** werden unmittelbar vom diskontinuierlichen Blutausstoß (Schlagvolumen) des Herzens betroffen. Ein Teil des Schlagvolumens wird während der Systole **A** zunächst in der Aorta gespeichert, die *elastischen Fasernetze* der Gefäßwand werden dadurch gedehnt. In der Diastole **B** geben sie die gespeicherte Energie an das Blut ab, das sie hierdurch fortbewegen *(„Windkessel“),* es fließt zur Peripherie ab. Der *Blutdruck* schwankt dabei zwischen 120 mmHg systolisch und 80 mmHg diastolisch (Blutdruckamplitude 40). Die *Pulswelle* beginnt hier und läuft, abhängig hauptsächlich von der Elastizität der Gefäßwand und vom Verhältnis der Gefäßwanddicke zum Gefäßwanddurchmesser, zunächst mit 4 m/s über die Aorta. Im Unterschenkel erreicht sie bei abnehmender Elastizität der Gefäßwand nahezu 10 m/s.

Elastisch-muskulöses System der Media. Die glatten Muskelzellen der Media inserieren an den elastischen Fasernetzen (gefensterte elastische Membranen) und bilden mit diesen ein elastisch-muskulöses System **C.** Die Muskelzellen, die unter dem Einfluß des vegetativen Nervensystems stehen, können durch ihre Kontraktion die Grundspannung der elastischen Fasern beeinflussen.

Herzferne Arterien vom *muskulären Typ* und *Arteriolen* können durch Änderung des Lumens auf periphere Durchblutung und Blutdruck Einfluß nehmen *(„Widerstandsregelung“).* **D** Erweiterte Arterie, **E** verengte Arterie. Das histologische Bild entspricht nicht völlig der Wirklichkeit, da eine zusätzliche Kontraktion der glatten Muskulatur durch die Fixierung hervorgerufen wird (Wellung der nicht geschrumpften Elastica interna).

Arteriendurchtrennung. Die Arterien stehen, abhängig von der Stellung benachbarter Gelenke (s. S. 38), mehr oder weniger unter einem Längszug, die *Elastica interna* **F1** ist gedehnt. Bei Durchtrennung des Gefäßes verkürzt sich die gedehnte Elastica interna und zieht die Gefäßwand ins Lumen, wodurch dieses zunächst verschlossen wird. Dem mechanischen Verschluß kann ein thrombotischer Verschluß durch Blutgerinnung folgen.

Im *Alter* nimmt die Elastizität der elastischen Fasern in allen Organen ab. Im Zusammenhang mit der dadurch entstehenden Erstarrung des Rohrs – arteriosklerotische Veränderungen der Intima wirken zusätzlich in gleicher Richtung – steigt hauptsächlich der systolische Blutdruck, die *Blutdruckamplitude* wird vergrößert. Die im Laufe der Zeit zunehmende Dehnung der Gefäßwand ist wegen des Elastizitätsverlustes weitgehend irreversibel, die Arterien werden im Alter verlängert und dabei *geschlängelt* (sichtbar z. B. an der Schläfenarterie).

Die elastischen Fasern der Arterienwand

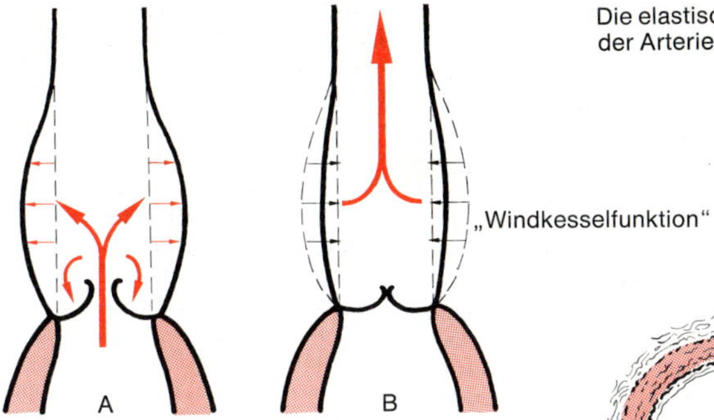

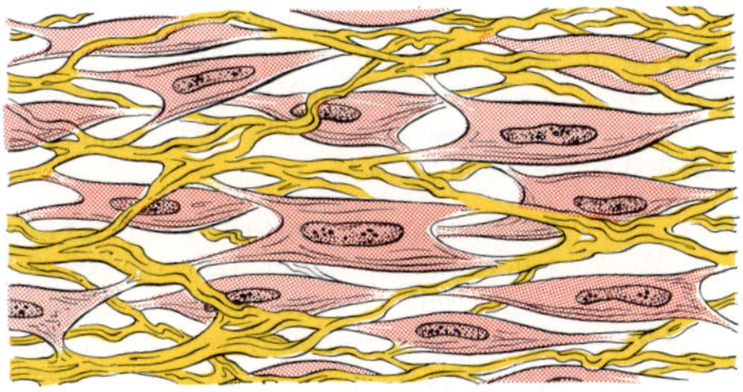

C Elastische Fasern und glatte Muskelzellen („Spannmuskeln“) im Verband

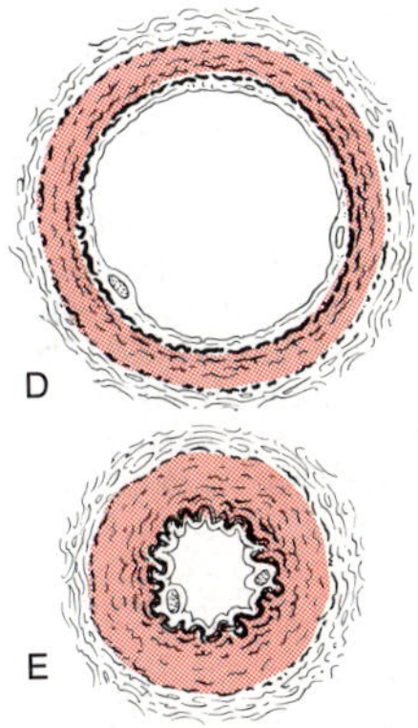

Dehnung u. Kontraktion (hier histolog. Fixierung) der Arterienwand

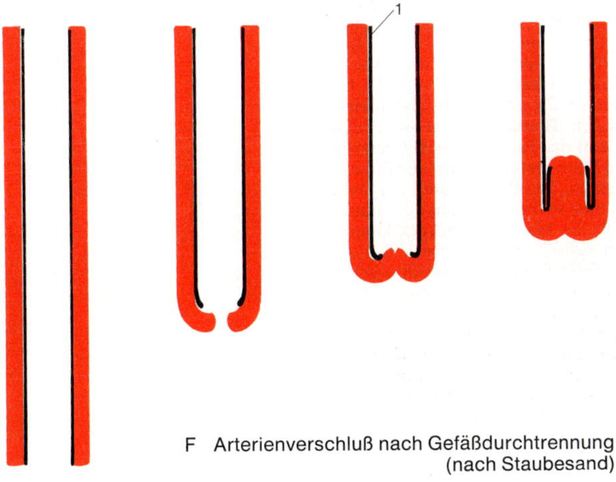

F Arterienverschluß nach Gefäßdurchtrennung (nach Staubesand)

Einbau der Arterien in den Bewegungsapparat

Die Arterien verlaufen in der Regel über die *Beugeseite* der Gelenke. Sie werden also bei der Beugung des Gelenks nicht über die Streckseite gedehnt und abgedrückt. Der Gefahr der Abknickung auf der Beugeseite entgehen sie durch ihren Einbau. Auf der Beugeseite von Gelenken sind die Arterien (gemeinsam mit den Begleitvenen und Nerven) in einen verformbaren *Fettkörper* gebettet, der bei Streckung des Gelenks ein Polster bildet, bei starker Beugung aber der Arterie ermöglicht, ihre Längsspannung und damit ihre Länge zu verringern und sich aus der Gefahrenzone zurückzuziehen: Der Abstand zwischen dem Epicondylus radialis **AB1** des Oberarmknochens und der A. brachialis **AB2** ist in gebeugtem Zustand **B** größer als in gestrecktem **A. AB3** A. radialis, **AB4** A. ulnaris.

Blutdruckmessung

Der *arterielle Blutdruck* ist bei der Diagnose von Krankheiten wichtig und wird bei nahezu jeder ärztlichen Untersuchung mittels des indirekten Meßverfahrens nach *Riva-Rocci* gemessen.

Meßverfahren. Eine Gummimanschette **C5,** innen hohl und außen durch eine Leinwand stabilisiert, wird satt um den Oberarm gelegt. Durch ein Gebläse **C6** wird Luft in den Hohlraum der Manschette geblasen, bis der in dieser entstehende Druck die Oberarmarterie **C2** komprimiert, also über dem systolischen Blutdruck liegt – erkennbar daran, daß der Radialispuls **C7** verschwindet. Ein Manometer **C8** zeigt den Manschettendruck an. Durch ein Ventil am Gebläse **C6** läßt man so lange Luft aus der Manschette ab, bis der Manschettendruck knapp unter dem systolischen Blutdruck liegt. Nun öffnen die Spitzen der Pulswellen jedesmal zunächst kurz das Arterienlumen. Bei weiterem Druckabfall in der Manschette verlängert sich die Öffnungszeit, bis schließlich nach Absinken des Manschettendrucks unter den diastolischen Arteriendruck eine Kompression der Oberarmarterie nicht mehr eintritt. Dabei kommt es zu folgenden Erscheinungen, die als Kriterien bei der Messung dienen.

Systolischer Blutdruck: Wenn der Manschettendruck knapp unter den systolischen Druck fällt, wird der Radialispuls **C7** eben fühlbar *(palpatorisches Kriterium)* – entsteht ein mit dem Hörrohr **C9** wahrnehmbares Rauschen in der Arterie der Ellenbeuge (A. brachialis), hervorgerufen durch Wirbelbildung im schlitzförmig geöffneten Gefäß *(auskultatorisches Kriterium)* – spürt der Patient das Klopfen der Pulswelle im Oberarm *(subjektives Kriterium)* – beginnt die Amplitude der von den Pulswellen verursachten Oszillationen und damit auch die Amplitude der Manometerausschläge zu wachsen *(oszillometrisches Kriterium);* s. **D** und **E.**

Der *Druck,* in dem diese und die nachfolgend beschriebenen Kriterien jeweils nachweisbar werden, wird als systolischer bzw. diastolischer Druck am *Manometer* abgelesen.

Diastolischer Blutdruck: Wenn der Manschettendruck unter den diastolischen Druck fällt, verschwindet das Geräusch in der A. brachialis, verschwindet das Klopfen im Oberarm, wird die Amplitude der Manometerausschläge kleiner.

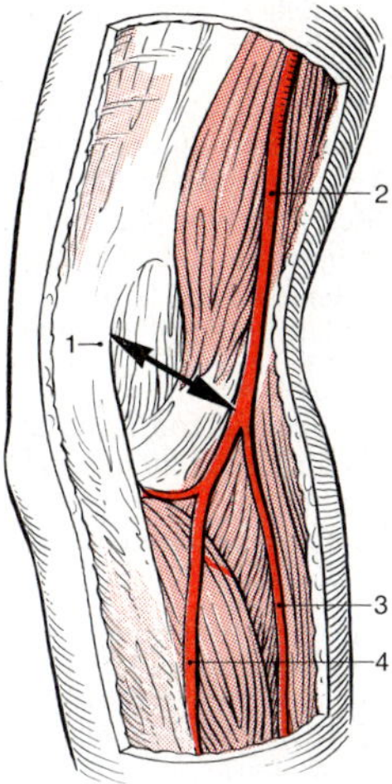

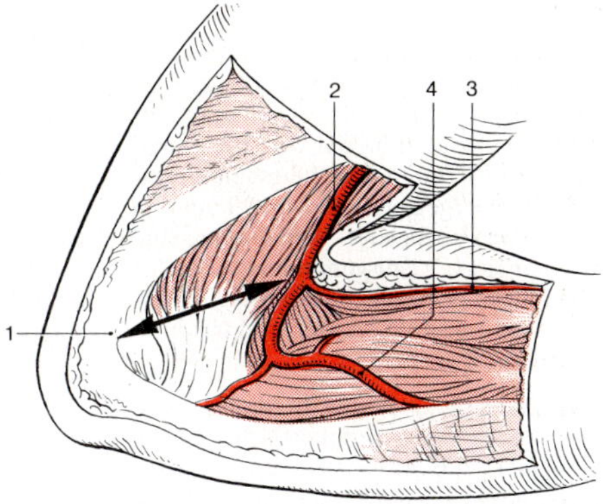

Arterie auf der Beugeseite eines Gelenks in
A gestrecktem, B gebeugtem Zustand
(Ellbogengelenk, nach v. Hayek)

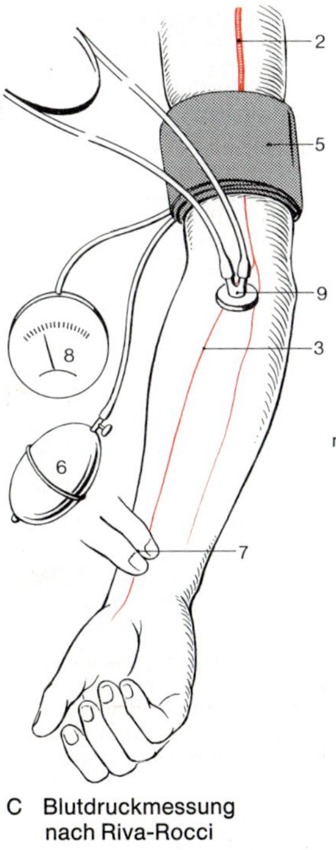

C Blutdruckmessung
nach Riva-Rocci

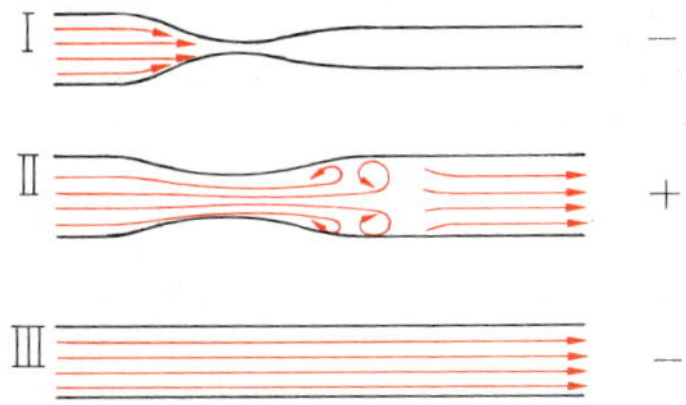

D Blutströmung in der komprimierten,
halb komprimierten und
nicht komprimierten Arterie

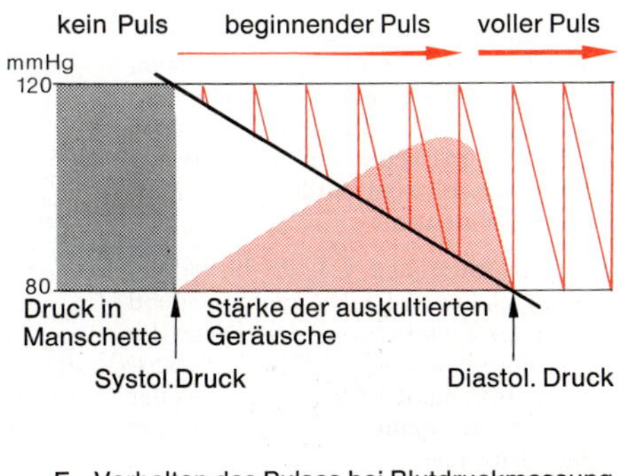

E Verhalten des Pulses bei Blutdruckmessung
(nach Faller)

Kapillaren

Der Gas- und Stoffaustausch zwischen Blut und Gewebe wird durch den großen Gesamtquerschnitt aller Kapillaren (etwa 800mal größer als der der Aorta) und durch die Strömungsverlangsamung (etwa 0,3 mm/s gegenüber etwa 320 mm/s in der Aorta) begünstigt. Alle Organe sind kapillarisiert, ausgenommen mehrschichtiges Oberflächenepithel, Hornhaut und Linse des Auges und ausdifferenzierter Knorpel.

Kapillaren bilden häufig dreidimensionale *Netze* (Gesamtoberfläche etwa 6000 m^2), die aus mehreren Arterien **AB1** gespeist werden. **A** Der Ausfall einer (kleinen) Arterie kann dabei ohne Folge für das Organ bleiben **A2. B** Hängt ein Kapillargebiet dagegen von einer einzigen Arterie ab **B2,** einer *„Endarterie"* ohne ausreichende Querverbindungen, *Kollateralen,* zu anderen Arterien, so führt der Arterienverschluß *(Thrombose, Embolie)* zum Untergang, Nekrose, des betreffenden Gewebes, zum *Infarkt. „Endarterien"* sind die Äste der Leber-, Nieren-, Milz-, Gehirn-, Netzhaut- und Herzkranzarterien. Eine Kapillare ist häufig etwa 1 mm lang, der Kapillardurchmesser beträgt bei Durchblutung 5–15 µm. Besonders weite Kapillaren sind für einige Organe (Leber, Knochenmark, Milz, einige endokrine Drüsen) charakteristisch; sie werden *sinusoide Kapillaren* („Sinusoide") genannt.

Die **Kapillarwand** besteht aus der *Endothelzellschicht* **C3** und einer elektronenmikroskopisch sichtbaren *Basalmembran (Basallamina)* **C4.** In einigen Organen (z. B. Gehirn) liegen der Kapillarwand noch vereinzelt kontraktile Zellen, *Perizyten* **C5** außen an.

Die **Endothelzellen C3,** 25 bis 50 µm lang, schließen lückenlos aneinander und bilden das Endothelrohr. Die Dicke der Endothelzellen variiert. Der Stofftransport läuft in beiden Richtungen, aus der Kapillare ins umliegende Gewebe und umgekehrt, teils durch die Zelle hindurch (transzellulär), teils zwischen den Zellen (interzellulär) ab.

Dem *interzellulären* Transport stellen die unterschiedlich dichten Interzellularkontakte zwischen den Endothelzellen einen organspezifisch verschieden großen Widerstand entgegen. Endothelien besitzen kontraktile Filamente und können durch Kontraktion den Interzellularraum erweitern.

Verschiedene Formen von Endothelien mit unterschiedlich starkem *transzellulären* Transport sind in **C** schematisch als Segmente eines Kapillarquerschnittes aufgezeichnet.

I Endothelien ohne Fensterung und mit kontinuierlicher Basallamina in *nicht fenestrierten kontinuierlichen Kapillaren;* **C6** *Transzytose* (Muskelgewebe, Zentralnervensystem, Lunge u. a.).

II Endothelien mit intrazellulären Fensterungen, die *Diaphragmen* **C7** aufweisen und eine kontinuierliche Basalmembran besitzen in *fenestrierten kontinuierlichen Kapillaren* (Magen-Darm-Trakt, endokrine Drüsen, Plexus choroideus u. a.),

III Endothelien mit *Poren* **C8** und interzellulären Lücken, wobei keine oder eine diskontinuierliche Basallamina ausgebildet ist, in *fenestrierten diskontinuierlichen sinusoiden Kapillaren* (Leber, blutbildendes Knochenmark, Milzsinus u. a.).

Transzytose (Zytopempsis, Vesikeltransport). Größere Moleküle und Partikel **D9** werden unter Einstülpung **D10** des *Plasmalemms* (= Zellmembran) zunächst ins Innere der Zelle gebracht **D11,** durchqueren dann in einer bläschenförmigen Abfaltung des Plasmalemms die Endothelzelle und werden in umgekehrtem Vorgang – die Bläschenmembran fügt sich wieder ins Plasmalemm ein – durch das gegenüberliegende Plasmalemm geschleust.

Permeation. Kleine Moleküle (z. B. Bausteine von Nährstoffen) treten häufig unsichtbar durch die Endothelzelle **D12.**

Zur Transzytose und Permeation sind häufig membranständige *Rezeptoren* oder bestimmte Enzyme, für den Transport durch gefensterte Endothelien günstige *Ladungsverhältnisse* am luminalen Plasmalemm erforderlich.

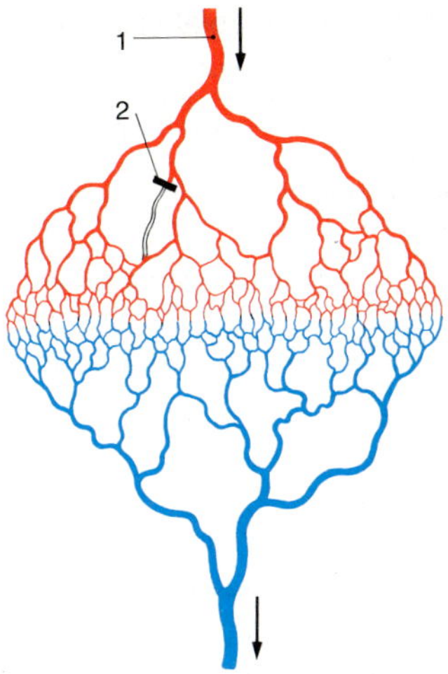

A Kapillarbett von anastomosierenden Arterien versorgt

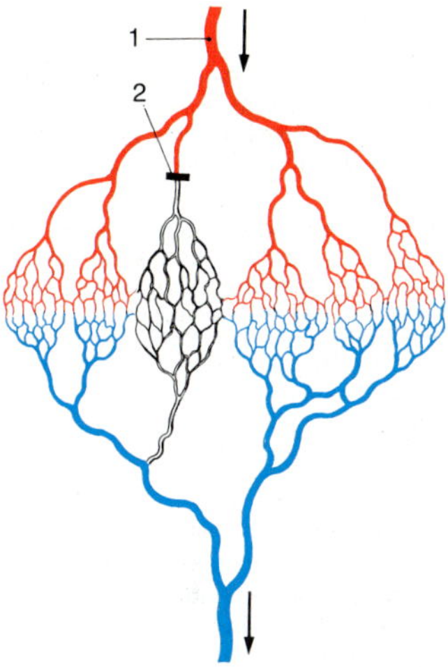

B Kapillarbett von Endarterien versorgt

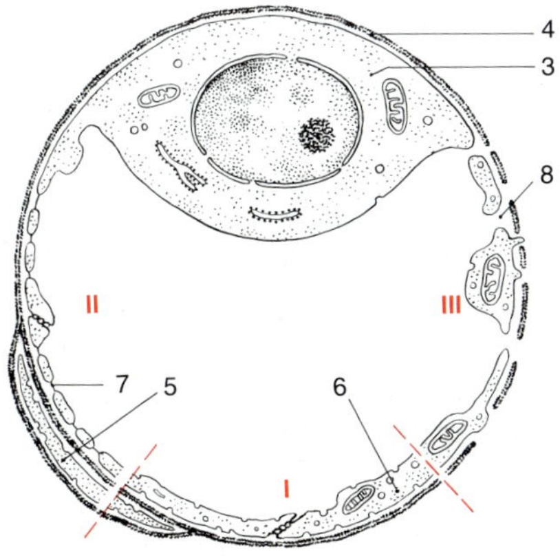

C Endothelformen, elektronenmikroskopisch

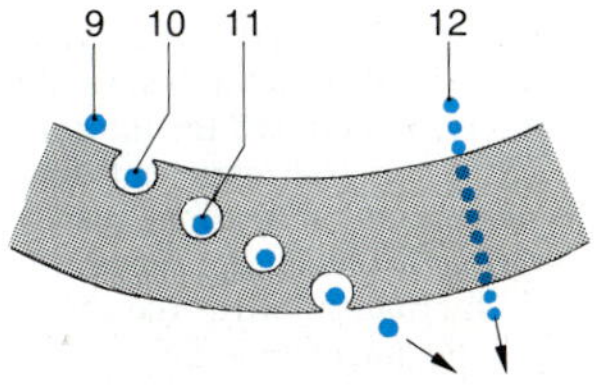

D Stoffdurchtritt durch das Endothel: Transzytose, Permeation

Venen

Venen nehmen große Blutmengen bei geringen Druckänderungen auf (im großen Kreislauf durchschnittlich eine viermal größere Menge als die Arterien), es sind „Kapazitätsgefäße".

Die Venenwand ist meist dünner als die Wand der Arterien und kann schon bei niedrigem Innendruck gedehnt werden, wobei der Druck des umgebenden Gewebes eine Rolle spielt. Die Strömungswiderstände in den Venen und das Druckgefälle zum Herzen sind klein. Der wichtigste Motor der Blutbewegung in den Venen ist die *„Muskelpumpe";* hinzu kommen die *arteriovenöse Koppelung* und die *Atmung.*

„Muskelpumpe". Die Wand der Venen, die in den Lücken und Spalten des Bewegungsapparates verlaufen, wird bei Kontraktion der Muskulatur des Bewegungsapparates eingedrückt, der Veneninhalt, durch *Taschenklappen* **ABC1** gelenkt, herzwärts bewegt.

Arteriovenöse Koppelung. Die meist 2 Begleitvenen der mittleren und kleinen Arterien sind durch Bindegewebe so an die Arterienwand gefesselt **C,** daß deren Pulswelle das Venenlumen einengt. Die hierdurch entstehende Blutverschiebung in den Venen wird durch *Taschenklappen* **ABC1** herzwärts gerichtet. **AB2** Einmündung einer kleinen Vene. Die arteriovenöse Koppelung spielt aber keine entscheidende Rolle bei der Bewegung des Venenbluts.

Atmung. Der Unterdruck im Brustkorb, s. S. 144, teilt sich den Hohlvenen mit und begünstigt den Blutstrom zum Herzen.

Der *Kollaps* der großen herznahen Venen wird dabei durch die Art ihres *Einbaues verhindert.* **D3** Im unteren Halsbereich ist die *Halsfaszie* mit der Venenwand verbunden. **D4** Im Brustkorb zieht der *Unterdruck* an der Venenwand. **D5** Im Oberbauch wird die Venenwand durch die umgebende *Leber* stabilisiert.

Besondere Blutgefäßbildungen

Anastomosen sind Gefäßverbindungen. Als **Kollateralen** bezeichnet man Anastomosen, die einen Parallelweg zur Hauptstrombahn bilden.

Sperrarterien führen in ihrer Intima längs verlaufende muskelähnliche Zellen, die die Intima polsterartig vorbuckeln *(„Polsterarterien")* und damit einen Verschluß des Gefäßlumens erzeugen. Sperrarterien können das nachgeschaltete Kapillargebiet von der direkten Durchströmung ausschalten (endokrine Organe, genitale Schwellkörper, Uterus, Nabelschnur, Finger).

Drosselvenen besitzen starke ringförmige Muskelzüge, sie können das vorgeschaltete Kapillargebiet stauen (endokrine Organe, Nasenschleimhaut, Genitalorgane).

E Ateriovenöse Anastomosen liegen als Kurzschlußwege in der präkapillaren Strekke. Man unterscheidet zwei Extremformen, zwischen denen Übergangsformen vorkommen, die Brücken- und die Knäuelanastomosen.

I *Brückenanastomosen.* Eine arteriovenöse Brücke wird durch ein Gefäß zwischen Arterie und Vene gebildet und hat Sperreinrichtungen, ähnlich den Sperrarterien. **II** *Knäuelanastomosen* sind kleine, durch Bindegewebe abgekapselte Organe *(„Glomusorgane"),* in denen ein oder mehrere Gefäße knäuelartig zusammengepackt sind. Sie können als **III** *Glomusanastomose* zwischen Arterie und Vene eingeschaltet oder **IV** *präkapillar* auftreten. *Vorkommen:* in den „Spitzen", Akren, des Körpers (Fingerspitzen, Daumen- und Kleinfingerballen, Steißbeinspitze, Nase, Zungenrücken, auch im Hahnenkamm und Kaninchenohr); in den Schwellkörpern der Genitalien und der Nasenschleimhaut.

Als **Wundernetz,** *Rete mirabile,* bezeichnet man ein Kapillarnetz, das im arteriellen Schenkel dem Hauptkapillargebiet vorgeschaltet *(arterielles Wundernetz,* Bsp.: Kapillaren des Nierenglomerulus) oder im venösen Schenkel dem Hauptkapillargebiet nachgeschaltet ist *(venöses Wundernetz,* Bsp.: Leberkapillaren).

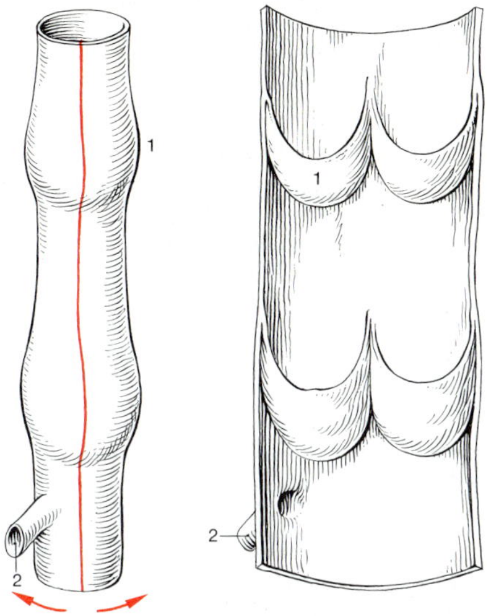

A Venenklappen B

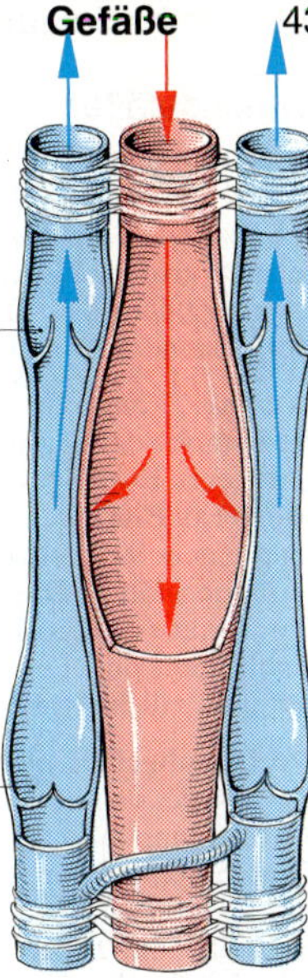

C Arteriovenöse Koppelung

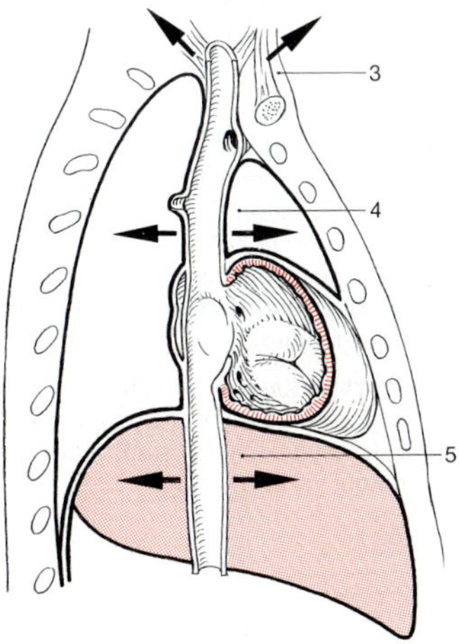

D Stabilisierung der Wand herznaher Venen (nach Tandler)

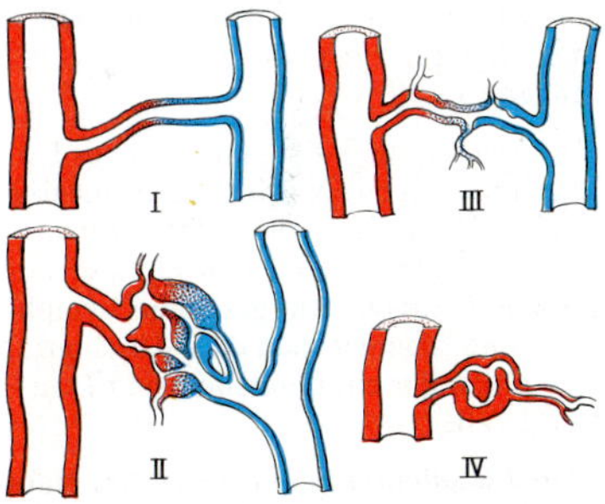

E Schematische Darstellung von Typen arteriovenöser Anastomosen und Glomusorganen (nach Staubesand)

Lymphgefäße

In den Organen tritt mit dem Stoffaustausch zwischen Blut **A1** und Gewebe **A2** *Flüssigkeit aus den Blutkapillaren.* Sie gelangt großenteils als *Lymphe in die Lymphgefäße* **A3.** Das Gehirn macht hiervon eine Ausnahme.

Lymphe. Vom Blut unterscheidet sich die Lymphe durch größeren Wasser- und geringeren Eiweißgehalt sowie durch den Mangel an Blutzellen, Lymphozyten ausgenommen. Sie besitzt Fibrinogen und ist gerinnungsfähig. Die Lymphe aus dem Darmtrakt *(Chylus)* ist nach fettreichen Mahlzeiten mit Fettkörnchen beladen und sieht milchigtrübe aus.

Die **Lymphgefäße** bilden einen *Parallelweg* **A4** *des venösen Schenkels.* Sie führen die Lymphe zu den *Anguli venosi* **A5** (Zusammenfluß von V. jugularis interna und V. subclavia, s. S. 64), hier fließt in Herznähe die *Lymphe ins venöse Blut zurück.* Lymphgefäße sind ein *Drainagesystem* des Bindegewebsbereiches der Organe. In die Lymphgefäße sind im Hauptschluß hintereinander Stationen von *Lymphknoten* **ABC6,** biologische Filter (s. S. 98) eingeschaltet, aus denen auch Lymphozyten in die Lymphe gelangen.

Die *Lymphgefäße der Haut* und des Unterhautbindegewebes verlaufen mit den großen Hautvenen, die *tieferen Lymphgefäße* halten sich an den Verlauf der großen Arterien. Am gesamten Lymphweg unterscheidet man drei Abschnitte, Lymphkapillaren, Leitgefäße und Transportgefäße.

Lymphkapillaren beginnen in Art eines Blindsacks **A3,** d.h. sie haben keine dauerhaften Öffnungen in den zwischenzelligen Raum. Zwischen den *Endothelien,* die keine Fensterung besitzen, treten aber vorübergehend Lücken auf, die zum Einstrom von Gewebsflüssigkeit und zum Eintritt größerer Partikel (z.B. Fettkügelchen in den Darmzotten) führt. Eine Basalmembran ist nur lückenhaft ausgebildet. Lmyphkapillaren münden in

Leitgefäße. Sie haben eine weite Lichtung und hängen *netzartig* zusammen. Die Leitgefäße werden durch Druck aus der Umgebung (z. B. durch Muskeln) komprimiert, die entstehende Lymphbewegung wird durch *Taschenklappen* zentralwärts gerichtet. Die nachfolgenden

Transportgefäße besitzen eine *muskuläre Media,* ähnlich den Venen, und werden aus hintereinander geschalteten *Klappensegmenten* zusammengesetzt. Jedes Klappensegment besteht aus *Taschenklappe* **B7** und anschließendem *Gefäßstück.* Die Basis der Taschen ist muskelfrei, wenig dehnbar und bei Gefäßfüllung eingeschnürt, weshalb die Lymphgefäße sich mit Röntgenkontrastflüssigkeit perlschnurartig darstellen. Abb. **C.** Die Gefäßwand wird vegetativ innerviert. Durch (zeitlich) aufeinander folgende Kontraktionen der Klappensegmente wird die Lymphe in *Kontraktionswellen* (10–12/min) weiterbefördert.

B8 Schnitt durch Taschenklappe, die Ränder zweier Taschen sind quer geschnitten, **B9** zuführende Lymphgefäße des Lymphknotens **B6, B10** Hilum des Lymphknotens mit abführenden Lymphgefäßen und Blutgefäßen, **C11** Röntgenkontrastdarstellung von Lymphgefäßen, **C12** Kniegelenk.

Regionäre Lymphknoten erhalten Lymphe *unmittelbar* aus einem Organ oder einer Körperregion. Ein Organ kann an mehrere Lymphknotengruppen unmittelbar Lymphe abgeben. Die Zuordnung regionärer Lymphknoten zu einem Organ variiert kaum.

Sammellymphknoten erhalten Lymphe aus mehreren regionären Lymphknoten, denen sie *nachgeschaltet* sind. Auch ihre Anordnung variiert wenig.

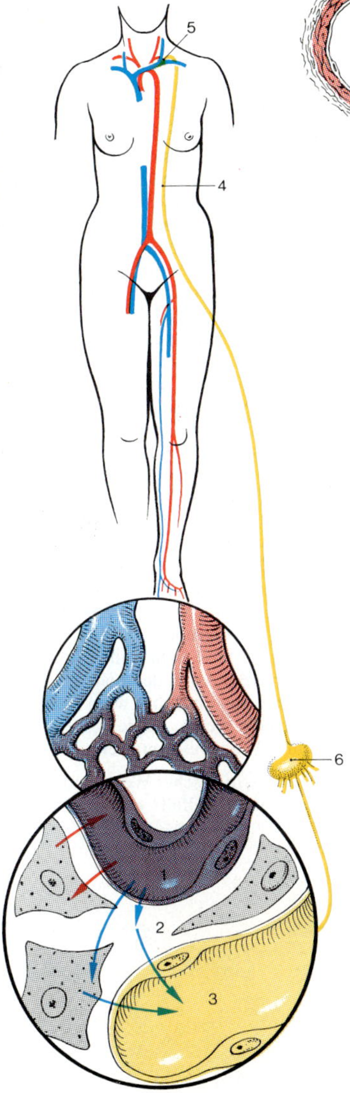

A Anfang der Lymphkapillare

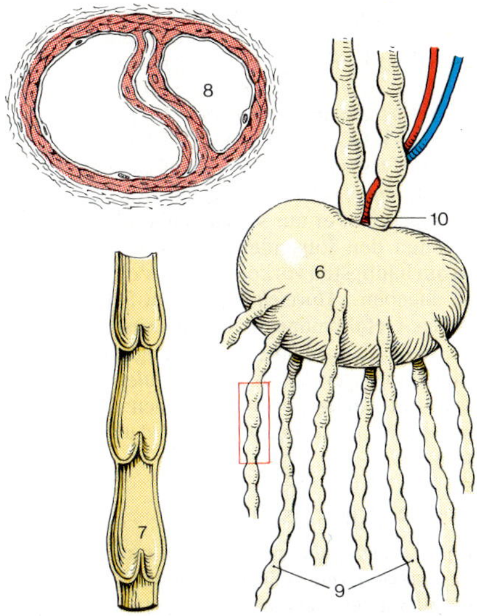

B Lymphknoten. Zuführendes Lymphgefäß längsgeschnitten. Abführendes Lymphgefäß quergeschnitten

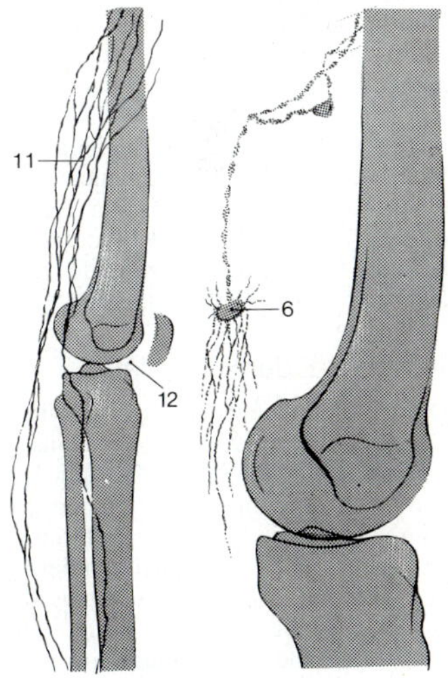

C Röntgenkontrastaufnahmen von Lymphgefäßen des Beines

In den folgenden Seiten wird die *systematische Aufteilung* der wichtigsten Gefäße des *Körperkreislaufs* besprochen, ihr topographischer *Einbau in die Strukturen des Bewegungsapparates ist in Bd. 1 dargestellt.* Gefäße des Lungenkreislaufs s. Lunge! Der systematische Aufbau des Gefäßbaumes variiert stark, in Wirklichkeit entspricht er nur selten in allen Einzelheiten den folgenden Schemata, die das am häufigsten vorkommende Verhalten angeben. *Abweichungen* vom Schema des Gefäßbaumes haben hauptsächlich zwei Ursachen, Ausbildung von Umgehungskreisläufen *(Kollateralenbildung)* im nachgeburtlichen Leben und Variabilität in der embryonalen Ausbildung.

Umgehungskreislauf

Durch Aufzweigungen oder Seitenäste von Arterien sind zahlreiche Umwege für den Blutstrom gegeben. Bei Unterbrechung des Hauptweges, in **A** durch Verödung der Kniekehlenarterie, A. poplitea, bei **A1**, können die Nebenwege in kurzer Zeit stark erweitert werden und die Blutversorgung sicherstellen = *Kollateralkreislauf.* Vor Unterbindungen von Arterien wird man fragen, ob erfahrungsgemäß genügend Kollateralen gebildet werden, andernfalls muß die Unterbindung an dieser Stelle unterbleiben. Auch kleinere Äste ermöglichen nicht selten einen Kollateralkreislauf. Bei *Endarterien* (S. 40) entsteht kein Kollateralkreislauf, die Organe oder Organteile sterben ab (Nekrose bzw. Infarkt).

Variabilität der Blutgefäße

Die Blutgefäße entwickeln sich, wie alle Organe, in der Embryonalzeit aus primitiven Anlagen. Die Erfahrung lehrt, daß diese Vorgänge in begrenztem Rahmen variabel sind. Gefäßvarietäten sind also nicht beliebig möglich, sondern gehen auf einfachere Entwicklungsstufen zurück. Es gibt zahlreiche Varietäten aller Blutgefäße, sie können in diesem Rahmen nicht besprochen werden. Als einziges *Beispiel* für die Variabilität der embryonalen Anlage soll die Entwicklung der sog. *Kiemenbogenarterien* dienen.

In jedem „Kiemenbogen" der frühen Embryonalanlage wird von kranial nach kaudal fortschreitend je eine Arterie entwickelt. **B** *zeigt alle 6 Kiemenbogenarterien gleichzeitig,* sie sammeln sich in einer zunächst ebenfalls paarigen *Aortenanlage* **B2,** aus der *dorsale segmentale Rumpfarterien* hervorgehen; die 7. von diesen **B3** zieht zur Anlage der oberen Extremität. Außerdem werden aus dem *aufsteigenden* gemeinsamen Gefäß der Kiemenbogenarterien Halsorgane und ein Teil des Gesichts versorgt (spätere A. carotis externa **BC4**), aus dem *absteigenden* gemeinsamen Gefäß zieht eine Arterie zum Gehirn (spätere A. carotis interna **BC5**). Die 6. Kiemenbogenarterie gibt einen Ast **BC6** zur Lungenanlage. Die Entwicklung läuft formal so ab, daß die *ursprüngliche Symmetrie zugunsten der linken Seite verloren geht;* die linke 4. Kiemenbogenarterie wird zum Aortenbogen **C7,** die rechte zu Truncus brachiocephalicus **C8** und A. subclavia; die linke Rumpfaorta bleibt bestehen **C9,** die rechte geht zugrunde; die linke 6. Kiemenbogenarterie behält ihre Kommunikation mit der Aorta descendens als Ductus arteriosus zunächst noch bei, nicht dagegen die rechte. Ferner gehen die 1., 2. und 5. Kiemenbogenarterie zugrunde.

DE zeigen, in welcher Weise und Häufigkeit dieser „Regelfall" variiert.

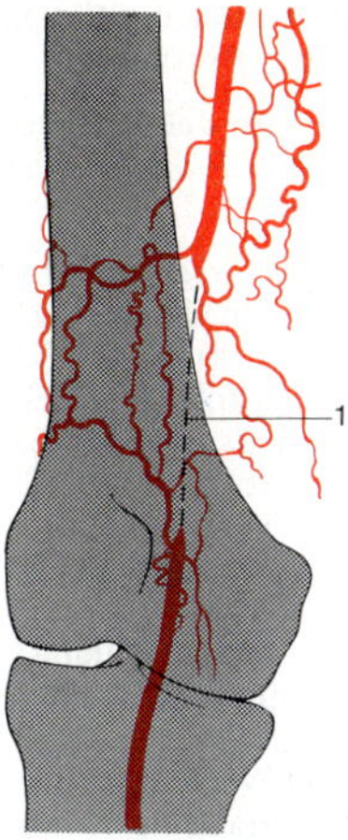

A Kollateralkreislauf nach Verschluß der A. poplitea (nach Loose)

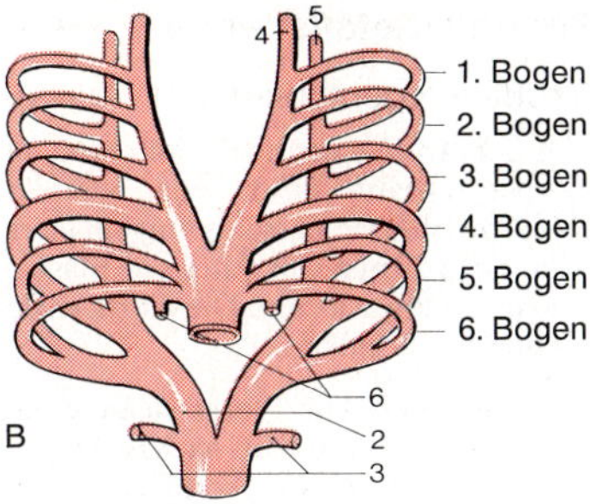

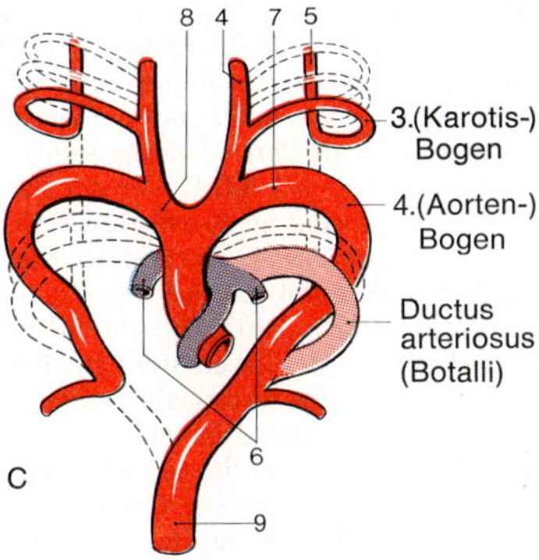

Entstehung der Arterien aus der Anlage der Kiemenbogenarterien (nach Broman)

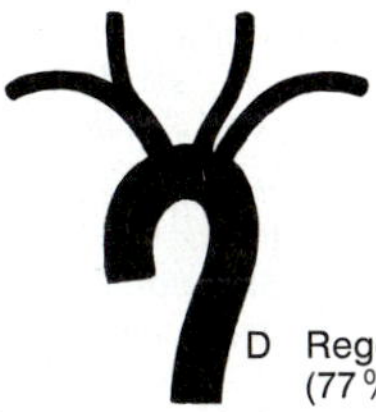

D Regelfall (77 %)

E Trunkusvarietäten (23 %) (nach Lippert)

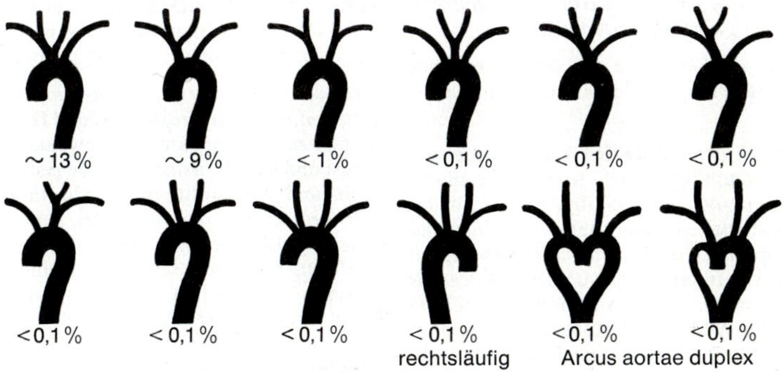

Zentrale Gefäßstämme

Große Körperschlagader (Aorta)

Aus der *Aorta* entspringen alle Äste des Körperkreislaufs direkt oder indirekt. Der Aortendurchmesser beträgt in Herznähe etwa 20 mm, im Alter bei Elastizitätsverlust etwa 30 mm. Die Aorta ist der wichtigste „Windkessel".

Aortenverlauf. Die Aorta steigt hinter dem Truncus pulmonalis nach rechts auf, *Pars ascendens aortae* (Aorta ascendens) **A1,** verläuft dann im Bogen, *Arcus aortae* **A2,** über die linke Lungenwurzel **A3** nach hinten und zieht ab dem 4. Brustwirbel zunächst links, dann vor der Wirbelsäule abwärts als *Pars descendens aortae* (Aorta descendens) **AD4.** Vor der Pars descendens aortae im Brustbereich, der *Pars thoracica aortae* (Aorta thoracica), kreuzt die Speiseröhre **A5** vorbei; die Aorta wird nach Durchtritt durch den Hiatus aorticus des Zwerchfells zur *Pars abdominalis aortae* (Aorta abdominalis). Vor dem 4. Lendenwirbel teilt diese sich *(Bifurcatio aortae)* in die *Aa. iliaca communis dextra* und *sinistra* **C6** auf, von denen jede einen Ast ins kleine Becken, *A. iliaca interna* **C7,** und einen zum Bein abgibt, *A. iliaca externa* **C8.** Die unpaare Fortsetzung der Aorta ist die *A. sacralis mediana* **C9,** Rest einer Schwanzarterie.

Die **direkten Äste der Aorta** lassen sich in drei Gruppen zusammenfassen: die eine Gruppe geht teilweise aus *Kiemenbogenarterien,* die zweite aus *embryonalen segmentalen Arterien,* die dritte aus *embryonalen Eingeweidearterien* hervor.

Die *direkten* **Äste der Pars ascendens aortae** sind die Herzkranzarterien, s. S. 20.

Die *direkten* **Äste des Arcus aortae** sind Abkömmlinge von Kiemenbogenarterien (S. 46), sie entspringen links von der Medianebene und ziehen in Hals und Kopf, nach *rechts Truncus brachiocephalicus* **A10** mit den Hauptästen *A. carotis communis dextra* **A11** und *A. subclavia dextra* **A12,** nach *links A. carotis communis sinistra* und *A. subclavia sinistra* direkt aus dem Aortenbogen. **A13** *A. thoracica interna* zur Brustwand.

Die *direkten* **Äste der Pars descendens aortae** sind teils *Rumpfwandäste,* teils *Eingeweideäste.*

Dorsale paarige segmentale Arterien, Rumpfwandäste, in **C** und **D** grau, teilen sich in *dorsalen Ast* (zu Rückenmark **D14,** Rückenmuskulatur und Haut **D15**) und in *ventralen Ast* **D16** für die Rumpfwand und ihre Abkömmlinge. Im Brustbereich sind die ventralen Äste *Aa. intercostales posteriores* **ABD16** (**D17** seitlicher und **D18** vorderer Hautast), die zwischen den Interkostalmuskeln zur vorderen Rumpfwand schräg abwärts ziehen. Anfänglich liegen die Interkostalarterien mit Nerv und Vene in einer Rinne am Unterrand der oberen Rippe eines Interkostalraumes. Die *Punktion des Pleuraspaltes* **B** wird deshalb hinten am Oberrand der unteren Rippe vorgenommen, (**B19** Rippe, **B20** Rumpfwandmuskulatur, **B21** Haut und Unterhautgewebe). Die 1. und 2. hintere Interkostalarterie kommen aus der *A. intercostalis suprema* **A22** der A. subclavia. Im Bauchraum entspringen 4 *Aa. lumbales.*

Laterale, paarige, nicht segmentale Arterien, in **C** und **D** schwarz (im Brustbereich *Aa. phrenicae superiores, Rumpfwandäste),* sind im *Bauchraum* stark entwickelt, wo sie zum Zwerchfell *(Aa. phrenicae inferiores* **C23,** *Rumpfwandäste),* und als *Eingeweideäste* paariger Organe zu Nieren **A24** und Nebennieren **A25** *(Aa. renales* **CD26,** *Aa. suprarenales* **C27***)* und zu den Keimdrüsen *(Aa. testiculares* bzw. *ovaricae* **C28***)* gelangen.

Ventrale, nichtpaarige, nichtsegmentale Arterien, Eingeweideäste, in **C** und **D** rot, ziehen zu den unpaaren Eingeweiden in Brust und Bauch. *Brust:* kleinere Äste zu Luft- und Speiseröhre und Mediastinum *(Rr. bronchiales, oesophageales, pericardiaci, mediastinales). Bauch: Truncus coeliacus* **C29** (mit seinen drei Hauptästen A. lienalis [splenica], A. gastrica sinistra und A. hepatica communis, s. S. 242, *A. mesenterica superior* (s. S. 246) **DC30** und *A. mesenterica inferior* **C31.**

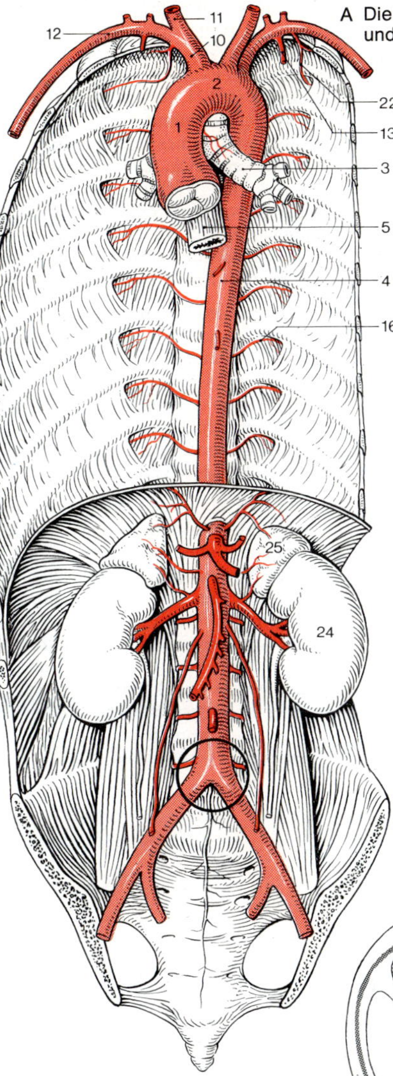

A Die Aorta und ihre Äste

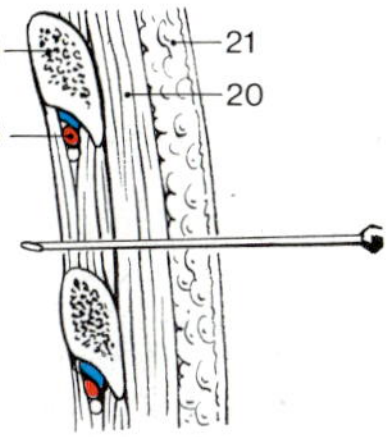

B Verlauf der Interkostalgefäße (Rücken)

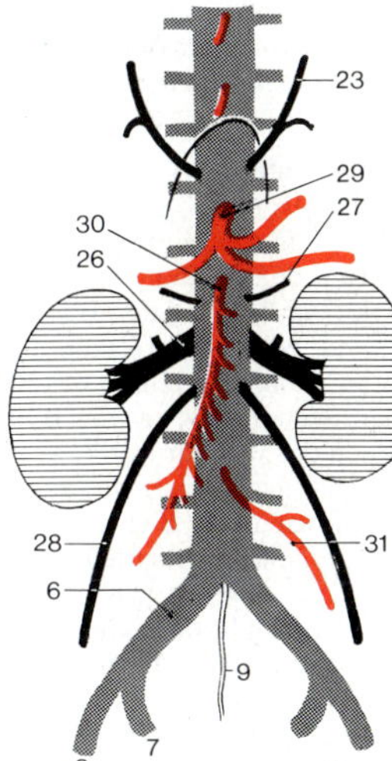

C

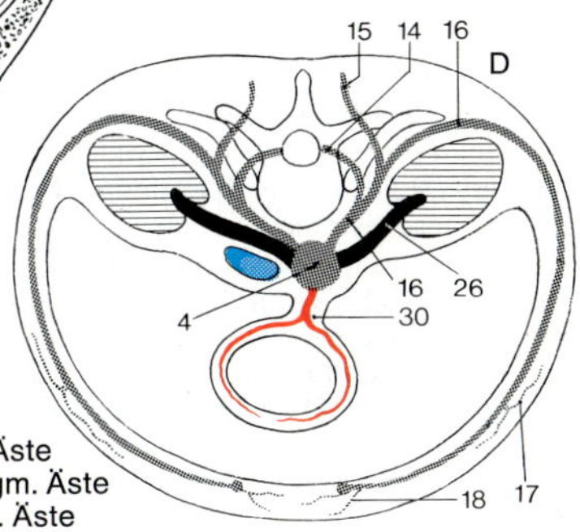

D

C D Schema der Aortenäste
grau: dorsale paarige segmentale Äste
schwarz: laterale paarige nicht segm. Äste
rot: ventr. nicht paarige nicht segm. Äste

Hohlvenen (Venae cavae)

Das Blut des Körperkreislaufs fließt über obere und untere Hohlvene zum Herzen zurück.

V. cava superior. Die Wurzeln der oberen Hohlvene, *V. cava superior* **B1,** sind die *Vv. brachiocephalicae (dextra, sinistra)* **B2,** die das Blut aus dem Kopf und Hals *(V. jugularis interna* **B3***)* und den Armen *(V. subclavia* **B4***)* zum Herzen führen und Zuflüsse aus Schilddrüse, Brustraum und Hals erhalten. In den *„Venenwinkel“* (Zusammenfluß von V. subclavia und V. jugularis interna) mündet ein großes Lymphgefäß, links der *Ductus thoracicus* **A5,** rechts der schwächere *Ductus lymphaticus dexter* (s. S. 80).

V. cava inferior. Die Wurzeln der unteren Hohlvene, *V. cava inferior* **B6,** sind die *Vv. iliacae communes* **B7,** die das Blut aus den Beckeneingeweiden *(V. iliaca interna* **B8***)* und den Beinen *(V. iliaca externa* **B9***)* zum Herzen führen. Die untere Hohlvene nimmt das Blut aus den Nierenvenen *(Vv. renales* **B10***)*, aus den Venen der Keimdrüsen *(Vv. testiculares,* s. S. 283 bzw. *ovaricae)* auf – die linke Keimdrüsenvene **B11** mündet in die linke V. renalis, die rechte **B12** direkt in die V. cava inferior. Kurz unter dem Zwerchfell gibt die Leber meist drei *Vv. hepaticae* **B13** in die untere Hohlvene. Weitere Zuflüsse sind *Vv. lumbales* **B14** der Rumpfwand. Die Pars abdominalis aortae **A15** liegt links von der V. cava inferior.

Azygossystem

V. azygos, V. hemiazygos. Die *segmentalen* Venen der dorsalen Brustwand, *Vv. intercostales posteriores* **B16,** münden in eine Längsanastomose beiderseits der Wirbelsäule, im Brustbereich links *V. hemiazygos* **B17,** rechts *V. azygos* **B18** genannt; sie setzen jederseits die *V. lumbalis ascendens* **B19** nach oben fort, in die die *Vv. lumbales* **B14** einmünden. Die V. azygos nimmt ferner Eingeweidevenen von Brustorganen (Vv. oesophageales, Vv. bronchiales) auf. Die V. hemiazygos zieht in Höhe des 6.–10. Brustwirbels **B20** in die V. azygos. In die V. hemiazygos mündet von oben die *V. hemiazygos accessoria* **B21,** die obere linke Interkostalvenen aufnimmt. Venen des 1. und 2. Interkostalraumes ziehen auch zur V. brachiocephalica. Die bleistiftstarke V. azygos, die stärkste Rumpfwandvene, gelangt von hinten über die rechte Lungenwurzel zur V. cava superior. **A22** Aufteilung der Luftröhre, **A23** Nebenniere, **A24** Niere. Vgl. **B** und **A!**

Anastomosen und Kollateralen. Verbindungen zwischen Venen (Anastomosen) und Umgehungswege bei Verlegungen von Venen (Kollateralen) kommen leicht zustande und können auch subkutane Venen miteinbeziehen. Die Variabilität in Verlauf und Verzweigung ist bei Venen größer als bei Arterien.

Klinische Hinweise: Blutgerinnsel können bei Entzündungen und nach Operationen in Venen entstehen und bei kleineren Venen auch unbemerkt bleiben. Sie verschließen die Venenlichtung, *Thrombose.* Wenn sie sich von der Gefäßwand lösen, werden sie mit dem Blutstrom durch rechten Vorhof und rechte Kammer in den kleinen Kreislauf verschleppt, in dessen Arterien oder Kapillaren sie hängenbleiben und eine *Lungenembolie* verursachen.

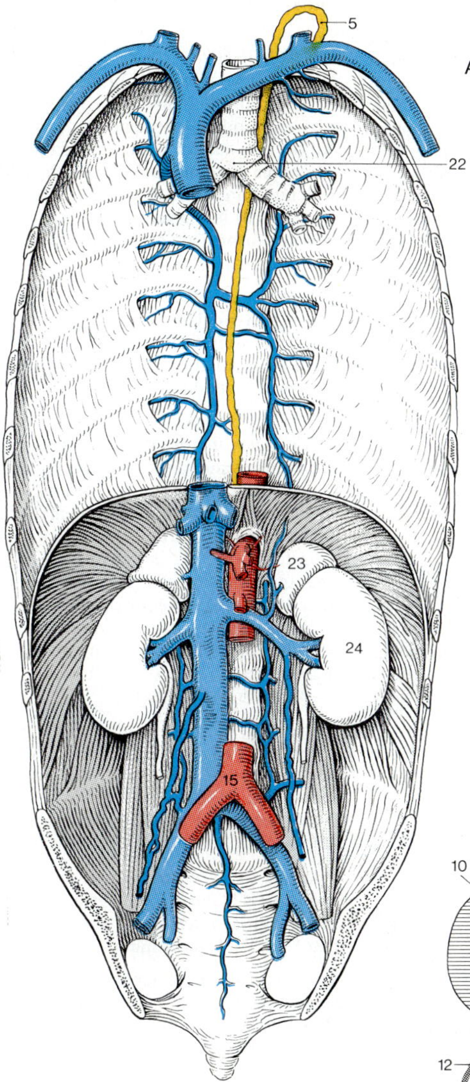

A Die Hohlvenen, das „Azygossystem" und ihre Wurzeln

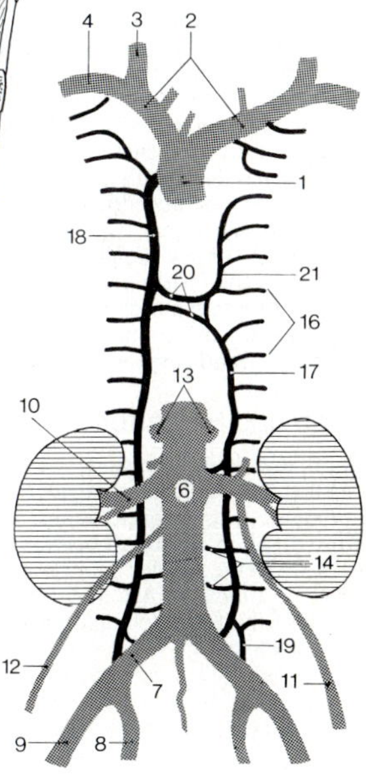

B Schema der großen Venen

Periphere Gefäßbahnen

Die *peripheren Gefäßbahnen* – Arterien, Venen, Lymphgefäße – bilden mit den sie begleitenden Nerven gemeinsam die *„peripheren Leitungsbahnen"*. Die Gefäße werden im folgenden bis zu den Organen hin, die sie versorgen, verfolgt. Periphere Leitungsbahnen verlaufen häufig – vor mechanischen Schädigungen geschützt – in Spalten, Nischen, Kanälen, zwischen Knochen, Muskeln und Faszien, besonders deutlich an Hals und Gliedmaßen, deren Teile gegeneinander beweglich sind, weniger ausgeprägt im Brust- und Bauchraum. Die Leitungsbahnen eines Organs sind durch Bindegewebe zu einem Kabel verbunden, das gegen die Umgebung verschieblich bleiben kann. Sie überqueren die Gelenke meist auf der Beugeseite, s. S. 38. Bei Eingeweiden bilden die peripheren Leitungsbahnen häufig einen Stiel, der Organbewegungen zuläßt, ohne daß die Gefäße gedrosselt werden.

Leitstrukturen und Merkpunkte. Die Verläufe peripherer Leitungsbahnen lassen sich dadurch merken, daß ihre Leitstrukturen (z. B. Muskeln) mit beachtet werden. Merkpunkte ergeben sich auch aus topographischer und ärztlicher Sicht: Stellen, an denen der Arterienpuls gefühlt, bei Blutungen eine Arterie abgedrückt (in den Abbildungen durch einen Kreis markiert), ein Nerv durch Druck auf die Unterlage oder durch Knochenbruch verletzt werden kann usw. Der topographische Einbau peripherer Leitungsbahnen in den Bewegungsapparat wird im 1. Band besprochen.

Kopf- und Halsarterien

Kopf- und Halseingeweide werden hauptsächlich aus der Kopfschlagader, *A. carotis communis* **A1**, versorgt, Gehirn und Schilddrüse erhalten zusätzlich beiderseits je eine starke Arterie aus der Schlüsselbeinschlagader, *A. subclavia* **A2.** Halswand und ein Teil des Schultergürtels empfangen Äste aus der *A. subclavia.*

Halsarterien I

Arteria subclavia

Die *A. subclavia* tritt aus der oberen Brustkorböffnung über die 1. Rippe hinweg (Kompression gegen die 1. Rippe **A3** bei Zug des Arms nach hinten unten) durch die Skalenuslücke (zwischen M. scalenus anterior **A4** und M. scalenus medius **A5**) in die seitliche Halsgegend. Aus ihr entspringen *medial* vom M. scalenus anterior:

A. vertebralis **AB6,** verläuft meist ab 6. Halswirbel in den Foramina processus transversi zum Atlas, durchbricht die Membrana atlantooccipitalis; beide Aa. vertebrales bilden die *A. basilaris,* s. S. 58.

A. thoracica interna **B7,** zieht innen an der Thoraxwand seitlich vom Sternalrand abwärts, entsendet die *A. pericardiacophrenica* (Verlauf mit N. phrenicus), gibt zum Zwerchfell und den unteren Interkostalarterien die *A. musculophrenica* ab und anastomosiert als *A. epigastrica superior* mit der *A. epigastrica inferior,* s. S. 72. (Äste an Brusthaut, Thymus, Mediastinum, Lungenhilus; Verbindungen mit den oberen 5–6 Interkostalarterien = *Rr. intercostales anteriores.*)

Truncus thyrocervicalis mit *A. thyroidea inferior* **B8,** (*A. cervicalis ascendens* **B9,** begleitet den N. phrenicus), *A. cervicalis superficialis* **B10** und *A. suprascapularis* **B11** (zieht über das Lig. transversum scapulae zur Schulterblattmuskulatur).

Truncus costocervicalis mit *A. cervicalis profunda* **B12** (zu den tiefen Nackenmuskeln) und *A. intercostalis suprema* **B13** (für 1. und 2. Interkostalarterie).

Lateral vom M. scalenus anterior entspringt in 60% die *A. transversa cervicis* **B14** (zieht durch den Plexus brachialis zum medialen oberen Schulterblattwinkel).

Die *V. subclavia* **A15** liegt vor dem M. scalenus anterior. Vgl. **B** und **A!**

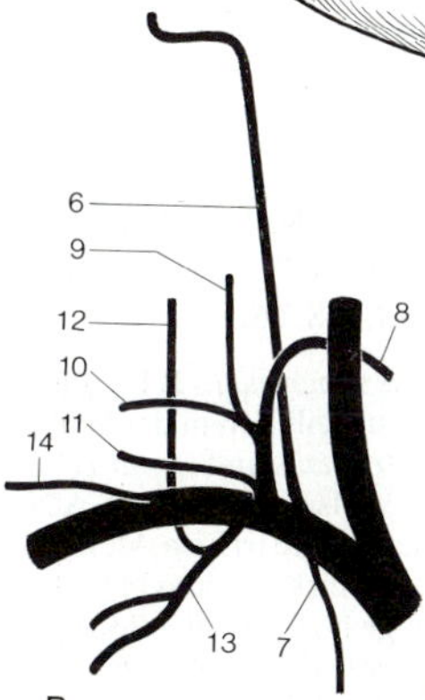

B
Astfolge der
A. subclavia

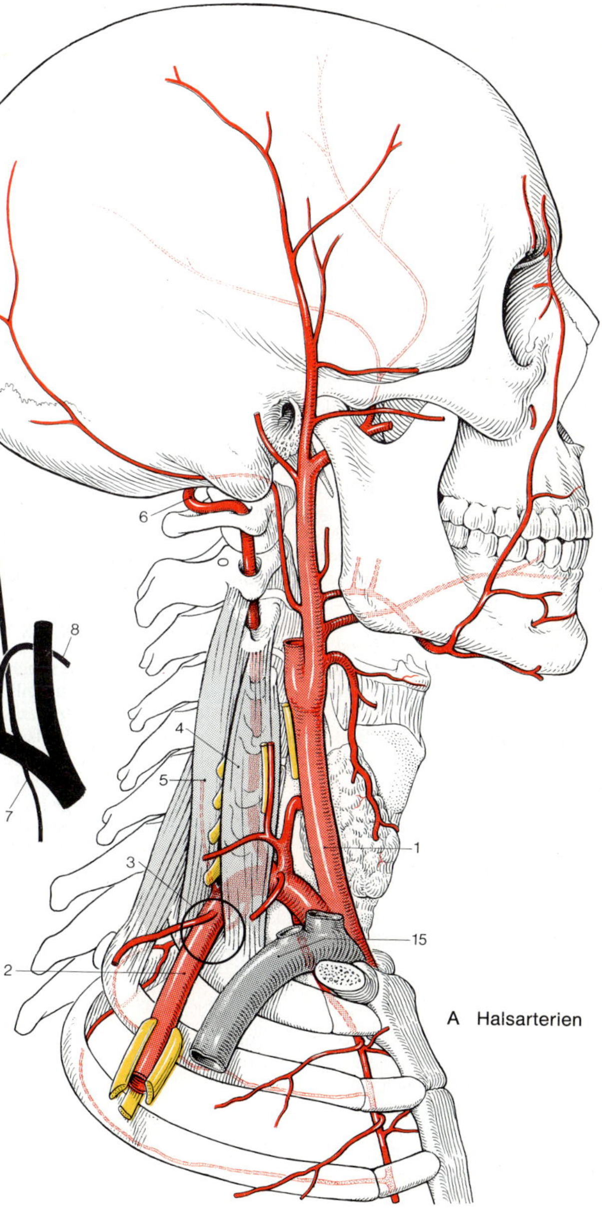

A Halsarterien

Halsarterien II, Gesichtsarterien I

Arteria carotis communis

Die *A. carotis communis* **A1** bildet gemeinsam mit *V. jugularis interna* und *N. vagus* den *Gefäß-Nerven-Strang* des Halses zum Kopf. Er wird von einer Bindegewebsscheide (Ausläufer des mittleren Blattes der Halsfaszie, s. S. 166) umgeben, gelangt im unteren Halsbereich unter den M. sternocleidomastoideus, verläßt dessen schützende Bedeckung in der Mitte seines Vorderrandes und liegt in dem Dreieck zwischen M. omohyoideus, M. sternocleidomastoideus und M. digastricus (Venter posterior) unter oberflächlichem Blatt der Halsfaszie und Platysma.

Die *A. carotis communis, Halsschlagader,* durchläuft die Halsstrecke unverzweigt. Kompression **A2** ist gegen den vorstehenden Querfortsatz des 6. Halswirbels (Tuberculum caroticum) möglich. In Höhe des 4. Halswirbels teilt sich die A. carotis communis an der *Bifurcatio carotidis* in die *äußere* und *innere Kopfschlagader, A. carotis externa* **A3** und *A. carotis interna* **A4.** Die Gefäßwand ist an der Teilungsstelle zum *Sinus caroticus* erweitert, der ein *pressorezeptorisches Feld* (Wahrnehmung für Blutdruck) enthält. In der Teilungsgabel liegt ferner das *Glomus caroticum,* ein erbsengroßes chemorezeptorisches Organ (Wahrnehmung des O_2-Partialdrucks im Blut). Während die A. carotis interna weiterhin unverzweigt ins Schädelinnere gelangt und Augenhöhle, Hypophyse und Gehirn mit Blut versorgt (s. S. 58), teilt sich die A. carotis externa in Äste für Hals, Gesicht, Schädel und Schädelkalotte auf.

Arteria carotis externa

Die *A. thyroidea superior* **B5** steigt zur Vorderfläche der Schilddrüse ab (Ast zu Zungenbein und manchmal zum M. sternocleidomastoideus) und gibt die *A. laryngea superior* **B6** zum Kehlkopf, die gemeinsam mit dem N. laryngeus superior die Membrana thyrohyoidea durchbohrt, s. S. 118.

A. lingualis **B7,** s. S. 56.

Die *A. facialis* **B8** zieht (hinter M. stylohyoideus und M. digastricus) unter die Glandula submandibularis, überquert am Vorderrand des M. masseter den Unterkieferrand (Pulswelle tastbar **A9**) und erreicht als *A. angularis* **B10** den medialen Augenwinkel. Äste: *A. palatina ascendens* **B11,** R. tonsillaris **B12,** s. S. 56. *A. submentalis* **B13,** s. S. 56 *A. labialis inferior* und *A. labialis superior* **B14** bilden gemeinsam mit denen der Gegenseite einen Gefäßkranz um den Mund (Äste zu Ober- und Unterlippe und Nasenseptum).

A. pharyngea ascendens **B15,** s. S. 56.

Rr. sternocleidomastoidei treten zum gleichnamigen Muskel. Die *A. occipitalis* **B16** zieht medial vom Ursprung des M. digastricus und unter dem M. splenius capitis zum Hinterhaupt.

Die *A. auricularis posterior* **B17** gelangt hinter das Ohr (Ast: *A. stylomastoidea,* verläuft durch das gleichnamige Loch dem N. facialis entgegen).

A. maxillaris **B18,** s. S. 56.

Die *A. temporalis superficialis* **B19,** oberflächlicher Endast, teilt sich in der Schläfengegend in *R. frontalis* und *R. parietalis* auf, hier ist die Pulswelle sichtbar **A20** und tastbar. Die Arterie tritt im Alter bei Elastizitätsverlust stark geschlängelt hervor. (Zwei Zweige begleiten den Jochbogen, *A. zygomaticoorbitalis* **B21** und **A. transversa facialis B22.** A. temporalis media **B23** tritt in den M. temporalis). Vgl. **B** und **A!**

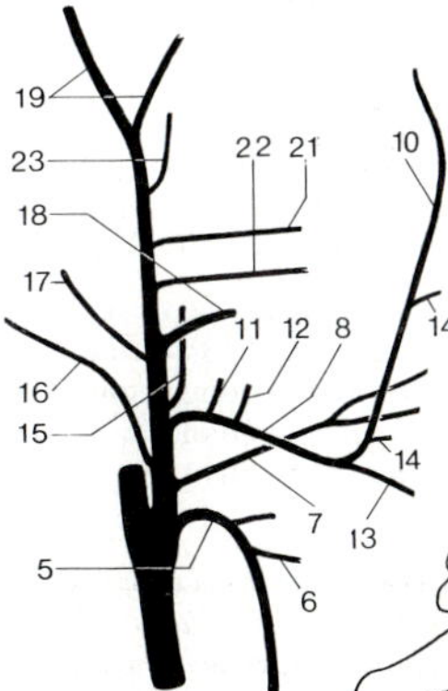

B
Astfolge der
A. carotis externa

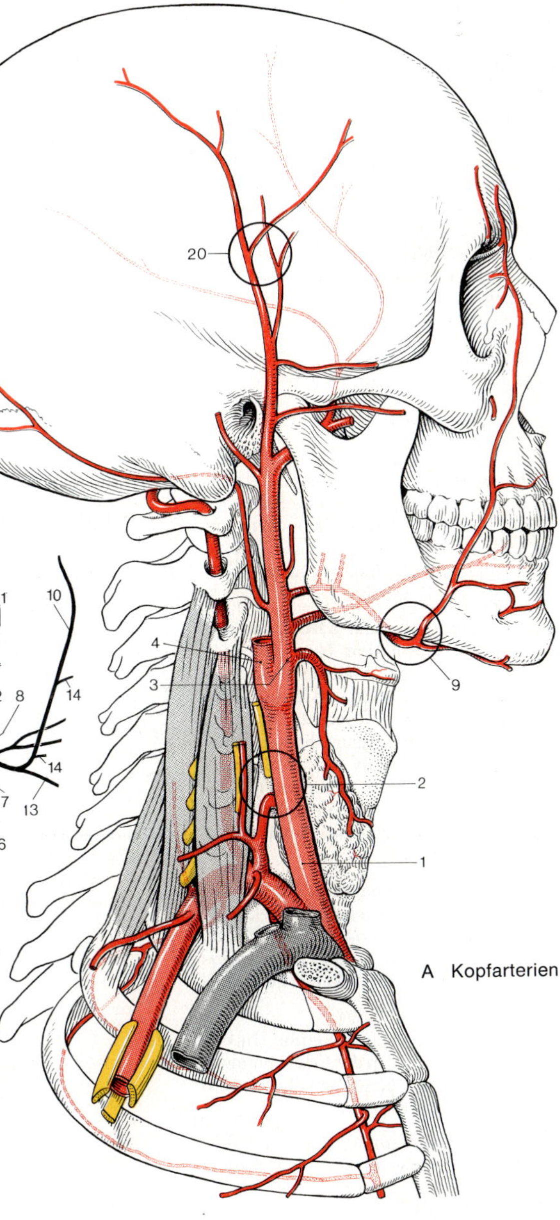

A Kopfarterien

Gesichtsarterien II

Arteria maxillaris

Die *A. maxillaris* **BC1,** der *tiefe Endast* der *A. carotis externa* **ABC2,** ist stärker entwickelt als die oberflächlichen Endäste. Die A. maxillaris zieht hinter dem Kiefergelenk schräg durch die tiefe Gesichtsregion zur Flügelgaumengrube, Fossa pterygopalatina. Im Arterienverlauf unterscheidet man drei Teilstrecken, den Weg hinter dem Kiefergelenk vorbei, den Weg durch die Kaumuskeln und den Weg in die Flügelgaumengrube.

Weg um das Kiefergelenk. Äste: Ästchen zum Kiefergelenk, äußeren Gehörgang und Mittelohr (A. auricularis profunda; A. tympanica anterior).

Die *A. alveolaris inferior* **BC3** gibt den *R. mylohyoideus* ab und zieht dann mit dem N. alveolaris inferior in den Canalis mandibulae, versorgt Zähne, Knochen und Weichteile des Unterkiefers und tritt als *A. mentalis* **B4** durch das Foramen mentale unter die Kinnhaut.

Die *A. meningea media* **ABC5,** wichtigste Arterie der harten Hirnhaut, tritt durch das Foramen spinosum in die mittlere Schädelgrube und teilt sich in vorderen und hinteren Ast (extraduraler Verlauf). Die A. meningea media wird nahe ihrem Ursprung meist von zwei Ästen eines Hautnerven, des N. auriculotemporalis **A6,** umfaßt. (Ästchen zu Gaumensegel, Trigeminusganglion, Paukenhöhle und Fazialiskanal.)

Weg durch die Kaumuskeln. Äste zu den Kaumuskeln: *A. masseterica* **B7;** *A. temporalis profunda anterior* **B8,** *A. temporalis profunda posterior* **B9;** *Rr. pterygoidei. A. buccalis* **B10** zu Wange und Wangenschleimhaut.

Weg in die Flügelgaumengrube. In der Endstrecke vor und in der Flügelgaumengrube entsendet die A. maxillaris Äste nach allen Richtungen.

Die *A. alveolaris superior posterior* **B11** tritt lateral absteigend in den Oberkieferknochen (Tuber maxillae) ein, versorgt hintere Zähne und Zahnfleisch und anastomosiert mit der folgenden Arterie.

Die *A. infraorbitalis* **B12** gelangt durch die Fissura orbitalis inferior nach vorne in die Augenhöhle, verläßt diese durch Canalis infraorbitalis und Foramen infraorbitale. Dabei gehen die *Aa. alveolares superiores anteriores* zu den vorderen Zähnen und zum Zahnfleisch ab.

Die *A. palatina descendens* **B13** zieht abwärts im Canalis pterygopalatinus zum Gaumen *(A. palatina major* **C14,** *Aa. palatinae minores).* Vgl. **B** und **A!**

Die *A. canalis pterygoidei* zieht nach hinten im Canalis pterygoidei zu oberem Pharynx und Tuba auditiva.

Die *A. sphenopalatina* **BC15** tritt medial durch das Foramen sphenopalatinum in die Nasenhöhle und versorgt deren seitliche, hintere und mediale Wand *(Aa. nasales posteriores laterales* **C16***).*

Das Nasenhöhlendach erhält *Rr. nasales anteriores laterales* **C17, 18** der *A. ethmoidalis anterior* **C19** (aus der A. ophthalmica der A. carotis interna **C20**), die ferner noch den kleinen *R. meningeus anterior* **C21** abgibt.

Die *A. lingualis* **C22** gibt Äste **C23** für den Zungenrand *(Rr. dorsales linguae),* für Zungenkörper und Zungenspitze *(A. profunda linguae);* zu Glandula sublingualis und Zahnfleisch zieht die *A. sublingualis* **C24.**

A. auricularis posterior **A25,** *A. submentalis* **C26** und *R. tonsillaris* **C27,** *A. facialis* **C28.** *A. pharyngea ascendens* **C29,** zu seitlicher Pharynxwand und Paukenhöhle, Endast: *A. meningea posterior* (durch das Foramen jugulare).

B Astfolge der A. maxillaris

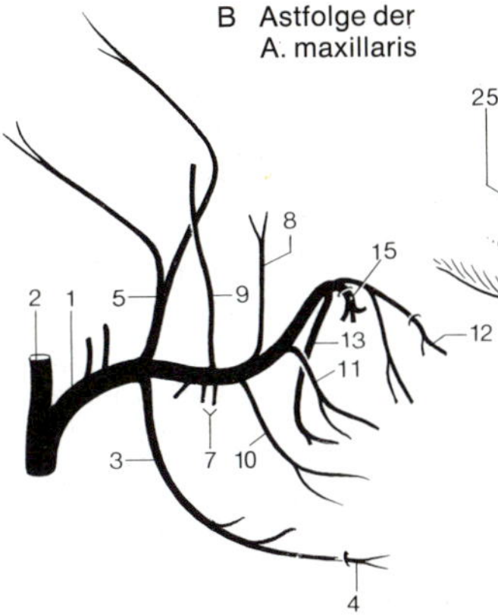

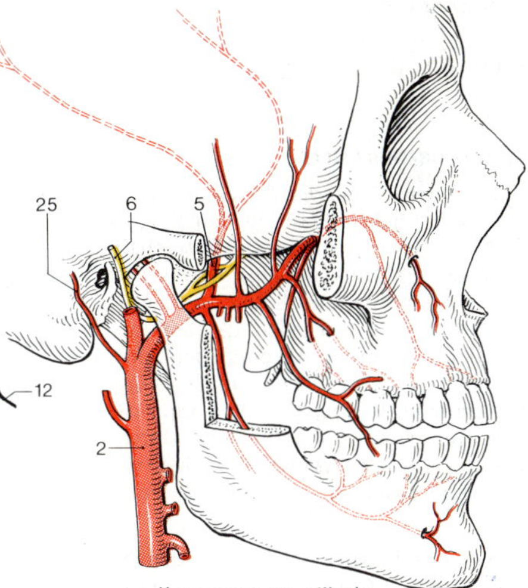

A Äste der A. maxillaris

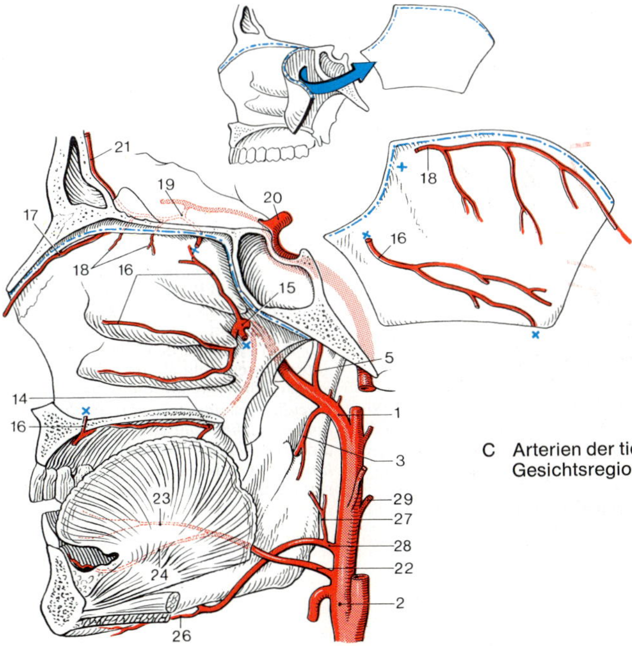

C Arterien der tiefen Gesichtsregion

Gehirnarterien

Das Gehirn wird von *A. carotis interna* **B1** und *A. vertebralis* **B2** versorgt, s. S. 52.

Arteria carotis interna

Die *A. carotis interna* **B1** zieht unverzweigt zur Schädelbasis in den Canalis caroticus des Felsenbeins (im Felsenbein Ästchen zur Paukenhöhle), verläuft in der mittleren Schädelgrube S-förmig, *„Karotissiphon"*, im Sulcus caroticus neben der Sella turcica **A3** durch den Sinus cavernosus (dabei Ästchen an Hypophyse, Ganglion trigeminale und Sinus-cavernosus-Wand). Anschließend durchbricht die A. carotis interna medial vom Processus clinoideus anterior die Dura. Äste:

Die **A. ophthalmica A4** zieht mit dem N. opticus **A5** durch den Canalis opticus in die Orbita, liegt zunächst unter dem Sehnerv, überkreuzt diesen von lateral nach medial und teilt sich auf in Äste zu *Augapfel* und *äußeren Augenmuskeln (A. centralis retinae, Aa. ciliares, Aa. musculares,* s. Bd. 3) und zur Umgebung der Augenhöhle; *A. lacrimalis* **A6** zu Tränendrüse und Augenlider *(Aa. palpebrales laterales), A. supraorbitalis* **A7** zur Stirn, *Aa. ethmoidales* **A8** zu den Siebbeinzellen und zur Nasenhöhle; aus der A. ethmoidalis anterior entspringt der *R. meningeus anterior* **A9** zur harten Hirnhaut. *(Aa. palpebrales mediales, A. supratrochlearis* und *A. dorsalis nasi* zur Haut von Stirn, medialem Augenwinkel, Nasenrücken.)

Die **A. cerebri media B10** setzt die A. carotis interna **B1** unmittelbar fort und verläuft im Sulcus cerebri lateralis (Sylvii), Aufteilung im Gehirn s. Bd. 3 *(A. choroidea anterior* **B11** zur Tela choroidea der Seitenventrikel).

Die **A. cerebri anterior B12** verläuft auf dem Hirnbalken nach hinten.

Arteria vertebralis

Die *A. vertebralis* **B2** aus der A. subclavia (vgl. S. 52) zieht auf dem Atlasbogen zur Mitte, durchbricht die Membrana atlantooccipitalis und Dura und gelangt in die hintere Schädelgrube durch das Foramen (occipitale) magnum **A13.** Oberhalb von dessen vorderer Begrenzung auf dem Clivus vereinigen sich beide *Aa. vertebrales* zur *A. basilaris* **B14.** Aufteilung im Gehirn s. Bd. 3.

Äste: Im Bereich der Halswirbelsäule gehen horizontale segmentale Äste *(Rr. spinales, Rr. musculares)* ab. Kurz vor dem Zusammenschluß zur A. basilaris entspringen die Längsanastomosen für das Rückenmark, *Aa. spinales posteriores* **B15,** paarig lateral an der Rückseite und *A. spinalis anterior* **B16,** zunächst paarig, dann unpaar median auf der Vorderseite des Rückenmarks verlaufend. Zum Kleinhirn zieht paarig die *A. inferior posterior cerebelli* **B17.**

Die **A. basilaris B14** entsendet die *Aa. inferiores anteriores cerebelli* **B18** und die *Aa. superiores cerebelli* **B19** zum Kleinhirn. Zwischen A. inferior anterior cerebelli und A. superior cerebelli entspringen Aa. pontis **B20** und die *A. labyrinthi* **B21** (zum Porus acusticus internus). **A22** N. abducens.

Mit der **A. cerebri posterior B23** endigt die A. basilaris oberhalb des Tentorium cerebelli.

Circulus arteriosus cerebri

Die *A. cerebri posterior* **B23** und die *A. cerebri media* **B10** jeder Seite sind durch die *A. communicans posterior* **B24** verbunden. Zusammen mit der *A. communicans anterior* **B25** zwischen den beiden Aa. cerebri anteriores entsteht als arterieller Gefäßring an der Hirnbasis um die Sella turcica der *Circulus arteriosus cerebri (Willisii). Von ihm aus ziehen zahlreiche kurze Arterien in die benachbarten Basalteile des Zwischenhirns.* **A26** Crista galli, **A27** N. oculomotorius, **A28** A. meningea media. Vgl. **B** und **A!**

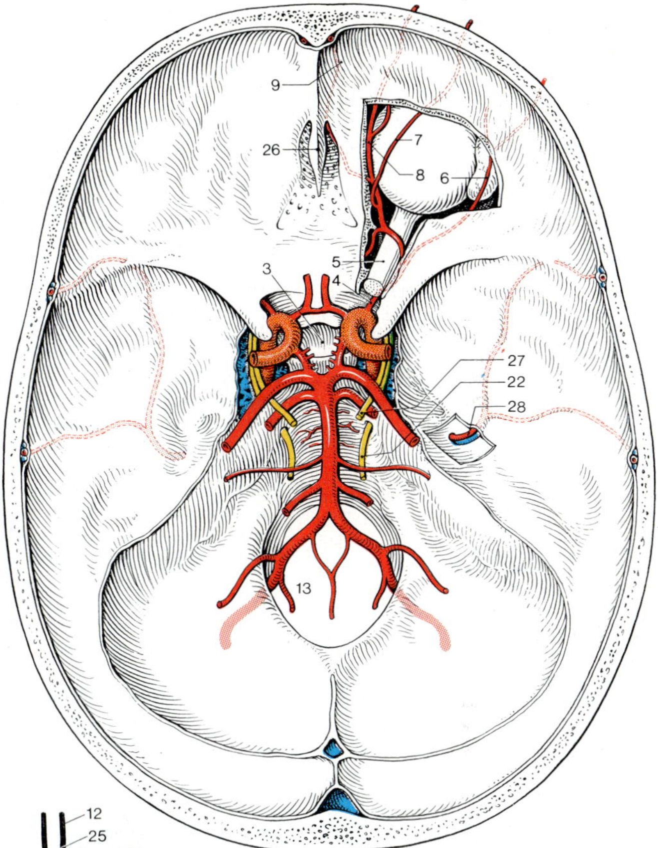

A Arterien der Schädelbasis (Hirnarterien)

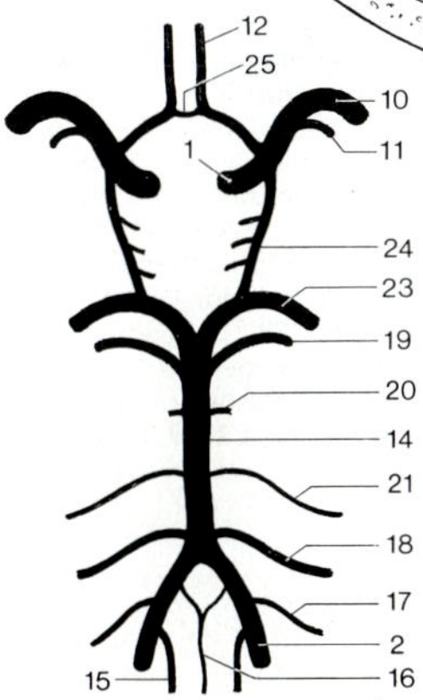

B Circulus arteriosus und Zuflüsse

Hirnvenen und Blutleiter der harten Hirnhaut I, Venen der Wirbelsäule

Das Blut aus dem Gehirn wird über Hirnvenen zunächst in starre Blutleiter der harten Hirnhaut, *Sinus durae matris,* dann weiter in die Halsvenen, Gesichtsvenen oder in Venen des Wirbelkanals geleitet.

Sinus durae matris, *Blutleiter der harten Hirnhaut.* Die starre Wand der venösen Blutleiter **A1** wird von einer Duplikatur der harten Hirnhaut **A2** gebildet und von Endothel ausgekleidet, es fehlt die Muskelschicht der Venenwand. Die auf der Oberfläche des Gehirns **A3** austretenden Hirnvenen **A4** ziehen durch den Subarachnoidealraum der weichen Hirnhaut **A5** zum nächsten Blutleiter **A1,** in den sie direkt oder, im Fall des Sinus sagittalis superior, nach seenartigen Zusammenflüssen, *Lacunae laterales,* münden. Eine Arachnoideazotte **A6,** *Granulatio arachnoidealis* (Pacchionische Granulation), hängt in den Sinus sagittalis superior. Die Sinus gehen an der Schädelbasis in Venen über, doch gibt es auch direkte Verbindungen durch den Schädel zu den Venen der Kopfschwarte **A7,** *Vv. emissariae* **A8.** Ferner liegen im Innern des Schädelknochens zahlreiche Venen, *Vv. diploicae* **A9,** die Verbindungen sowohl mit dem Sinus als auch mit den frontalen, temporalen und okzipitalen Venen der Kopfschwarte haben. Die Sinus graben sich in Form von Sulci in den Schädelknochen ein.

Über Arachnoideazotten, *Granulationes arachnoideales (Pacchioni)* **A6,** gefäßfreie Arachnoideakonvolute, die die Dura vorwölben und in Schädelvenen und Sinus venosi hineinragen, wird ein Teil des Liquor cerebrospinalis in das Venenblut abgeleitet (vgl. Bd. 3).

Der *Sinus sagittalis superior* **A1, B10** verläuft am Schädeldachursprung der Hirnsichel, Falx cerebri **B11,** einer Bildung der harten Hirnhaut, die zwischen die beiden Großhirnhemisphären ragt. Der *Sinus sagittalis inferior* **B12** liegt im Unterrand der Hirnsichel. Der *Sinus rectus* **B13** führt das Blut des vorigen (und der *V. magna cerebri,* s. Bd. 3) zum Zusammenfluß mit dem Sinus sagittalis superior im *Confluens sinuum* **B14,** aus dem der *Sinus transversus* am Ursprung des Kleinhirnzeltes (Tentorium cerebelli **B15,** einer Bildung der harten Hirnhaut) hervorgeht. Als *Sinus sigmoideus* **B16** zieht er an der hinteren Unterkante der Felsenbeinpyramide entlang zum hinteren Umfang des Foramen jugulare. Im Foramen jugulare beginnt die V. jugularis interna mit einer Erweiterung, *Bulbus superior venae jugularis. Sinus occipitalis* **B17** heißt eine Verbindung, die vom Confluens sinuum zum Foramen (occipitale) magnum gelangt (Verbindung über eine Anastomose, „Sinus marginalis", zum Sinus sigmoideus). Hinter der Sella turcica **B18** steigt der *Plexus basilaris* **B19** am Clivus gegen das Foramen (occipitale) magnum ab. Aus dem Sinusring um das Hinterhauptsloch entspringen *Venen* **B20,** sie durchbrechen die Dura, die sich am Rand des Foramen (occipitale) magnum von Knochen und Periost löst, und speisen die epiduralen venösen Plexus der Wirbelsäule, besonders des Wirbelkanals, *Plexus venosi vertebrales.* **B21** *Sinus sphenoparietalis,* **B22** *Sinus petrosus superior,* **B23** Stirnbeinhöhle, **B24** Keilbeinhöhle. Sinus cavernosus und Sinus petrosus inferior s. S. 62.

Plexus venosi vertebrales. Im Wirbelkanal liegen epidural (zwischen Dura und Knochenhaut) starke Venenplexus, der *Plexus venosus vertebralis internus anterior* **CD25** und der *Plexus venosus vertebralis internus posterior* **CD26.** Sie haben außer dem genannten Zufluß noch folgende Verbindungen. Durch den Wirbel ziehen *Vv. basivertebrales* **CD27** zum Plexus venosus vertebralis externus anterior **CD28** vor der Wirbelsäule. Dieser steht in Verbindung mit *V. azygos* und *V. hemiazygos* **C29.** Zwischen den Wirbelbogen verlaufen Venen zu dem spärlicher entwickelten Plexus venosus vertebralis externus posterior **CD30** entlang der Dornfortsätze der Wirbelsäule. **D31** Zwischenwirbelscheibe.

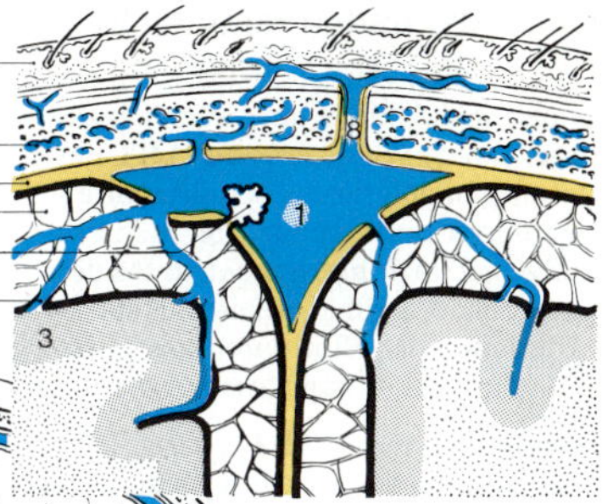

A Blutleiterquerschnitt, Zu- und Abflüsse

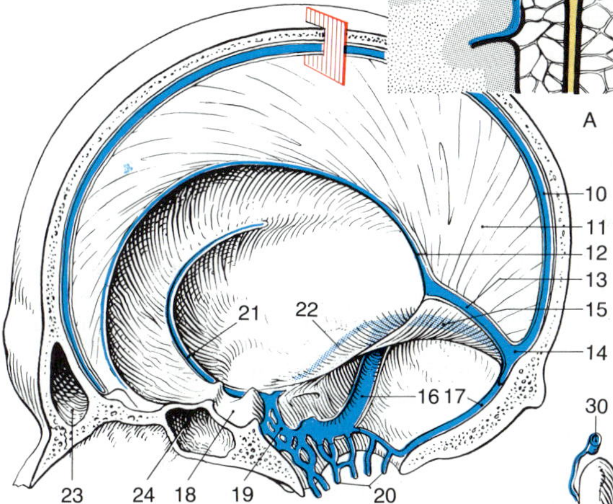

B Blutleiter des Schädels

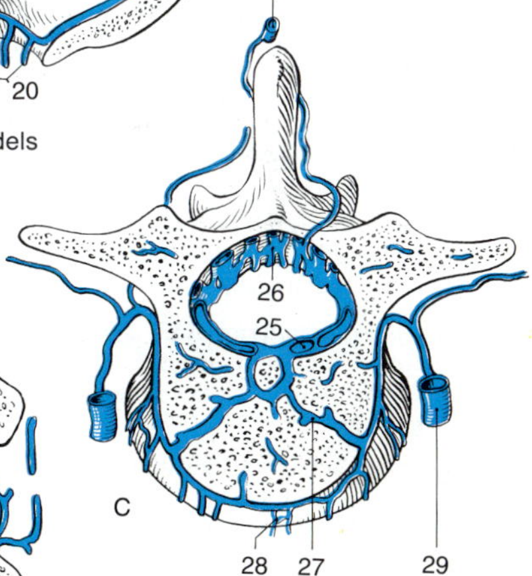

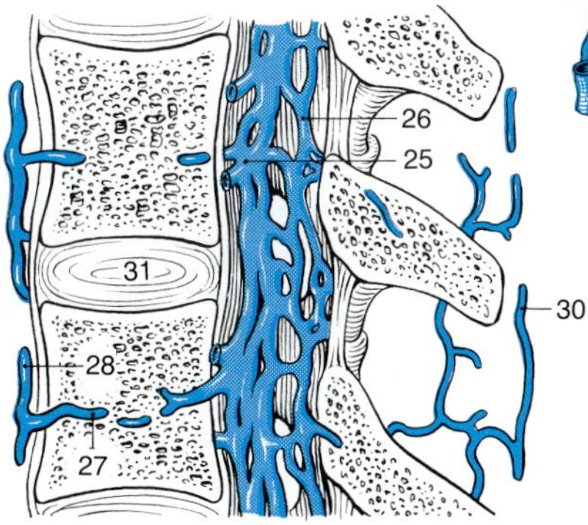

D Wirbelvenen

Blutleiter der harten Hirnhaut II

An zwei Stellen laufen beiderseits die Sinus der Schädelbasis hauptsächlich zusammen: im *Sinus cavernosus* **AB1** der mittleren Schädelgrube: er erhält zahlreiche Zuflüsse und mündet in mehrere Abflußwege; im *Sinus sigmoideus* **B2** der hinteren Schädelgrube: er leitet als stärkster Blutleiter das Blut durch das Foramen jugulare zur V. jugularis interna.

Der **Sinus cavernosus AB1,** paarig, liegt zu beiden Seiten der Sella turcica und der Hypophyse **AB3** über der Keilbeinhöhle **A4.** Der Sinus wird von Bindegewebssepten unvollständig unterteilt. Durch den Sinus ziehen die A. carotis interna **AB5** und der N. abducens **A6,** in der seitlichen Wand des Sinus verlaufen der N. oculomotorius **A7,** N. trochlearis **A8,** N. ophthalmicus **A9** und basal der N. maxillaris **A10.** Die *Verbindungen des Sinus cavernosus,* die je nach Strömungsrichtung Zu- oder Abflüsse sein können, sind

die *Sinus intercavernosi,* die die Sinus cavernosi vor und hinter der Hypophyse verbinden,

der *Sinus sphenoparietalis* **B11,** der beiderseits entlang der Kante der kleinen Keilbeinflügel läuft,

der *Sinus petrosus superior* **B12,** der auf der oberen Felsenbeinkante jeder Seite zum Sinus sigmoideus zieht,

der *Sinus petrosus inferior* **B13,** der an der hinteren Unterkante jedes Felsenbeins in den vorderen Teil des Foramen jugulare gelangt,

der *Plexus basilaris* **B14,** der durch das Foramen (occipitale) magnum **B15** Verbindung mit den Venengeflechten des Wirbelkanals hat, s. S. 60,

die *V. ophthalmica superior* **B16,** die die Sinus cavernosi über die *V. angularis* des mittleren Augenwinkels mit den Gesichtsvenen verbindet. (Weg für Infektionen, die vom Oberlippenbereich zur Thrombose des Sinus cavernosus führen können.) Über das Foramen ovale und die Orbita bestehen ferner venöse Wege zum *Plexus pterygoideus* der tiefen Gesichtsregion (s. S. 64),

die *Vv. mediae superficiales cerebri* und *inferiores cerebri* (s. Bd. 3).

Sinus sigmoideus B2, Zuflüsse. Der *Confluens sinuum* **B17** ist der Zusammenfluß von *Sinus sagittalis superior* **B18** und *Sinus rectus* (s. S. 60), aus dem Confluens sinuum geht beiderseits der *Sinus transversus* **B19** hervor. Er verläuft zunächst im Ursprung des Tentorium cerebelli und wird an der Hinterfläche des Felsenbeins zum *Sinus sigmoideus,* der durch den hinteren Teil des Foramen jugulare in den *Bulbus venae jugularis superior* führt.

Der *Sinus occipitalis* **B20,** unpaarer Blutleiter, teilt sich am hinteren Umfang des Foramen (occipitale) magnum und gewinnt über eine Anastomose, den „Sinus marginalis" **B21** Verbindung zum Sinus sigmoideus und zum Venengeflecht des Wirbelkanals. **B22** Crista galli.

Vv. emissariae, sind direkte Verbindungen zwischen Sinus und nahen extrakranialen Venen. Man unterscheidet:

V. emissaria mastoidea (Sinus transversus – V. occipitalis),
V. emissaria parietalis (Sinus sagittalis superior – Venen der Kopfschwarte),
V. emissaria condylaris (Sinus sigmoideus – Plexus venosus vertebralis externus),
V. emissaria occipitalis (Confluens sinuum – V. occipitalis).

Vv. diploicae sind Venen in der Diploe des Schädelknochens, die einerseits mit venösen Blutleitern des Schädelinnern in Verbindung stehen, andererseits aber vier Venenstämme, *V. diploica frontalis, Vv. diploicae temporales, V. diploica occipitalis,* in entferntere Venen der Kopfschwarte einmünden (vgl. S. 60).

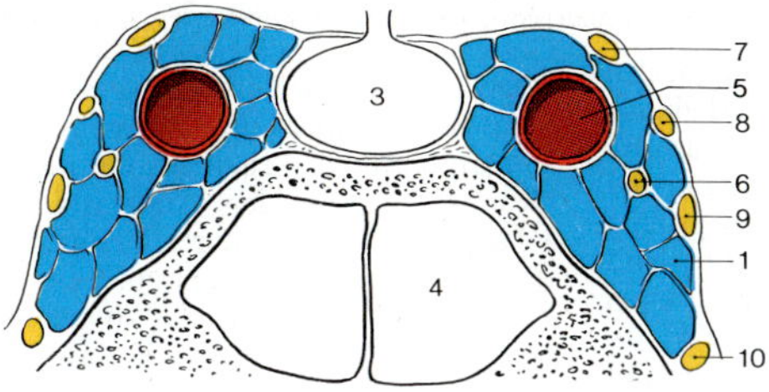

A Sinus cavernosus, Querschnitt

B
Blutleiter der Schädelbasis, Abflüsse

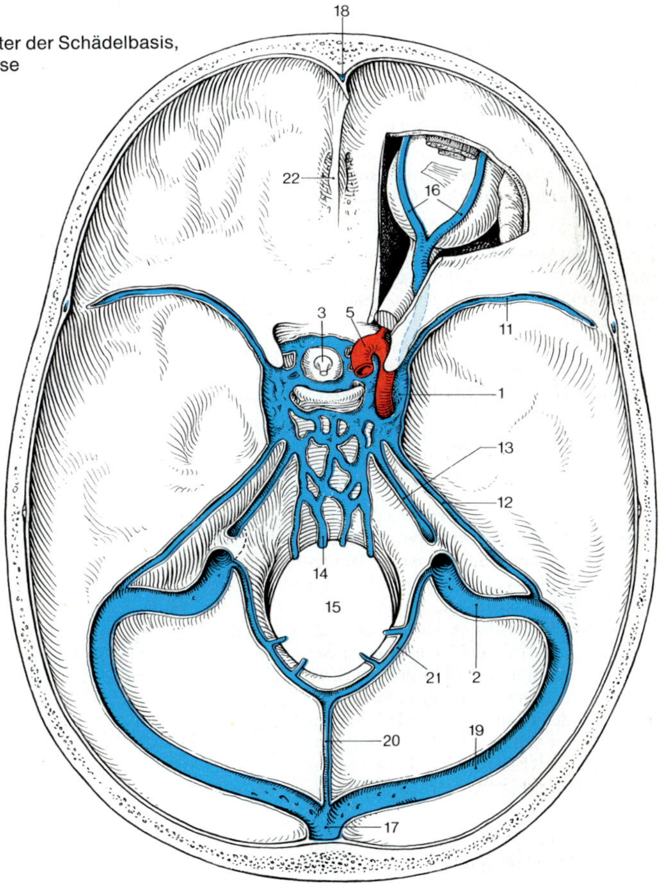

Gesichts- und Halsvenen

Das Blut aus Gesichtsschädel, oberem Teil der Halsorgane und größtenteils aus dem Gehirnschädel, also den Ausbreitungsgebieten von A. carotis interna und A. carotis externa, wird in einer großen Halsvene, *V. jugularis interna* **1,** und mehreren kleinen Venen zur oberen Brustkorböffnung geleitet, wo die V. jugularis interna mit der aus Schulter und Arm kommenden *V. subclavia* **2,** die *V. brachiocephalica* bildet. Die Vv. brachiocephalicae beider Seiten treten zur oberen Hohlvene zusammen. Am Zusammenfluß von V. jugularis interna und V. subclavia, *„Venenwinkel"* genannt, mündet ein großes Lymphgefäß in die Venen, links der *Ductus thoracicus,* rechts der *Ductus lymphaticus dexter* **3.** Die V. subclavia liegt vor dem M. scalenus anterior **4,** die A. subclavia **5** zwischen diesem und dem M. scalenus medius **6** (Skalenuslücke!).

Die **V. jugularis interna** beginnt im Foramen jugulare der Schädelbasis mit einer Anschwellung, *Bulbus superior venae jugularis.* Hier nimmt sie *Zuflüsse aus den Sinus durae matris* auf: **7** Sinus sagittalis superior, **8** Sinus sagittalis inferior, **9** Confluens sinuum, **10** Sinus rectus, **11** V. magna cerebri, **12** Sinus transversus, **13** Sinus petrosus superior, **14** Sinus sigmoideus, **15** Sinus petrosus inferior, **16** Sinus cavernosus, **17** V. ophthalmica superior.

Die *V. jugularis interna* liegt mit *N. vagus* **18** und *A. carotis interna* bzw. *A. carotis communis* in einer gemeinsamen Bindegewebsscheide, *Vagina carotica,* die mit der mittleren Halsfaszie, Lamina praetrachealis der Fascia cervicalis, verbunden ist (vgl. S. 167, **C7**). Das Lumen der V. jugularis interna wird hierdurch (Zug der unteren Zungenbeinmuskeln!) offengehalten, der Blutstrom zum Herzen gefördert. Bei perforierenden Verletzungen der Vene (Messerstich) kann Luft in die Vene angesaugt werden (Luftembolie).

Weitere Zuflüsse zur V. jugularis interna kommen *aus Gesicht und Hals:*

Der *Plexus pterygoideus* **19,** in der tiefen Gesichtsregion zwischen Kaumuskeln gelegen, steht in Verbindung mit dem *Sinus cavernosus* **16** und mit zahlreichen Venen, darunter Venen aus Orbita und Gesicht sowie mit dem Anfangsteil der V. retromandibularis durch *Vv. maxillares.* Aus dem Plexus pterygoideus, den *Vv. temporales superficiales* **20** und Venen der Ohrgegend wird die *V. retromandibularis* **21** gespeist. Diese mündet meist gemeinsam mit der *V. facialis* **22,** die im medialen Augenwinkel als *V. angularis* **23** mit der *V. ophthalmica superior* **17** anastomosiert, und gemeinsam mit der *V. thyroidea superior* **24** in die V. jugularis interna. Ein Venengeflecht auf der Pharynxmuskulatur, *Plexus pharyngealis,* hat häufig eine eigene Mündung in die V. jugularis interna, *Vv. pharyngeae.* Sie können auch Blut von Kehlkopf und Schilddrüse führen.

Die *V. jugularis externa* **25** entsteht aus Vv. occipitales und V. auricularis posterior, läuft zwischen Lamina superficialis fasciae cervicalis und Platysma, mündet häufig direkt in die V. subclavia. Die *V. jugularis anterior* **26** kommt aus der Zungenbeingegend und liegt ebenfalls extrafaszial. *V. vertebralis* und *V. thoracica interna* **27** münden meist in der Nähe des Venenwinkels in die V. brachiocephalica.

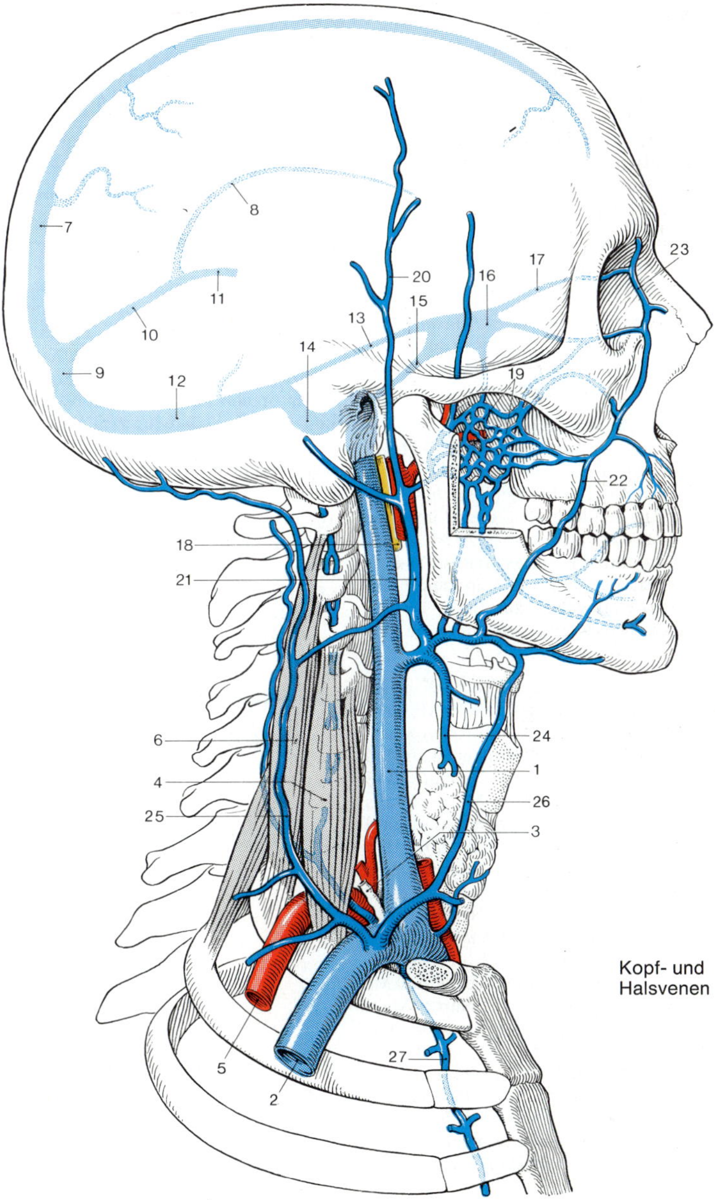

Kopf- und Halsvenen

Schulter- und Oberarmarterien

Schulter und Arm werden aus der *A. subclavia* **B1** versorgt. Die A. subclavia geht hinter dem Schlüsselbein in die *A. axillaris* **B2** über, die bis zum Unterrand des großen Brustmuskels (vordere Achselfalte!) reicht und aus der die *A. brachialis* **B3** hervorgeht.

A4 M. scalenus anterior, **A5** M. pectoralis minor, **A6** M. latissimus dorsi, **A7** Caput longum des M. triceps brachii, **B8** A. carotis communis.

Kompression **A9** *der A. subclavia* gegen die 1. Rippe durch Zug des Armes nach hinten unten, *Kompression* **A10** *der A. brachialis* gegen den Oberarmknochen.

Äste der **A. subclavia B1** *zum Schultergürtel:* Die *A. suprascapularis* **B11** aus dem *Truncus thyrocervicalis* **B12,** vgl. S. 52, zieht parallel mit dem Schlüsselbein durch die seitliche Halsgegend über das Lig. transversum scapulae zu M. supraspinatus und M. infraspinatus. Die *A. transversa cervicis* (in 40% aus dem Truncus thyrocervicalis) läuft zum Trapezmuskel. Halsäste der A. subclavia und Äste zur Rumpfwand s. S. 52.

Äste der **A. axillaris B2:** Die *A. thoracica superior* **B13** (variabel) zieht zu Muskeln der Brustwand, die *A. thoracoacromialis* **B14** entsendet Äste zu Brustmuskeln und Schulter, die *A. thoracica lateralis* **B15** am seitlichen Rand des M. pectoralis minor läuft abwärts zu Brustmuskeln und Brustdrüse. Die *A. subscapularis,* ein kurzes Gefäß, teilt sich in *A. circumflexa scapulae* **B16** (tritt durch die mediale Achsenlücke auf die Dorsalseite der Scapula) und in *A. thoracodorsalis* **B17** (gelangt mit dem N. thoracodorsalis zum seitlichen Rand der Innenfläche des M. latissimus dorsi und benachbarter Muskeln). Die *A. circumflexa posterior humeri* **B18,** ein starker Ast durch die laterale Achsellücke **A19** (mit N. axillaris), verläuft hinter dem Collum chirurgicum des Oberarms, die *A. circumflexa anterior humeri* **B20,** ein schwacher Ast, vor dem Collum chirurgicum; *beide sind durch (seltene) Oberarmhalsbrüche gefährdet.*

Die *A. brachialis* **B3** liegt mit dem N. medianus in der medialen Bizepsfurche. In der Ellenbeuge unter der Aponeurose des M. biceps teilt sich die *A. brachialis* in *A. radialis* **B21** und *A. ulnaris* **B22.**

Äste der **A. brachialis:** Die *A. profunda brachii* **B23** zieht (mit N. radialis) unter der Ansatzsehne des M. latissimus dorsi auf der Rückseite des Humerus nach außen unten; sie endigt als *A. collateralis media* (hinter dem Epicondylus lateralis gelegen) und *A. collateralis radialis* (mit N. radialis). Die *A. collateralis ulnaris superior* **B24** entspringt nach der A. profunda brachii und zieht (mit N. ulnaris) hinter den Epicondylus medialis. Die *A. collateralis ulnaris inferior* verläuft durch das Septum intermusculare zum Ellenbogen.

Rete articulare cubiti: Die Aa. collaterales der Oberarmarterien und die Aa. recurrentes der Unterarmarterien (s. S. 68) bilden untereinander Anastomosen und über dem Olecranon insgesamt ein arterielles Netz, *Rete articulare cubiti.*

B25 A. interossea recurrens, **B26** A. interossea communis, **B27** A. interossea anterior, **B28** A. interossea posterior, s. S. 68. Vgl. **B** und **A!**

A A. subclavia, A. axillaris und A. brachialis

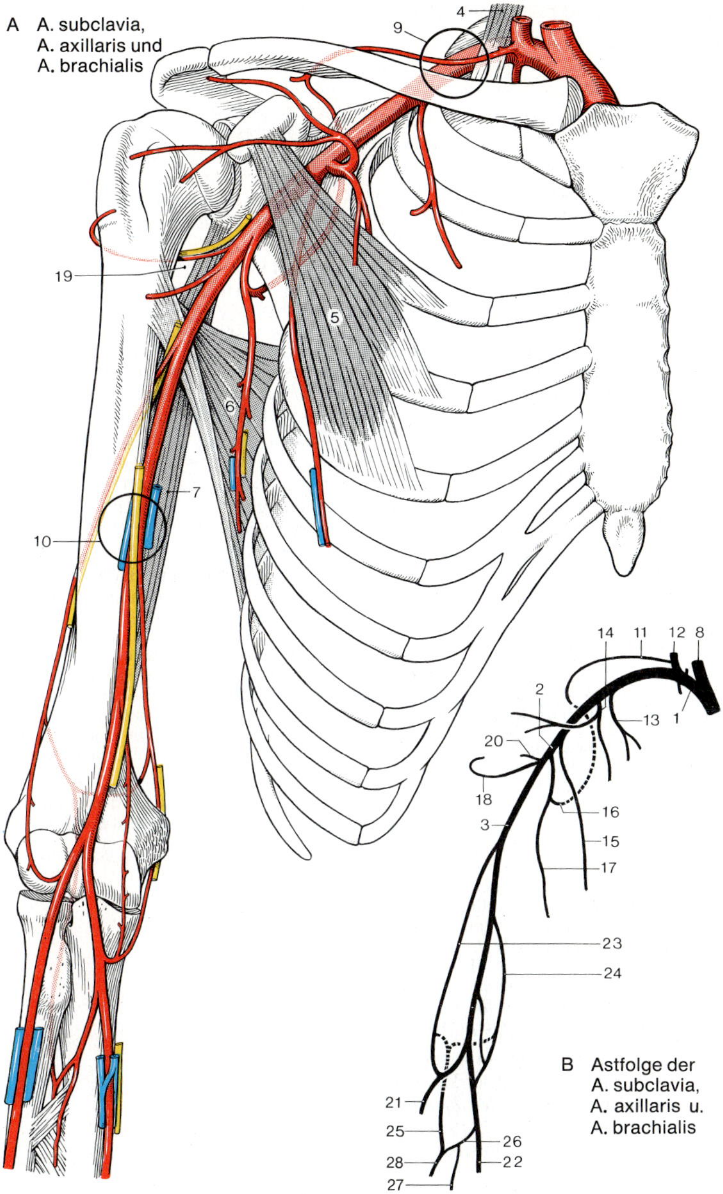

B Astfolge der A. subclavia, A. axillaris u. A. brachialis

Unterarm- und Handarterien

Die *A. brachialis* **B1** teilt sich unter der Aponeurosis des M. biceps auf in *A. radialis* **B2** und *A. ulnaris* **B3.**

Die **A. radialis** zieht (mit dem R. superficialis des N. radialis) unter dem M. brachioradialis **A4** – Leitstruktur! – zur Daumenseite der Hand. Im unteren Drittel des Unterarms kann medial von der Sehne des M. brachioradialis die *Pulswelle* getastet werden **A5.** In Höhe der Handwurzel gelangt die A. radialis durch die „Tabatière" (s. Bd. 1) auf den Handrükken, läuft dorsal um den 1. Mittelhandknochen und zwischen den beiden Köpfen des M. interosseus dorsalis I zurück in die Hohlhand zum *tiefen Hohlhandbogen* **AB6.** Äste:

Die *A. recurrens radialis* **B7** läuft zum Rete cubiti, kleine Äste ziehen zu Handwurzel und oberflächlichem Hohlhandbogen *(R. carpalis palmaris, R. palmaris superficialis, R. carpalis dorsalis),* die *A. metacarpalis dorsalis* tritt zur Dorsalseite von Daumen und Zeigefinger, die *A. princeps pollicis* **BC8** zur Volarseite von Daumen und Zeigefinger.

Die **A. ulnaris B3** zieht unter dem M. flexor carpi ulnaris **A9** – Leitstruktur! – zur Kleinfingerseite und endigt im oberflächlichen Hohlhandbogen. Äste:

Die *A. recurrens ulnaris* **B10** verläuft zum *Rete articulare cubiti,* die *A. interossea communis* **B11** verläßt die A. ulnaris in der Ellenbeuge, gibt die *A. interossea recurrens* **B12** ab und teilt sich sofort auf in *A. interossea posterior* (sie gelangt zwischen Chorda obliqua und Membrana interossea auf deren Dorsalseite und zieht mit dem R. profundus des N. radialis zwischen oberflächlichen und tiefen Strecken handwärts) und *A. interossea anterior* (sie läuft auf der Vorderseite der Membrana interossea zur Hand); ferner kleine Äste zu Handwurzel und tiefem Hohlhandbogen *(R. carpalis dorsalis, R. carpalis palmaris, R. palmaris profundus).*

Die Arterien der Hand verlaufen größtenteils im Muskelpolster der Hohlhand, wo von zwei *arteriellen Hohlhandbogen* die Mittelhand- und Fingerarterien ausgehen. Ein schwächerer dorsaler Ast der A. radialis führt Gefäße zum Handrücken.

Arcus palmaris superficialis AB13, *oberflächlicher Hohlhandbogen,* distal nahe den Köpfchen der Mittelhandknochen, wird hauptsächlich von der *A. ulnaris* **B3** gespeist (der *R. palmaris superficialis* der A. radialis ist inkonstant). Aus dem oberflächlichen Hohlhandbogen entspringen die 3 *Aa. digitales palmares communes* **B14,** die je 2 *Aa. digitales palmares propriae* **B15** zu den einander zugekehrten Seiten benachbarter Finger schicken. Der 5. Finger erhält seine Arterie direkt aus dem Hohlhandbogen.

Arcus palmaris profundus AB6, *tiefer Hohlhandbogen,* proximal nahe den Basen der Mittelhandknochen, wird hauptsächlich von der *A. radialis* **B2** gespeist, aus der A. ulnaris erhält er den *R. palmaris profundus.* Aus dem tiefen Hohlhandbogen gehen die 3–4 *Aa. metacarpales palmares* hervor. Sie anastomosieren mit den Aa. digitales palmares communes des oberflächlichen Hohlhandbogens und, durch *Rr. perforantes,* mit den dorsalen Mittelhandarterien.

R. carpalis dosalis **BC16,** ein schwacher Ast der A. radialis, zieht dorsal auf die Handwurzel und gibt *Aa. metacarpales dorsales* ab, aus denen die schwachen *Aa. digitales dorsales* hervorgehen. Die Handwurzeläste bilden Geflechte, ein *Rete carpi palmare* und ein *Rete carpi dorsale.*

Verlauf der dorsalen und volaren Fingerarterien und -nerven s. **D.** Vgl. **B** mit **A, C** und **D!**

A Arterien des Unterarms (Beugeseite)

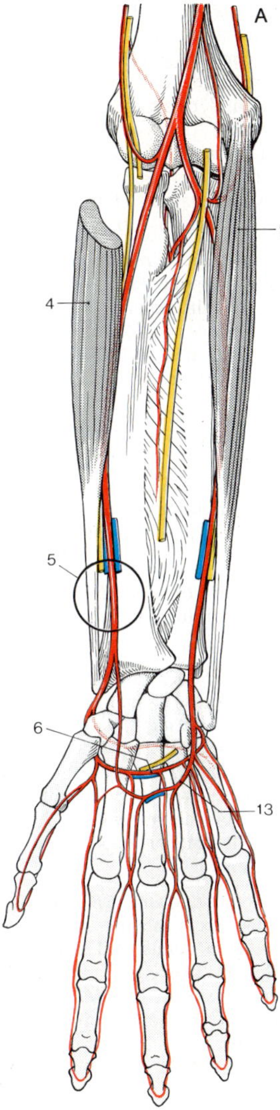

B
Astfolge der
Unterarmarterien

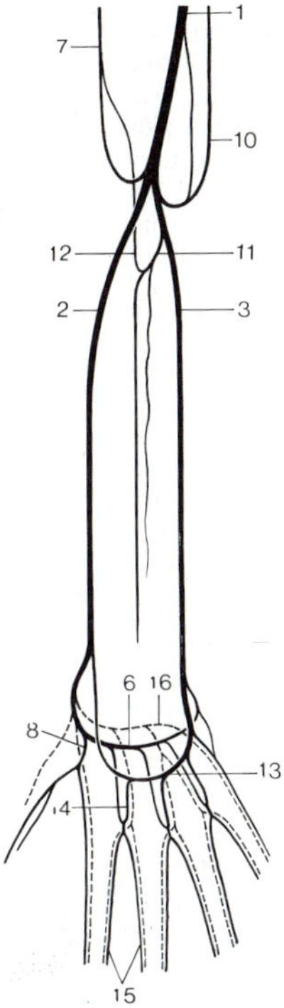

C
Arterien des Handrückens

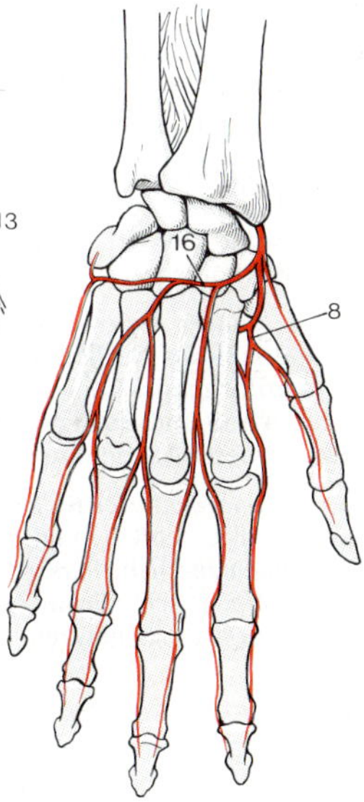

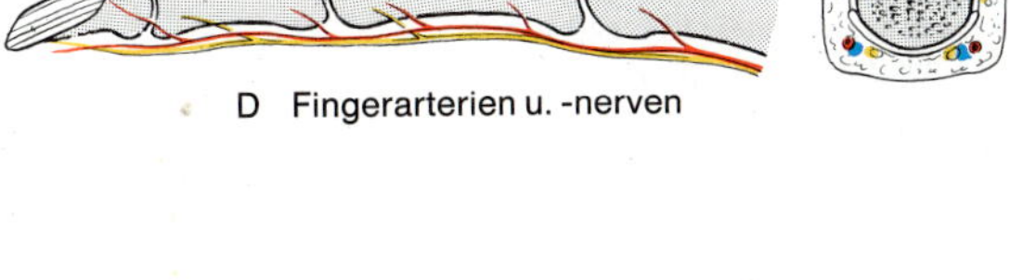

D Fingerarterien u. -nerven

Beckenarterien

Die *Aorta* **C1** teilt sich *(Bifurcatio aortae)* vor dem 4. Lendenwirbel (hier Abgang der A. sacralis mediana **C2**) in die beiden *Aa. iliacae communes* **C3.** Jede A. iliaca communis teilt sich wieder, ohne Äste abzugeben, in *A. iliaca interna* **C4** (für die Beckenorgane) und in *A. iliaca externa* **C5** (zieht unter dem Leistenband **A6** durch die „Lacuna vasorum" **A7** zum Oberschenkel, versorgt das Bein und gibt kleine Äste zu vorderer Bauchwand und äußerem Genitale).

A. iliaca interna C4. Die kurze Arterie spaltet sich in einen vorderen **C8** und hinteren **C9** Teil und gibt *parietale Äste* für die Beckenwand und Gesäßgegend und *viszerale Äste* für die Eingeweide ab. Aufteilung und Abgang der Äste variieren stark.

Parietale Äste: Die *A. iliolumbalis* **C10** tritt zu Beckenschaufel, M. psoas, M. quadratus lumborum und Wirbelkanal.

Die *A. sacralis lateralis* **C11** verläuft, häufig doppelt, seitlich am Kreuzbein abwärts und gibt Rr. spinales in die vorderen Sakrallöcher.

Die *A. glutaea superior* **C12,** stärkster Ast, verläßt das Becken durch die Pars suprapiriformis des Foramen ischiadicum majus **AB13** und gelangt zu Gesäßmuskeln; ein tiefer Ast zieht zum Hüftgelenk.

Die *A. glutaea inferior* **BC14** verläßt (mit N. ischiadicus und A. pudenda interna) das Becken durch die Pars infrapiriformis des Foramen ischiadicum majus **AB15** und versorgt Gesäßmuskeln und Adduktoren.

Die *A. obturatoria* **C16** gelangt an der seitlichen Beckenwand nach vorne (*R. pubicus* zur A. epigastrica inferior) und verläßt das Becken durch den Canalis obturatorius. Außerhalb des Beckens: *R. anterior* zu den Adduktoren und der Haut des äußeren Genitales, *R. posterior* zu den tiefen äußeren Hüftmuskeln, gibt den *R. acetabularis* durch das Lig. capitis femoris zum Oberschenkelkopf, s. S. 72.

Die *A. pudenda interna* **BC17** zieht durch die Pars infrapiriformis des Foramen ischiadicum majus **AB15** um das Lig. sacrospinale **A18,** verläuft im Canalis pudendalis (in der Faszie des M. obturatorius internus, Alcockscher Kanal) mit dem N. pudendus **A19** entlang dem Sitzbeinast unter den Schambeinwinkel. Äste zu Anus, Damm, Harnröhre und Penis bzw. Clitoris s. S. 310.

Viszerale Äste: Die *A. rectalis media* **C20** versorgt die Ampulla recti (Anastomosen mit A. rectalis superior aus der A. mesenterica inferior und A. rectalis inferior, vgl. S. 248), den M. levator ani und beim Mann Prostata und Vesicula seminalis.

Die *A. uterina* **C21** der Frau zieht im Bindegewebe unterhalb des Lig. latum zur Cervix uteri, s. S. 304. Beim Mann zieht an ihrer Stelle die *A. ductus deferentis,* ein dünnes Gefäß zum Ductus deferens.

Die *A. vesicalis inferior* gibt Äste an Blasengrund, Ureter und Prostata bzw. Vagina.

Die *A. umbilicalis* **C22** zieht im Fetalleben zur Placenta, s. S. 332, gibt nachgeburtlich die *A. vesicalis superior,* die *A. ductus deferentis* und Äste zum Ureter ab *(Pars patens)*. Nachgeburtlich obliteriert der übrige Teil *(Pars occlusa)* und wird zum Lig. umbilicale mediale. **C23** gemeinsamer Stamm der Aa. obturatoria und umbilicalis.

A24 Lacuna musculorum, **AB25** M. piriformis, **A26** Plexus sacralis, **A27** Foramen ischiadicum minus, **AB28** Lig. sacrotuberale, **AB29** N. ischiadicus, **B30** M. glutaeus maximus, **B31** M. glutaeus medius, **B32** M. glutaeus minimus. Vgl. **C** mit **A** und **B!**

A Beckenarterien

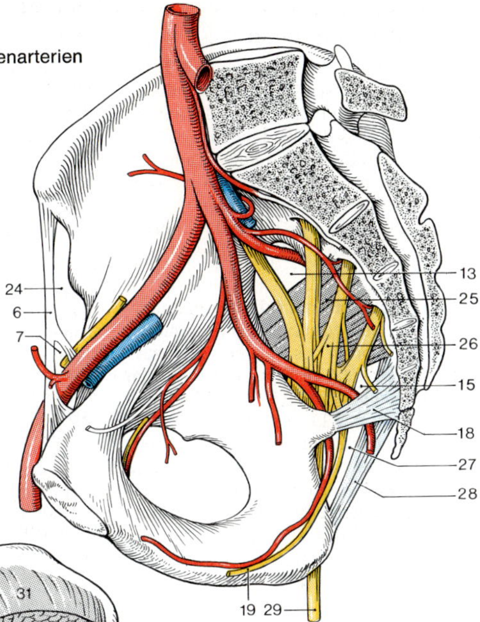

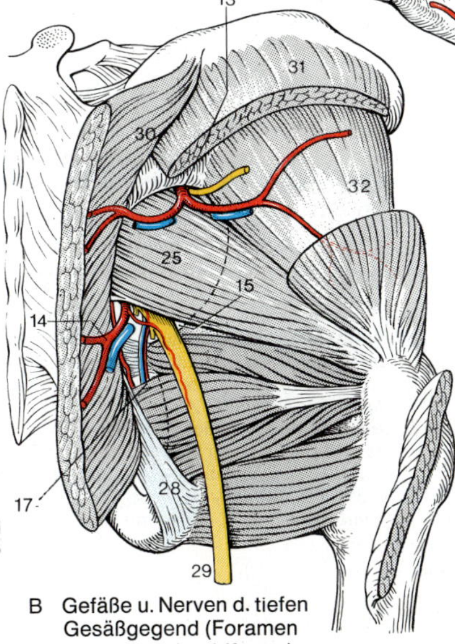

B Gefäße u. Nerven d. tiefen Gesäßgegend (Foramen supra- u. infrapiriforme)

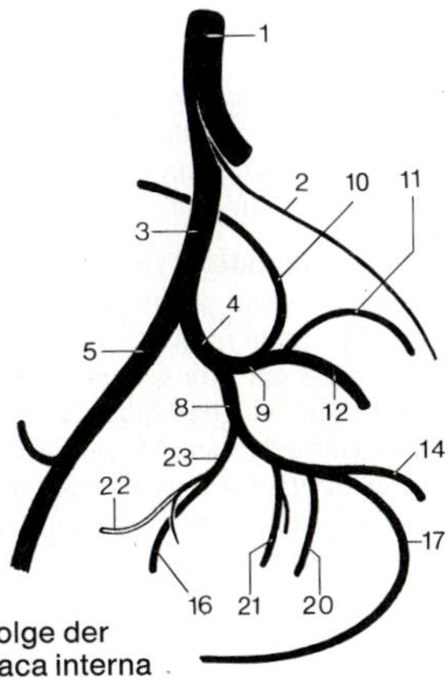

C Astfolge der A. iliaca interna

Becken- und Oberschenkelarterien

Vgl. auch S. 70. *A. iliaca interna* **C1: C2** A. glutaea superior, **C3** A. iliolumbalis, **C4** A. iliaca communis, **C5** Aorta abdominalis, **C6** A. sacralis mediana, **C7** A. sacralis lateralis, **C8** A. glutaea inferior, **C9** A. uterina, **C10** A. rectalis inferior, **C11** A. obturatoria nach Abgang der A. umbilicalis, **C12** A. pudenda interna, **A13** M. piriformis, **A14** Lig. sacrospinale.

Die **A. iliaca externa C15** gelangt oberhalb der Linea terminalis und durch die Lacuna vasorum als *A. femoralis* zum Oberschenkel (**A16** Kompression gegen den Schambeinkamm!). Die *Lacuna vasorum,* zwischen Leistenband und Psoasfaszie gelegen, dient lateral der *A. femoralis,* medial der *V. femoralis* und *Lymphgefäßen* zum Durchtritt; hier kommen Schenkelbrüche (Femoralhernien) vor. (Durch die lateral gelegene Lacuna musculorum tritt mit dem M. iliopsoas der N. femoralis.)

Äste der A. iliaca externa zur Innenseite der *Bauchwand:* Die *A. epigastrica inferior* **C17,** zur Dorsalfläche des M. rectus abdominis, bildet eine Längsanastomose mit der A. thoracica interna, deren Endast als *A. epigastrica superior* über den M. transversus abdominis in die Rektusscheide tritt. Die A. epigastrica inferior kreuzt die Hinterwand des Leistenkanals *(R. pubicus* zur A. obturatoria). Die *A. circumflexa iliaca profunda* **C18** verläuft bogenförmig entlang dem Darmbeinkamm (Äste zur Bauchwand, Anastomose mit der A. iliolumbalis).

Die **A. femoralis C19,** Fortsetzung der *A. iliaca externa,* zieht in der Rinne zwischen M. vastus medialis und den Adduktoren, bedeckt von Oberschenkelfaszie, Membrana vastoadductoria **A20** und (Leitstruktur!) vom M. sartorius im *Canalis adductorius* abwärts und tritt medial vom Oberschenkelknochen als *A. poplitea* in die Kniekehle.

Oberflächliche Äste: *A. epigastrica superficialis* **C21** an die Außenfläche der Bauchwand, *A. circumflexa iliaca superficialis* **C22** parallel zum Leistenband zur Spina iliaca anterior superior. *A. pudenda externa* **C23,** häufig doppelt, zum äußeren Genitale. Ferner Äste zu Extensoren und Adduktoren und zur Wand der Leistengegend.

Tiefe Äste: *A. profunda femoris* **BC24,** stärkste Abzweigung, ernährt Oberschenkelmuskeln und Knochen. Äste (häufig auch direkt aus der A. femoralis): *A. circumflexa femoris medialis* **C25** mit dem *R. profundus* **B26a** zu den Ursprüngen der ischiokruralen Muskeln und mit dem *R. ascendens* **BC26,** der hinter dem Femurhals aufsteigt und mit dem R. ascendens der A. circumflexa femoris lateralis einen Arterienring bildet (Anastomosen mit den Aa. glutaeae). Ein *R. transversus* **B26b** verzweigt sich in den Adduktoren. Der variable *R. acetabularis* dringt zur Versorgung des Femurkopfes durch die Incisura acetabuli ein. *A. circumflexa femoris lateralis* **BC27** mit *R. ascendens* **C28** für den Oberschenkelkopf und *R. descendens* **C29** zum M. quadriceps femoris. Endäste **C30** der A. profunda femoris sind 3(–5) *Aa. perforantes* zu Adduktoren und dorsalen Oberschenkelmuskeln.

Oberschenkelhals und -kopf **B31** und Gelenkkapsel werden mithin aus beiden Aa. circumflexae femoris, der Kopf wird zusätzlich aus der A. obturatoria (R. acetabularis im Lig. capitis femoris **B32**) ernährt.

Das *Rete articulare genus* vor dem Kniegelenk (nicht abgebildet) erhält folgende Zuflüsse: *A. descendens genicularis* **C33,** aus der A. femoralis, durchbohrt die Membrana vastoadductoria **A20** und läuft auf dieser abwärts. *A. superior lateralis genus* **C34,** *A. superior medialis genus* **C35,** *A. inferior lateralis genus* **C36,** *A. inferior medialis genus* **C37** sind Äste der A. poplitea. A recurrens tibialis anterior **C38** und posterior kommen von den Aa. tibiales. A. tibialis anterior **C39.** Ins *Kniegelenk* zieht die *A. media genus* **C40.** Vgl. **C** mit **A** und **B!**

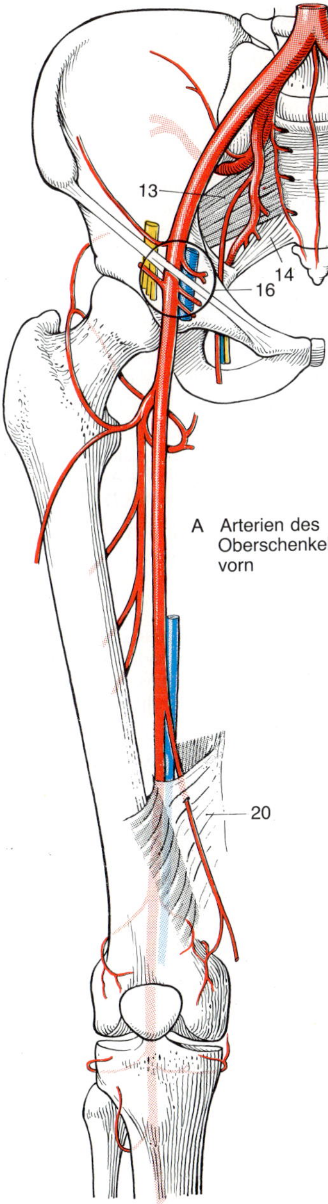

A Arterien des Oberschenkels von vorn

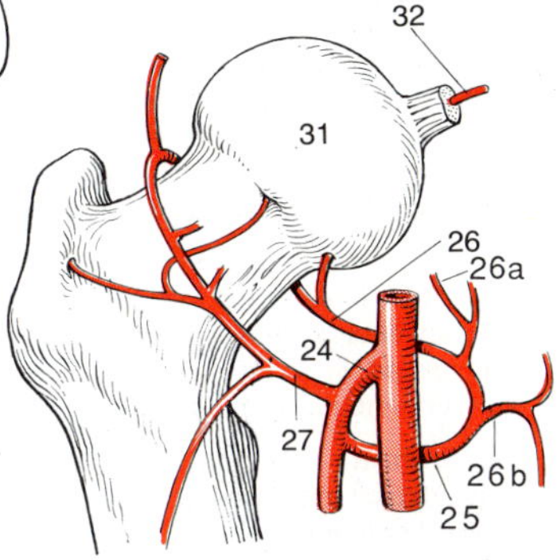

B Arterien des Hüftgelenks

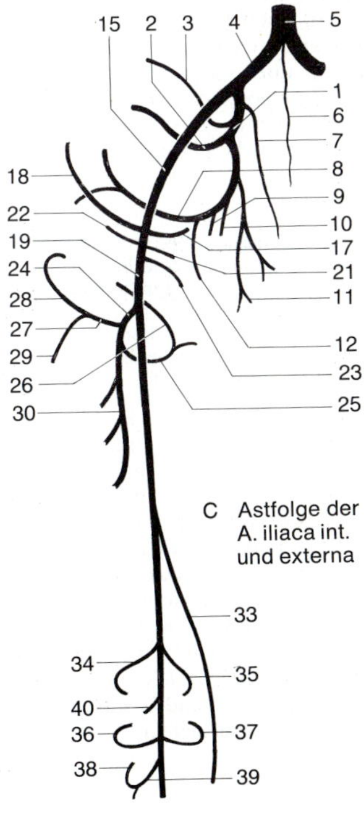

C Astfolge der A. iliaca int. und externa

Unterschenkel- und Fußarterien

Die **A. poplitea,** die Beinarterie, tritt als Fortsetzung der A. femoralis durch den Adduktorenkanal in die Kniekehle auf die Beugeseite des Knies. Sie wird bis zu ihrer Aufteilung in *A. tibialis anterior* **ABC1** und *A. tibialis posterior* **AB2** A. poplitea genannt. In der Kniekehle **A3** liegen, von dorsal lateral nach ventral medial gestaffelt, Nerv, Vene und Arterie.

Äste zum *Rete genus* (vgl. S. 72): A. superior lateralis genus **AC4** und medialis genus **AC5,** A. inferior lateralis genus **AC6** und medialis genus **AC7.**

Die *A. media genus* **A8** durchbohrt die Kniegelenkskapsel und ernährt den Bindegewebsraum des Kniegelenks, Aa. surales versorgen die Wadenmuskulatur.

Die **A. tibialis anterior ABC1** durchbohrt am Unterrand des M. popliteus die Membrana interossea (Abgang der Aa. recurrens tibialis anterior **B9** und recurrens tibialis posterior **B10** zum Rete genus) und zieht in der Extensorenmuskulatur (mit dem N. peronaeus profundus) zum Fußrücken, wo sie sich in die *A. dorsalis pedis* **B11** fortsetzt.

Arterielle Gefäßnetze über den Knöcheln, *Rete malleolare laterale* und *Rete malleolare mediale,* werden von Ästen der Aa. tibialis anterior und tibialis posterior gespeist: Aus der A. tibialis anterior kommen die A. malleolaris anterior medialis und die A. malleolaris anterior lateralis.

Die *A. dorsalis pedis* **B11** liegt (mit dem N. peronaeus profundus) lateral von der Sehne des M. extensor hallucis longus (Pulswelle tastbar **C12**) und gibt die *A. tarsalis lateralis* **B13** ab, mit der sie einen Gefäßbogen über den Köpfchen der Mittelfußknochen, *A. arcuata* **B14,** bildet. Von dieser entspringen die *Aa. metatarsales dorsales* **C15,** aus denen die *Aa. digitales dorsales* **C16** zu den Zehen, die *Rr. perforantes* und der *R. plantaris profundus* (zwischen 1. und 2. Mittelfußknochen) zur Fußsohle ziehen.

C17 N. peronaeus superficialis, **C18** Fibula, **C19** Tibia.

Die **A. tibialis posterior,** die stärkere der beiden Aa. tibiales, tritt unter den Sehnenbogen des M. soleus zwischen die oberflächlichen und tiefen Beuger und zieht (mit dem N. tibialis) hinter dem medialen Knöchel, bedeckt vom M. abductor hallucis, zur Fußsohle, Äste:

Die *A. peronaea (fibularis)* **AB20** läuft am Wadenbein entlang zum lateralen Knöchel, ernährt den M. soleus und die Mm. peronaei, speist mit Rr. malleolares laterales das Rete malleolare laterale und mit Rr. calcanei das Rete calcaneum (Verbindung zur A. tibialis posterior).

Rr. malleolares mediales ziehen aus der A. tibialis posterior zum Rete malleolare mediale, Rr. calcanei zum Rete calcanei.

Die *A. plantaris medialis* **BD21** geht oberflächlich (R. superficialis) zur Großzehe und gibt einen tiefen Ast (R. profundus) zum *Arcus plantaris* **D22.**

Die *A. plantaris lateralis* **BD23** überquert den M. quadratus plantae, gelangt am seitlichen Fußrand in die Tiefe und bildet den

Arcus plantaris profundus D22, der mit dem R. plantaris profundus aus der A. dorsalis pedis anastomosiert. Aus dem Arcus plantaris profundus entspringen die

Aa. metatarsales plantares **D24,** aus denen die *Aa. digitales plantares (communes* und *propriae)* **D25** zu den Zehen und *Rr. perforantes* zu den dorsalen Aa. metatarsales hervorgehen. Vgl. **B** mit **A, C** und **D!**

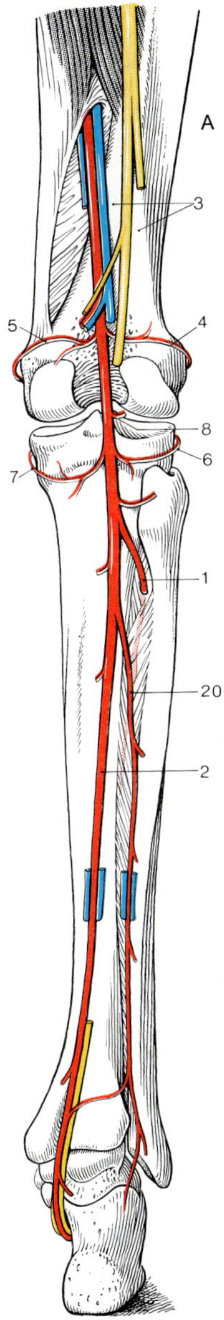

A Arterien des Unterschenkels (von hinten)

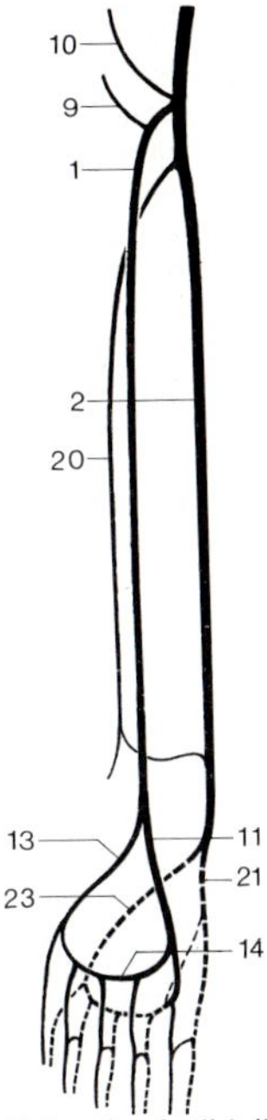

B Astfolge der A. tibialis anterior und posterior

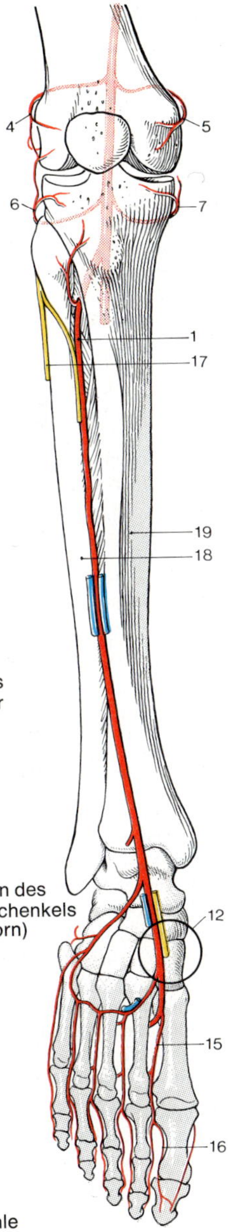

C Arterien des Unterschenkels (von vorn)

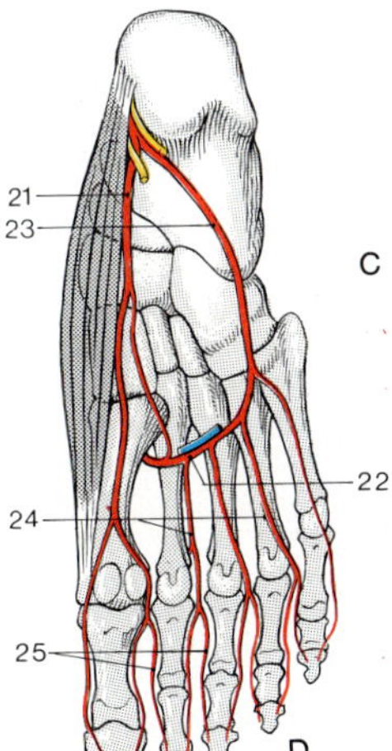

D Arterien der Fußsohle

Unterhautvenen

Die **tiefen Venen** ziehen als Begleitvenen mit den Arterien, bei kleinen und mittelgroßen Arterien (hauptsächlich von Arm und Bein) als paarige Begleitvenen; sie werden nicht besonders besprochen, bei Darstellung der Arterien wird in den Abbildungen an sie erinnert.

Die **Unterhautvenen,** *Vv. subcutaneae,* dagegen verlaufen unabhängig von Arterien. Sie bilden in der Subcutis (Bindegewebe zwischen Haut und Muskelfaszie) ein ausgedehntes *Venennetz.* Einige namentlich bezeichnete stärkere Venen stellen Verbindungen zu den tiefen Venen her, indem sie die Faszie durchbrechen. Stauungen in den tiefen Venen können in die Unterhautvenen ablaufen, diese dienen dem Druckausgleich und der Wärmeregulation.

Klinischer Hinweis: Stauungen in den tiefen Venen der Beine (tiefe Krampfadern, *Varizen*) führen zu Stauungen in den Unterhautvenen der Beine. Dabei vergrößert sich das Venenkaliber, die Venenklappen können die Venenlichtung nicht mehr verschließen und werden insuffizient. Die starke Füllung führt zur Längsdehnung und Schlängelung der Venen.

Bei Stauung der Pfortader kann über Vv. paraumbilicales Pfortaderblut in die Bauchhaut abgeleitet werden, vgl. S. 250, Tumoren des Brust- und Bauchraumes können durch Raumbeengung zu venösen Stauungen führen, die sich in die Unterhautvenen fortsetzen.

Mit der Vergrößerung der weiblichen Brustdrüse in der Schwangerschaft werden die Venen der Brust sichtbar vermehrt und stärker durchblutet.

Das Blut transportiert Körperwärme, die bei chemischen Prozessen hauptsächlich in Muskulatur und Leber entsteht. Infrarotaufnahmen der Körperoberfläche zeigen deshalb besonders eindruckvoll das subkutane Venennetz.

Rumpf. An sieben Stellen des Rumpfes laufen subkutane Venen sternförmig zusammen, um durch die Faszie in tiefe Venen zu münden.

Leistenbeuge jede Seite: In die *V. femoralis* **D1** münden durch den Hiatus saphenus der Oberschenkelfaszie die *V. epigastrica superficialis* **AD2,** *V. circumflexa superficialis ilium* **AD3,** *V. pudenda externa* **AD4** und *V. saphena magna* **D5** („Venenstern“).

Achselhöhle jeder Seite: In die *V. axillaris* **A6** münden die *V. thoracoepigastrica* **A7** und die *V. cephalica* **B8. A9** Plexus venosus areolaris.

Seitliche Halsgegend jeder Seite: In die *V. subclavia* münden die *V. jugularis anterior* **A10** und die Hautvenen der Brust.

Nabelgegend **A11:** Mit der V. portae sind durch die Bauchwand hindurch die *Vv. paraumbilicales* verbunden. Diese Verbindung spielt nur in krankhaften Fällen eine Rolle.

Arm. *V. basilica* **B12:** Kleinfingerseite, mediale Bizepsfurche, zur *V. brachialis.* – *V. cephalica* **BC8:** Daumenseite, laterale Bizepsfurche, zur *V. axillaris* **B13** (Vene für die Herzkatheterisierung). – *V. intermedia cubiti* **B14:** Ellenbeuge, zwischen V. basilica und V. cephalica (Vene für intravenöse Injektionen).

Bein. *V. saphena parva* **E15:** Kleinzehenseite, lateraler Knöchel, zur *V. poplitea* **E16.** – *V. saphena magna* **D5:** Großzehenseite, medialer Knöchel, zur *V. femoralis* **D1.**

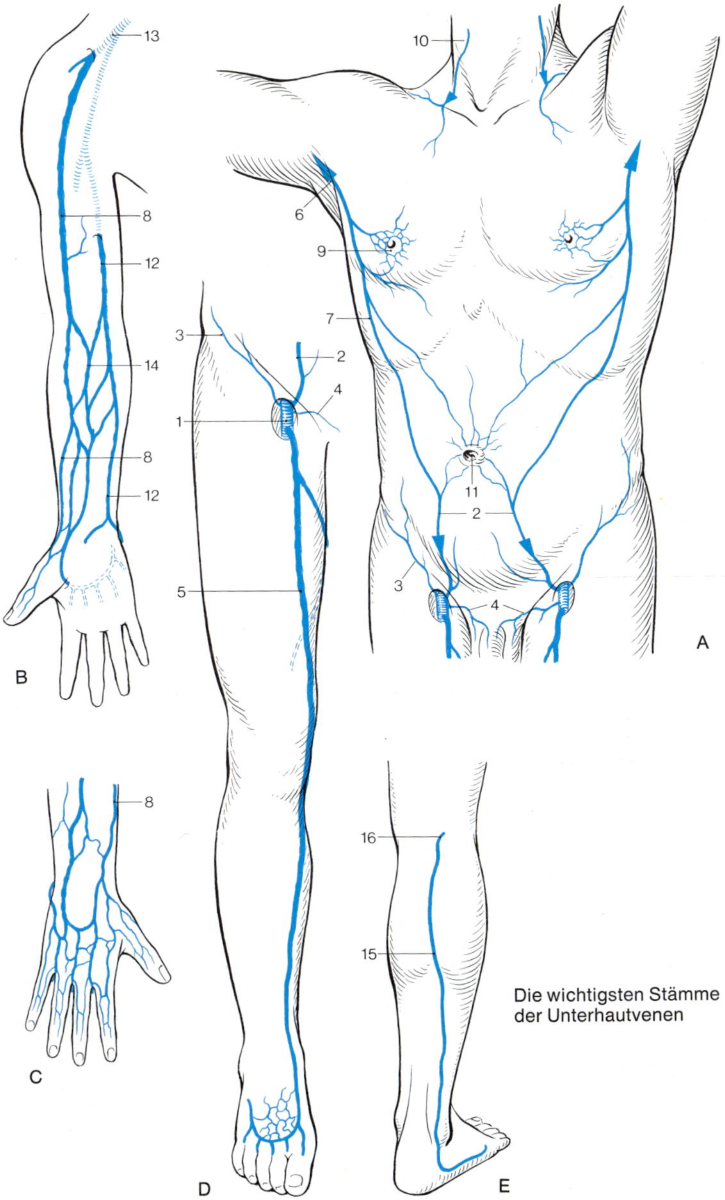

Die wichtigsten Stämme der Unterhautvenen

Oberflächliche Lymphgefäße des Rumpfes und Lymphgefäße (Lymphknoten) von Arm und Bein

Regionäre Lymphknoten erhalten *als erste* aus einer Körperregion oder einem Organ Lymphe. Ein Organ oder eine Region kann an mehrere, an verschiedenen Stellen liegende regionäre Lymphknoten Lymphe abgeben, und ein regionärer Lymphknoten kann aus mehreren Organen Lymphe erhalten.

Sammellymphknoten sind den regionären Lymphknoten *nachgeschaltet,* sie erhalten Lymphe aus mehreren regionären Lymphknoten.

Klinischer Hinweis: Bei Ausbreitung einer Infektion auf dem Lymphweg oder bei Absiedlung einer bösartigen Geschwulst werden zuerst die regionären Lymphknoten befallen.

Die *oberflächlichen Lymphgefäße,* variabel in Anzahl und Verlauf, ziehen parallel mit den *subkutanen Venen* zu *regionären Lymphknoten.* Die Ursprünge der subkutanen Lymphgefäße sind großenteils intrakutane Lymphkapillaren.

Klinischer Hinweis: Durch Scherbewegungen der Haut können intrakutane Lymphkapillaren zerreißen. An Stellen großer Lymphkapillardichte (Handteller, Fußsohle) kommt es dabei zu Lymphergüssen unter das Epithel, „Wasserblasen" entstehen. Auch bei der Blasenbildung infolge von Verbrennungen, Erfrierungen, chemischen Einwirkungen spielt die Schädigung der Lymphkapillaren eine Rolle. Bei *Infektionen* der Haut können die subkutanen Lymphgefäße als *gerötete strichförmige Stränge* sichtbar, die regionären Lymphknoten durch Kapselspannung schmerzhaft vergrößert werden.

Die *regionären subkutanen Lymphknoten* von Rumpf und Extremitäten liegen auf den *Beugeseiten* der Gelenke **A.** Sie sind, wenn keine lokalen Entzündungen oder generalisierte, immunbiologische Reaktionen vorausgegangen sind und keine bösartigen Geschwülste von ihnen Besitz ergiffen haben (Absiedlungen, Metastasen, von Krebsgeschwülsten ihres Einzugsgebietes!), meist nur millimetergroß, schwer zu tasten und auf der Unterlage verschieblich.

Klinischer Hinweis: Bei Erkrankungen können Lymphknoten einen bis mehrere Zentimeter groß werden, die Haut sichtbar vorbuckeln und miteinander zu unverschieblichen Lymphknoten „verbakken". Die palpatorische Untersuchung der Lymphknoten kann in zahlreichen Fällen zur Entscheidung der Diagnose führen.

Nodi lymphatici axillares, *Lymphknoten der Achselhöhle* **AB1,** und **Nodi lymphatici inguinales superficiales,** *Lymphknoten der Leistenbeuge* **A2,** sind die regionären Lymphknoten von Rumpfhaut (Vorder- und Rückenseite), Armen und Beinen, die letzten Stationen vor Eintritt der Lymphe in tiefere Lymphgefäße. Die Grenze zwischen den Einzugsgebieten der Achsel- und Leistenlymphknoten liegt gürtelförmig etwa in Nabelhöhe. Lymphe aus der Haut von äußerem Genitale, Damm und After wird zu den Leistenlymphknoten geleitet.

In der *Ellenbeuge* liegen oberflächliche **B3** und tiefe **C4** *Nodi lymphatici axillares cubitales.* Die tiefen Lymphgefäße des Arms, die dem Verlauf der Arterien folgen, erhalten schon in der Hand Zufluß aus den subkutanen Lymphgefäßen. Einige Lymphgefäße der Daumen- und Streckseite **D** ziehen direkt zu den Achsellymphknoten.

Auch in der *Kniekehle* liegen oberflächliche **G5** und tiefe **H6** Lymphknoten, *Nodi lymphatici popliteales.* Einzelne tiefe Lymphknoten kommen vor der Membrana interossea und unterhalb der Kniescheibe **F7** vor. Lymphbahnen der Großzehen- und Streckseite **E** erreichen unmittelbar die Leistenlymphknoten.

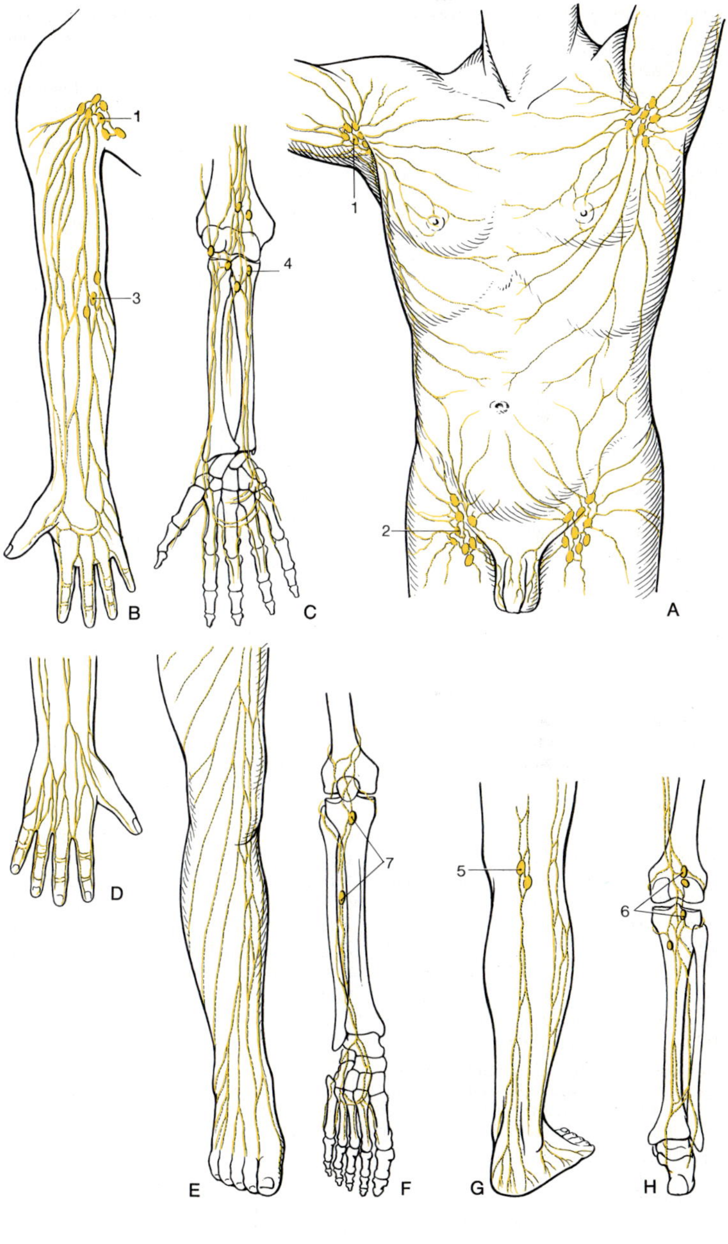
1
1
3
4
2
B
C
A
D
7
5
6
E
F
G
H

Lymphgefäße (Lymphknoten) von Kopf und Hals und tiefe Lymphgefäße (Lymphknoten) des Rumpfes

Über organnahe Lymphgefäße und regionäre Lymphknoten der Eingeweide s. Organe!

Lymphknoten für Stirn und Oberlid liegen vor dem Ohr, *Nodi lymphatici parotidei* **A1,** Lymphknoten der mittleren und unteren Gesichtsregion (einschließlich Zähne des Ober- und Unterkiefers) und der Zunge am Unterrand der Mandibula, *Nodi lymph. submandibulares* **A2.** Lymphe aus der Unterlippe zieht zu *Nodi lymph. submentales* **A3,** Lymphknoten des hinteren Teils der Nasenhöhle liegen retropharyngeal vor der Wirbelsäule, *Nodi lymph. retropharyngeales.* Aus der hinteren Hälfte der Kopfschwarte fließt Lymphe zu *Nodi lymph. occipitales* **A4** und zu *Nodi lymph. mastoidei* **A5.** Lymphe aus Halsoberfläche und Ohrspeicheldrüse gelangt in *Nodi lymph. mastoidei.* **A5.** Lymphe aus Halsoberfläche und Ohrspeicheldrüse fließt in *Nodi lymph. cervicales laterales superficiales* **A6.** Nachgeordnete Lymphknoten dieser Einzugsgebiete umgeben in der Tiefe des Halses den Gefäß-Nerven-Strang, *Nodi lymph. cervicales laterales profundi* **A7.** In deren obere Gruppe gelangt unmittelbar Lymphe von Zungengrund und Gaumenmandeln.

Die *Nodi lymph. axillares* bilden mehrere Gruppen (Lymphe aus Arm, Brustwand und Brustdrüse). Sie liegen unter den Mm. pectorales major und minor **A8,** oberhalb von diesen **A9, 10** (unter der Fascia clavipectoralis), am Unterrand des M. pectoralis major **A11** und in der Tiefe der Achselhöhle **A12.** Lymphknoten der Brustdrüse sind ferner die *Nodi lymph. parasternales* **A13,** die auch Lymphe aus Leber, Zwerchfell, Perikard und Interkostalräumen aufnehmen, und Lymphknoten in der Nähe des Angulus venosus **A14.** Aus der Schulter gelangt Lymphe zu subskapulären Lymphknoten **A15.** Tiefe Lymphgefäße der Rumpfwand verlaufen segmental mit den Interkostalgefäßen, Lymphknoten liegen interkostal neben der Wirbelsäule (paravertebral) und neben dem Brustbein (parasternal) **A13.**

Sammellymphknoten für Lymphe aus den Lungen sind *Nodi lymph. bronchopulmonales* **B16,** Lymphknoten unter und über der Luftröhrenteilung **B17** und entlang der Luftröhre, *Nodi lymph. prae- und paratracheales* **B18.** Weitere Lymphknoten liegen im vorderen und hinteren Mediastinum **B19. B20** Nodi lymph. pulmonales.

Die oberflächlichen Leistenlymphknoten werden durch Gruppen von Lymphknoten entlang von A. iliaca externa und interna, *Nodi lymphatici iliaci (externi, interni und communes)* **B21** und Aorta, *Nodi lymphatici lumbales (dextri* und *sinistri)* **B22** fortgesetzt. Diese erhalten Zuflüsse aus den Beckenorganen und aus den intra- und retroperitonealen Organen **B23.** Eine wichtige Station sind die *Nodi lymph. coeliaci* **B24,** um den Truncus coeliacus gelegene Sammellymphknoten (Einzugsgebiete: Leber, Gallenblase, Magen, Milz, Duodenum, Pancreas).

Über **Trunci lymphatici,** große Lymphstämme, fließt die Lymphe aus dem gesamten Bauchraum (*Trunci intestinales* **C25** und *lumbales* **C26**) zur variabel ausgebildeten **Cisterna chyli C27,** die in Höhe des Aortenschlitzes im Zwerchfell zwischen Aorta und Wirbelsäule liegt. Aus ihr entspringt der **Ductus thoracicus C28.** Er läuft vor der Wirbelsäule aufwärts, kreuzt hinter der Aorta zur linken Seite und tritt von hinten oben in den linken Angulus venosus (s. S. 50) ein. Auf seinem Weg nimmt er interkostale Lymphgefäße auf. In den linken Angulus venosus münden außerdem direkt oder über den Ductus thoracicus: *Truncus jugularis* **C29** aus linker Kopf- und Halsseite, *Truncus bronchomediastinalis* **C30** aus der linken Hälfte des hinteren Mediastinum und der linken Lunge, *Truncus subclavius* **C31** aus linker Achselhöhle und linkem Arm. Die Lymphe aus rechter Kopf- und Halsseite, rechter Achselhöhle und rechtem Arm und der rechten Hälfte des vorderen und hinteren Mediastinum einschließlich der rechten Lunge fließt über den **Ductus lymphaticus dexter C32** in den rechten Venenwinkel.

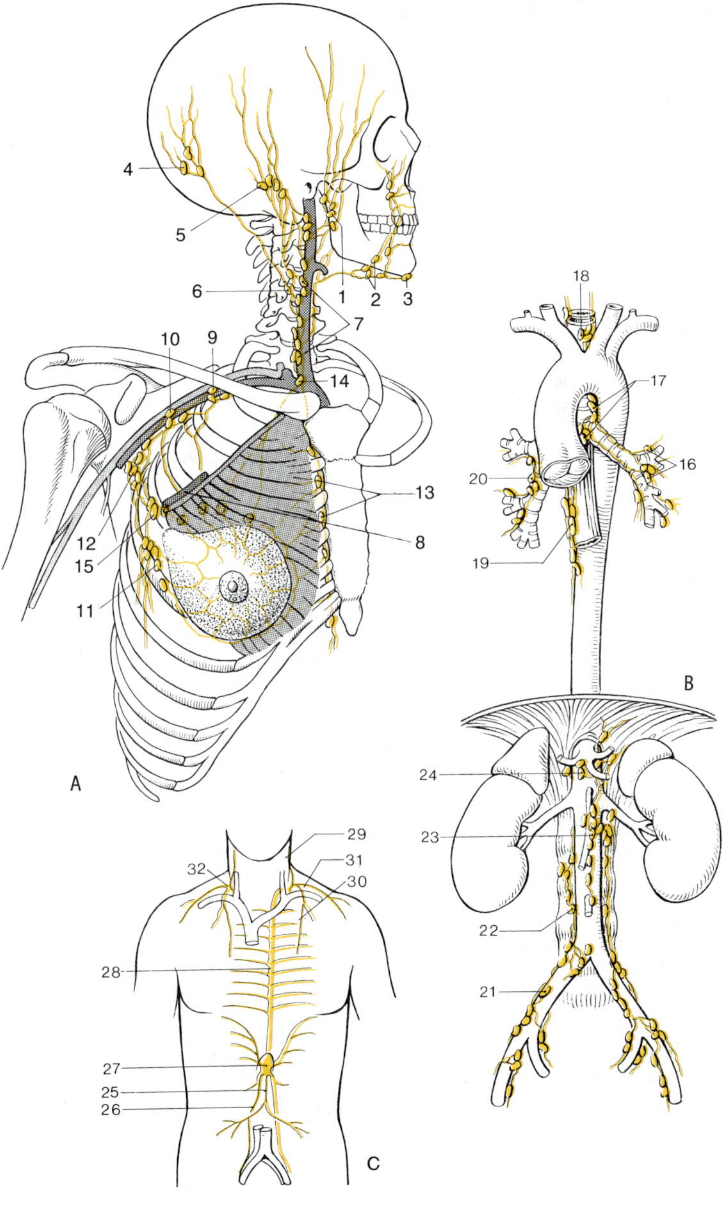
4
5
6
1
2
3
7
10
9
14
13
8
12
15
11
A
18
17
16
20
19
B
24
23
22
21
29
32
31
30
28
27
25
26
C

Blut und Abwehrsysteme

Das *Blut* vermittelt den Stoffaustausch der Zellen (Antransport von Sauerstoff O_2 und Nährstoffen, Abtransport von Stoffwechselschlacken und Kohlensäure CO_2), hilft das innere Milieu der Gewebe konstant zu erhalten (Salz- und Wasserhaushalt), dient dem Transport von Wärme, Hormonen, Antikörpern und Abwehrzellen.

Blut

Blut ist eine konzentrierte Aufschwemmung von *Blutzellen* und *Blutplättchen* in *Blutplasma.* Die Blutzellen, die Transportmedium und -weg gemeinsam haben, gehören zu verschiedenen Funktionssystemen. Das *Blutplasma* (ca. 56% des Blutvolumens) enthält über 90% Wasser, Salze, 7–8% Plasmaproteine (davon etwa 60% Albumine, hinzu kommen α-, β- und – als Antikörper – γ-Globuline sowie Fibrinogen). Mit den Aminosäuren aus der Nahrung sind Plasmaproteine die wichtigsten Zellbausteine.

Blutkörperchen. Rote Blutzellen, *Erythrozyten,* dienen dem Gastransport; weiße Blutzellen, *Leukozyten,* sind Repräsentanten der Abwehrsysteme; Blutplättchen, *Thrombozyten,* gehören zum Blutgerinnungssystem.

Erythrozyten. Ihre Zahl hängt vom O_2-Bedarf des Körpers und vom O_2-Angebot ab. Eine erhebliche Vermehrung *(Polyglobulie)* oder Verminderung *(Anämie)* ist krankhaft. Der menschliche Erythrozyt ist zellkernfrei, bikonkav, verformbar, homogen, mißt 7,7 µm im Durchmesser. Sein Inhalt besteht zu über 90% der Trockensubstanz aus *Hämoglobin,* dem eisenhaltigen Blutfarbstoff. Er läßt das Blut rot erscheinen – *oxygeniertes Hämoglobin* (arterialisiertes Blut) hellrot, *desoxygeniertes Hämoglobin (venosiertes Blut) dunkelrot. 5–15‰* der Erythrozyten sind *Retikulozyten,* unreife Zellen, s. S. 86. (Erhöhung der Retikulozytenzahl z. B. nach Blutverlust.) Ungleich geformte und übergroße Erythrozyten sind nachgeburtlich krankhaft. In hypertoner Lösung schrumpfen die Erythrozyten („Stechapfelform"); in hypotoner Lösung platzen sie, das deckfarbene Blut wird lackfarben.

Blutgruppen. Die Erythrozyten sind von einem Film aus Glykoproteinen, der *Glycocalyx,* überzogen, der die Blutgruppe bestimmt (als Blutgruppen-Antigen im AB0-System wirkt) und gegen den Fremdblut Agglutinine enthalten kann.

Mauserung. Erythrozyten werden 3–4 Monate alt, dann hauptsächlich in der Milz abgebaut. Aus den eisenfreien Hämoglobinteilen entstehen Gallenfarbstoffe, das Eisen wird wieder der Erythropoese zugeführt (Eisenkreislauf).

Leukozyten. Die Leukozytenzahl schwankt tageszeitlich. Eine Vermehrung *(Leukozytose)* über 10000/mm³ ist beim Erwachsenen krankhaft (bei Entzündungen oder geschwulstartiger Vermehrung), eine Verminderung *(Leukopenie, Agranulozytose)* unter 2000/mm³ ebenfalls (Schädigung der Bildungsstätten). Zu den Leukozyten rechnet man *Granulozyten, Monozyten* (s. S. 86) und *Lymphozyten* (s. S. 86).

Granulozyten. Je nach Anfärbbarkeit ihrer Zellgranula unterscheidet man neutrophile, eosinophile, basophile Granulozyten. *Neutrophile Granulozyten* (Zellkern 3- bis 4mal segmentiert) besitzen kleine Granula – *azurophile Granula* mit lysosomalen Enzymen und Peroxidase, und *spezifische Granula* mit Lysozym und bakteriziden Stoffen. *Eosinophile Granulozyten:* Die stark azidophilen (mit Eosin färbbaren) großen Granula enthalten gleichfalls proteolytische Enzyme. *Basophile Granulozyten* haben ebenfalls große Granula, sie enthalten Heparin und Histamin.

Thrombozyten, *Blutplättchen,* zerfallen leicht und geben *Thrombokinase* frei – Enzyme für die Blutgerinnung. Sie transportieren ferner das lokal vasokonstriktorische Serotonin. Thrombozyten sind 1–3 µm groß, enthalten aber keinen Zellkern, es sind Zellabschnürungen.

Blutzellen (aus Faller)

A Abkömmlinge des roten Knochenmarkes

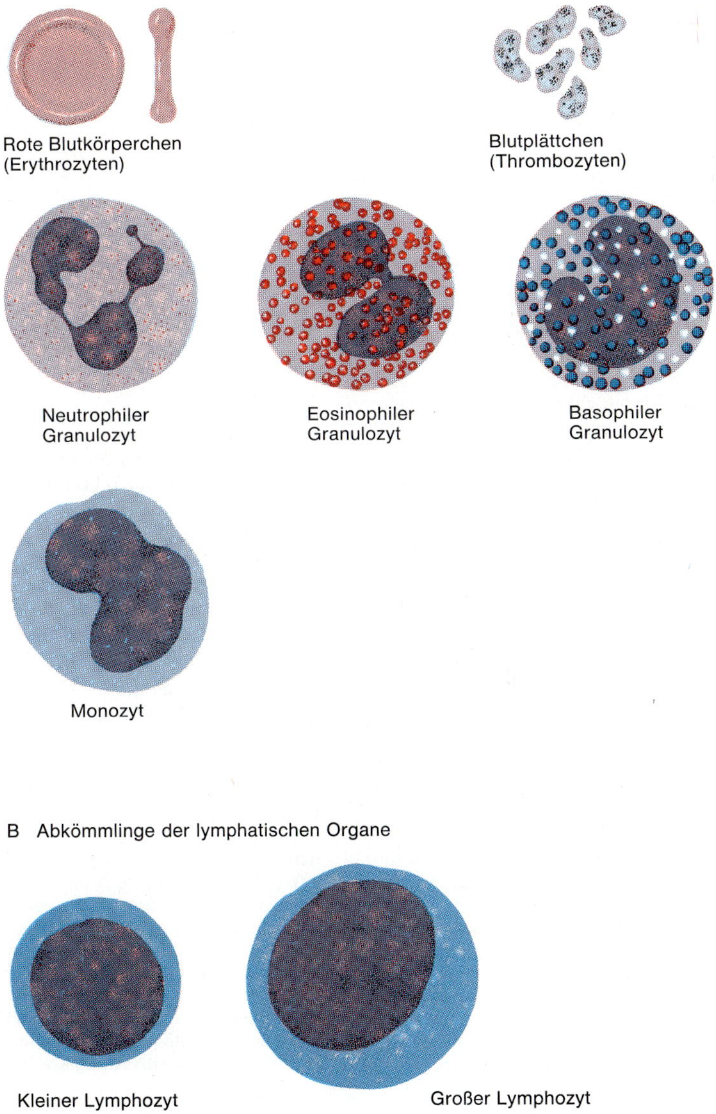

Zahlenverhältnisse der Blutzellen.

Ein µl Blut enthält:

4,5–5 Millionen Erythrozyten		
4000–8000 Leukozyten		
davon Granulozyten:	neutrophile segmentkernige	55 –68%
	stabkernige	2 – 3%
	eosinophile	2,5– 3%
	basophile	0,5– 1%
Monozyten:		4 – 5%
Lymphozyten:		36 –20%
200000–300000 Thrombozyten		

Blutbildung im nachgeburtlichen Leben. Nachgeburtlich findet Blutbildung normalerweise nur noch im *Knochenmark* statt. **A:** Mit Abschluß des Längenwachstums zieht sich die Blutbildung auf das Mark der *Epiphysen* der Röhrenknochen und der *kurzen platten Knochen* zurück. Bei chronischen Blutverlusten oder bei Schädigung der medullären Blutbildung kann im nachgeburtlichen Leben Blutbildung in den Diaphysen der Röhrenknochen, im Bindegewebe der Leber und anderen fetalen Blutbildungsstätten wieder angehen.

Das *Knochenmark* wiegt insgesamt ca. 2600 g, das sind etwa 4,6% des Körpergewichts. Es übertrifft, mit Ausnahme von Blut, Muskulatur und Skelett, alle Organe an Masse und enthält bis zu 10% des gesamten Blutes. Das rote, blutbildende Knochenmark beherbergt hauptsächlich die Zellen der *Granulopoese* und *Erythropoese* **B1** sowie Knochenmarksriesenzellen **B2** *(Thrombopoese)*, Fettzellen **B3** und Knochenbälkchen **B4.** Die Übersicht **B** ergibt ein buntes, vielgestaltiges Bild.

Die gemeinsame pluripotente *Stammzelle* aller Blutzellen ist der *Hämozytoblast.* Er ist funktionell, aber nicht morphologisch eindeutig charakterisiert und ähnelt einem mittelgroßen Lymphozyten. Hämozytoblasten treten in der frühen Keimentwicklung auf und noch beim Erwachsenen kommen Hämozytoblasten nicht allein im roten Knochenmark, sondern vereinzelt auch im Blut vor.

Blutbildung im fetalen Leben. Man unterscheidet folgende Blutbildungsperioden **C.**

Megaloblastische Periode. Die erste Blutbildung beginnt im *extraembryonalen Bindegewebe des Dottersacks* und Bauchstiels des Keimes, etwa 2 Wochen nach der Befruchtung. Die Blutzellen sind kernhaltige große Erythrozyten, *Megaloblasten;* Leukozyten fehlen. Die megaloblastische Periode dauert bis Ende des 3. Monats.

Hepatolienale Periode. Ende des 2. Monats geht Blutbildung in *Leber* und *Milz,* in geringem Maße in *Lymphknoten* an, Leukozyten treten auf, die Erythrozyten erreichen normale Größe. Die hepatolienale Periode endigt vor der Geburt.

Medulläre Periode. Im 5. Monat setzt Blutbildung im *Knochenmark* aller Knochen, den endgültigen Blutbildungsstätten, ein: „rotes Knochenmark".

Lymphozyten werden im 4. Monat zuerst in der Leber, dann im Knochenmark gebildet, aus ihnen wandern sie teils in den Thymus ein und besiedeln von hier aus (als T-Lymphozyten) die lymphatischen Organe, in denen sie sich weiter vermehren, teils gelangen sie aus dem Knochenmark (als künftige B-Lymphozyten) direkt in die peripheren lymphatischen Organe ein. Auch nachgeburtlich wandern Lymphozyten aus dem Knochenmark in die lymphatischen Organe ein (spezifisches Abwehrsystem, S. 88).

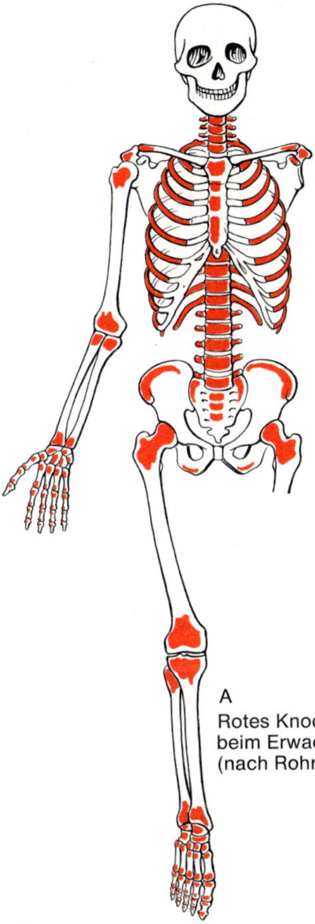

A
Rotes Knochenmark
beim Erwachsenen
(nach Rohr)

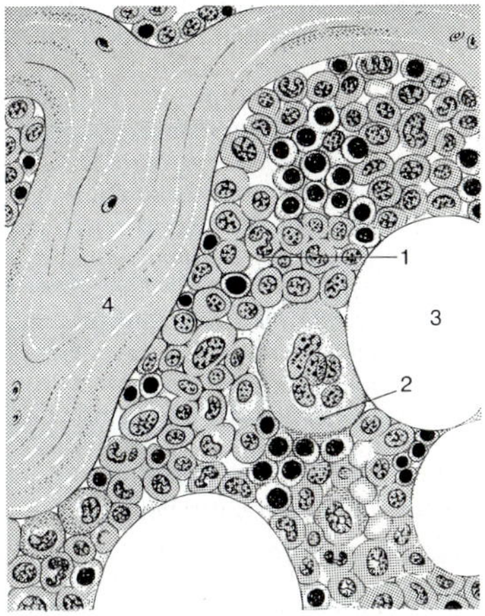

B Schnitt durch rotes Knochenmark

C Blutbildung in der Embryonal- und Fetalzeit (nach Knoll)

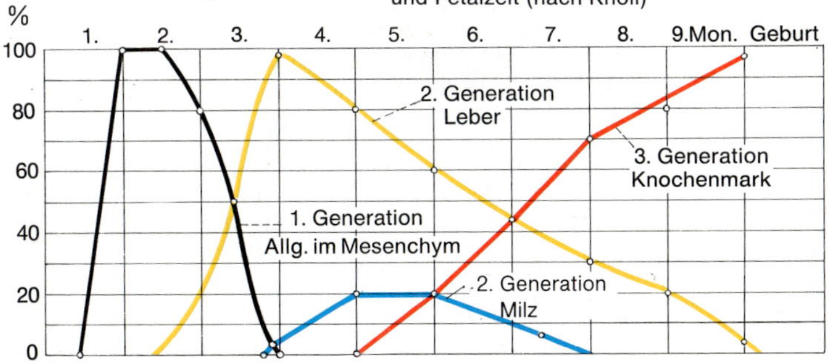

Ursprung der Zellen des Blutes und der Abwehrsysteme

Die Zellen des Blutes und der Abwehrsysteme entstehen teils im *Knochenmark* (Erythrozyto-, Granulo*zyto-,* Mono*zyto-,* Lympho*zyto-,* Thrombo*zytopoese,* kurz: Erythro-, Granulo-, Mono-, Lympho-, Thrombo*poese),* teils auch in *lymphatischen Organen* (Zellen des Immunsystems). Gemeinsame Stammzelle aller Blutzellen ist der *Hämozytoblast* **1.** Aus seiner Mitose gehen zwei Zellen hervor, die sich unterschiedlich verhalten, die eine bleibt *pluripotenter Hämozytoblast,* die andere wird zur *irreversibel unipotenten Vorläuferzelle,* die am Anfang jeweils einer Entwicklungsreihe (Erythro-, Granulo-, Mono-, Lympho-, Thrombozytopoese) steht. Unter dem Einfluß von Wirkstoffen, *Poetinen,* werden Vorläuferzellen zu *„Blasten"* und über Zwischenstufen zu reifen Blutzellen.

Erythropoese. Etwa 30% der unreifen Knochenmarksblutzellen gehören zur Erythropoese. Aus dem *Hämozytoblasten* **1** entsteht über die Vorläuferzelle der *Proerythroblast* **2** und der *Erythroblast* **3.** Er bildet Hämoglobin und wird damit azidophil. Erythroblasten liegen in Gruppen um Retikulumzellen (s. S. 88) herum, die als *„Ammenzellen"* gelten. Sie vermitteln den Erythroblasten das zur Hämoglobinbildung nötige Eisen, das im Körper folgenden *„Eisenkreislauf"* durchmacht. Im retikulären Bindegewebe hauptsächlich der Milz (auch anderer Organe?) werden überalterte Erythrozyten phagozytiert und abgebaut. Das Hämoglobineisen wird vorübergehend in den Phagozyten des retikulären Bindegewebes gespeichert *(Hämosiderin,* Berliner-Blau-Reaktion!, bei starkem Blutzerfall makroskopisch sichtbare Eisenspeicherung, *Hämosiderose).* Aus Hämosiderin wird *Ferritin* freigesetzt, ein Molekülverband mit 6 Eisenkörpern, der elektronenmikroskopisch verfolgt werden kann. Das Eisen wandert aus der Milz auf dem Blutweg, jeweils zwei Fe^{3+}-Ionen an ein Proteinmolekül Transferrin gebunden, ins Knochenmark und wird dort von den histiozytären Retikulumzellen aufgenommen und an die umliegenden Erythroblasten abgegeben, die es in Hämoglobin einbauen. Es folgen Zellteilungen, die zu Nestern von *Normoblasten* **4** führen, aus denen nach Ausstoßen des Zellkerns *Erythrozyten* **5** werden. Nicht völlig ausgereifte Erythrozyten enthalten netzförmige Reste von basophilen Ribosomen *(Substantia granulofilamentosa) = Retikulozyten* **6.**

Granulopoese. Die Entwicklung führt über *Myeloblast* **7** und *Promyelozyt* **8** zum *Myelozyten* **9.** Neutrophile, eosinophile oder basophile Körnchen treten auf. Von hier an lassen sich drei Reihen von Granulopoese (neutrophile, hier abgebildet, sowie eosinophile und basophile Granulopoese) unterscheiden, die über den Metamyelozyten zum segmentkernigen Granulozyten führen. Im *Metamyelozyten* **10** wird der Kern länglich, die Zelle wird zum (noch unreifen) *stabkernigen Granulozyten* **11.** Mit zunehmender Kernsegmentierung entsteht der reife *segmentkernige Granulozyt* **12** (Kriterium der Reife: fadenförmige, extrem dünne Kerneinschnürungen mit meist 2–4 Segmenten; Übersegmentierung ist krankhaft). Der Granulozyt wandert durch die Wand der Knochenmarkskapillaren ins Blut. Das Knochenmark besitzt eine *Granulozytenreserve,* die ein Vielfaches der Menge aller Granulozyten im strömenden Blut ausmacht und die bei Bedarf rasch mobilisiert werden kann.

Monozyten 13 stammen von *Monoblasten* **14** über Promonozyten ab.

Thrombopoese. Die *Megakaryozyten* **15** (Knochenmarksriesenzellen), die Produzenten von Thrombozyten, entstehen über Zwischenformen *(Megakaryoblast* **16,** *unreifer Megakaryozyt* **17**). Megakaryozyten haben einen großen gelappten Kern und einen Durchmesser von über 50 µm. In ihrem Zytoplasma treten Granula auf, die in randständige pseudopodienartige Ausläufer gelangen; schließlich werden *Thrombozyten* abgeschnürt **18.** Nach wiederholter Thrombozytenbildung geht der Megakaryozyt zugrunde.

Lymphopoese. Die (immunologisch noch inkompetente) Vorläuferzelle, die das Knochenmark verläßt, wird später in lymphatischen Organen zum *geprägten* (T- oder B-)*Lymphozyt* **19.** Nach Primärkontakt entsteht der (T- oder B-)*Immunoblast* **20,** aus dem (bei T-Prägung) *Immunozyten* **21** oder (bei B-Prägung) *Plasmazellen* **22** oder *Gedächtniszellen* **23** (mit T- oder B-Prägung) hervorgehen (s. S. 97).

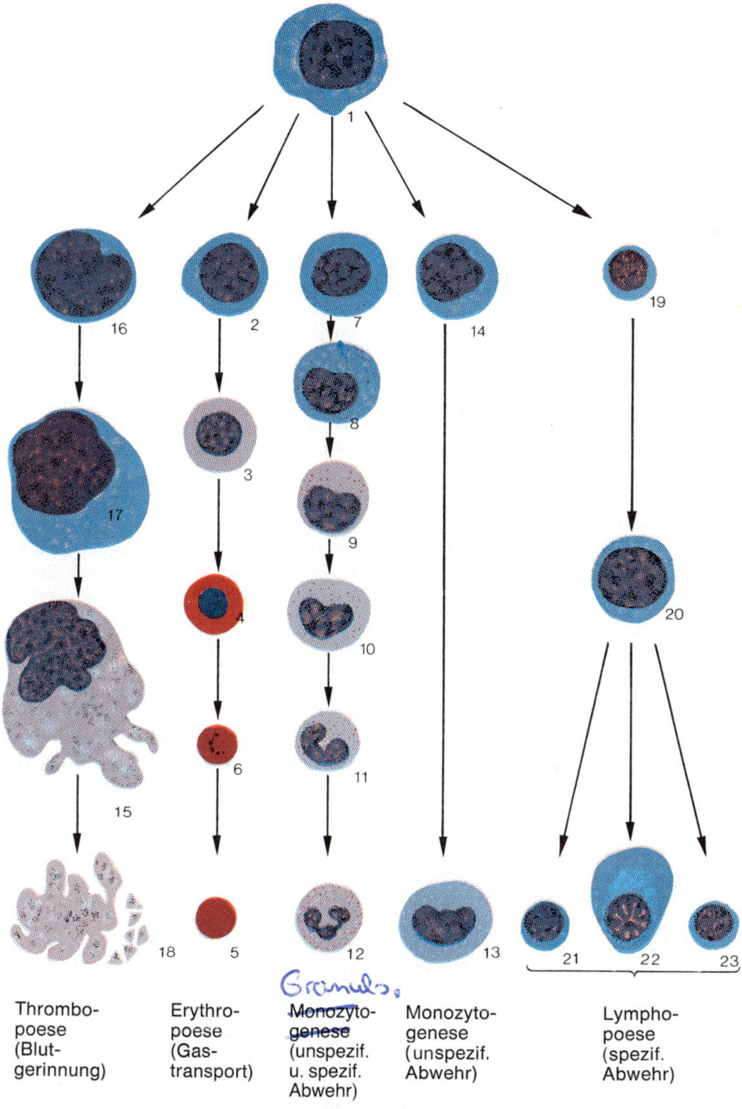

Bildung der Blut- und Abwehrzellen
in den Blutbildungsstätten

Abwehrsysteme

Das **retikuläre Gewebe A,** Grundgewebe der Organe der Abwehr, der lymphatischen Organe und des Knochenmarks, ist ein **Zellschwamm.** Man unterscheidet *fibroblastische Retikulumzellen,* die den Zellschwamm mit Retikulinfasern steifen, histiozytäre Retikulumzellen, die phagozytieren, und zwei weitere Typen, die „Wegweiserfunktion" bei der Ansiedlung von T- und B-Lymphozyten in lymphatischen Organen besitzen.

Unspezifisches Abwehrsystem

Das *unspezifische Abwehrsystem* hat eine augenblickliche und lokale Vernichtung des Krankheitserregers (Fremdkörpers) zum Ziel. Sie wird durch *neutrophile Granulozyten* und *Makrophagen* bewirkt.

Neutrophile Granulozyten sammeln sich in den ersten Stunden im Entzündungsherd an, durch Krankheitserreger und Zellabbaustoffe angelockt. Sie bauen das phagozytierte Material **B1** (hier Streptokokken) mit Hilfe ihrer Lysosomen und spezifischen Granula, der neutrophilen Granula, ab. Zugleich scheiden sie proteolytische Enzyme zur Erweichung des entzündlichen Infiltrates aus (Abszeßbildung). Die Granulozyten gehen bei dieser Tätigkeit zugrunde, wobei *Eiterkörperchen* entstehen. **B2** Zellkern, **C3** Phagolysosomen.

Makrophagen stammen von *Monozyten* ab und sind mobil oder (vorübergehend) sessil. Sie kommen überall im Gewebe als „Gewebsmakrophagen", *Histiozyten,* vor. Als mobile „Exsudatmakrophagen" wandern sie in Entzündungsherde ein, bilden in serösen Höhlen die *Pleura-* und *Peritonealmakrophagen,* in den Lungen die *Alveolarmakrophagen.* Sessil sind die *Kupfferschen Sternzellen* der Leber, die *histiozytären Retikulumzellen* in Milz, Lymphknoten und Knochenmark. Makrophagen phagozytieren in den Körper eingedrungene Stoffe und bauen sie zum Teil enzymatisch ab. Als **mononukleäres Phagozytensystem, MPS** (früher retikuloendotheliales System, *RES,* oder retikulohistiozytäres System, *RHS,* genannt), werden diese Zellen zusammengefaßt. Sie spielen auch im spezifischen Abwehrsystem eine entscheidende Rolle. Zu den von Monozyten abstammenden Makrophagen gehören zudem die *Osteoklasten,* die Knochen abbauen, und die *Mesogliazellen,* Abwehrzellen im Zentralnervensystem.

Spezifisches Abwehrsystem

Das spezifische Abwehrsystem, Immunsystem, versetzt den Organismus, im Unterschied zum unspezifischen Abwehrsystem, in die Lage, *langfristig* körpereigene von körperfremden Substanzen, *Antigenen,* zu unterscheiden und gegen diese spezifische Abwehrstoffe, *Antikörper,* zu bilden.

In den Körper eingedrungene Antigene (Krankheitserreger, Fremdeiweiß) und vom Körper gebildete Antikörper reagieren miteinander. Diese *Antigen-Antikörper-Reaktion* ist chemischer Natur. Sie ist spezifisch, jedes Antigen erzeugt einen ihm eigenen (antigenhomologen) Antikörper, der lange Zeit, mitunter jahrzehntelang, im Körper wieder gebildet werden kann. Er verleiht dem Körper *Immunität* gegen das betreffende Antigen, die jahrelang andauern kann.

Die **Zellen des spezifischen Abwehrsystems** sind die *immunologisch kompetenten T-* und *B-Lymphozyten.* Ihre Aufgaben erfüllen sie in Zusammenarbeit mit den *akzessorischen Zellen des spezifischen Abwehrsystems* (Makrophagen, spezialisierte Retikulumzellen lymphatischer Organe). Die T- und B-Lymphozyten verkörpern die *Zweigleisigkeit* des Immunsystems in *zellulärer* und *humoraler Immunantwort.* Beide Lymphozytenarten entstehen zunächst aus Stammzellen des Knochenmarks und entwickeln ihre Abwehreigenschaften (Immunkompetenz) schrittweise über Vorläuferzellen.

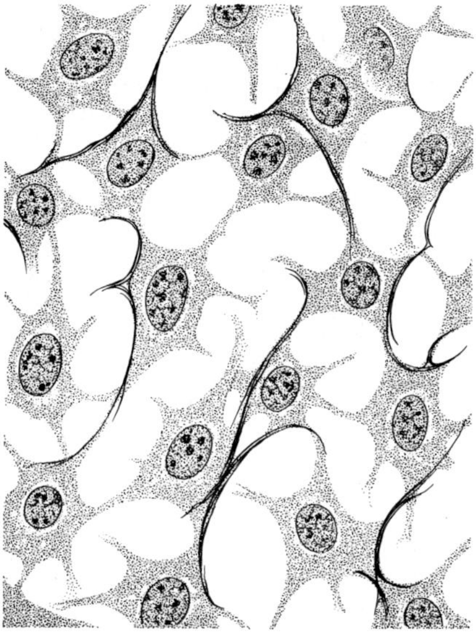

Schnitt durch retikuläres Bindegewebe

A

Unspezifisches Abwehrsystem: Granulozytensystem

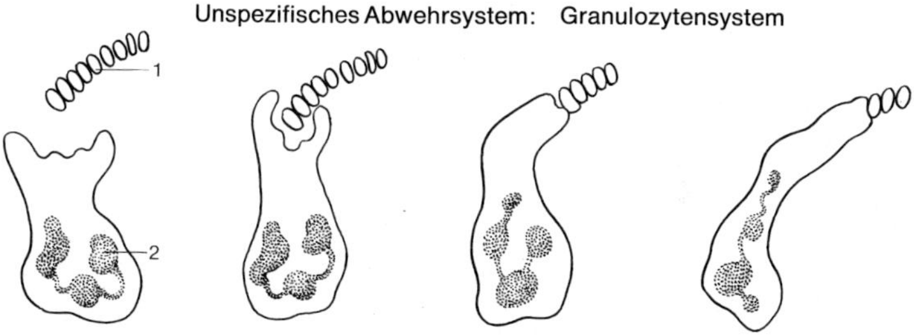

B Phagozytose einer Streptokokkenkette durch neutrophilen Granulozyten

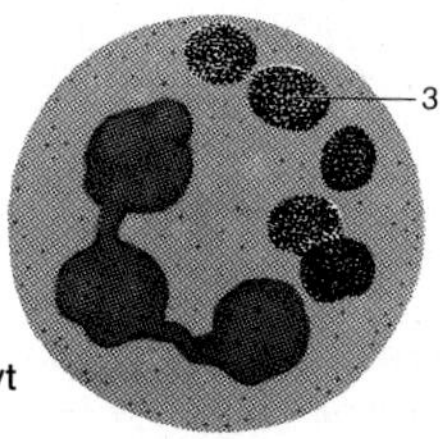

C Neutrophiler Granulozyt mit Phagosom

Zellen des spezifischen Abwehrsystems

Die Zellen des spezifischen Abwehrsystems, die *T-* und *B-Lymphozyten* **A,** erfüllen ihre Aufgaben in Zusammenarbeit mit den *akzessorischen Zellen* des spezifischen Abwehrsystems.

Die **T-Lymphozyten** (*t*hymusabhängige Lymphozyten) werden in der Thymusrinde einer Auslese unterzogen, den Thymus verlassen nur solche T-Lymphozyten, die körpereigenes (autologes) Gewebe „erkennen" und tolerieren (allgemeine *T-Lymphozyten-Toleranz* gegen den eigenen Körper) und Abwehrfunktionen nur gegen körperfremde Stoffe, *Antigene,* entwickeln. Den Thymus verlassen sie entweder als *Regulatorzellen (T-Helfer-Zellen* oder *T-Suppressor-Zellen)* oder als *zytotoxische T-Zellen* und wandern auf dem Blutweg in die T-Regionen lymphatischer Organe ein. Aus diesen können die immunkompetenten T-Lymphozyten über den Lymphweg erneut in den Blutstrom eintreten und *rezirkulieren (T-Lymphozyten-Reservoir).*

Die *T-Helfer-Zellen* stimulieren B-Lymphozyten entweder direkt durch zellständige Faktoren oder indirekt durch lösliche Helfer-Faktoren zur Proliferation und zur Sekretion von Antikörper. Die B-Zell-Antwort auf die meisten Antigene hängt von dieser T-Zell-Hilfe ab. Diese Funktion der T-Helfer-Zellen setzt voraus, daß sie das Antigen „erkennen". Es wird ihnen von *akzessorischen Zellen* (s. S. 92), die es festhalten, „präsentiert".

T-Suppressor-Zellen können unter bestimmten Umständen die Immunantwort sowohl der B-Zellen als auch der T-Helfer-Zellen und der zytotoxischen T-Zellen unterdrücken.

Die *zytotoxischen T-Zellen* können antigene Zellen durch direkten Kontakt („zelluläre Immunantwort") auflösen, ohne hierbei selbst zerstört zu werden. Sie werden durch T-Helfer-Zellen stimuliert.

Die Spezifität jeder dieser Funktionen wird mit dem ersten Antigenkontakt, dem *Primärkontakt,* erworben, durch den die T-Zelle zunächst zum proliferierenden *T-Immunoblasten* **B** aktiviert wird. Auch „Gedächtniszellen", die langfristig das auslösende Antigen wiedererkennen, entstehen bei der Proliferation (Zellvermehrung) des T-Immunoblasten.

Die reifen **B-Lymphozyten** (*B*one-marrow-Lymphozyten) besitzen membranständige Antigenrezeptoren (Immunglobuline). Der *Primärkontakt* kann (bei Aktivierung durch T-Helfer-Zellen) entweder direkt oder indirekt zur Plasmazell-Bildung führen. *Plasmazellen* produzieren humorale Antikörper („humorale Immunantwort") und scheiden sie aus.

Plasmazellen sind große basophile Zellen mit radspeichenähnlicher Kernstruktur (**C** licht-, **D** elektronenmikroskopisch). Die Plasmazelle produziert große Mengen von *Immunglobulinen,* die – ins Bindegewebe abgegeben – auf dem Blutweg das Antigen erreichen und vernichten, indem sie sich mit ihm verbinden. Die humorale Immunantwort läuft rasch (in Minuten bis Stunden) ab. **D1** Ergastoplasma = Bildungsstätte der Immunglobuline, **C** Vergrößerung etwa 1000fach.

Bei der *direkten* Plasmazell-Bildung entsteht aus der B-Zelle der proliferiende *B-Immunoblast,* aus dem identische Tochterzellen hervorgehen (Klonbildung), die anschließend zu Plasmazellen differenzieren.

Die *indirekte* Ausbildung von Plasmazellen läuft im *Lymphfollikel* unter Ausbildung eines *Keimzentrums* (Sekundärfollikel) ab. Der B-Lymphozyt wird dabei (über Zwischenformen, Zentroblast und Zentrozyt) zur „Gedächtniszelle" (memory cell), indem er Rezeptoren für das betreffende Antigen bildet und dann (auch noch nach Jahren) bei erneutem Kontakt mit demselben Antigen *(Sekundärkontakt)* rasch durch Differenzierung in Plasmazellen reagiert.

Die **„natürlichen Killerzellen"** *(NK-Zellen)* sind eine dritte Lymphozytenart im Abwehrsystem, bisher noch wenig erforscht, die ohne Thymusreifung zytotoxisch wirken können.

E Makrophage, **E2** Phagosom.

Spezifisches Abwehrsystem: Immunsystem

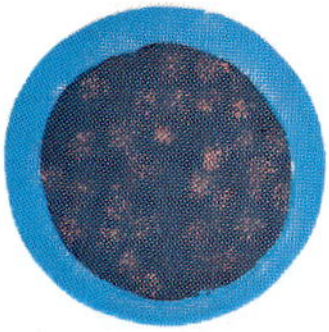

A Lymphozyt

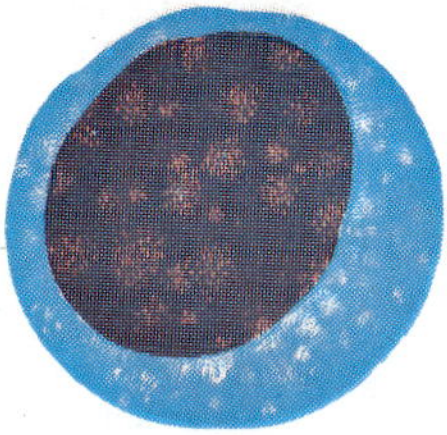

B Immunoblast

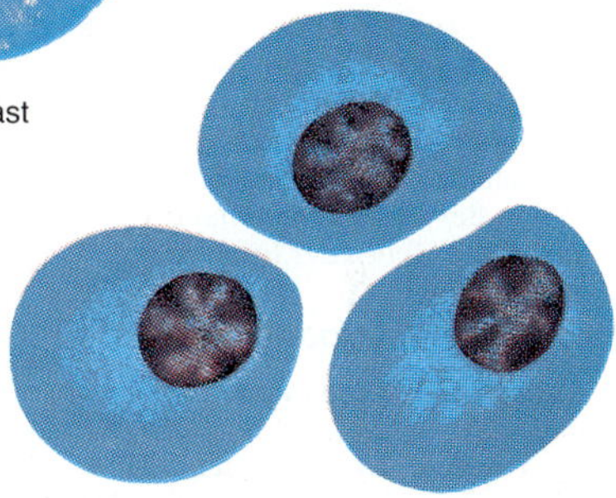

C Plasmazellen, lichtmikroskopisch

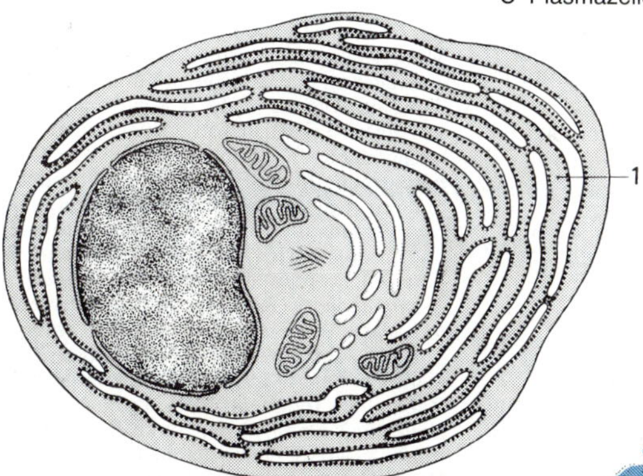

D Plasmazelle, elektronenmikroskopisch

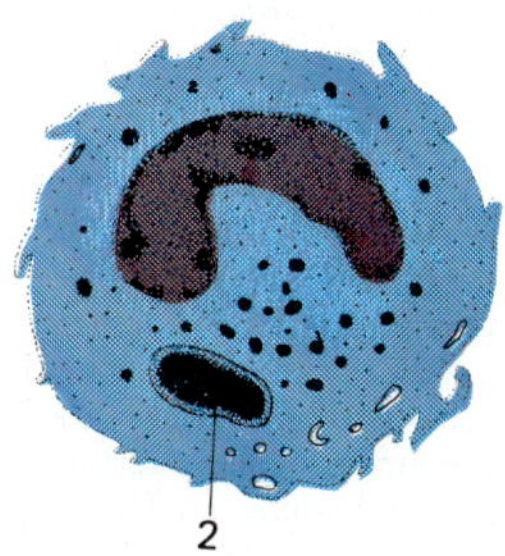

E Makrophage mit Phagosom

Die **akzessorischen Zellen** des Immunsystems sind für den Ablauf der Immunantwort notwendig. Die *phagozytierenden akzessorischen Zellen,* die *Makrophagen,* können u. a. das Antigen den immunkompetenten Lymphozyten „präsentieren". Die *nicht phagozytierenden akzessorischen Zellen* (spezifische Retikulumzellen) ermöglichen als *interdigitierende Retikulumzellen* die Ansiedlung der T-Lymphozyten (in der T-Region) und als *dendritische Retikulumzellen* die der B-Lymphozyten (in der B-Region) lymphatischer Organe. Zu den interdigitierenden Retikulumzellen zählt man auch die *M-Zellen* in der Darmschleimhaut sowie die *Langerhans-Zellen* der Epidermis.

Lymphatische Organe

Die *Aufgaben des Immunsystems sind unterschiedlich auf die lymphatischen Organe* – Thymus, Lymphknoten, Milz, Tonsillen, Schleimhautbindegewebe des Darmes – *verteilt.* Der *Thymus* ist als übergeordnetes Immunorgan für die Entwicklung der zellulären Immunität unentbehrlich. Die aktiven Immunisierungsvorgänge in der Kindheit gehen einher mit verstärktem, oft dramatischem Wachstum der lymphatischen Organe. Sie erreichen etwa im 6. Jahr die Größe der erwachsenen Organe, im 10.–12. Jahr etwa die doppelte Größe, um dann bis zum 20. Lebensjahr auf das endgültige Ausmaß zurückzugehen.

Thymus

Der **Thymus,** *Bries,* ist aus 2 ovalen miteinander verwachsenen Lappen zusammengesetzt. Er liegt im Mediastinum über dem Herzbeutel, vor der V. brachiocephalica sinistra und V. cava superior, zwischen den beiden Mediastinalblättern der Pleura und hinter dem Sternum; beim Kind reicht er bis zum Sternalansatz der 4. Rippe nach unten. Der Thymus ist beim Kind stark entwickelt und kann zu einer Verbreiterung des Röntgenschattens der Herzbasis führen.

Die Oberfläche des kindlichen Thymus ist in Läppchen gegliedert, die an einem gemeinsamen zentralen Gefäßstrang hängen. Diese sind wieder aus kleineren Läppchen zusammengesetzt, in denen mikroskopisch Rinden- und Markzone unterschieden werden, s. S. 94. **A1** Vv. brachiocephalicae, **A2** Herz, rotes Dreieck: Thymusdreieck.

T-Lymphozyten (*T*hymus-Lymphozyten) gelangen als T-Vorläufer-Zellen, *Thymozyten,* in die Thymusrinde, wo sie zu *Regulatorzellen (T-Helfer-Zellen, T-Suppressor-Zellen)* und zu *zytotoxischen T-Zellen* heranreifen.

T-Lymphozyten-Auslese. Jeder Körper entwickelt zwei Klassen von spezifischen, nur ihm eigenen Membranproteinen des *Haupt-Gewebsverträglichkeits-Komplexes (major histocompatibility complex, MHC).* Mit ihnen weisen sich die Zellen als körpereigen aus, mit den MHC-Klasse-I-Proteinen alle Zellen und mit den MHC-Klasse-II-Proteinen zusätzlich jene, die als akzessorische Zellen des Immunsystems (z. B. Makrophagen) fremde Antikörper „präsentieren". T-Lymphozyten entwickeln *Rezeptoren* zur Erkennung dieser eigenen MHC-Proteine, die zytotoxischen T-Zellen zur Erkennung der MHC-Klasse-I-Proteine und die T-Helfer-Zellen zusätzlich zur Erkennung der MHC-Klasse-II-Proteine. Die Rezeptoren entstehen in eher zufälliger Variabilität, so daß eine Auslese in der *Thymusrinde* notwendig wird. Täglich werden hier Milliarden neugebildeter T-Lymphozyten mit den körpereigenen MHC-Proteinen konfrontiert und nur jene, die sie mittels ihrer Rezeptoren „erkennen" (die also eigene, autologe und fremde MHC-Antigene unterscheiden können), werden als Träger der *zellulären Immunantwort* (Regulatorzellen und zytotoxische T-Lymphozyten) in das Blut entlassen, die übrigen werden vernichtet. Die zytotoxischen T-Zellen greifen künftig nur Zellen mit fremdem MHC-Protein sowie Zellen mit einem (z. B. durch Virusinfektion) „verfremdeten" eigenen Protein an. Die T-Helfer-Zellen erkennen mit Hilfe ihres MHC-Klasse-II-Rezeptors ein von eigenen akzessorischen Zellen präsentiertes fremdes Antigen als „fremd" und aktivieren dann Abwehrzellen, z. B. B-Lymphozyten.

Bei *Fehlleistungen* in dem Sinn, daß T-Lymphozyten irrtümlich körpereigene Zellen nicht erkennen (weil MHC-Protein „verfremdet" oder der Lymphozytenrezeptor „unpassend" ist) entstehen selbstzerstörerisch *Autoimmunkrankheiten:* Allergien, rheumatoide Arthritis, multiple Sklerose u. a.

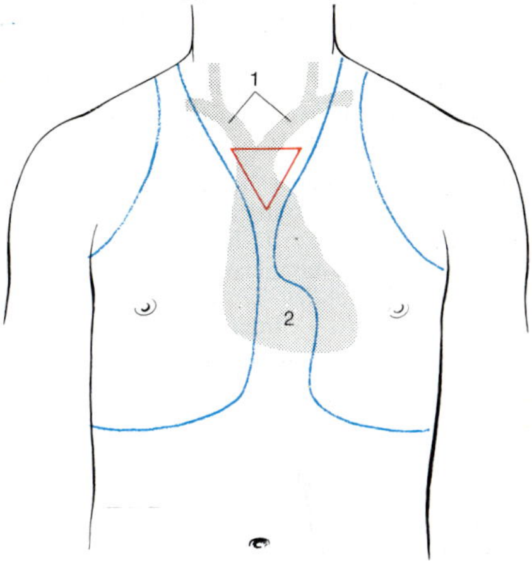

A Lage des Thymus

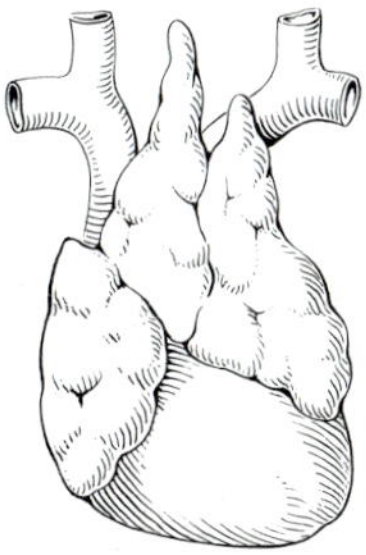

B Thymus beim Neugeborenen

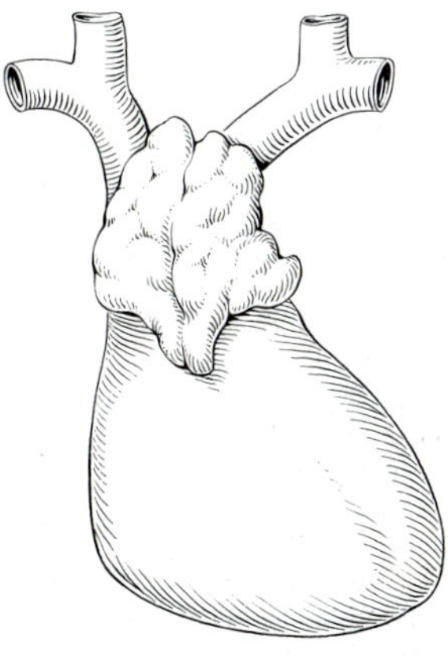

C Thymus beim 2 Jahre alten Kind

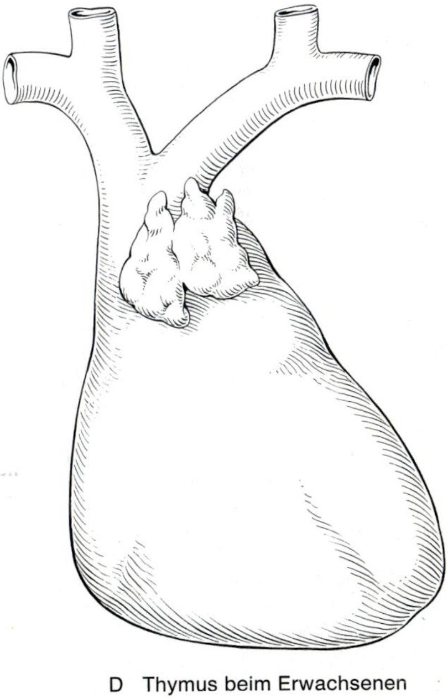

D Thymus beim Erwachsenen

Feinbau des Thymus

Ausgeprägte Strukturen zeigt der kindliche Thymus. Die Läppchen hängen an Gefäßsträngen, in jedem Läppchen unterscheidet man *Mark* **B1** und *Rinde* **B2.**

Rinde. Das Grundgewebe **B3** hat das Aussehen eines weitmaschigen Reticulum. Gegen die Oberfläche und Läppchengrenze ist es epithelartig angeordnet. Die Maschen des Gewebes werden dicht gefüllt von T-Lymphozyten **B4.** In der unmittelbar unter der Kapsel gelegenen Randzone vermehren sich die in den Thymus eingewanderten Lymphozyten. Die Population der kleinen Lymphozyten der Thymusrinde erneuert sich alle drei bis vier Tage, Thymuslymphozyten gelangen andauernd, mit zunehmendem Alter aber in geringerer Menge, ins Blut. Die größte Zahl der in den Thymus eingewanderten Lymphozyten geht bereits in der Thymusrinde während der Ausbildung der allgemeinen Lymphozytentoleranz zugrunde; sie haben nicht den Rezeptor zur Erkennung körpereigener Zellen entwickelt.

Im **Mark** sind Maschen des Grundgewebes **B3** enger als in der Rinde, die Lymphozyten (Thymozyten) **B4** spärlicher. Stellenweise sind die Zellen des Grundgewebes als *Hassallsche Körperchen* **B5** konzentrisch zusammengelagert. Der Thymus des Neugeborenen besitzt ca. 1 Million, der des Jugendlichen etwa 1,5 Millionen davon, beim 20jährigen beträgt ihre Zahl noch etwa 700000 und nach dem 40. Jahr noch etwa 250000. Das Hassallsche Körperchen kann aus wenig Zellen bestehen oder 0,1–0,5 mm große Zysten bilden, die Zelldetritus enthalten. Die Hassallschen Körperchen können rasch auftreten und wieder verschwinden, aber auch zu Zysten heranwachsen, in deren Innerem Zelltrümmer liegen. Die Aufgabe der Körperchen ist unbekannt, sie entstehen im Zusammenhang mit Immunvorgängen. Das Thymusgrundgewebe ist gegen Oberfläche und Blutgefäße durch eine Basallamina abgegrenzt. Von den übrigen lymphatischen Organen unterscheidet sich der Thymus noch durch eine (wahrscheinlich auf die Rindenzone beschränkte) „Blut-Thymus-Schranke“: Antigene bleiben in der Gefäßwand hängen und gelangen nicht in den Thymus.

Funktion. Die Bedeutung des Thymus liegt in der Prägung der verschiedenen T-Zell-Untergruppen und in der Bildung des humoralen Thymusfaktors. Nach *Entfernung* des Thymus bei neugeborenen Mäusen entsteht ein Kümmerwuchs, der in zwei Wochen zum Tod führt. Die lymphatischen Organe sind mangelhaft mit Lymphozyten gefüllt und abnorm klein, Keimzentren fehlen, die Milz bildet keine Follikel, das Blut ist arm an Lymphozyten; es besteht eine *immunbiologische Insuffizienz,* die hauptsächlich die zelluläre, weniger die humorale Immunität betrifft. Je später der Thymus entfernt wird, um so weniger ausgeprägt ist das Krankheitsbild. Vergleichbare Zustände, die auf einer *Aplasie, Hypoplasie* oder *Unterfunktion* des Thymus beruhen, sind auch *beim Menschen* bekannt.

Der humorale Thymusfaktor *Thymopoetin* stimuliert die Ausdifferenzierung der peripheren lymphatischen Organe.

Pubertätsinvolution *(Altersinvolution).* Das Thymusgewebe wird ab dem 18. Lebensjahr zum (noch funktionstüchtigen) *Thymusrestkörper* zurückgebildet und durch Fettgewebe **C6** teilweise ersetzt *(Thymusfettkörper,* lipomatöse Atrophie).

Akzidentelle Involution, durch Infekte, Ernährungsstörungen, Strahlen u. a. hervorgerufen, geht einher mit Auswanderung der Lymphozyten aus der Rinde und Organverkleinerung. Bei Infekten nimmt die Zahl der Hassallschen Körperchen erheblich zu – *Infektionstyp;* bei Mangelernährung nimmt sie ab – *Hungertyp* der akzidentellen Involution. Bei plötzlichen Todesfällen Jugendlicher wird gelegentlich eine abnorme Thymusvergrößerung beobachtet (Status thymolymphaticus, „Thymustod“; fehlgeleitete Immunvorgänge?).

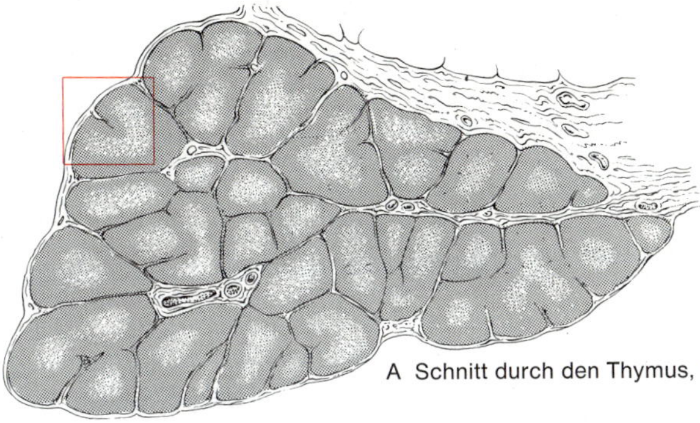

A Schnitt durch den Thymus, Übersicht

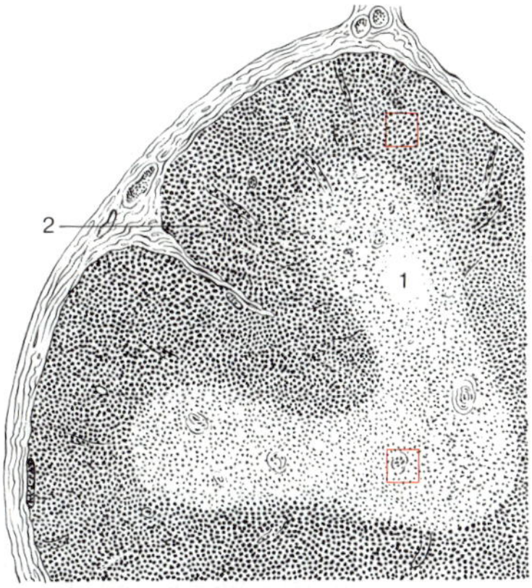

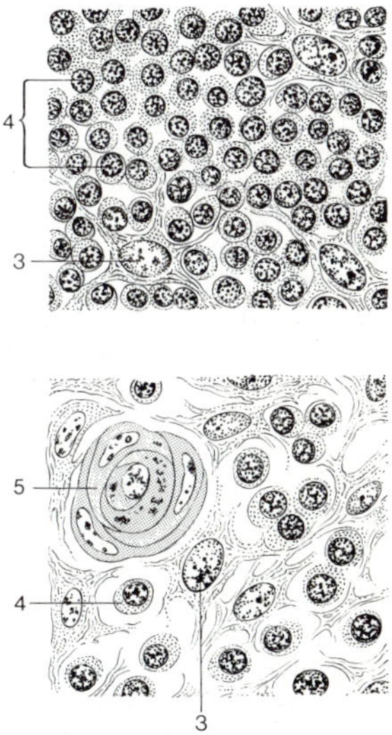

B Thymus des Kindes (Ausschnitt aus A)
rechts oben: Thymusrinde stärker vergrößert
rechts unten: Thymusmark stärker vergrößert

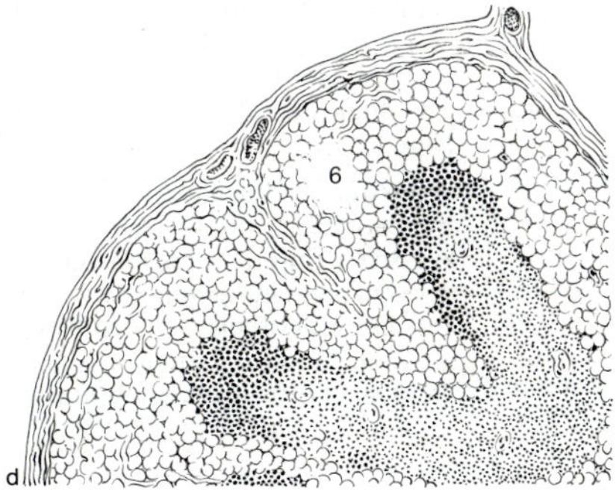

C Thymus des Erwachsenen

Bauelemente peripherer lymphatischer Organe

Die peripheren lymphatischen Organe – *Mandeln, Lymphfollikel der Schleimhäute, Lymphknoten und Milz* – sind als Produzenten von Lymphozyten wichtige Organe des spezifischen Abwehrsystems, des *Immunsystems*.

B- und T-Region. Die lymphatischen Gewebe werden lokal unterschiedlich von den B- und T-Lymphozyten besiedelt. Im *Primär- und Sekundärfollikel* sind bevorzugt *B-Lymphozyten* angesiedelt *(B-Region)*. Die *T-Lymphozyten* dagegen besiedeln einen für die einzelnen lymphatischen Organe spezifischen Bereich *(T-Region)*.

B-Lymphozyten. Im *Primärfollikel* liegen die Lymphozyten bei fehlendem Antigenkontakt (z. B. beim Neugeborenen) als gleichartig differenzierte kleine Lymphozyten gleichmäßig im ganzen Lymphfollikel verteilt, er ist gleichmäßig „dunkel".

Der *Sekundärfollikel* ist durch ein *Keimzentrum* (Reaktionszentrum) charakterisiert; es entsteht nach Antigenkontakt als vorübergehende Bildung und entwickelt sich in Phasen. Im Keimzentrum vermitteln Makrophagen, dendritische Retikulumzellen und T-Helfer-Zellen dem B-Lymphozyten das Antigen. Er wird zum *Zentroblasten* transformiert und proliferiert klonal zu *Zentrozyten*. Gedächtniszellen und Vorläufer von Plasmazellen entstehen. Das Keimzentrum ist in zwei ineinander übergehende Zonen gegliedert, in eine (basale) dunklere Zone, von dicht gepackten Lymphoblasten, großen und mittelgroßen Lymphozyten sowie von Makrophagen gebildet, und in eine (apikale) hellere Zone, in der locker gepackte Lymphozyten überwiegen und dendritische Retikulumzellen hervortreten. Ein dunkler Lymphozytenmantel umgibt das Keimzentrum. Er sitzt dem Follikel der Tonsille mützenförmig auf, umgibt den Follikel des Lymphknotens exzentrisch und den der Milz in breiter konzentrischer Lage.

Retikulumzell-Typen. In den lymphatischen Organen unterscheidet man *vier Retikulumzell-Typen,* die histiozytären, fibroblastischen, dendritischen und interdigitierenden Retikulumzellen. Während die *histiozytären* und *fibroblastischen* Zellen in allen Regionen lymphatischer Organe vorkommen, üben die *dendritischen* und *interdigitierenden* Zellen eine regionär begrenzte „Wegweiserfunktion" für B- bzw. T-Lymphozyten aus, sie sind als *akzessorische Zellen des Immunsystems* den B- bzw. T-Regionen zugeordnet.

Die **Lymphgefäße** führen aus den „Interstitien", aus dem interzellulären Bindegewebsbereich der Organe und Gewebe (ausgenommen das Hirngewebe), einen Teil der Gewebsflüssigkeit, die mit dem Stofftransport aus den Blutgefäßen ins Bindegewebe gelangt, in das venöse Blut zurück.

Lymphozytenrezirkulation. Die Lymphozytenmenge, die über den Ductus thoracicus, den größten Lymphstamm, innerhalb von 24 Stunden ins Blut gelangt, beträgt das 2–4(–20)fache der Blutlymphozytenmenge; die Lymphozyten verweilen also weniger als einen Tag im Blut. Lymphozyten, hauptsächlich T-Lymphozyten, treten aus den postkapillären epitheloiden Venen lymphatischer Organe zwischen den Endothelzellen hindurch aus dem Blut ins retikuläre Bindegewebe ein, um später erneut auf dem Lymphweg ins Blut zu gelangen = *Lymphozytenrezirkulation.* Im interstitiellen Bindegewebe und im retikulären Gewebe lymphatischer Organe halten sich etwa 98% aller Lymphozyten auf, nur etwa 2% sind „unterwegs" im strömenden Blut.

„Epitheloide Venolen" – postkapilläre Venen, deren Endothelzellen die Gestalt kubischer Epithelzellen annehmen – sind der Ort, an dem *Lymphozyten rezirkulieren.* Die Endothelien bilden Rezeptoren aus, die von T-Lymphozyten erkannt werden und über Ausmaß und Ort der Lymphozytenrückkehr entscheiden.

Zweigleisigkeit des Immunsystems (nach Müller-Hermelink, Würzburg)

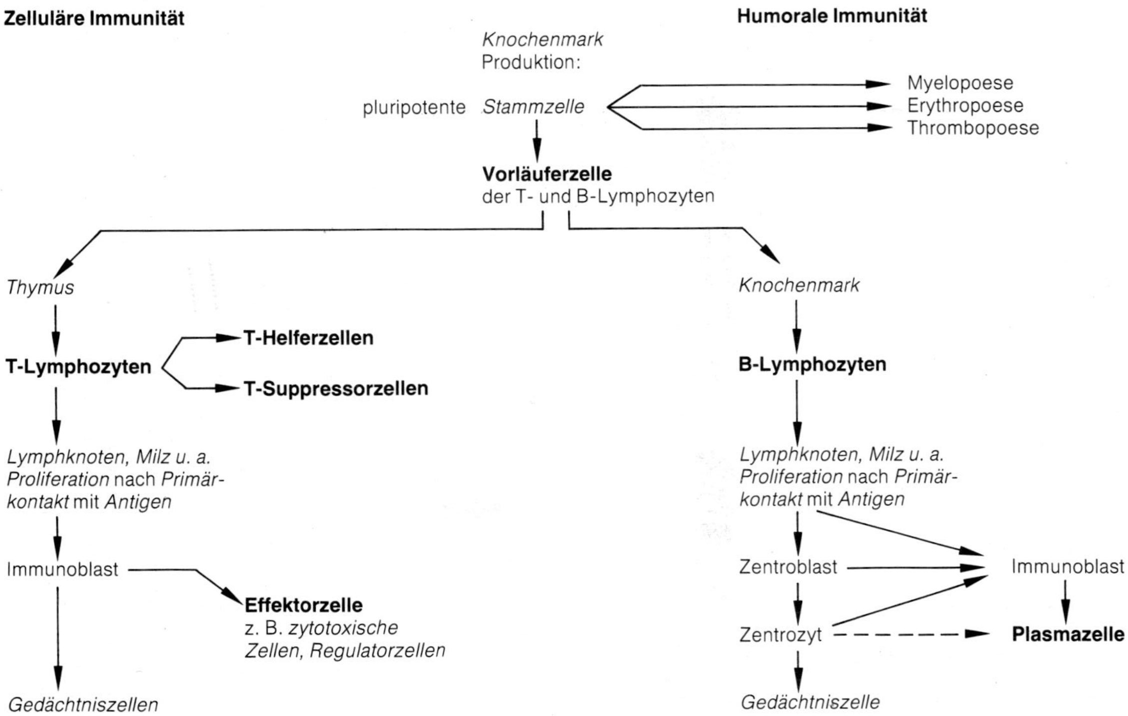

Lymphknoten

Lymphknoten sind als biologische Filter hintereinander in Lymphgefäße eingeschaltet. Organnahe Lymphknoten, die als erste von einem Organ oder einer umschriebenen Region Lymphe erhalten, werden *regionäre Lymphknoten* genannt. Nachgeschaltete Lymphknoten, die aus mehreren regionären Lymphknoten Lymphe empfangen, sind *Sammellymphknoten.*

Der **Lymphknoten,** *Nodus lymphaticus,* ist von einer Bindegewebskapsel **B1** umschlossen, so daß ein bohnenförmiges, millimeterlanges Körperchen entsteht. Aus der Kapsel ziehen Trabekel **B2** ins Innere. Mehrere Lymphgefäße führen auf der konvexen Seite Lymphe heran *(Vasa afferentia* **AB3***).* Im Hilum verläßt die Lymphe den Lymphknoten in wenigen *Vasa efferentia* **AB4.** Das retikuläre Bindegewebe des Organs bildet unter der Kapsel einen von platten Zellen ausgekleideten Randsinus *(Marginalsinus* **BCE5***),* den einzelne Retikulumzellen durchqueren. Radiäre Sinus *(Intermediärsinus* **BC6***)* führen in zentrale *Marksinus.* In den Sinus kommen neben Lymphozyten auch Makrophagen vor. Zwischen und unter den – die Sinus auskleidenden – Endothelzellen liegen *Makrophagen* als phagozytierende Uferzellen. Die *Rinde* des Lymphknotens wird von Lymphfollikeln **BC7** und **D** gebildet, das *Mark* von Marksträngen. Die Lymphozyten sind in der Rinde dicht gepackt, sie bilden zumeist Sekundärfollikel *(B-Region).* Im *Mark* sind sie in den Strängen des retikulären Bindegewebes *(Markstränge)* weniger dicht gelagert. Zwischen Rindenfollikel und Markstrang wird eine parakortikale Zone bevorzugter Ansiedlung von T-Lymphozyten hervorgehoben *(T-Region).*

Im Alter nehmen Lymphozyten und retikuläres Bindegewebe ab, Fett und Bindegewebe treten an ihre Stelle. Am Hilum ziehen Blutgefäße ins Innere, verzweigen sich in den Trabekeln und verlaufen schließlich, vom lymphatischen Gewebe umgeben, zu den Rindenfollikeln, die durch zirkuläre Gefäße stark vaskularisiert werden. **C** oval umgrenzt: B-Lymphozyten-Zone eines Segmentes, rund umgrenzt: T-Lymphozyten-Zone.

Die *Lymphe* berührt in großer Fläche Lymphknotengewebe. Fremdkörper, Krankheitserreger werden von Makrophagen phagozytiert *(„biologischer Filter").* Krebszellen bilden auf diesem Weg in Lymphknoten Metastasen. Die entzündlichen Vorgänge führen zu Schwellung und zu Schmerzen durch Kapselspannung. Mit der Lymphe des Vas efferens **AB4** gelangen Lymphozyten ins Blut; Lymphknoten sind die wichtigsten postfetalen *Lymphozytenproduzenten.*

„Epitheloide Venolen" – postkapilläre Venen, deren Endothelzellen die Gestalt kubischer Epithelzellen annehmen – sind der Ort, an dem *Lymphozyten rezirkulieren.* Epitheloide Venolen sind für die Lymphknoten, die Tonsillen und die lymphatischen Gewebe des Darmes charakteristische Bildungen.

Lymphe. Die Lymphe distal der Lymphknoten kann (nach Untersuchungen an der Katze) nahezu zellfrei sein oder 200–2000 Lymphozyten/mm^3 enthalten; die aus den Lymphknoten kommende Lymphe führt 1500 bis 150 000 Zellen/mm^3. Während in der efferenten Lymphe von nicht stimulierten Lymphknoten nur etwa 1% der Lymphozyten neu gebildet sind, findet man 60 Stunden nach antigener Stimulierung des Lymphknotens nahezu 100% neu gebildete Lymphozyten; d. h. die efferente Lymphe trägt die durch ein Antigen provozierte Immunantwort in Form von spezifisch sensibilisierten Lymphozyten und Vorstufen von Plasmazellen in entfernte, nicht regionäre Lymphknoten.

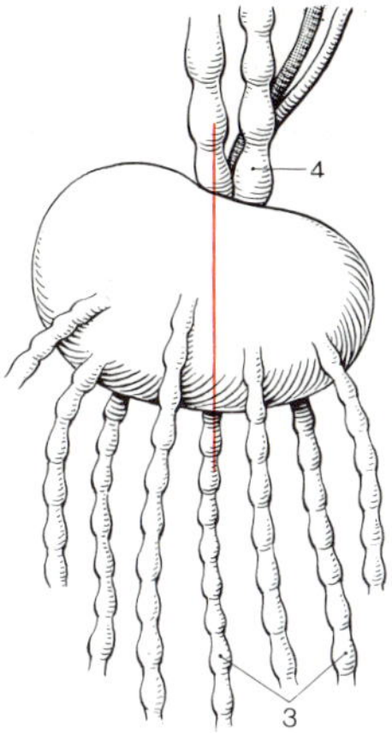

A Lymphknoten

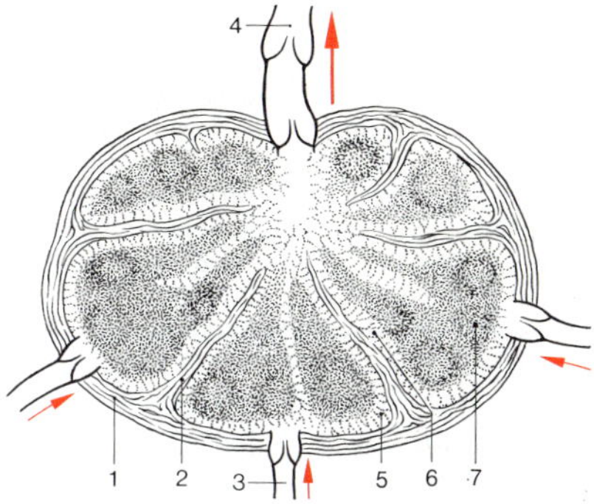

B Weg der Lymphe durch den Lymphknoten, Schema

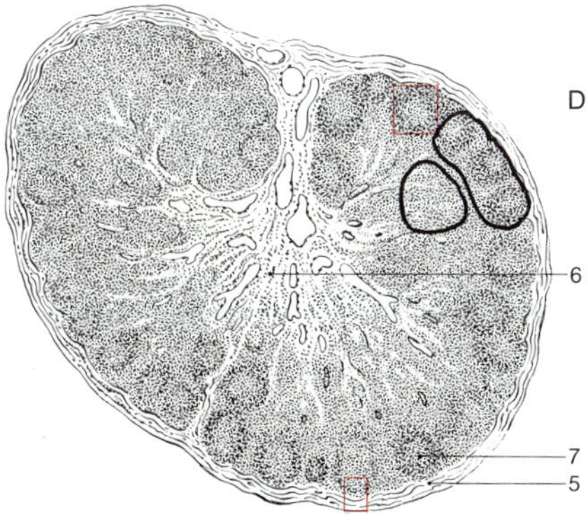

C Schnitt durch den Lymphknoten

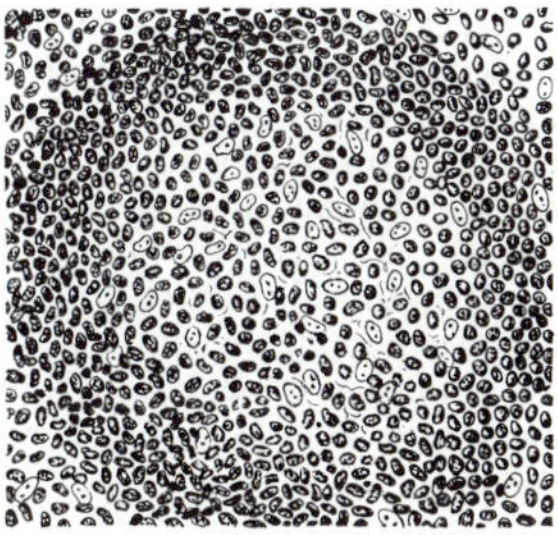

D Lymphfollikel (Ausschnitt aus C)

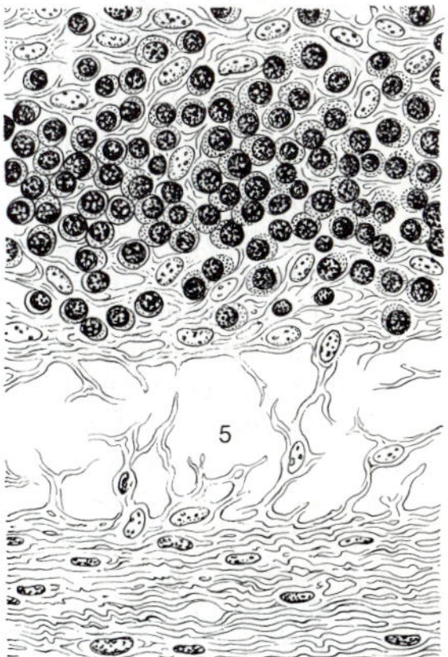

E Randsinus (Ausschnitt aus C)

Milz

Die **Milz,** *Lien (Splen),* ist in den *Blutstrom* eingeschaltet. **A** Sie ist blaurot, weich, faustgroß und hat die Form einer Kaffeebohne. Die Milz ist 10–12 cm lang, 6–8 cm breit, 3–4 cm dick und wiegt 150–200 g. Das Organ liegt hinten im linken Oberbauch unter dem Zwerchfell in Höhe der 9. bis 11. Rippe, die Längsachse der Milz verläuft parallel zur 10. Rippe **A1. A2** Unterrand der Lunge, **A3** Unterrand der Pleura.

Die *Zwerchfellfläche, Facies diaphragmatica,* **B** ist *konvex* und nach oben gewandt, die facettierte Eingeweidefläche, *Facies visceralis, konkav* und nach unten gerichtet. Der vorn oben gelegene Milzrand ist schmal und trägt Einkerbungen, der nach hinten unten gerichtete Rand ist breit und stumpf. Der hintere (obere) Pol der Milz reicht bis zu 2 cm an den Körper des 10. Brustwirbels heran, der vordere (untere) Pol bis etwa zur mittleren Axillarlinie, er ist schwer zu tasten. Die Milz wird hauptsächlich durch das *Lig. phrenicocolicum* gehalten, das von der linken Kolonflexur zur seitlichen Rumpfwand zieht und den Boden der Milznische bildet.

Das *Hilum (der Hilus)* ist die Ein- und Austrittsstelle der Gefäße und Nerven und liegt auf der Eingeweidefläche **C.** Er ist bandartig schmal und lang und verläuft in der *„Hilumrinne“*. Die hinter dem Hilum gelegene Eingeweidefläche der Milz **D4** berührt die linke Niere **D5,** die vor ihm gelegene den Magen **D6,** Pankreasschwanz **D7** und die linke Kolonflexur. **D8** Leber. Die Milz wird vom Bauchfell überzogen, sie liegt intraperitoneal. Vom Milzhilum zieht zur großen Kurvatur des Magens **D6** das *Lig. gastrolienale (gastrosplenicum)* **CD9,** zur rückwärtigen Rumpfwand das *Lig. lienorenale (splenorenale)* **CD10.** Bis hierher reicht der Recessus lienalis – Pfeil! – der *Bursa omentalis,* s. S. 244. Im Lig. gastrolienale verlaufen die A. und V. gastrica brevis und die A. gastroepiploica sinistra. Das Lig. lienorenale ist kürzer und führt die A. und V. lienalis **C11,** es reicht bis zum Zwerchfell. Die Milz ist atemverschieblich, sie kann bei Rechtslagerung des Körpers, dem Zug der Baucheingeweide folgend, etwas tiefer und nach vorn treten.

Nebenmilzen entstehen aus versprengten Milzanlagen, sie kommen einzeln oder in der Mehrzahl vor und sind erbsen- bis hühnereigroß. Meist liegen sie bei der Hauptmilz oder an Ästen der A. lienalis, sie treten an der großen Kurvatur des Magens, im großen Netz und an anderen Stellen auf.

Gefäße und Nerven. Die *A. lienalis* (vgl. S. 242) gelangt hinter dem Oberrand des Pancreas **D7** nach links (Lig. lienorenale!) und zum Milzhilum. Sie hat eine dicke Muskelwand und ist häufig stark geschlängelt. Die ersten Aufteilungen liegen im Lig. lienorenale, so daß die Arterie mit sechs oder mehr Ästen in das Organ eindringt. Die *V. lienalis* setzt sich aus mehreren Venen der Milz zusammen und ist eine der drei großen Wurzelvenen der Pfortader, s. S. 250. Die *Lymphgefäße* stammen zum Teil aus dem subserösen Bindegewebe. *Lymphgefäße* in der Umgebung des proximalen Verlaufs der Zentralarterien und in den Trabekeln nehmen eine dem Blutstrom gegenläufige Flüssigkeitsverschiebung auf. *Lymphknoten:* Nodi lymphatici pancreaticolienales und coeliaci, s. S. 80.

Nerven: Viszerosensible und viszero- bzw. vasomotorische Nervenfasern aus dem Plexus coeliacus. Die Myofibroblasten der Milztrabekel und die Balkenarterien (bis zu den Aufzweigungen in den Lymphsträngen und Follikeln) werden von adrenergen Nervenfasern versorgt, die u. a. eine Kontraktion des Trabekel-Kapsel-Systems steuern.

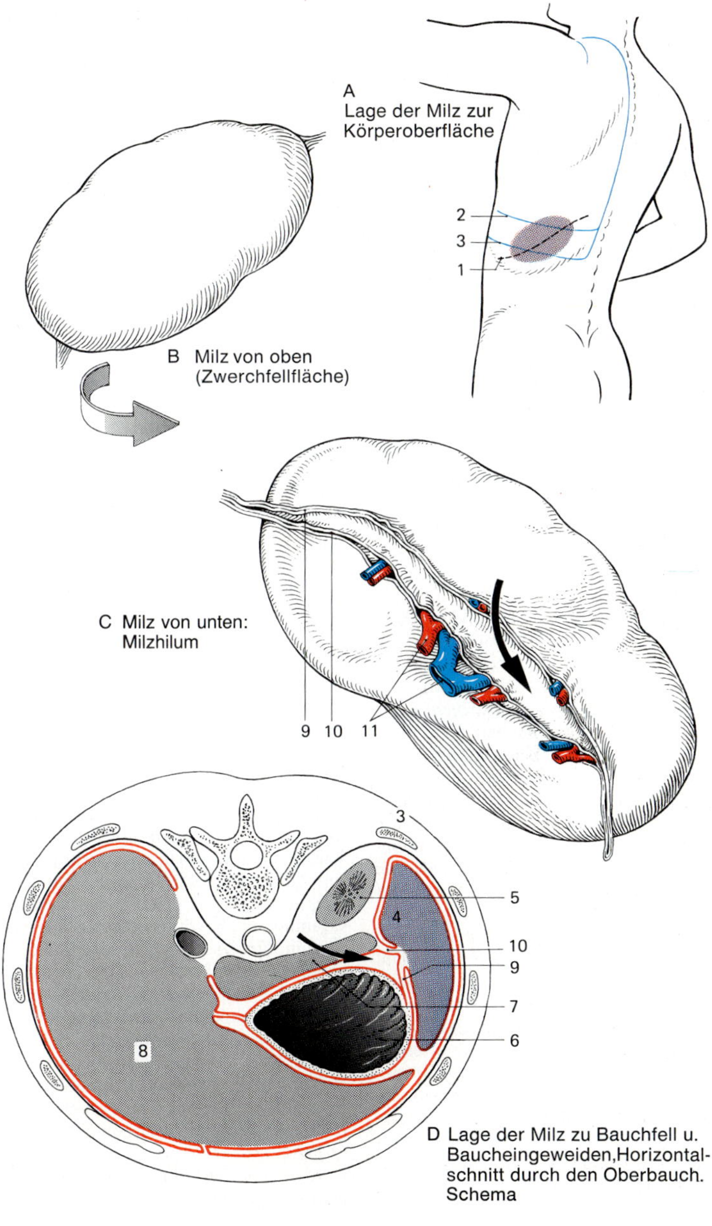

A
Lage der Milz zur Körperoberfläche

B Milz von oben (Zwerchfellfläche)

C Milz von unten: Milzhilum

D Lage der Milz zu Bauchfell u. Baucheingeweiden, Horizontalschnitt durch den Oberbauch. Schema

Feinbau der Milz

Kapsel und Trabekel. Die Milz hat eine Bindegewebskapsel **AB1**. Vom Hilum ziehen Bindegewebsbalken, Trabekel **B2**, zur gegenüberliegenden Kapsel.

Pulpa. Von der Schnittfläche der Milz kann man eine blutige Masse abstreifen, die *„rote Pulpa"* **A3**. Es bleiben stecknadelkopfgroße, weißliche Punkte stehen, insgesamt *„weiße Pulpa"* **A4** genannt. Die rote Pulpa, hauptsächlich Milzsinus, macht etwa 77 Vol % der Milz aus. Die weiße Pulpa, Lymphfollikel und Lymphstränge, nimmt beim Erwachsenen etwa 19 Vol. % ein, etwa ⅓ davon sind Lymphfollikel, in der Milz eines 20jährigen 10000–20000.

Blutgefäße. Der Bau der Milz wird durch die Blutgefäße bestimmt. Die größeren Arterienäste sind „Endarterien", ihr Verschluß führt zu Milzinfarkten. Die Äste der A. lienalis laufen als *Balkenarterien* **B5** mit den *Balkenvenen* **B6** in den *Trabekeln* **B2**. Als Zentralarterien **B7** treten sie in Lymphstränge ein, die stellenweise Lymphfollikel **B8** bilden. In ihrem Verlauf durch den Lymphstrang gibt jede Zentralarterie zahlreiche seitliche Äste ab, die sich in das Maschenwerk der *Marginalzone* **B9** oder der *roten Pulpa* öffnen. An Stellen, an denen ein Lymphfollikel (B-Region) im Lymphstrang (T-Region) ausgebildet ist, liegt dieser seitlich dem Lymphstrang an. Die Zentralarterie teilt sich schließlich in ein Endbäumchen von etwa 50 Arteriolen (Penicillus) **B10** auf, die in die umgebende rote Pulpa gelangen, wo sie unter weiterer Aufteilung in Kapillaren übergehen. Diese werden eine kurze Strecke von einem spindelförmigen Mantel aus dicht gepackten Makrophagen, der *Schweigger-Seidel*-Hülse (Ellipsoid) **B11**, umgeben = *Hülsenkapillare*. Danach münden die Kapillaren größtenteils über einen *Maschenstrang* des retikulären Bindegewebes **B12**, der die Sinus umgibt, in die weiten *Milzsinus* **B13** („offener Kreislauf"). Wenige Kapillaren können auch direkt in Milzsinus einmünden („geschlossener Kreislauf").

Die *Sinus* sind wie ein weitmaschiges Netz durch Verbindungsröhrchen miteinander verbunden. Die *Sinuswand* enthält drei Elemente, 1. eine Wand aus spindelförmigen *Endothelien* **C14**, deren Zellkerne ins Lumen vorspringen, 2. eine *unvollständige Basalmembran* in Form von Ringfasern und 3. eine unvollständige äußere Lage *spezieller Retikulumzellen* **C15**. Die Sinus werden durch die *Ringfasern* **C16** zusammengehalten und vom retikulären Gewebe **C17** umgeben, das um sie den Pulpastrang bildet. Dieses ist von Zellen des Immunsystems und von Blutzellen erfüllt (in **C** nicht abgebildet). Die Sinus münden direkt oder über *Pulpavenen* in *Balkenvenen*, diese in die V. lienalis. Blutzellen im Milzretikulum sind dort entstanden (Immunzellen, Lymphopoese) oder durch die frei im Milzretikulum endigenden Kapillaren eingetreten („offener Kreislauf"). Blutzellen gelangen durch (vorübergehende?) Lücken aus dem retikulären Gewebe in Sinus (**C18** durchtretender Erythrozyt). Auf diesem Weg treten auch neugebildete Blutzellen ins Sinusblut. **C19** Mitose, **C20** Makrophage.

Lymphgefäße kommen aus der Umgebung der Zentralarterien. *Nerven* sind adrenerg und enthalten auch vasoaktive Peptide (Neuropeptid Y, VIP, Substanz P).

Funktion. Als *Immunorgan* nimmt die Milz an den immunologischen Vorgängen teil. *Blutbildung:* Bei Insuffizienz des Knochenmarks und in anderen krankhaften Zuständen setzt die in der Fetalentwicklung vorübergehend vorhandene Granulo- und Erythropoese der Milz wieder ein. *Speicherung:* Die Milz kann abwegige Stoffwechselprodukte speichern und dabei erheblich vergrößert werden (Speicherkrankheit). *Blutzellmauserung:* Ein Überangebot von Hämoglobineisen aus der Blutzellmauserung führt zur Speicherung in der Milz und kann mikroskopisch *(Hämosiderin)*, in extremen Fällen makroskopisch durch Braunfärbung des Organs *(Hämosiderose)* nachgewiesen werden. Eine *Blutspeicherfunktion* der Milz spielt beim Menschen keine Rolle.

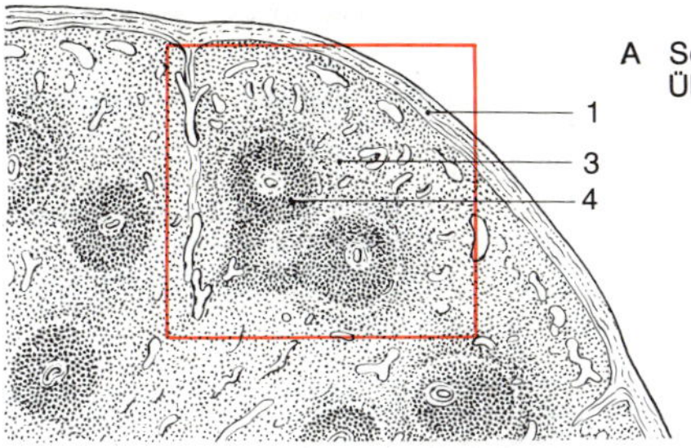

A Schnitt durch die Milz, Übersicht

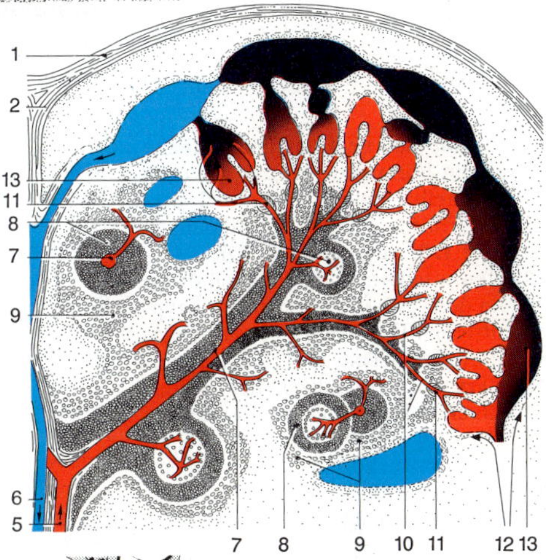

B Blutgefäße der Milz, Schema (Ausschnitt aus A)

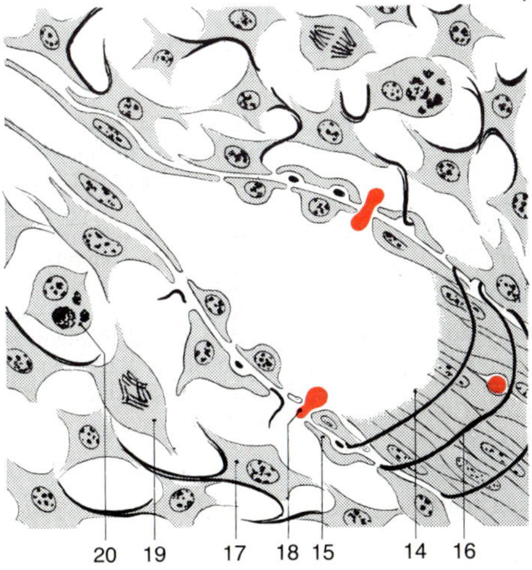

C Mündung eines Sinus in die Pulpavene (Ausschnitt aus B)

Mandeln

Mandeln, *Tonsillae,* umgeben ringförmig als Wächter (frühzeitige Aktivierung der spezifischen Abwehr) die Ausgänge des Mund- und Nasenraums in den Rachen („Waldeyerscher Schlundring"), die unpaare *Tonsilla pharyngealis* am Rachendach **AC1,** die paarigen *Tonsillae palatinae* **AB2,** beiderseits zwischen den Gaumenbogen **AB3** und die *Tonsilla lingualis* **A4** am Zungengrund. Hinzu kommt lymphatisches Gewebe in der seitlichen Pharynxwand *(„Seitenstrang"), das sich am Eingang der Tuba auditiva zur Tonsilla tubaria* **A5** verdichtet. **A6** Kehlkopfeingang.

In den *Tonsillen* liegt das lymphatische Gewebe in Form von *Folliculi aggregati* **D7** unmittelbar unter dem Epithel, dessen Oberfläche durch Einstülpungen *(Krypten* **D8***)* zerklüftet ist. Die Lymphozyten wandern in die interzellulären Spalten der Epithelien ein. In den Krypten entstehen Detrituspfröpfe aus abgestoßenen Epithelien und Leukozyten. Der Lymphozytenrandwall der Sekundärfollikel, in Richtung zum Epithel hin verdickt, sitzt als halbmondförmige Kappe auf dem Reaktionszentrum. Gegen die Umgebung (Bindegewebe, Drüsen, Muskulatur) ist die Tonsille durch straffes Bindegewebe abgegrenzt, aus dem sie operativ ausgeschält werden kann. Lymphgefäße führen in regionäre Lymphknoten.

Die **Tonsilla pharyngealis,** *Rachenmandel* **AC1,** wölbt sich aus dem Pharynxdach vor, liegt hinter den Choanen, s. S. 114, und kann diese zur Zeit der stärksten Entfaltung des Immunsystems, in der ersten Schulzeit, verlegen. (Beeinträchtigung des Schlafs und mangelnde Aufmerksamkeit in der Schule, Atmung durch den stets offenen Mund mit Fehlentwicklung des Gesichtsschädels sind die Folgen.) Die Tonsille wird von mehrreihigem Flimmerepithel bedeckt. **C9** Sella turcica, **C10** weicher Gaumen.

Die **Tonsillae palatinae,** *Gaumenmandeln* **AB2,** haben 10–20 Krypten und tragen mehrschichtiges, unverhorntes Plattenepithel.

Die **Tonsilla lingualis,** *Zungenmandel* **A4,** ist flach und besitzt kurze Krypten, überzogen von mehrschichtigem, unverhorntem Plattenepithel. In die Krypten münden muköse Drüsen, *Glandulae linguales,* die zwischen Fasern der Zungenmuskulatur liegen.

Lymphatische Gewebe von Schleimhäuten

Lymphfollikel kommen vereinzelt oder in Gruppen in Schleimhäuten, besonders in der *Darmschleimhaut,* vor.

Das **darmassoziierte lymphatische System** in Magen-, Dünndarm- und Wurmforsatzschleimhaut **E** bildet einen selbständigen Organkomplex, der sich mit Antigenen im Darm auseinandersetzt. Er besteht aus *diffus im Schleimhautbindegewebe* verteilten Lymphozyten, aus *intraepithelialen* Lymphozyten, besonders aus *Folliculi lymphatici aggregati, Peyer-Plaques,* der Dünndarm- und Wurmfortsatzschleimhaut **E11.** In ihrem Bereich fehlen Zotten und Krypten, sie bilden eine Vorwölbung (Dom). Besondere *M-Zellen* (membranöse Zellen) nehmen Antigene aus dem Darmlumen auf und präsentieren sie den unterlagerten Lymphozyten und Makrophagen. Derart stimulierte B-Lymphozyten wandern auf dem Lymphweg aus und verbreiten so die Abwehr im ganzen Darm. Sie kehren auf dem Blutweg wieder zurück und werden dann zu Plasmazellen, die als Antikörper besonders IgA bilden, das an ein Sekretprotein gebunden in das Darmlumen ausgeschieden wird. Aktivierte B-Lymphozyten wandern über den Lymph- und Blutweg auch in andere sekretorisch tätige Organe (Milchdrüse, Speichel- und Tränendrüse), die mit den Sekreten gleichfalls IgA abgeben. **E12** Darmlumen, **E13** Ringmuskelschicht, **E14** Längsmuskelschicht.

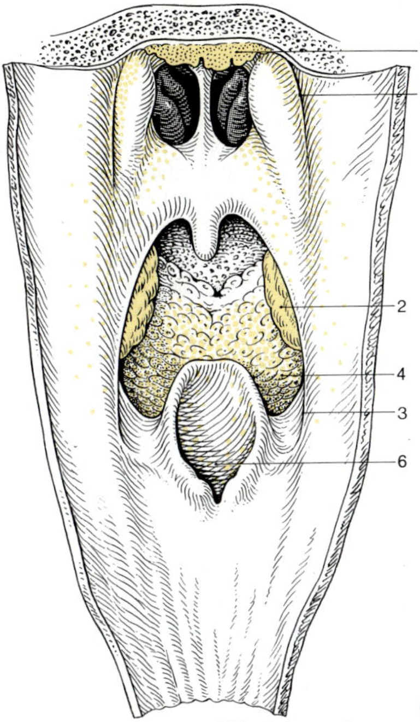

A Rachen v. hinten eröffnet: Lage d. Mandeln an den Racheneingängen

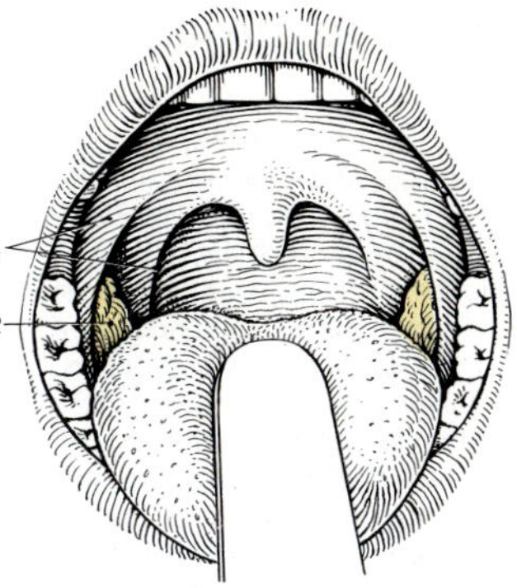

B Blick in die Mundhöhle: Lage der Gaumenmandeln

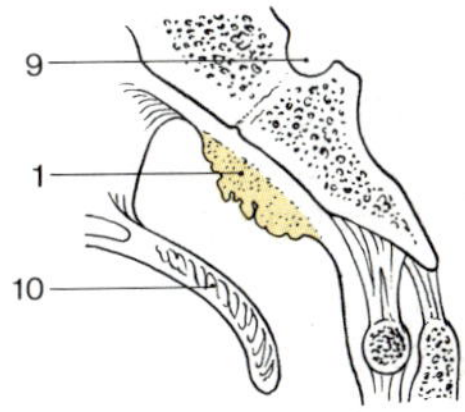

C Lage der Rachenmandel beim Neugeborenen (Medianer Sagittalschnitt durch das Rachendach)

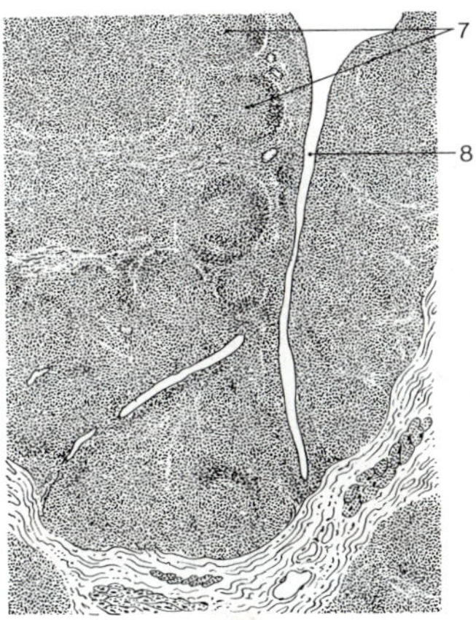

D Schnitt durch die Gaumenmandel

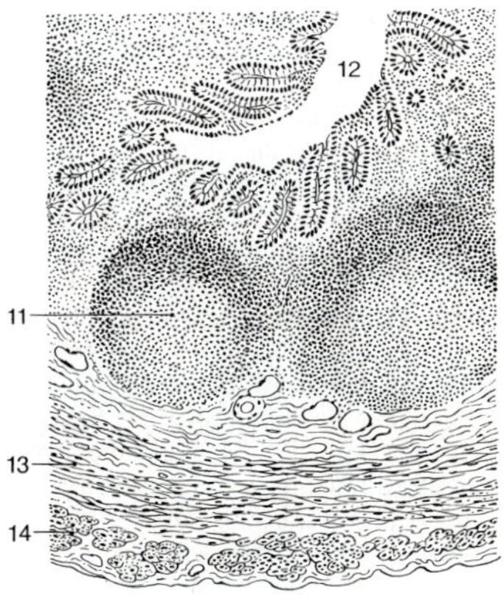

E Schnitt durch den Wurmfortsatz des Dickdarmes

Atmungsorgane

Unter *Atmung* versteht man sowohl den *Gastransport* zu und von den Zellen – er ist der anatomischen Untersuchung zugänglich – als auch die biologischen *Oxidationsvorgänge,* die mit Hilfe des Sauerstoffs in den Zellen ablaufen und mit den Methoden der physiologischen Chemie untersucht werden. Der Gastransport nimmt bei den lungenatmenden Lebewesen den Weg über die *Atemwege,* Luftröhre und Bronchien bis in die Lungen. Hier diffundiert Sauerstoff aus der Atemluft ins Blut und Kohlensäure aus dem Blut in die Atemluft. Die *Inspirationsluft* enthält etwa 20,93% Sauerstoff, 0,03% Kohlendioxid und 79,04% Stickstoff, die *Exspirationsluft* dagegen etwa 16% Sauerstoff, 4% Kohlendioxid und 80% Stickstoff, jeweils einschließlich der Edelgase. Der Transport zwischen den Lungen und den Zellen der Organe und Gewebe geschieht über den *Blutweg.* In den intrazellulären biologischen Oxidationsvorgängen werden hochmolekulare Nährstoffe unter Freisetzung von Energie zu niedermolekularen, energiearmen Stoffen abgebaut, „verbrannt", Fette und Kohlenhydrate bis zu Wasser und Kohlendioxid.

Die **Atmungsorgane** dienen dem Gastransport. Man unterscheidet die *luftleitenden* Atmungsorgane, *Nasenhöhlen, Schlund, Kehlkopf* und *Luftröhre,* von den dem *Gasaustausch* zwischen Luft und Blut unmittelbar dienenden *Lungen.* Ein großer Teil des luftleitenden Weges, die *Bronchien,* stecken in den Lungen. Der Kehlkopf dient außerdem der Lautbildung. Das Geruchsorgan kontrolliert die Luft, es dient der Umweltorientierung und zusammen mit der sensiblen Innervation der Schleimhaut dem Schutz (s. Sinnesorgane, Bd. 3). Der eine Teil der luftleitenden Organe liegt im Kopf: *obere Luftwege* – Nase mit Nasenhöhlen, Nasennebenhöhlen und Rachen; bei klinischer Betrachtung wird häufig auch die Mundhöhle dazu gerechnet. Der andere Teil liegt in Hals und Rumpf: *untere Luftwege* – Kehlkopf, Luftröhre, Bronchien und Lungen. In allen Teilen des Luftweges wird die eingeatmete Luft präpariert, sie wird auf mehrfache Weise gereinigt, befeuchtet und erwärmt.

Die Höhe des *Rachenraumes* und die mit dem aufrechten Gang erworbene rechtwinklige Stellung der Nasenhöhlen zur Längsachse der Luftröhre führen beim erwachsenen Menschen dazu, daß Kehlkopf und Luftröhre nicht, wie sonst bei den Wirbeltieren, unmittelbar an die Nasenhöhlen anschließen. Kehlkopf und Nasenhöhlen sind durch den mittleren Rachenabschnitt, *Pars oralis pharyngis* (Mesopharynx), getrennt. Da der Mesopharynx den beiden sich hier kreuzenden Systemen, *Atmungs- und Verdauungssystem,* als Weg dient, muß beim Menschen zur Nahrungsaufnahme **1** der Atemweg **2** durch den Schluckakt (s. S. 206) kurzfristig unterbrochen werden. **3** Luftröhre. Der Säugling, dessen Rachen noch nicht gestreckt ist, kann gleichzeitig atmen und Nahrung aufnehmen. **4** Lungenhilum, *rot:* Vv. pulmonales, *blau:* Truncus pulmonalis und Aa. pulmonales.

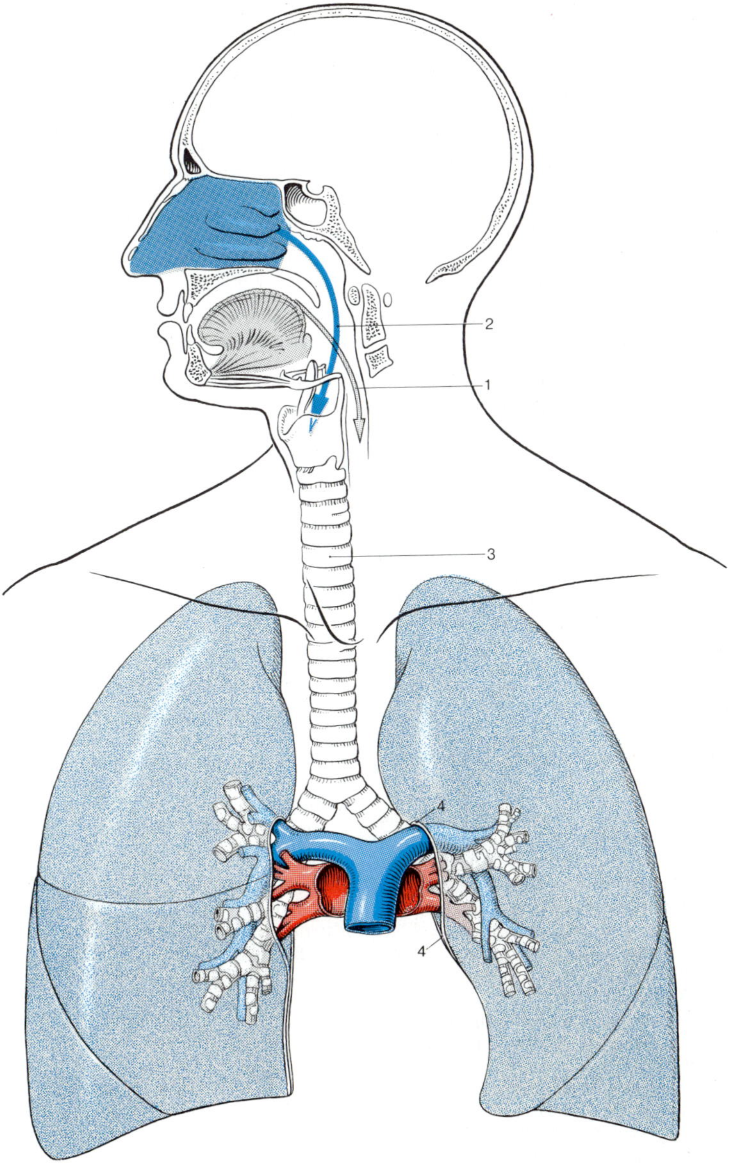

Atmungsorgane, Übersicht

Nase

Die **äußere Nase,** *Nasus externus,* hebt sich von den Lippen und Wangen durch die *Nasolabialfalte* **1** ab. Das Gerüst der Nase wird an der *Nasenwurzel* vom *Os nasale* **A2,** gegen die Nasenspitze von hyalinen Knorpeln gebildet, die gegeneinander beweglich sind und die Nasenlöcher offenhalten. Die *Knorpel der Nasenspitze* und der *Nasenflügel,* beiderseits die *Cartilago alaris major* **A3** steifen mit je einem mittleren und seitlichen Schenkel den Naseneingang aus. Vom Nasenrücken entspringt ein Gesichtsmuskel, M. nasalis. Er und der M. levator labii superioris alaeque nasi tragen zur Beweglichkeit der Nase bei (s. Bd. 1). Die Nase ist von Gesichtshaut überzogen, sie enthält gegen Nasenspitze und Nasolabialfalte zu Talgdrüsen („Mitesser", Comedones).

Die **Nasenscheidewand,** *Septum nasi,* ist aus einem knöchernen und einem knorpeligen Teil zusammengesetzt und reicht aus der Nasenhöhle in die äußere Nase hinein, sie endet hier bindegewebig. Ihr Knorpel besitzt eine *Septumlamelle, Cartilago septi nasi* **B4** und die paarige Seitenlamelle des Nasenrückens, *Cartilago nasi lateralis* **A5.** Der Knorpel schiebt sich hinten oben zwischen die knöchernen Teile des Nasenseptums, die *Lamina perpendicularis* des Siebbeins **B6** und das Pflugscharbein, *Vomer* **B7. B8** Haut.

An der Grenze von knorpeligem und knöchernem Teil des Nasenseptums ist beiderseits eine schmale Knorpelleiste ausgebildet, die *Cartilago vomeronasalis* (Jacobsonscher Knorpel). Gegenstände, die in die Nase eingeführt werden, können an ihr entlang nach hinten oben gleiten (Gefahr der Siebbeinperforation bei Kindern!). Die Leiste trägt eine gefäßreiche Schleimhautverdickung, *Locus Kiesselbachii,* die bei Verletzungen leicht blutet. In der Septumschleimhaut liegt vorne beiderseits ein *Schwellkörper,* der den Vorhof in Höhe des mittleren Nasenganges verengen kann. Die Nasenscheidewand weicht häufig zur Seite ab, *Septumdeviation.*

Die **Nasenlöcher,** *Nares,* führen jederseits in den Nasenvorhof, *Vestibulum nasi.* Er liegt im beweglichen Teil der Nase und ist gegen die Nasenhöhle durch eine bogenförmige Schwelle, *Limen nasi* **C9,** abgegrenzt. Im Nasenloch steht ein Kranz kurzer Haare, *Vibrissae,* die, reusenartig nach außen gerichtet, gegen Fremdkörper schützen. Im Vorhof geht das Epithel der Gesichtshaut zunächst in mehrschichtiges unverhorntes Plattenepithel, am Limen nasi in Zylinderepithel über.

Nasenhöhle, *Cavitas nasi.* Die Nasenhöhlen werden durch die *Nasenscheidewand* voneinander und durch den *Gaumen* von der Mundhöhle getrennt. Die seitliche Wand beginnt am Boden der Nasenhöhle, 10 bis 15 mm vom Septum entfernt; die Nasenhöhle verschmälert sich giebelförmig nach oben. Jede Nasenhöhle endet mit einem inneren Nasenloch, *Choane,* das die Nasenhöhle mit dem Rachen verbindet. Den Boden jeder Nasenhöhle bilden *harter Gaumen, Palatum durum* **BC10** (vorne Gaumenfortsatz des Oberkiefers, hinten die horizontale Lamelle des Gaumenbeins) und *weicher Gaumen, Palatum molle* **BC11** (Gaumensegel, *Velum palatinum).*

Das *Dach der Nasenhöhle* ist eine Rinne, die sich nach vorn unter dem Rücken der äußeren Nase gegen das äußere Nasenloch, nach hinten entlang der Vorderwand des Keilbeins **BC12** im *Recessus sphenoethmoidalis* gegen die Choane senkt.

Die *seitliche Wand* ist durch drei in die Nasenhöhle vorspringende, dachförmige *Nasenmuscheln* **C13–15** vergrößert, s. S. 110. **BC16** Stirnbeinhöhle, **BC12** Keilbeinhöhle, **C17** Mündung der Tuba auditiva.

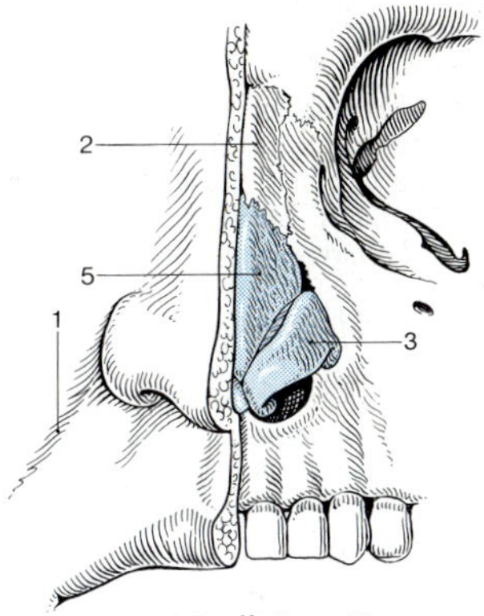

A Äußere Nase

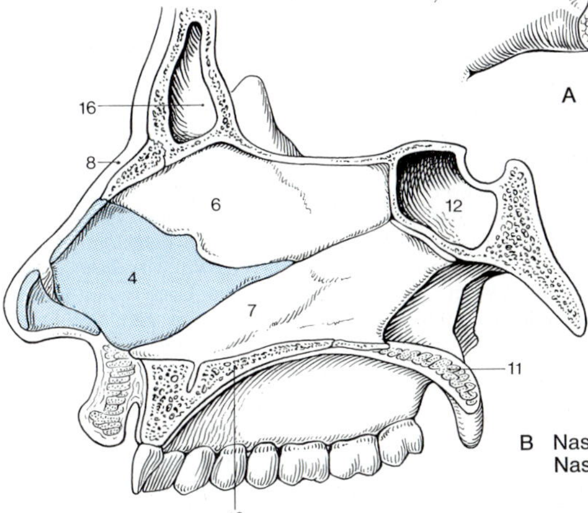

B Nasenhöhle: Nasenscheidewand

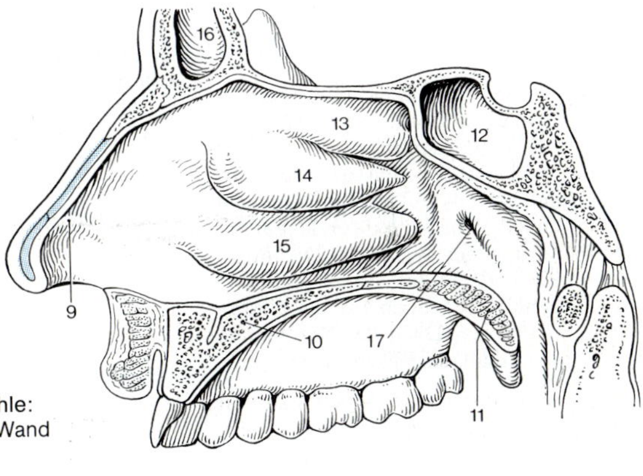

C Nasenhöhle: seitliche Wand

Nasenmuscheln und Nasengänge I

Die **Nasenmuscheln,** *Conchae nasales,* sind dünne, schleimhautbekleidete Knochen. Jede der drei Muscheln, *Concha nasalis superior, Concha nasalis media* und *Concha nasalis inferior,* bedeckt einen Nasengang, *Meatus nasi superior, medius* und *inferior.* Die untere, größte Muschel **A1** hat einen eigenen Knochen **B2.** In den *unteren Nasengang* **A3** mündet der Tränennasengang, *Ductus nasolacrimalis,* der die Tränenflüssigkeit aus dem Bindehautsack des Auges über zwei Röhrchen, *Canaliculi lacrimales,* und über den *Saccus lacrimalis* sammelt und ableitet. Der Knochen der mittleren Muschel **A4** gehört zum Siebbein. In den *mittleren Nasengang* **A5** münden *Stirnhöhle* **A6,** *Kieferhöhle* **A7** und die vorderen Siebbeinzellen **A8.** Auch die obere kleinste Muschel (ohne Hinweisziffer) wird vom Siebbein gebildet. In den oberen Nasengang münden mit 1–2 Öffnungen die *hinteren Siebbeinzellen* **A9.** Mündungen der Nasennebenhöhlen durch blaue Pfeile markiert.

Klinischer Hinweis: Dadurch, daß die Öffnung der Kieferhöhle oben unter deren Dach im mittleren Nasengang liegt, ist der Abfluß von Sekret erheblich erschwert. Ein künstlicher Zugang kann durch Perforation der seitlichen Wand der Nasenhöhle im unteren Nasengang **A10** geschaffen werden. **A11** Zugang zur Kieferhöhle durch Perforation einer Zahnalveole.

An der **Nasenschleimhaut** unterscheidet man Regio respiratoria und Regio olfactoria. Die *Regio respiratoria* bedeckt die untere und mittlere Muschel, den entsprechenden Teil des Nasenseptums und den Boden der Nasenhöhle und dient der Aufbereitung der Atemluft. Die *Regio olfactoria* bedeckt die obere Muschel, den gegenüberliegenden Teil des Nasenseptums und das Dach der Nasenhöhle **A12** und enthält das Riechsinnesorgan.

Regio respiratoria. Die Schleimhaut hat ein (zweireihiges) *Flimmerepithel* **B13, C14,** dessen Zilien rachenwärts schlagen und den von Becherzellen **C15** und kleinen Nasendrüsen, *Glandulae nasales* **B16,** erzeugten Schleim auf der Oberfläche verteilen. Durch ihn wird Staub festgehalten, abtransportiert und die Atemluft angefeuchtet. In der Schleimhaut liegen Venen **B17,** die in der Wand der Muscheln einen Schwellkörper, *Plexus cavernosus concharum,* bilden, durch deren Füllung die Schleimhaut auf 5mm Dicke anschwellen kann (Verschluß der Nasenhöhle). Die Venen geben Wärme an die Atemluft ab. Die Zilienbewegung ist koordiniert und wellenförmig, sie kann an der überlebenden Schleimhaut unter dem Mikroskop beobachtet werden.

Regio olfactoria. Das Epithel ist hier aus Sinnes- und Stützzellen zusammengesetzt. Unter der Schleimhaut liegen seröse *Glandulae olfactoriae* (Bowmansche Spüldrüsen) und die marklosen Fasern der Riechnerven, *Nn. olfactorii,* die gebündelt durch die Löcher der Lamina cribrosa des Siebbeins zum darüberliegenden *Bulbus olfactorius* des Gehirns **A18** treten (vgl. Bd. 3).

Der *Luftstrom* zieht vorwiegend durch den mittleren und unteren Nasengang. Er wird dabei vom Geruchsorgan kontrolliert. Beim „Schnuppern" entstehen Strömungen, die die Luft in die Regio olfactoria wirbeln und die Verweildauer der Luft in der Nasenhöhle vergrößern. Verformung der Wände der Nasenhöhle beeinflußt die Strömungsverhältnisse. **A19** Augenhöhle, **A20** Nasenseptum.

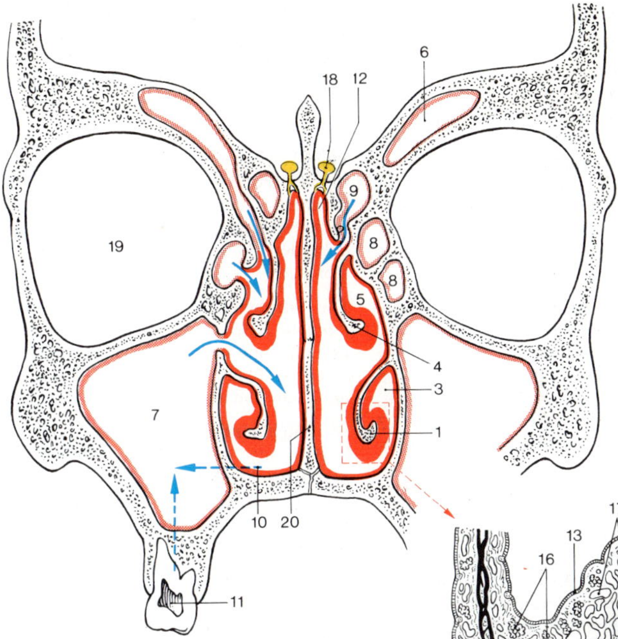

A Nasenhöhlen und Nasennebenhöhlen, Frontalschnitt

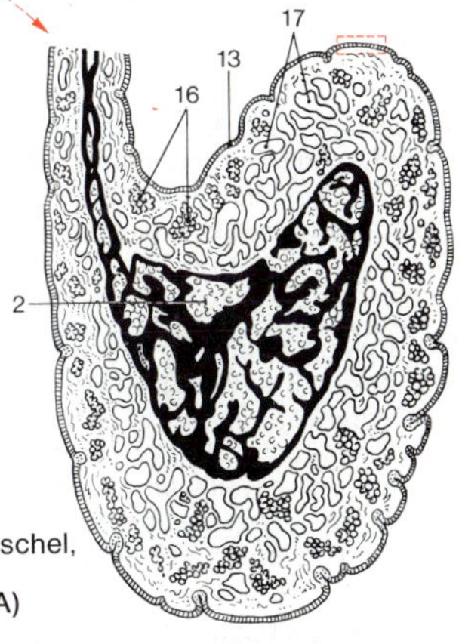

B Untere Nasenmuschel, Frontalschnitt (Ausschnitt aus A)

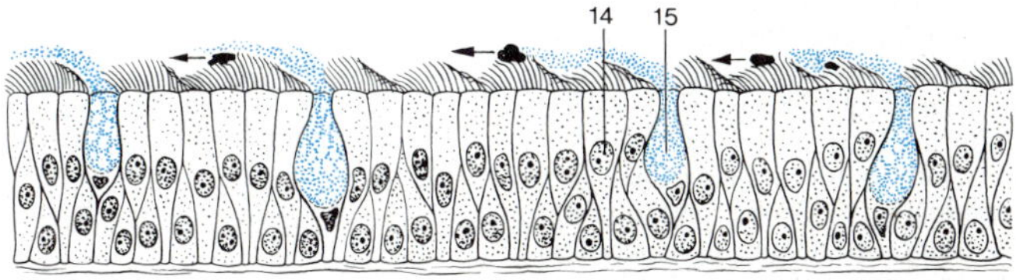

C Epithel der Nasenschleimhaut (Pars respiratoria) (Ausschnitt aus B)

Nasennebenhöhlen und Nasengänge II

Unterer Nasengang, *Meatus nasi inferior.* Der *Tränennasengang* **A1** mündet in den vorderen Teil des unteren Nasengangs. Die Tränenflüssigkeit läuft bei Vorneigen des Kopfes durch die äußeren Nasenlöcher, bei Rückneigung durch die Choanen ab. Die Mündung der Ohrtrompete in den Rachen, *Ostium pharyngeum tubae auditivae* **A2,** liegt in Verlängerung der unteren Muschel.

Mittlerer Nasengang, *Meatus nasi medius.* Nach Entfernung der mittleren Muschel in **A** wird ein bogenförmiger Spalt, *Hiatus semilunaris,* sichtbar. Er wird von oben durch die schwalbennestförmige, nach oben offene *Bulla ethmoidalis (***A3** Mündung der *vorderen Siebbeinzellen*), von unten durch eine Schleimhautfalte, *Plica semilunaris,* begrenzt. Ihr liegt der knöcherne Processus uncinatus des Siebbeins zugrunde. In den Spalt münden vorne oben **A4** die *Stirnbeinhöhle* **AB5,** hinten unten die *Kieferhöhle* **A6.** Etwa 1 cm hinter der mittleren Muschel liegt im Recessus sphenoethmoidalis unter der Schleimhaut das Foramen sphenopalatinum, ein Zugang zur Fossa pterygopalatina.

Der **obere Nasengang,** *Meatus nasi superior,* besitzt 1–2 Öffnungen der *hinteren Siebbeinzellen.* Zwischen dem Hinterrand der oberen Muschel und der Vorderwand des Keilbeinkörpers verläuft der *Recessus sphenoethmoidalis.* In ihn münden von hinten **A7** die *Keilbeinhöhlen* **AB8.**

Nasennebenhöhlen. Die Nasennebenhöhlen, *Sinus paranasales,* wachsen hauptsächlich nachgeburtlich. Stirn- und Kieferhöhlen sind bei Neugeborenen als Buchten angelegt, die erst Ende des 1. Jahres geringfügig in den Knochen vorwachsen, um das 10. Jahr etwa die Hälfte ihrer endgültigen Größe und um das 15.–20. Jahr (Streckung des Gesichts) endgültige Größe erreichen. Die Nasenschleimhaut kleidet die Nasennebenhöhlen aus, die Stelle der Ausstülpung wird zur Mündung. Die Nebenhöhlen tragen zur Vorwärmung der Luft bei. In ihnen können sich schwer zugängliche Infektionen einnisten. Man unterscheidet folgende beiderseits ausgebildete Nebenhöhlen.

Die **Kieferhöhle,** *Sinus maxillaris* (Highmor-Höhle) **B9,** reicht bis unter die Orbita, ihr Boden ist stellenweise durch nur millimeterdicken Knochen von den Wurzeln der Backen- und Mahlzähne getrennt.

Die **Stirnbeinhöhle (Stirnhöhle),** *Sinus frontalis* **AB5,** variiert stark in der Ausdehnung und ist häufig asymmetrisch. In ihrer Nachbarschaft liegen die vordere Schädelgrube und das Dach der Orbita.

Die **Siebbeinhöhle,** *Sinus ethmoidalis,* besteht aus den *Cellulae ethmoidales,* **Siebbeinzellen B10.** Sie sind früh entwikkelt, grenzen mit stellenweise papierdünnen Knochenlamellen an Orbita, vordere Schädelgrube und Nasenhöhle. Man unterscheidet vordere, mittlere und hintere Zellen.

Die **Keilbeinhöhlen,** *Sinus sphenoidales* **B8** werden durch eine oft unvollständige, sagittale Scheidewand getrennt. Das Dach der Keilbeinhöhlen bildet den Türkensattel, die *Sella turcica,* der Schädelbasis, in dem die Hypophyse liegt.

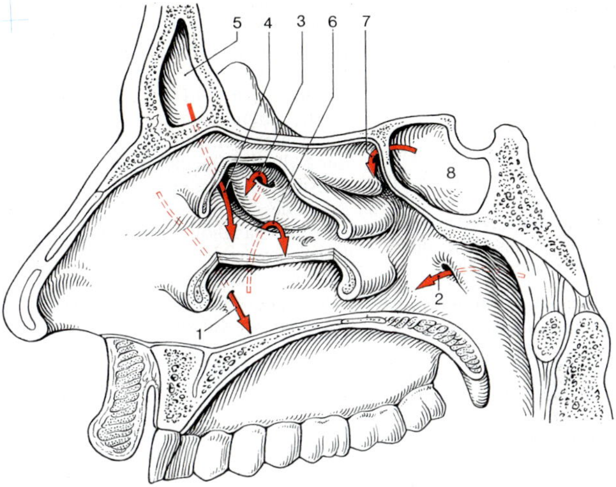

A Mündungen der Nasennebenhöhlen und des Tränennasenganges

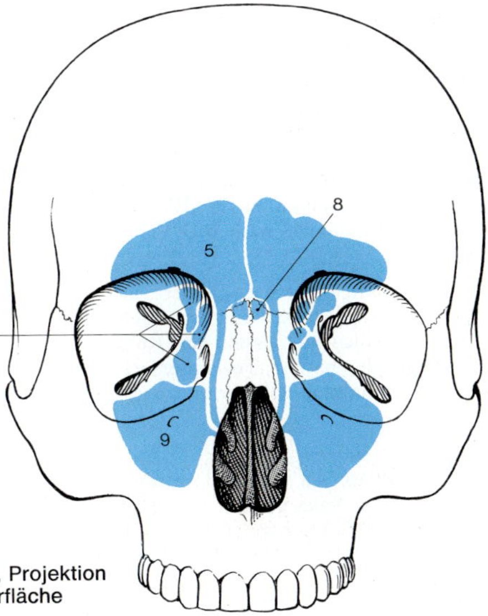

B Nasennebenhöhlen, Projektion auf die Schädeloberfläche

Hintere Nasenlöcher (Choanen) und weicher Gaumen

Die **hinteren Nasenlöcher,** *Choanae,* werden von Schädelbasis, Pflugscharbein **A1,** Processus pterygoideus des Keilbeins **A2,** hartem Gaumen und den Muskeln des weichen Gaumens umrahmt. Die Mündung der *Tuba auditiva* **A3** ist gegen die Choanen gerichtet (Verschleppung von infektiösem Nasenschleim durch die Tuba auditiva ins Mittelohr bei Nasensäuberung mit Überdruck).

Der **weiche Gaumen,** *Palatum molle* (Gaumensegel, *Velum palatinum*), ist eine schleimhautbekleidete Muskel- und Sehnenplatte, die von den folgenden Muskeln gebildet wird. Der *M. levator veli palatini* **A4** und der *M. tensor veli palatini* **A5** entspringen von der Schädelbasis, der letztere auch von der Tubenlippe. Beide strahlen in die Gaumenaponeurose ein; der Levator hebt diese, der Tensor spannt sie, entsprechend seinem Verlauf um den Hamulus pterygoideus **A2.** Bei Kontraktion der Muskeln wird die Tubenöffnung erweitert (Angleichung des Luftdrucks im Mittelohr an den äußeren Luftdruck durch Schlukken!). Sagittal verläuft der *M. uvulae* **A6** ins Bindegewebe des Zäpfchens. Der *M. palatopharyngeus* **A7** zieht in die Rachenwand, vgl. Schluckakt, S. 206.

Beim *Kleinkind* können die Choanen durch die vergrößerte *Rachenmandel* **AB8** verlegt werden, s. S. 104. **B9** Sella turcica, **B10** Zahn des Axis, **B11** Velum palatinum.

Nasenspiegelung. Durch das äußere Nasenloch kann der vordere Teil der Nasenhöhle, durch die Choanen mit dem Kehlkopfspiegel der hintere Teil untersucht werden *(Rhinoscopia anterior, posterior).*

Gefäße und Nerven. Arterien: Endäste der *A. maxillaris* (Aa. nasales posteriores laterales, Rr. septales posteriores) gelangen durch das Foramen sphenopalatinum in die Nasenhöhle. Aus der A. ophthalmica der *A. carotis interna* stammen die Aa. ethmoidales anterior und posterior, s. S. 58. Die *Venen* haben Verbindungen mit Venen der Orbita, mit dem Plexus pterygoideus und venösen Sinus des Schädels, s. S. 64. Die *Lymphgefäße* führen in Lymphknoten vor dem 2. Halswirbel, am großen Zungenbeinhorn und in der Nähe der Ohrspeicheldrüse. *Nerven:* Sensible Fasern stammen aus dem 1. und 2. Ast des N. trigeminus. Sekretomotorische postganglionäre parasympathische Fasern kommen vom Ganglion pterygopalatinum, die sympathischen aus dem Karotisgeflecht. Außerdem sind die Riechnerven, Nn. olfactorii, beteiligt.

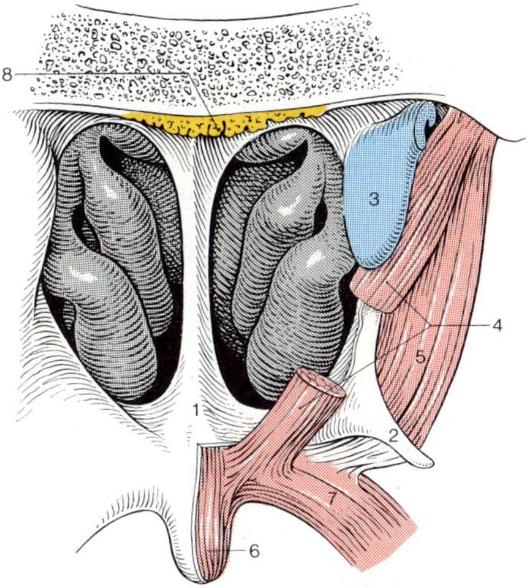

A Blick vom Rachen aus in die hinteren Nasenlöcher (Choanen) und auf den weichen Gaumen

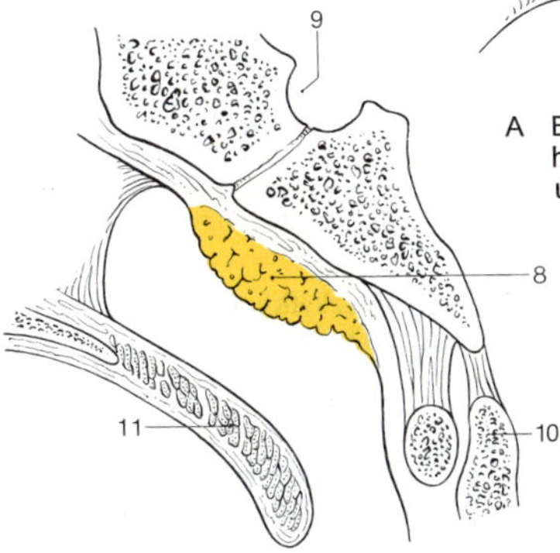

B Rachenmandel beim Neugeborenen (medianer Sagittalschnitt durch das Rachendach)

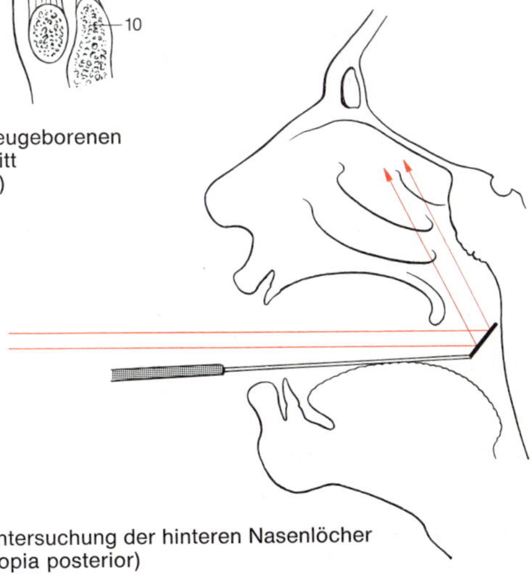

C Spiegeluntersuchung der hinteren Nasenlöcher (Rhinoscopia posterior)

Kehlkopf

Der **Kehlkopf**, *Larynx,* kann die unteren Luftwege gegen den Rachen *verschließen* (Husten, Erbrechen!); den M. cricoarytaenoideus posterior ausgenommen, dienen alle Kehlkopfmuskeln dem Verschluß. Außerdem erzeugt der Kehlkopf *Töne*. Dem Kehlkopf liegt ein *Knorpelgerüst* mit *Bändern* zugrunde, das die *Muskeln* trägt und großenteils von *Schleimhaut* überkleidet ist.

Kehlkopfskelett

Der **Schildknorpel,** *Cartilago thyroidea* **A1,** hat zwei vierseitige Platten, die vorne schiffsbugförmig vereinigt sind. An der Bugspitze liegt ein Einschnitt, *Incisura thyroidea superior* **A2,** als „Adamsapfel" zu tasten. Die Platten weichen nach hinten in einem Winkel auseinander und geben einem Raum Schutz, in dem die meisten übrigen Kehlkopfteile liegen. Außen ist jede Platte durch eine *schräge Linie, Linea obliqua,* in eine vordere (Ursprung des M. thyrohyoideus) und hintere Facette (Ansatz des M. sternothyroideus und des M. constrictor pharyngis inferior) unterteilt. Die hintere Kante jeder Platte trägt ein *oberes* **A3** und *unteres Horn* **A4,** das untere bildet mit der Außenfläche des Ringknorpels ein Gelenk (Pfeil!), *Articulatio cricothyroidea.*

Bewegungen: Der Schild- bzw. Ringknorpel kann um eine quere Achse gekippt werden, *Pfeile in A,* S. 119.

Der **Ringknorpel,** *Cartilago cricoidea* **A5,** hat die Form eines Siegelringes, dessen 2–2,5 cm hohe *Platte* **A6** hinten liegt. Die *obere Plattenkante* trägt 2 *Gelenkflächen* für die Stellknorpel **A7,** die *Außenfläche* beiderseits eine *Gelenkfläche* für das untere Horn des Schildknorpels.

Die beiden **Stellknorpel,** *Cartilagines arytaenoideae* **A7,** reiten auf der Oberkante der Ringknorpelplatte. Der Stellknorpel ist dreikantig pyramidenförmig, hat 3 Seitenflächen (medial, dorsal, lateral), eine basale Gelenkfläche und 3 Fortsätze – am vorderen, *Processus vocalis* **B8,** entspringt der Stimmbandmuskel, am seitlichen, *Processus muscularis* **AC9,** inserieren die Mm. cricoarytaenoideus posterior und lateralis. Der obere Fortsatz, *Apex cartilaginis arytaenoideae* **A10,** ist nach medial geneigt und trägt das Spitzenknorpelchen, *Cartilago corniculata (Santorini),* das in der Plica aryepiglottica ein Höckerchen, *Tuberculum corniculatum,* aufwirft (s. S. 120). Die Stellknorpel bilden mit der walzenförmigen Oberkante der Ringknorpelplatte je ein Zylindergelenk, *Articulatio cricoarytaenoidea* (Pfeil!), dessen Achse schräg von dorso-medio-kranial nach ventro-latero-kaudal verläuft.

Bewegungen: Durch Seitwärtsgleiten in der Zylinderachse Entfernung und Annäherung der Stellknorpel um etwa 2 mm; Kippen um die Zylinderachse, wobei sich die Processus vocales heben und senken; Drehung um die vertikale Achse (lockere Gelenkkapsel!), wobei sich die Entfernung der Processus vocales voneinander ändert. *Pfeile in C,* S. 119.

Der **Kehldeckelknorpel,** *Cartilago epiglottica* **A11,** kommt von der Mitte der Innenseite des Schildknorpelbugs (Pfeil!). Der Knorpel hat einen Stiel, *Petiolus* **A12,** der unter der Schleimhaut das *Tuberculum epiglotticum* bildet, und eine ovale, nach hinten konkave *Platte.*

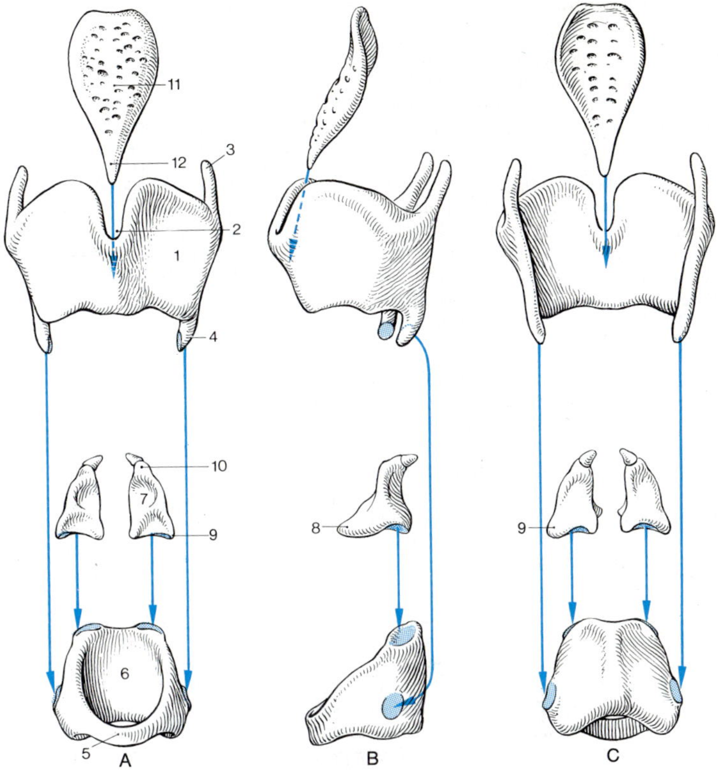

Kehlkopfknorpel isoliert

Kehlkopfbänder

Man unterscheidet *innere Kehlkopfbänder*, die Teile des Kehlkopfskeletts miteinander verbinden, und *äußere Kehlkopfbänder,* durch die der Kehlkopf insgesamt zwischen Zungenbein und Luftröhre befestigt ist.

Innere Kehlkopfbänder. Als *Membrana fibroelastica laryngis* bezeichnet man die unter der Schleimhaut des Kehlkopfes gelegene, der Tela submucosa entsprechende Membran aus dichten elastischen Fasernetzen. Sie ist in den drei Etagen des Kehlkopfs unterschiedlich stark ausgebildet.

Conus elasticus wird diese Membran im Bereich der *Cavitas infraglottica* genannt (s. S. 122). Der Conus elasticus ist ein kurzes Rohr, das mit einem runden Lumen an der Innenseite des Ringknorpels beginnt und mit einem schlitzförmigen, sagittal gerichteten Spalt unter der von der Schleimhaut gebildeten linken und rechten Plica vocalis endet.

Die *Stimmbänder, Ligg. vocalia,* sind die beiden verdickten oberen Enden des Conus elasticus. Sie sind hinten an den Procc. vocales der beiden Stellknorpel, vorn an der Innenseite des Schildknorpelbugs angeheftet. Der Conus elasticus bildet mit den beiden Ligg. vocalia die elastische Wand der tonbildenden „Lippenpfeife“ im Kehlkopf.

Das *Lig. cricothyroideum medianum* **A1** ist ein vorn median zwischen Ringknorpel und Unterrand des Schildknorpels ausgespannter derber Faserzug im Consus elasticus.

Klinischer Hinweis: Da das Lig. cricothyroideum medianum unterhalb der Stimmritze liegt, kann bei lebensbedrohlichem Verschluß der Stimmritze, z.B. durch eine Schleimhautschwellung, Glottisödem, ein Einschnitt oder Einstich durch dieses Band, *Koniotomie,* den Luftweg künstlich eröffnen (s. S. 126).

Als *Membrana quadrangularis* bezeichnet man den schwach ausgebildeten Teil der Membrana fibroelastica laryngis, der die Schleimhaut des Vestibulum laryngis unterlagert.

Das *Taschenband, Lig. vestibulare* („falsches Stimmband“, s. S. 122), stellt den unteren freien Rand der Membrana quadrangularis dar. Die bandartige Randzone der Membran liegt in der Plica vestibularis und ist beiderseits an der Vorderseite des Stellknorpels und an der Innenseite des Schildknorpelbugs, oberhalb der Insertion des Stimmbands, befestigt.

Das elastische *Lig. cricoarytaenoideum posterius* verstärkt medial die schlaffe Gelenkkapsel des Stellknorpel-Ringknorpel-Gelenks.

Das *Lig. cricopharyngeum* zieht von der Cartilago corniculata zur Rückseite der Ringknorpelplatte und mit weiteren Faserzügen in das Bindegewebe der dahinter gelegenen Ösophagusschleimhaut.

Das *Lig. thyroepiglotticum* **C2** heftet den Petiolus der Epiglottis an die Innenseite des Schildknorpelbugs.

Äußere Kehlkopfbänder. Die *Membrana thyrohyoidea* **ABC3** spannt sich zwischen dem Oberrand des Schildknorpels und dem Zungenbein aus. Verstärkte Faserzüge der Membran werden als *Lig. thyrohyoideum medianum* (zwischen Incisura thyroidea superior und Zungenbeinkörper **AB4**) und als *Lig. thyrohyoideum laterale* (zwischen oberem Horn des Schildknorpels und Hinterende des großen Zungenbeinhorns) **BC5** besonders benannt. Im Lig. thyrohyoideum laterale liegt ein Knorpelchen, Cartilago triticea **BC6.**

ABC7 Cartilago epiglottica, **ABC8** kleines Zungenbeinhorn, **ABC9** großes Zungenbeinhorn.

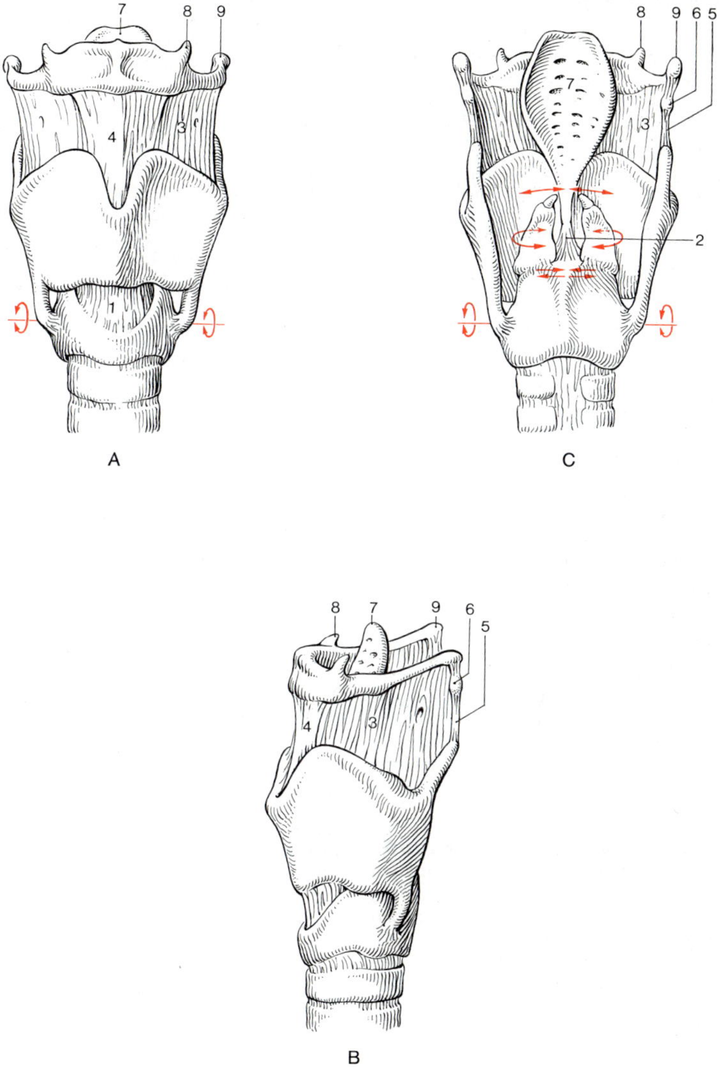

Kehlkopfknorpel durch Bänder verbunden

Kehlkopfmuskeln

Die *oberen* und *unteren Zungenbeinmuskeln* (s. Bd. 1) heben, senken, kippen den Kehlkopf oder stellen ihn fest. Von diesen unterscheidet man die *Kehlkopfmuskeln,* sie bewegen Teile des Kehlkopfgerüstes gegeneinander. Nach Lage und Herkunft gibt es *äußere* (Mm. cricothyroidei, vor dem Ringknorpel) und *innere* Kehlkopfmuskeln (innerhalb des Schildknorpels gelegen).

Der **M. cricothyroideus A1** entspringt beiderseits vorne von der Ringknorpelspange, zieht in zwei Portionen (vorne medial *Pars recta,* anschließend lateral *Pars obliqua*) zum unteren Rand des Schildknorpels und zur Innenseite von dessen unterem Horn. Der Muskel kippt bei festgestelltem Schildknorpel den Ringknorpel um eine quere Achse nach hinten (Bewegung in den Krikothyroidgelenken, Pfeile in **A**), er *spannt das Stimmband,* Schema in **A!**

Der **M. cricoarytaenoideus posterior BCD2** (in der Klinik „Postikus" genannt) kommt beiderseits von der dorsalen Fläche der Ringknorpelplatte, zieht nach seitlich oben zum Processus muscularis des Stellknorpels **B3.** Der Muskel zieht den Processus muscularis nach hinten und damit den Processus vocalis zur Seite (Bewegung hauptsächlich um die longitudinale Achse, geringe Kippbewegung nach hinten) und *erweitert die Stimmritze;* einziger Erweiterer der ganzen Stimmritze! Schema in **B. B4** Stimmband = Oberrand des Conus elasticus.

Der **M. cricoarytaenoideus lateralis BD5** (der „Lateralis") kommt von Oberrand und Außenfläche der Ringknorpelseite, zieht nach hinten oben ebenfalls zum Processus muscularis des Stellknorpels. Der Muskel wirkt dem „Postikus" entgegen, indem er den Processus muscularis nach vorne und damit den Processus vocalis zur Mitte zieht und die *Stimmritze verengt* (Bewegung hauptsächlich um die longitudinale Achse, geringe Kippbewegung nach hinten), Schema in **B**!

Der **M. vocalis B6**, paarig, entspringt von der Rückfläche des Schildknorpels und zieht in der Stimmfalte zum Processus vocalis **B7** des Stellknorpels. Der Muskel kann durch isometrische Kontraktion die *Spannung der Stimmfalte* und damit die Schwingungsfähigkeit beeinflussen.

Der **M. thyroarytaenoideus CD8**, paarig, entspringt mit dem M. vocalis, den er seitlich fortsetzt, legt sich in dünnen Faserzügen der Vorderfläche und Seitenkante des Stellknorpels außen an. Der Muskel wirkt als *Verengerer der Stimmritze* (Bewegung hauptsächlich um die longitudinale Achse). *M. thyroepiglotticus* **D9** = Faserbündel zur Epiglottis, helfen den *Kehlkopfeingang zu verengen.*

Die **Mm. arytaenoideus obliquus** und **transversus C10** verlaufen in queren und dorsalen kreuzenden Fasern zwischen den hinteren Flächen der beiden Stellknorpel, nähern die Stellknorpel einander (gleitende Bewegung auf der Oberkante der Ringknorpelplatte Schema in **C**) und führen dadurch zum *Schluß der Stimmritze.*

Der **M. aryepiglotticus D11** setzt den Verlauf des M. arytaenoideus obliquus zur Epiglottis fort, verläuft in einer Schleimhautfalte, Plica aryepiglottica, und hilft durch Senken des Kehldeckels bei der *Verengung des Kehlkopfeinganges,* Schema in **D.**

In der *Plica aryepiglottica* liegen das Spitzenknorpelchen, *Cartilago corniculata (Santorini)* **CD12** und das inkonstante Keilknorpelchen, *Cartilago cuneiformis* (Wrisbergi) **CD13.** Beide schimmern als elastische Knorpel gelblich durch die Schleimhaut, in der sie Knötchen, *Tuberculum corniculatum* und *Tuberculum cuneiforme,* bilden.

Kehlkopfmuskeln
u. ihre Funktion

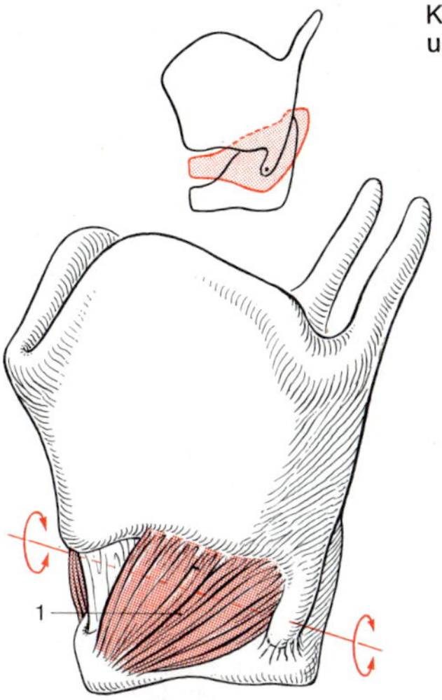

A M. cricothyroideus

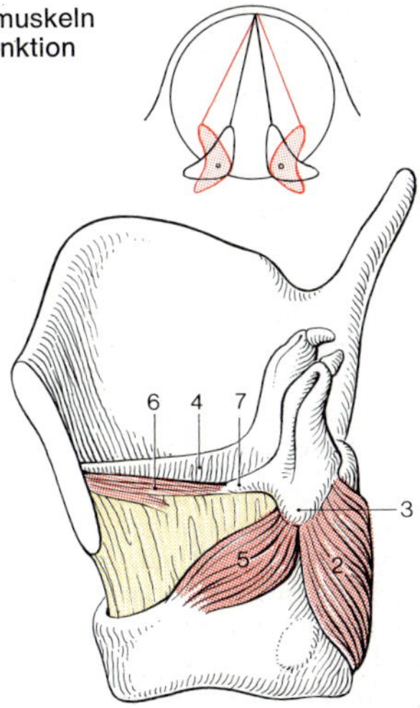

B Mm. cricoarytaenoideus posterior et lateralis

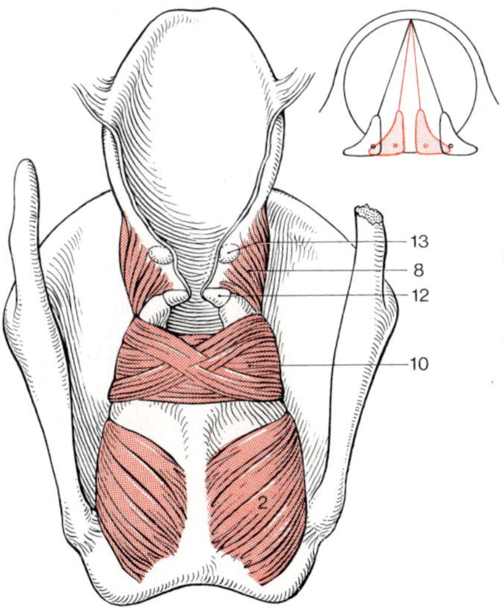

C Kehlkopfmuskeln von hinten.
Wirkung der Mm. arytaenoideus
transversus und obliquus

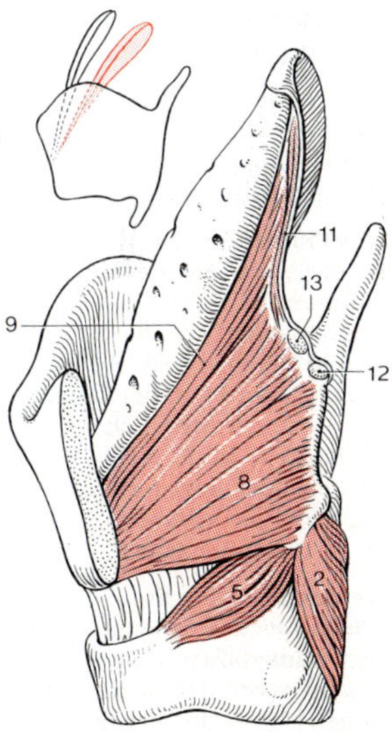

D Kehlkopfmuskeln von der Seite
(Schildknorpelplatte entfernt).
Wirkung d. Mm. thyroepiglotticus
und aryepiglotticus

Kehlkopfschleimhaut

Kehlkopfgerüst, Bänder und Muskeln werden großenteils von *Schleimhaut* überkleidet. Sie zieht vom Zungengrund zur oberen vorderen Seite der Epiglottis, wobei sie *3 Falten* und zwischen ihnen *2 Vertiefungen* bildet. Vom seitlichen Rand der Epiglottis verläuft nach beiden Seiten, den ovalen Eingang in den Vorhof des Kehlkopfes umfassend, die *Plica aryepiglottica* zu den Spitzen der Stellknorpel. Zwischen den Stellknorpeln entsteht eine Reservefalte für deren seitliche Verschiebung.

Lateral von der *Plica aryepiglottica* und medial vom *Schildknorpel* **AC1** lenkt beiderseits eine Schleimhautrinne, **Recessus piriformis AC2,** die Speisen am Kehlkopfeingang vorbei in die Speiseröhre, Pfeil in **AC.** Quer durch den Recessus zieht eine weitere Schleimhautfalte, *Plica n. laryngei,* hervorgerufen durch die oberen Kehlkopfgefäße und den N. laryngeus superior, die durch die Membrana thyrohyoidea zu den inneren Kehlkopfmuskeln treten.

Der Raum unterhalb des Kehlkopfeingangs wird durch *2 Paar* übereinanderliegender, sagittal gestellter *Falten* **AC3, 4** in *3 Etagen* unterteilt.

Vestibulum laryngis. Bis zum oberen Faltenpaar, den **Taschenfalten,** *Plicae ventriculares* **AC3** (Taschenbänder, „falsche Stimmbänder") reicht der Vorhof, *Vestibulum laryngis*. Seine 4–5 cm lange Vorderwand wird von der Epiglottis **C5** gebildet, deren Stiel sich als Höckerchen vorbuckelt. In der Schleimhaut der Taschenbänder liegen einige Muskelfäserchen und die schwache elastische Membrana quadrangularis.

Ventriculus laryngis. Zwischen den *Taschenfalten* und dem unteren Faltenpaar, den **Stimmfalten**, *Plicae vocales* **AC4**, erweitert sich der Raum zum etwa 1 cm hohen *Ventriculus laryngis* **AB6**. Er kann mit einer Ausstülpung (Sacculus laryngis) bis zum Zungenbein reichen.

Cavitas infraglottica A7 heißt der verbreiterte Raum unter den Stimmfalten.

A8 M. thyrohyoideus, **A9** M. thyroepiglotticus, **A10** M. sternothyroideus, **A11** M. vocalis, **A12** M. cricothyroideus, **AC13** Ringknorpel, **AC14** erster Luftröhrenknorpel, **AC15** Zungenbein, **C16** Zungengrund, **C17** Lig. thyrohyoideum medianum, **C18** Lig. cricothyroideum medianum.

Feinbau. Das *Knorpelgerüst* des Kehlkopfes ist aus hyalinem Knorpel, ausgenommen die Cartilago epiglottica, Cartilago corniculata, Cartilago cuneiformis und der Processus vocalis des Stellknorpels, die aus elastischem Knorpel bestehen. Die hyalinen Kehlkopfknorpel können ab dem 2. Jahrzehnt verschieden stark verknöchern.

Die *Schleimhaut* führt auf der Oberseite der Epiglottis mehrschichtiges Plattenepithel, auf der Unterseite mehrschichtiges Flimmerepithel, in dem seromuköse Drüsen münden. Im Vestibulum laryngis beginnt das zweireihige *Flimmerepithel* **B19,** das bis in die kleineren Bronchien hineinreicht. Die *Stimmlippen* werden von mehrschichtigem *Plattenepithel* (Ausdehnung durch Pfeile in **B** markiert) überkleidet **B20** (starke mechanische Beanspruchung bei der Stimmbildung), sie heben sich bei der *Kehlkopfspiegelung* weißgrau von der rötlichen Färbung der übrigen Schleimhaut ab. Die Schleimhaut ist hier durch starke Papillen des Bindegewebes unverschieblich mit diesem verbunden, während sie oberhalb der Stimmlippen und an allen anderen Stellen im Kehlkopf lockerer den umgebenden Geweben aufliegt (Gefahr des Glottisödems, einer Schleimhautschwellung im Vestibulum laryngis, die zum Ersticken führen kann). Die Taschenbänder und der Ventriculus laryngis enthalten zahlreiche *Drüsen* **B21,** deren Sekret die nahezu drüsenlosen Stimmfalten beträufelt. **B22** M. vocalis. Elastische Fasern schwarz. **A23** *Conus elasticus*.

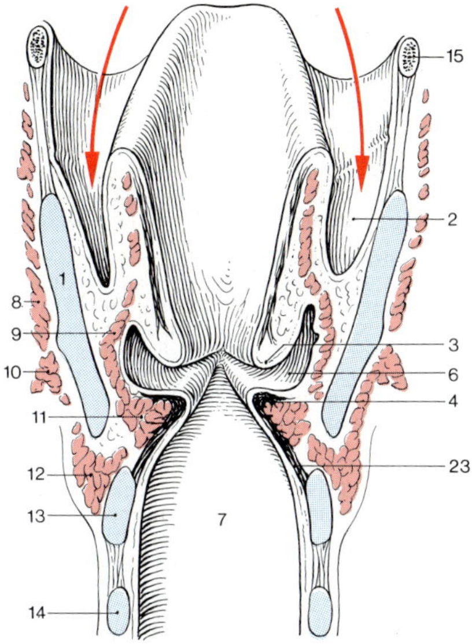

A Frontalschnitt durch den Kehlkopf

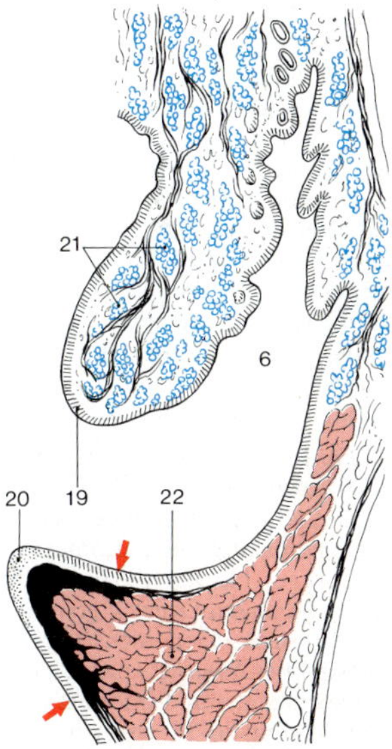

B Stimmfalte und Taschenfalte im Frontalschnitt (Ausschnitt aus A)

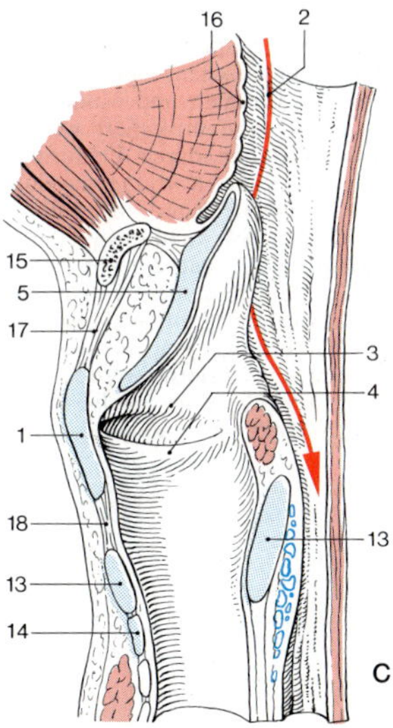

C Sagittalschnitt durch den Kehlkopf

Glottis, Stimmbildung

Glottis werden die stimmbildenden, d.h. alle die Stimmritze begrenzenden Strukturen gemeinsam genannt. *„Stimmlippe" ist die gesamte Schleimhautfalte, als „Stimmfalte", Plica vocalis,* wird ihr freier Rand bezeichnet, er wird häufig auch „Stimmband" genannt.

Die **Stimmritze,** *Rima glottidis,* wird in den vorderen ⅔ von den Stimmfalten **A1** begrenzt, *Pars intermembranacea,* im hinteren Drittel von den Processus vocales der Stellknorpel (**A2** Spitze des Processus vocalis), *Pars intercartilaginea.* Die Stimmritze ist beim Mann 2,0–2,4 cm lang, bei ruhiger Atmung 0,5 cm, bei heftiger Atmung bis 1,4 cm weit. Bei Frauen und Kindern sind die Ausmaße geringer. **E** Im *Kehlkopfspiegel* erscheinen die Pars intercartilaginea unten, die Pars intermembranacea und Epiglottis **A3** oben im Bild. **A4** Taschenfalte, **A5** Tuberculum cuneiforme, **A6** Tuberculum corniculatum.

Die *Form der Stimmritze* wechselt. **D** Bei *ruhiger Atmung* und bei Flüstersprache liegen die Spitzen der Processus vocales meist aneinander, die Pars intermembranacea ist geschlossen, die Pars intercartilaginea zu einem Dreieck geöffnet (Zug des M. cricoarytaenoideus lateralis). **A** Bei *mittlerer Atmung* werden die Partes intercartilaginea und intermembranacea geöffnet (Zug des M. cricoarytaenoideus posterior), die Stimmritze ist rautenförmig, **B** *heftige Atmung.* – Die Bewegungen sind *symmetrisch.* Bei einseitiger Lähmung (Rekurrenslähmung!) bleibt die betroffene Stimmlippe in ihren Exkursionen zurück.

C Glottisschluß. Zu *Stimmbildung* und *Husten* wird die Stimmritze zunächst geschlossen – *Glottisschluß, Phonationsstellung.* Beim *Husten* wird der Glottisschluß durch stoßartige Exspiration gesprengt. Beim *Schluckakt* wird der Kehlkopf verschlossen durch den Zungengrund, der den Kehlkopfdeckel auf den Kehlkopfeingang drückt (*Zungengrund-Kehldeckel-Mechanismus*) und durch Kontraktion der Mm. thyrohyoidei, wodurch ein seitlich des Kehldeckels gelegener Fettkörper zwischen Schildknorpel und Kehldeckel und dieser auf die Taschenbänder gedrängt werden *(Fettkörper-Kehldeckel-Mechanismus).* Die Nahrung gleitet über die Epiglottis und durch die Recessus piriformes in die Speiseröhre. Den Kehlkopfverschluß unterstützen der M. aryepiglotticus durch Senken des Kehldeckels und der Stellknorpel durch Vorwärtsneigen. Bei Zerstörung der Epiglottis kann der Zungengrund den Kehldeckel ersetzen.

Stimmbildung. Zur Stimmbildung werden die geschlossenen und gespannten Stimmlippen – Phonationsstellung – durch einen Luftstromstoß geöffnet und in Schwingungen versetzt, wodurch Schallwellen entstehen. Die *Lautstärke* hängt von der Stärke des Luftstromes ab, die *Tonhöhe* wird durch die Schwingungsfrequenz bestimmt. Sie hängt von der Länge (Geschlechts- und Altersunterschiede!), Spannung und Dicke der Stimmlippen ab (vgl. die Saiten eines Musikinstrumentes!), die vom M. cricothyroideus und den am Processus muscularis ansetzenden Muskeln grob eingestellt, vom M. vocalis fein nachgestellt werden. *Resonatoren* für den Ton sind Rachen-, Mund- und Nasenhöhlen als *Ansatzrohr* des Kehlkopfes. Die in ihm schwingende Luftsäule gibt dem Ton seine *Klangfarbe* (Brust-, Kopfstimme; Veränderung der Klangfarbe bei Verschluß einzelner Teile des Ansatzrohres, z.B. Nasenverschluß durch den Gaumen oder bei Schnupfen).

Sprache. Der exspiratorische Luftstrom erreicht beim Menschen wegen des Kehlkopftiefstandes Gaumen und Mund und kann hier zur Sprache artikuliert werden. Die *Vokale* entstehen durch Umformung des Ansatzrohres, die *Konsonanten* durch Geräuschbildung im Mund. Mit Hilfe der Taschenbänder **A4** kann nach Verlust der Stimmlippen ebenfalls ein Ton erzeugt werden. Auch ein auf andere Weise entstandener Ton wird im Mund artikuliert; so kann nach Entfernung des Kehlkopfes eine „Rülpssprache" erlernt werden – der Betroffene artikuliert die durch Freigabe verschluckter Luft entstehenden Töne.

Glottis (Kehlkopfspiegelung)
(nach Pernkopf)

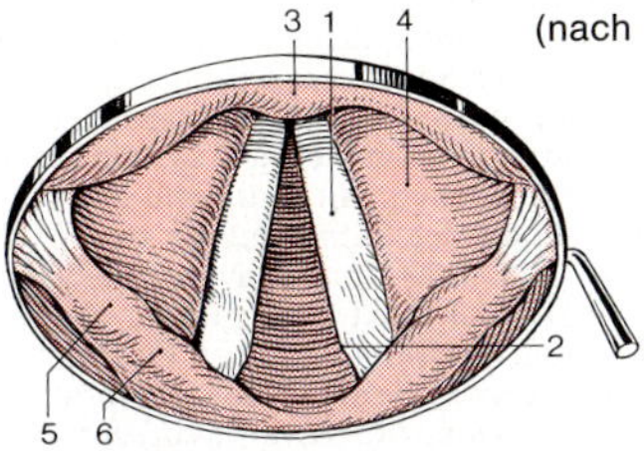

A Mittlere Atemstellung

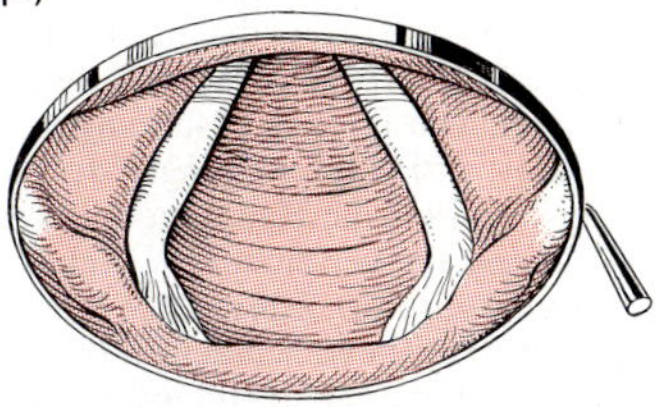

B Verstärkte Atmung

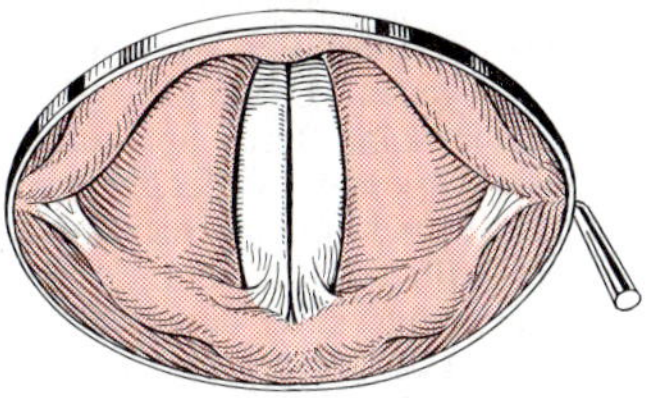

C Phonationsstellung (Glottisschluß)

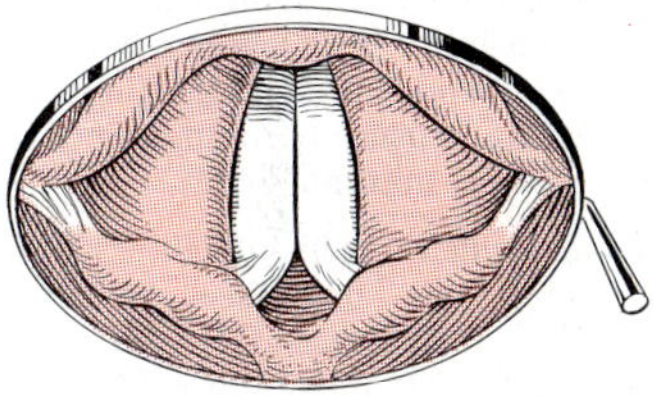

D Flüstersprache

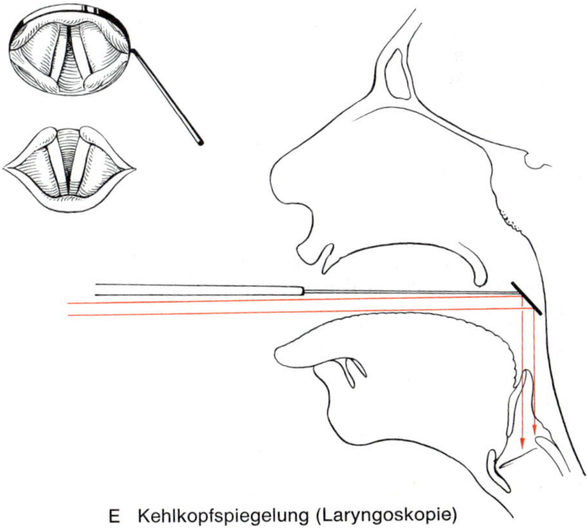

E Kehlkopfspiegelung (Laryngoskopie)

Lage des Kehlkopfes

Beweglichkeit. Der Kehlkopf liegt im Halseingeweideraum, der in die Bindegewebsräume von Kopf und Brustkorb übergeht. Die Lage der Halseingeweide verändert sich bei Bewegungen des Kopfes und Halses, die Halseingeweide sind gegeneinander verschieblich. *Kehlkopfbewegungen in der Längsachse* des Körpers entstehen beim Schluckakt (Hebung um 2–3 cm), bei Stimmbildung, verstärkter Atmung. Bei Kopfheben und Strekken der Halswirbelsäule tritt der Kehlkopf um über 1 Wirbel höher, bei Beugen von Kopf und Hals sinkt der Ringknorpel bis in die Brustkorböffnung, die Exkursion beträgt maximal 4 cm.

Lage. Beim Mann in aufrechter Kopfhaltung liegt das Zungenbein **A1** in Höhe des 3.–5. Halswirbels. Der Oberrand des Schildknorpels steht 1 Wirbelhöhe tiefer, der Unterrand des Ringknorpels an der Grenze von Hals- und Brustwirbelsäule.

Der Tiefstand des Kehlkopfes ist für den erwachsenen Menschen charakteristisch (vgl. Sprache), beim Säugling steht der Kehlkopf höher.

Den Kehlkopf bedecken vorne die *Lamina superficialis* **A2** und *Lamina praetrachealis* **A3** der *Halsfaszie.* Er ist nur wenige mm von der Haut entfernt, *Promimentia laryngea* **ABC4,** *Ringknorpel* **A5** und *Lig. cricothyroideum* sind zu tasten. In dieser Lage wird der Kehlkopf passiv durch Vermittlung von Membrana thyrohyoidea und Zungenbein einerseits an der Schädelbasis befestigt, andererseits durch den Zug der elastischen Strukturen von Trachea und Bronchialbaum mit dem Brustkorb verspannt. Aktiv wird seine Lage durch die oberen und unteren Zungenbeinmuskeln und den unteren Schlundschnürer bestimmt. **A6** Kehldeckel, **A7** Brustbein, **A8** Hinterwand der Speiseröhre vor der Lamina praevertebralis der Halsfaszie.

Altersunterschiede. Der Kehlkopf liegt bei *Neugeborenen* um 3 Wirbel höher als beim Erwachsenen und unmittelbar unter dem Zungenbein. Der Oberrand der Epiglottis reicht noch bis zum Gaumen, die Pars oralis des Rachens ist kurz, die Pars laryngea fehlt nahezu. Die Stimmritze wird noch etwa zur Hälfte von der Pars intercartilaginea gebildet und ist insgesamt etwa ⅓ so lang wie die des Erwachsenen. Mit dem Kehlkopfwachstum nimmt der Stimmumfang zu (etwa 3 Töne im 1. Jahr, 1½ Oktaven im 2. Jahr), der Kehlkopf rückt tiefer. In der *Pubertät* führt ein Wachstumsschub zu Geschlechtsunterschieden, die männliche Stimmritze erreicht das Doppelte (etwa 1,5 cm) der früheren Länge, vgl. **B** männlicher, **C** weiblicher Kehlkopf! **C9** Schilddrüse.

Klinischer Hinweis: Bei Verlegung des höher gelegenen Luftweges (Erstikkungsgefahr) kann durch Spaltung des Lig. cricothyroideum und der davor gelegenen Haut- und Faszienschichten *(Koniotomie* **A10***)* oder durch Luftröhrenschnitt über bzw. unter dem Schilddrüsenisthmus **A11** *(obere* **A12** *bzw. untere* **A13** *Tracheotomie)* ein lebensrettender Luftweg geschaffen werden (vgl. S. 118).

Gefäße und Nerven. A. laryngea superior aus der A. thyroidea superior (durch die Membrana thyrohyoidea zum Kehlkopf), A. laryngea inferior aus der A. thyroidea inferior (steigt dorsal zum Kehlkopf hoch), s. S. 52. Lymphgefäße aus Vestibulum und Ventriculus laryngis zu infrahyalen, Lymphgefäße aus Stimmlippen und Cavitas laryngis zu paratrachealen Lymphknoten. Innervation aus dem N. vagus: N. laryngeus superior (R. internus durch die Membrana thyrohyoidea sensibel zur Schleimhaut der oberen Kehlkopfhälfte, R. externus außen am Kehlkopf zum M. cricothyroideus), N. laryngeus inferior (motorisch für alle inneren Kehlkopfmuskeln, sensibel zur Schleimhaut der unteren Kehlkopfhälfte); vgl. Bd. 3.

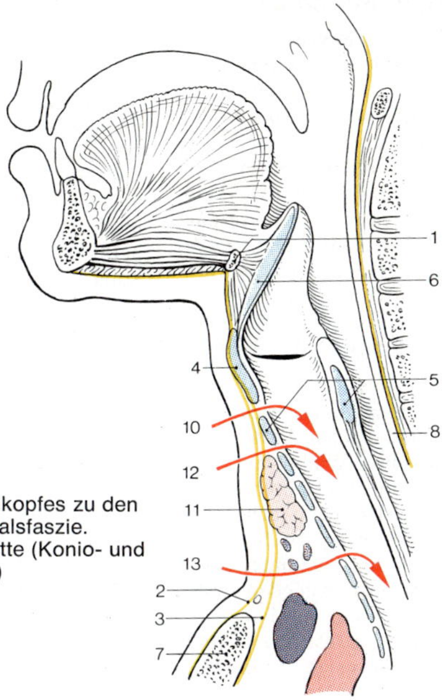

A Lage des Kehlkopfes zu den Blättern der Halsfaszie. Kehlkopfschnitte (Konio- und Tracheotomie)

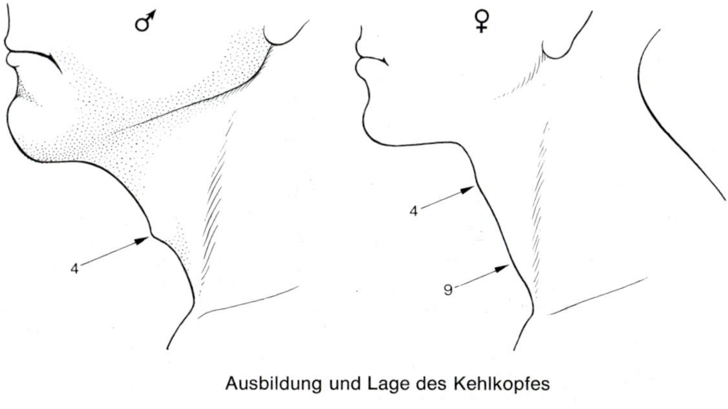

Ausbildung und Lage des Kehlkopfes

B beim alten Mann

C bei der jungen Frau

Luftröhre und Bronchialbaum

Die 10–12 cm lange **Luftröhre**, *Trachea*, ist als elastisches Rohr zwischen Kehlkopf und Bronchien ausgespannt. Durch die Art ihres Aufbaus hält sie die Luftleitung aufrecht. Die Vorderseitenwand besteht aus 16–20 hufeisenförmigen hyalinen *Knorpeln* **BCD1**, die durch Bandstrukturen, *Ligg. anularia* **B2**, verbunden sind. In der Hinterwand, *Paries membranaceus* **BCD3**, werden die Knorpel bindegewebig und muskulär zum Ring geschlossen. Der quere Durchmesser beträgt 1,3–2,2 cm und ist ¼ größer als der sagittale.

Die **Aufteilung,** *Bifurcatio trachea* **A4,** in *linken* **ADE5** und *rechten* **AD6** *Hauptbronchus* bildet einen Winkel von 50 bis 100 Grad. Der rechte Hauptbronchus setzt etwa den Verlauf der Trachea fort, der linke verläuft mehr zur Seite; die Bifurkation liegt infolge des unterschiedlich starken Zugs der verschieden großen Lungen etwas rechts von der Medianebene in Höhe des 4.–5. Brustwirbels. Aspirierte Fremdkörper gelangen meist in den rechten Hauptbronchus. An der Teilungsstelle ragt ein sagittaler Sporn, *Carina tracheae* **D7,** nach oben. Er teilt bei der Einatmung den Luftstrom. Jeder Hauptbronchus gabelt sich in *Lappenbronchi, rechts in drei* **A8, 9, 10,** *links* in *zwei* **A8, 10. Halbfette Ziffern 1–10** Numerierung der *Segmentbronchi* **A.**

Feinbau. Die Wand der Trachea besteht aus drei Schichten. Die *Tunica fibromusculocartilaginea,* mittlere Schicht, wird aus *Trachealknorpeln* **BCD1** und *Ligg. anularia* zusammengesetzt. Das Perichondrium strahlt in die Ligg. anularia ein. Das Bindegewebe enthält kollagene und elastische Fasern, ihre Längsverspannung hält die Luftröhre offen. Die mittlere Schicht besteht im *Paries membranaceus* aus Bindegewebe und dem quer verlaufenden *M. trachealis.* Er kann die Tracheallichtung um etwa ¼ verengen. Die *Adventitia,* äußere Schicht, ein lockeres Bindegewebe, erlaubt die Verschiebung gegen umgebende Organe.

Die *Schleimhaut (Tunica mucosa respiratoria)* **C11,** innere Schicht, ist mit dem Perichondrium der Trachealknorpel fest verwachsen, über dem Paries membranaceus aber verschieblich; hier entstehen bei Kontraktion des M. trachealis Längsfalten, zwischen denen seromuköse Drüsen, *Glandulae tracheales,* münden. Die Schleimhaut trägt ein zweireihiges *Flimmerepithel* mit Becherzellen; Schleim und eingedrungener Staub werden in Stunden in den Rachen befördert. Im Epithelzellverband liegen zudem kinozilienfreie *Bürstensaumzellen* (Becherzellen nach Ausstoßung des Schleimes, Sinneszellen?, unreife Zellen) und *endokrine Zellen,* die einzeln oder in Form *neuroepithelialer Körperchen* angeordnet sind; sie werden dem *APUD-System* (s. S. 148) zugerechnet, bilden *Serotonin,* auch Peptide *(Bombesin, Calcitonin, Enkephalin).* Die Körperchen, die innerviert sind, werden für *hypoxiesensitive Chemorezeptoren* gehalten. *Clara-Zellen* im Epithel von Bronchiolen sind auffallend hell, ihr Sekret löst Schleim, Zelldetritus u. a. durch proteolytische Enzyme oder andere Stoffe auf und wirkt einer Verlegung des Luftweges entgegen.

Beim *Pressen* und vor dem *Hustenstoß* wird der Brustteil der Trachea eingeengt, der Kehlkopf nach oben getrieben. Nach Öffnung der Glottis (nach dem Hustenstoß) sinkt er wieder ab, die Bifurkation steigt durch elastische Verkürzung der Trachea und Zwerchfellentspannung um etwa 5 cm an. Bei der *Einatmung* wird die Bifurkation um maximal 1 Wirbelhöhe gesenkt. Der Bifurkationswinkel wird beim Senken des Zwerchfells verkleinert, beim Heben vergrößert (Differenz 5–16 Grad).

Lage. Über den *linken* Lungenstiel (**ADE5** = linker Hauptbronchus) zieht der Aortenbogen **E12**, unter diesem und vor dem linken Hauptbronchus teilt sich der Truncus pulmonalis **E13** in die beiden Lungenarterien **E14**, hinter der Luftröhre **E15** verläuft die Speiseröhre **E16**. Über den *rechten* Lungenstiel tritt die V. azygos, s. S. 50.

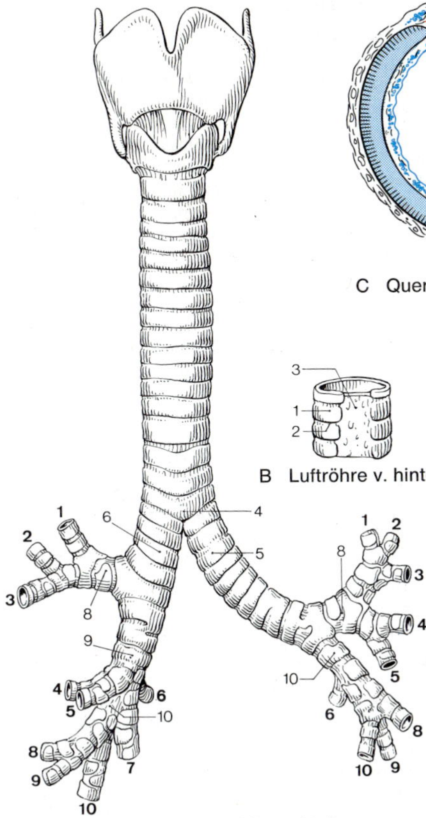

A Kehlkopf, Luftröhre und Bronchialbaum von vorn (nach Rauber-Kopsch)

B Luftröhre v. hinten

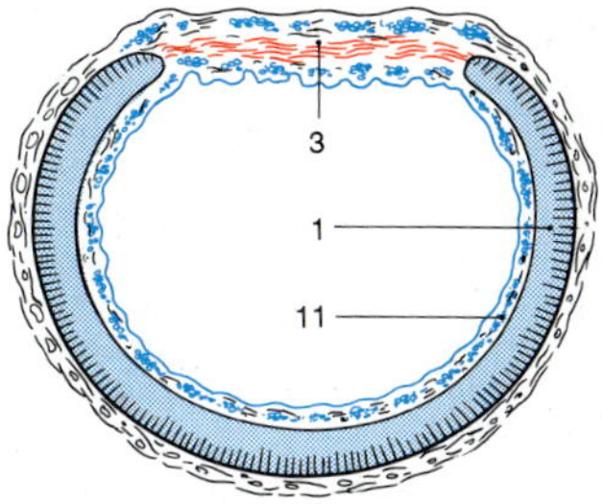

C Querschnitt durch die Luftröhre

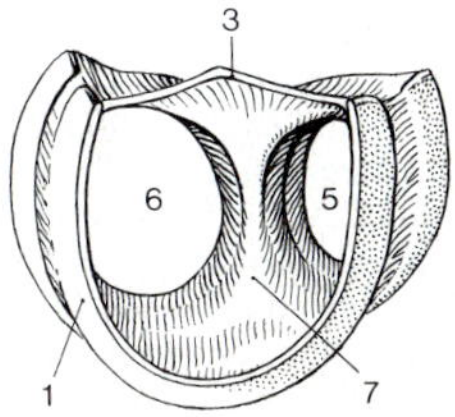

D Blick von oben auf d. Luftröhrensporn

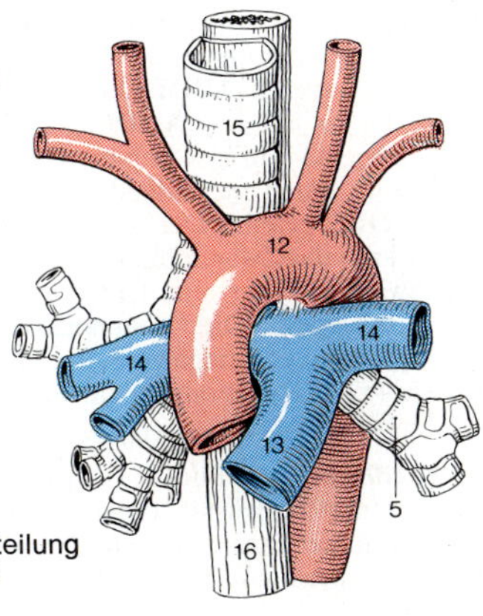

E Lage der Luftröhrenaufteilung zu den großen Gefäßen

Lungen

In den Lungen findet der Gasaustausch zwischen Atemluft und Blut statt. Die Lungen enthalten den *Bronchialbaum.* Die Strukturen sind durch Bindegewebe verbunden und von einer Serosa, der *Pleura,* überzogen. Bronchien, Blut- und Lymphgefäße und Nerven treten im *Lungenhilum* ein und aus. Jede Lunge liegt in einer *Pleurahöhle.*

Die **Lunge,** *Pulmo,* füllt ihren Teil der Brusthöhle vollständig aus. Die Lungenspitze, *Apex pulmonis,* ragt in die obere Thoraxöffnung und überragt ventral die 1. Rippe. Die Lungenbasis, *Facies diaphragmatica,* liegt dem Zwerchfell auf, die flache *Facies mediastinalis* **EF** ist gegen den mittelständigen Bindegewebsraum des Brustkorbes, gegen das Mediastinum, die stark gewölbte *Facies costalis* **CD** gegen die Rippen und die Wirbelsäule gerichtet. Die Lungen passen sich den Thorax- und Zwerchfellverformungen an, sie sind dabei andauernd gedehnt.

Lappen. Jede Lunge wird durch tiefe Einschnitte, Fissuren, in Lappen unterteilt. In der Regel hat die rechte Lunge einen *Oberlappen, Lobus superior* **ABCE1,** *Mittellappen, Lobus medius* **ACE2** und *Unterlappen, Lobus inferior* **ABCE3,** getrennt durch eine schräg von hinten oben nach vorne unten verlaufende *Fissura obliqua* **CE4** und eine zweite vorne liegende *Fissura horizontalis* **CE5.** Die *linke,* kleinere Lunge ist in *Oberlappen, Lobus superior* **ABDF1** und *Unterlappen, Lobus inferior,* **ABDF3,** ebenfalls durch eine schräg von hinten oben nach vorne unten verlaufende *Fissura obliqua* **DF6** geteilt. Der Oberlappen erreicht links das Zwerchfell, rechts liegt vorne zwischen Ober- und Unterlappen der Mittellappen. Die Volumina der rechten und linken Lunge verhalten sich etwa wie 4 : 3. Die viszerale Pleura kleidet auch die Fissuren aus.

Die **Oberfläche** jugendlicher Lungen ist blaßrosa. Im Alter wird sie durch Verunreinigungen der Atemluft schiefergrau fleckig und streifenförmig verfärbt. Die Oberfläche der in situ fixierten Lunge gibt alle Unebenheiten der mediastinalen und kostalen Wand wieder. Die mediastinale Fläche der *rechten* Lunge trägt die Impressionen von A. subclavia **E7,** V. azygos und Oesophagus **E8.** *Links* ist sie durch die Herzimpression geprägt, die am Oberlappen zur Incisura cardiaca und Ausbildung der Lingula **F9** führt. Auch A. subclavia **F7** und Aorta **F10** hinterlassen Impressionen.

Das *spezifische Gewicht* der beatmeten Lungen liegt zwischen 0,13 und 0,75, sie schwimmt im Wasser. Die noch nicht beatmete geht unter (als *Schwimmprobe* zur Entscheidung der Frage, ob ein Neugeborenes vor seinem Tod geatmet hat, aber umstritten).

Hilum (Hilus). Bronchien und Gefäße des Lungenstiels haben in der Lungenpforte, Hilum, folgende Lage. *Linkes Hilum:* Vorne oben liegen Äste der A. pulmonalis, vorne unten der V. pulmonalis, hinten liegt der Hauptbronchus **F11.** *Rechtes Hilum:* Wegen der frühen Aufteilung des rechten Hauptbronchus liegt ein weiterer Bronchusquerschnitt über der A. pulmonalis, *„eparterieller“* Bronchus **E12.**

Lig. pulmonale. Am Lungenhilum geht die viszerale Pleura in die parietale über. Der Umschlagrand ist gegen das Zwerchfell zipfelförmig ausgezogen und bildet eine Pleuraduplikatur, *„Mesopneumonium“,* die, frontal gestellt, als *Lig. pulmonale* **EF13** vom Mediastinum zur Lunge reicht. Das Lig. pulmonale trennt vordere und hintere Hälfte des unteren paramediastinalen Anteils der Pleurahöhle.

Pleurahöhle und Pleura s. S. 138.

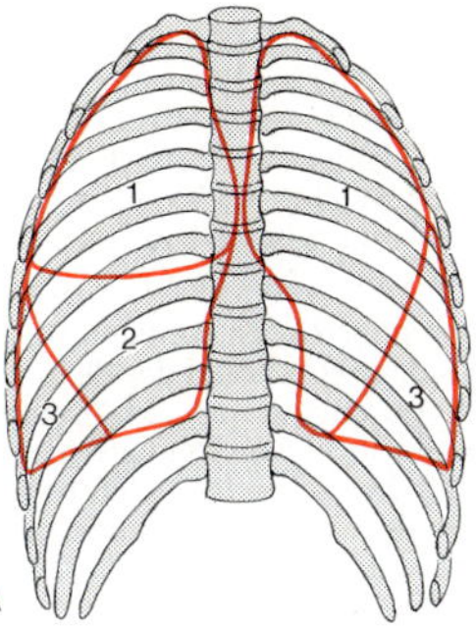

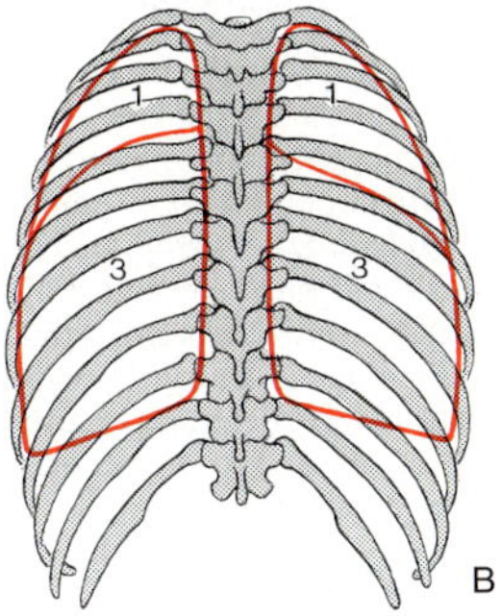

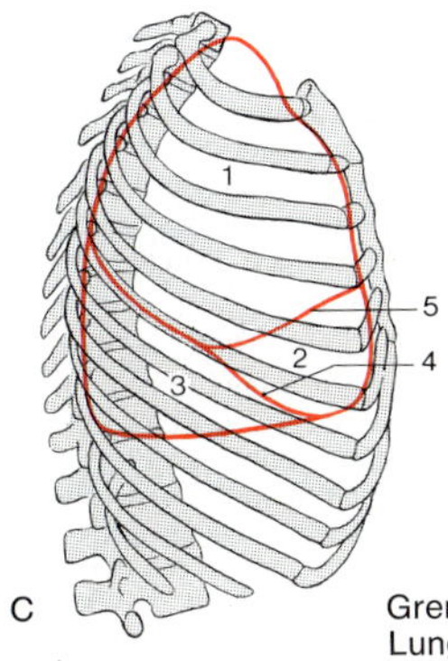

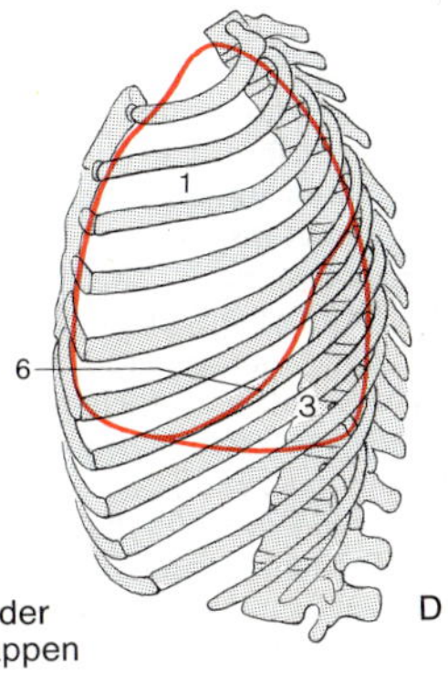

Grenzen der Lungenlappen

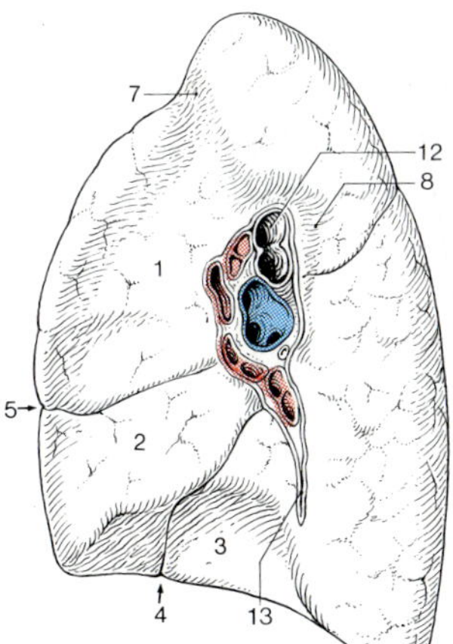

Lungenhilum

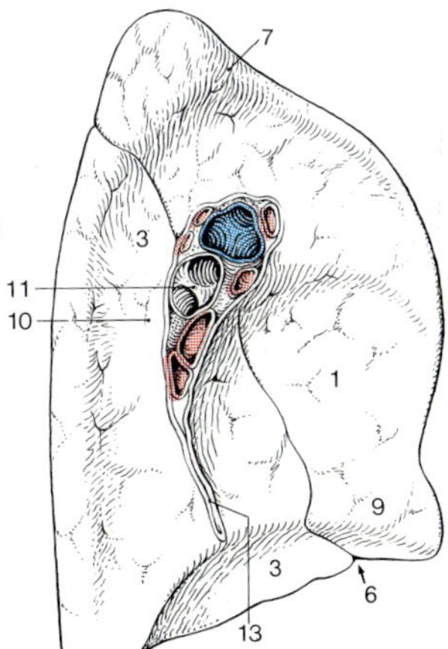

E rechte Lunge

F linke Lunge

Lungenstiel und Herzbasis

Der **Lungenstiel** *(Lungenwurzel), Radix pulmonis,* wird von den an der Lungenpforte, *Hilum,* ein- und austretenden *Hauptbronchien,* den Hauptästen der *A. pulmonalis* **B1,** der *Vv. pulmonales* **B2,** den *Rr.* und *Vv. bronchiales* und von den *Lymphgefäßen* und *Nerven* gebildet. Durch die Bronchien und den elastisch biegsamen Schlauch der Lungenarterien (Blutdruck etwa ⅕ des Aortendrucks) wird der Lungenstiel stabilisiert.

„Membrana bronchopericardiaca" (v. Hayek). Lungenstiel und Bifurkation sind durch straffe Faserzüge mit der Hinterwand des Herzbeutels fest verbunden. Die Fasern strahlen über die Wand der V. cava inferior **A3** in den Hinterrand des Centrum tendineum des Zwerchfells **A4** ein. Es entsteht insgesamt eine zentrale Bindegewebsplatte, „Membrana bronchopericardiaca" **A5.** Auch das adventitielle Bindegewebe der großen Lungengefäße und Bronchien strahlt in diese ein. Die Bindegewebsplatte wahrt den Zusammenhang der beteiligten Strukturen bei Thorax- und Zwerchfellbewegungen. Sie bildet gemeinsam mit der Bifurkation die *Scheidewand* zwischen mittlerem und hinterem Mediastinum, vgl. S. 138. **A6** Nodi lymphatici tracheobronchiales inferiores.

Über den *rechten* Lungenstiel zieht die V. azygos **B7** vom hinteren ins vordere Mediastinum, über den *linken* der Aortenbogen **B8** vom vorderen ins hintere Mediastinum. **B9** A. subclavia sinistra, **B10** Truncus thyrocervicalis, **B11** A. vertebralis, **B12** A. carotis communis, **B13** Truncus brachiocephalicus, **B14** V. cava superior, **B15** Oberlappen, **B16** linker Vorhof des Herzens, **B17** Unterlappen, **B18** Sinus coronarius, **B19** V. cava inferior.

Gefäße und Nerven. Gefäßbindegewebe, Bronchien und Pleura werden zum kleinen Teil aus Ästen der A. und V. pulmonalis, größtenteils durch *Vasa privata* ernährt. Die arteriellen Rr. bronchiales entspringen hauptsächlich aus der Aorta. Sie teilen sich mit dem Bronchialbaum auf. Subpleural und an kleinen Bronchien bestehen Anastomosen zwischen Rr. bronchiales und A. pulmonalis. Vv. bronchiales erhalten Abfluß teils über die Vv. pulmonales, teils auch über Mediastinalvenen in die V. cava superior.

Lymphgefäße entspringen aus dem lockeren Bindegewebe unter der Pleura, in den Septa interlobularia, aus dem periarteriellen und peribronchialen Bindegewebe. Wegen des hier herrschenden Unterdrucks wandert Flüssigkeit aus den Alveolen in das peribronchiale und subpleurale Bindegewebe und in die Lymphgefäße (Schwärzung der Lungenoberfläche durch eingeatmeten Kohlenstaub!), die diese indirekt zu den tracheobronchialen, trachealen und mediastinalen Lymphknoten führen. Die regionären Lymphknoten in Hilumnähe („Hilumdrüsen", Nodi lymphatici pulmonales und bronchopulmonales) sind im lufthaltigen Gewebe der Lunge röntgenologisch zu sehen.

Innervation: Efferente und afferente Fasern durch N. vagus und Truncus sympathicus (Ganglion cervicothoracicum, 2.–5. Brustganglion) über den Plexus pulmonalis (vgl. neuroepitheliale Körperchen, S. 128). Afferenzen des N. vagus führen Erregungen aus Dehnungsrezeptoren der Lunge, die das Inspirationszentrum der Medulla oblongata hemmen. Der Hustenreflex ist nur bis zur Bifurcatio tracheae, in den Lungenbronchien dagegen nicht mehr auslösbar. Afferenzen im Sympathicus sind Teil eines Reflexbogens, über den nozizeptive Reaktionen vermittelt werden sollen. Efferenzen des N. vagus führen zur Kontraktion der Bronchialmuskulatur, Efferenzen des Truncus sympathicus zur Dilatation der Bronchialmuskulatur und Gefäßverengung in der Lunge, s. Bd. 3.

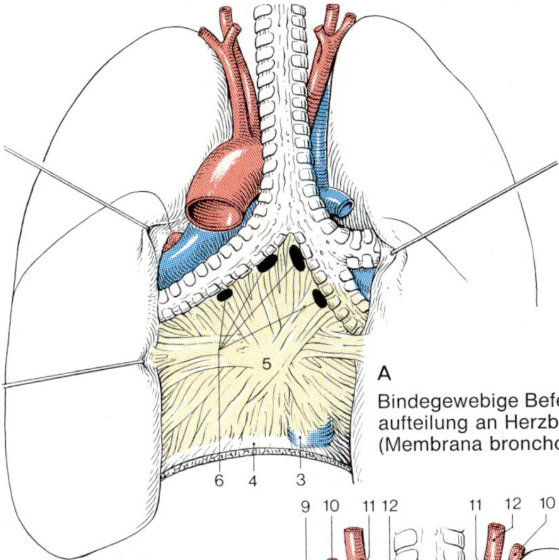

A
Bindegewebige Befestigung d. Luftröhrenaufteilung an Herzbasis und Zwerchfell (Membrana bronchopericardiaca nach v. Hayek)

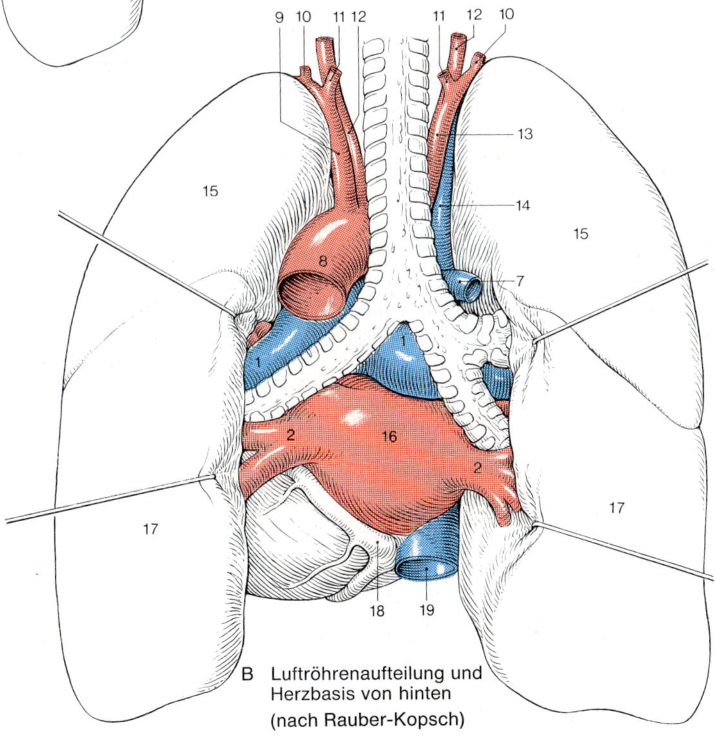

B Luftröhrenaufteilung und Herzbasis von hinten (nach Rauber-Kopsch)

Bronchien-, Lappen- und Segmentaufteilung

Bronchienaufteilung. Der Hauptbronchus, *Bronchus principalis,* teilt sich, entsprechend den Lungenlappen, rechts in 3, links in 2 *Lappenbronchien, Bronchi lobares* **A1, 2, 3** mit einem Durchmesser von je 8–12 mm. Die 1. Teilung rechts ist 1–2½ cm, die 2. Teilung rechts und die 1. Teilung links sind etwa 5 cm von der Bifurkation entfernt. Aus den Lappenbronchien gehen 10 mit Nummern bezeichnete *Segmentbronchien, Bronchi segmentales,* hervor – rechts im Oberlappen die Segmentbronchi 1–3, im Mittellappen 4 und 5, im Unterlappen 6–10, links im Oberlappen 1–5, im Unterlappen 6,8–10 (7 + 8 bilden links ein Segment) **(A, B, C, D, E: 1–10** Bezeichnung nach *Boyden*). Die Segmentbronchien versorgen keilförmige, in ihrer Ausbildung variable Lungensegmente. Jeder Bronchus segmentalis teilt sich in 2 ebenfalls variable *„Rr. subsegmentales“.* Weitere Aufteilung s. S. 136.

Aufteilung des Bindegewebes. Das Bindegewebe unterteilt die Lunge in *Lappen, Segmente, Läppchen* und kleinere Einheiten.

Lobus und **Segment.** Der *Lungenlappen* ist von einer bindegewebigen *Grundmembran* umhüllt, auf der die Pleura visceralis locker und faltenlos haftet. Aus dieser Membran ziehen Bindegewebssepten hilumwärts verschieden weit in die Tiefe und unterteilen den Lappen in keilförmige bronchoarterielle *Segmente* **1–10** (Bezeichnung wie Segmentbronchien). Im Zentrum jedes Keiles liegt ein Segmentbronchus. Der Lungenlappen ist weitgehend von Pleura überkleidet, nicht aber das Segment.

Lobulus. Die Oberfläche der Lunge (nicht in den Interlobarspalten!) zeigt polygonale Felder. Sie sind unvollständig abgegrenzt, haben 0,5 bis 3 cm Kantenlänge und werden manchmal durch Pigmenteinlagerung besonders hervorgehoben. Diese Felder begrenzen basal die Lungenläppchen, *Lobuli pulmonis*, die man nach Abziehen der Pleura unvollständig voneinander isolieren kann, da jedes Läppchen wieder von einer *Läppchengrenzmembran* umschlossen wird. An dieser inserieren die elastischen Fasernetze des interalveolären Gewebes. Das interlobuläre lockere Bindegewebe erlaubt eine Verschiebung der Läppchen gegeneinander.

Einzelheiten der Läppchenaufteilung. Die Läppchenbildung ist in der Lungenperipherie ausgeprägt (starke Verformbarkeit der Lunge), sie fehlt im Zentrum weitgehend. Ein Läppchen umfaßt nicht immer gleichwertige Strukturelemente, doch läßt sich schematisierend sagen, daß in einem Läppchen etwa die aus einem *Bronchiolus* hervorgehenden *Bronchioli terminales, Bronchioli respiratorii* und *Alveolen* liegen. Die aus einem Bronchiolus terminalis entstandenen Aufteilungen werden auch *Acinus* genannt. Der Acinus ist nicht septal abgegrenzt. (Die Bezeichnungsweise von Lobulus und Acinus ist uneinheitlich.) Der Luftweg ist besonders an der Grenze vom Bronchus zum Bronchiolus (Verlust des Wandknorpels!) fest mit dem Bindegewebe des Lungenparenchyms verbunden und verspannt.

Klinischer Hinweis: Im lockeren *interlobulären Bindegewebe* kann krankhafterweise ein interstitielles Ödem (Flüssigkeitsansammlung) oder ein Emphysem (Luftansammlung) auftreten.

Lungensegmente
(nach Zenker)

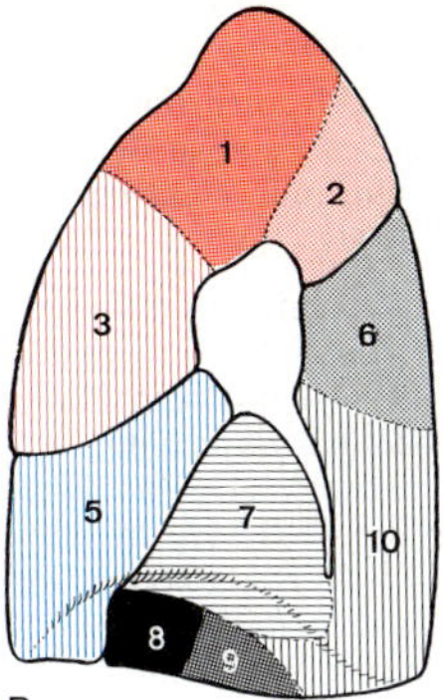

B
rechte Lunge, mediale Seite

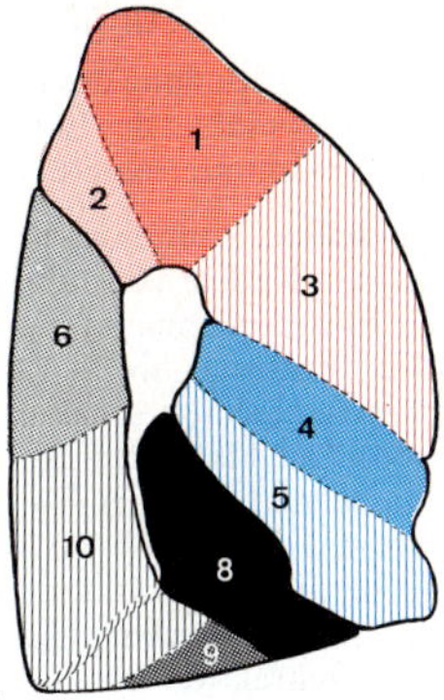

C
linke Lunge, mediale Seite

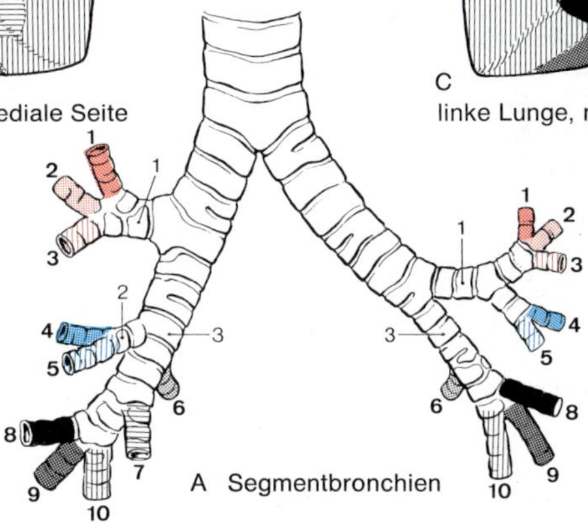

A Segmentbronchien

D von vorn

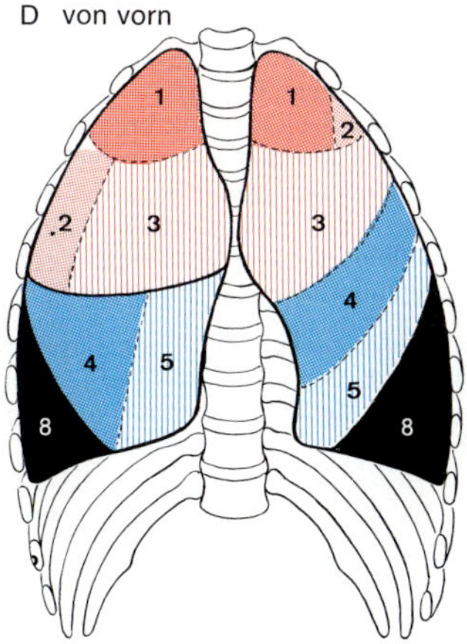

E von hinten

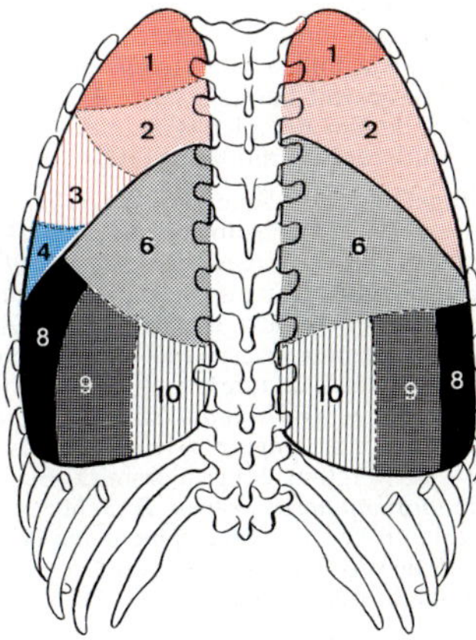

Feinbau der Lunge

Mit der Aufteilung des Luftweges ändert sich der Feinbau des Luft- und Blutwegs, der Gesamtquerschnitt der Äste wächst.

Bronchien. Aufteilung in 6–12 Teilungen bis zum Kaliber von 1 mm. Die Adventitia führt zunehmend elastische Fasern. Die Knorpel werden unregelmäßig, plättchenförmig, erhalten elastische Fasern. Die Höhe des Flimmer- und Becherzellen führenden Epithels nimmt ab, seromuköse Glandulae bronchiales sind noch vorhanden. Unter der Schleimhaut tritt ein Ringmuskelschlauch auf, bei dessen Kontraktion Längsfalten entstehen, das Lumen wird verkleinert (z. B. beim Asthma bronchiale).

Bronchioli und **Bronchioli terminales.** Aus kleinen Bronchien **A1** gehen *Bronchioli* **A2** hervor, aus diesen je 4–5 *Bronchioli terminales* **A3.** Ihre Wand ist knorpelfrei, mit elastischen Fasern verbunden und dadurch offengehalten; die Becherzellen verschwinden. **A4** Pleura visceralis. **A6** Ast der V. pulmonalis.

Bronchioli respiratorii BC7, 1–3,5 mm lang und ca. 0,4 mm weit, gehen aus Bronchioli terminales hervor. Sie haben kubisches Epithel, ihre Wand wird stellenweise durch dünnwandige Aussackungen, *Alveolen,* unterbrochen.

Es folgen **Ductus alveolares C8,** deren Wand nur aus Alveolen besteht und die im *Sacculus alveolaris* **C9** enden. *Alveolen* **C10** messen 0,06–0,2 mm oder mehr. An einem Bronchiolus terminalis hängen etwa 200 Alveolen, sie bilden den *Acinus pulmonalis* **A5.** Insgesamt besitzen beide Lungen ca. 300 Millionen Alveolen (Gesamtoberfläche bei mittlerer Inspirationslage 100–140 m^2).

Blutgefäße. Die Äste der *A. pulmonalis* folgen dem Bronchialbaum **A1, 2, 3,** *Arteriolen* **B11** *den Bronchioli respiratiorii, Präkapillaren* den Ductus alveolares, *Kapillaren* umgeben die Alveolen **BC12, C10.** Zwischen präkapillaren Arterien und postkapillaren Venen verlaufen 4–12 Kapillarmaschen, kurze *(Ruhekapillaren)* für Dauerdurchblutung, längere *(Arbeitskapillaren)* für Durchblutung bei größerem O_2-Bedarf. Die *postkapillaren Venen* **B13** liegen im interlobulären und intersegmentalen Gewebe. Jede Vene führt Blut aus dem Gebiet von mehreren Arterienästen. Die Venen **A6** treffen im Zentrum der Lunge auf den Arterien-Bronchien-Stamm.

Alveolen. In den Alveolen findet Gasaustausch statt. Der Feinbau der *Blut-Luft-Schranke* wird nur elektronenmikroskopisch erkannt.

Die Alveole wird von niedrigen *Deckzellen* ausgekleidet, die stellenweise zu dünnen, weniger als 0,1 µm dicken Platten gedehnt sind und einer *Basallamina* **E14** aufsitzen – *„kleine Alveolarzellen"* (Pneumozyten Typ I) **DE15**. In Ihrem Verband liegen fortsatzlose, höhere Zellen – *„große Alveolarzellen"* (Pneumozyten Typ II) **D16**, die Produzenten eines Phospholipidfilms, des Antiatelektasefaktors, Surfactant. Alveolarmakrophagen **D17** (Monozyten aus dem Blut) nehmen Staub *(„Staubzellen")* oder, nach Blutungen (bei Blutstauungen) Blutfarbstoff auf *(„Herzfehlerzellen")*.

Kapillarwand: Das lückenlose *Endothel* **DE18** sitzt auf einer *Basallamina.* Im Spalt zwischen Alveolarepithel und Kapillarwand verschmelzen die beiden Basallaminae **E19** auf große Strecken. Die *Blut-Luft-Schranke,* 0,3–0,7 µm dick, besteht aus *Alveolarepithel* **DE15**, *Basallamina* **E19** und *Endothel* **E18**. Durchbrüche zwischen Alveolen, *Alveolarporen* **C20**, kommen regelmäßig vor.

In den *Alveolarsepten* liegen elastische Netze **D21** und Bindegewebszellen **D22**. Sie bilden mit glatten Muskelzellen am Alveoleneingang „Basalringe", winkelig einander kreuzende Strukturen. Durch Kontraktion der mit den Alveolenwänden verbundenen Myofibroblasten wird das Lumen der interalveolären Kapillaren verkleinert. Lymphkapillaren beginnen erst außerhalb des Läppchens.

Die Interzellularkontakte des Kapillarendothels **E23** sind für Flüssigkeit durchlässiger als die dichten Interzellularkontakte der Pneumozyten Typ I **E24.**

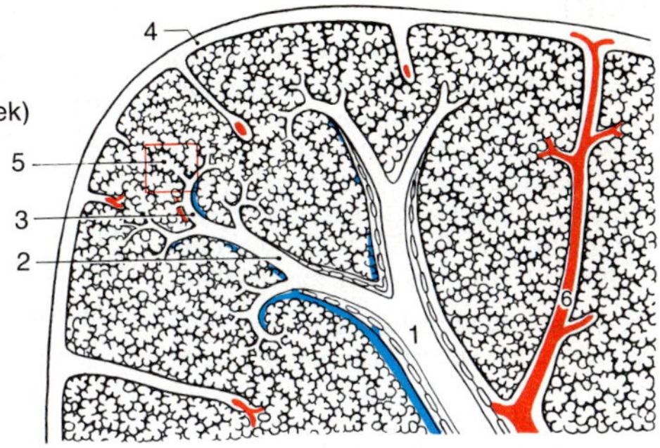

A Schnitt durch die Lunge
Aufteilung des Luft- und Blutweges (nach v. Hayek)

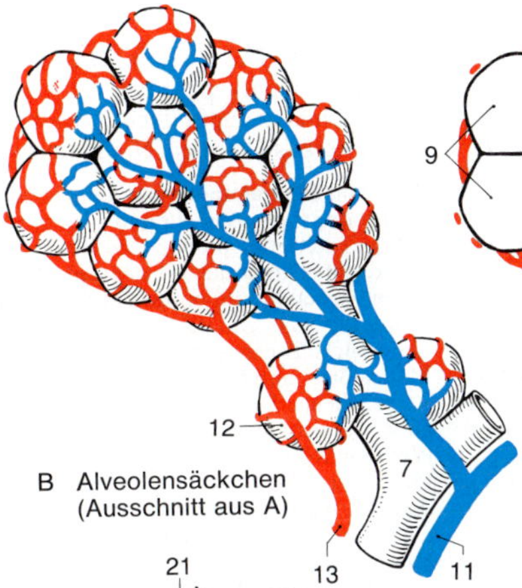

B Alveolensäckchen (Ausschnitt aus A)

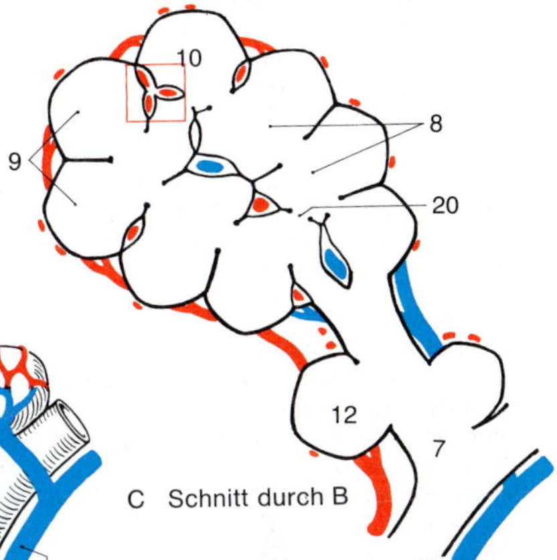

C Schnitt durch B

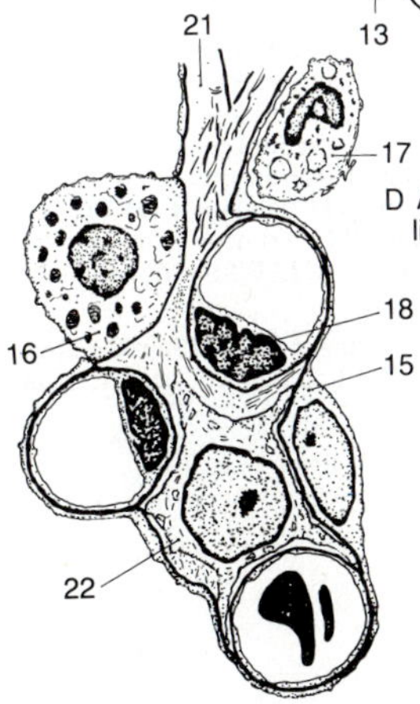

D Alveolenwand und Kapillaren lichtmikroskopisch (Ausschnitt aus C)

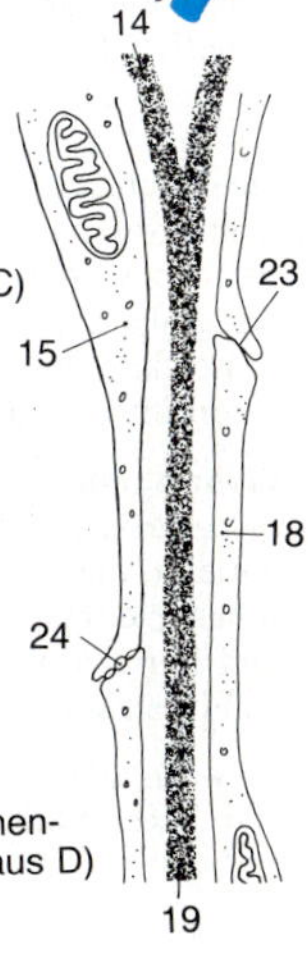

E Blut-Luft-Schranke, elektronenmikroskopisch (Ausschnitt aus D)

Pleura

Die *Serosa* der Lunge heißt **Pleura,** *Brustfell.* Man unterscheidet das die Lunge überziehende viszerale Blatt, *Pleura pulmonalis* (Lungenfell) vom parietalen Blatt, bestehend aus *Pleura costalis* (Rippenfell), *Pleura mediastinalis* und *Pleura diaphragmatica,* die die Wand der Lungenhöhle, *Cavitas pleuralis,* auskleiden.

Die **Pleura pulmonalis A1** haftet locker auf der Lungenoberfläche und ist leicht abzutrennen. Sie besteht aus einschichtigem Epithel, einer Faserschicht mit kollagenen und elastischen Fasern und einer „Subpleura" mit Lymph- und Blutgefäßen. Der *Unterdruck* im Pleuraspalt verursacht eine Flüssigkeitsverschiebung aus der Lunge in den Pleuraspalt, die Staubteilchen aus den Alveolen unter die Pleura visceralis trägt (Verfärbung der Lungenoberfläche). Die Pleura pulmonalis nimmt keine korpuskulären Elemente aus dem Pleuraspalt auf.

Die **Pleura parietalis,** besonders die *Pleura costalis,* **A2,** haftet fest auf der Unterlage. Die Ausbildung der Faserschicht variiert. Über Rippen und Herzbeutel überwiegen kollagene Fasern, über dem Zwerchfell elastische. Die Pleura parietalis der Pleurakuppel wird durch Bindegewebszüge an das tiefe Blatt der Halsfaszie und an die obere Thoraxapertur geheftet. Die den Brustkorb auskleidende Fascia endothoracica ist über der Pleurakuppel zur *Membrana suprapleuralis* verstärkt. Subpleurale Lymphgefäße liegen streifenweise im Interkostalbereich und über dem Zwerchfell. Die Pleura parietalis kann korpuskuläre Elemente, Flüssigkeit und Luft aus dem Pleuraspalt resorbieren. **AB3** Herzbeutel.

Pleuraspalt. Pleura pulmonalis und Pleura parietalis, am Lungenhilum **CD** verbunden, umfassen den allseitig geschlossenen Pleuraspalt **BD4** (vgl. Herzbeutel und Peritonealspalt!). Er enthält einige ml Flüssigkeit.

Recessus pleurales. Die Pleura parietalis von Zwerchfell und Brustwand bilden eine in Abhängigkeit von der Atemstellung mehr oder weniger erweiterte Abfaltung, *Recessus costodiaphragmaticus* **ABCE5.** In geringerem Maße gilt das auch für die Pleura von Mediastinum und Brustwand, *Recessus costomediastinalis* **D6,** und von Mediastinum und Zwerchfell, *Recessus phrenicomediastinalis,* in **C.**

Klinischer Hinweis: Die seröse Flüssigkeit im Pleuraspalt kann bei Entzündungen vermehrt sein *(Pleuraexsudat),* Eiweiß enthalten und zu Verwachsungen der Blätter führen (Einschränkungen der Lungenentfaltung).

Innervation. Die Pleura visceralis ist nicht, die Pleura parietalis ist dagegen stark schmerzempfindlich (Afferenzen über Interkostalnerven, N. phrenicus).

Lage von **Pleurakuppel** und **Lungenhilum.** *Membrana suprapleuralis* und *Pleurakuppel* **A7** sind zeltartig von den drei Mm. scaleni überdacht. Durch die *„Skalenuslücke"* zwischen vorderem und mittlerem M. scalenus treten Plexus brachialis und A. subclavia in die seitliche Halsregion, zwischen vorderem M. scalenus und Schlüsselbein verläuft die V. subclavia. Diese Gefäße und das Ganglion cervicothoracicum des Sympathicus (vor dem Köpfchen der 1. Rippe) liegen der Pleurakuppel auf. Der N. phrenicus, der auf dem M. scalenus anterior von oben lateral nach unten medial zieht, berührt medial die Pleurakuppel. Die Wurzel der rechten Lunge liegt hinter der V. cava superior **BD8** und z.T. hinter dem rechten Vorhof des Herzens. Der N. phrenicus zieht ventral, der N. vagus dorsal von der Lungenwurzel abwärts. Im hinteren Mediastinum kreuzen Aorta **CDE9** und Oesophagus **CDF10,** vgl. Mediastinum. **B11** Truncus pulmonalis, **BC12** Arcus aortae, **C13** Bifurcatio tracheae, **C14** V. azygos.

Schnittführung in **B** s. **D15,** in **C** s. **D16,** in **D** s. **BC17. E** Blick auf die Zwerchfellkuppel.

A Lungen- und Pleuragrenzen von vorn

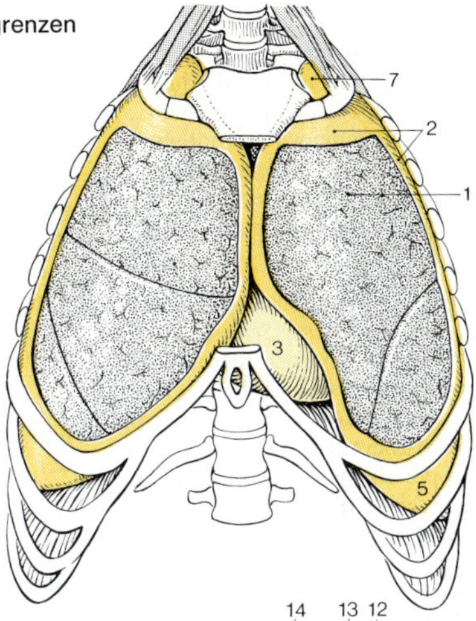

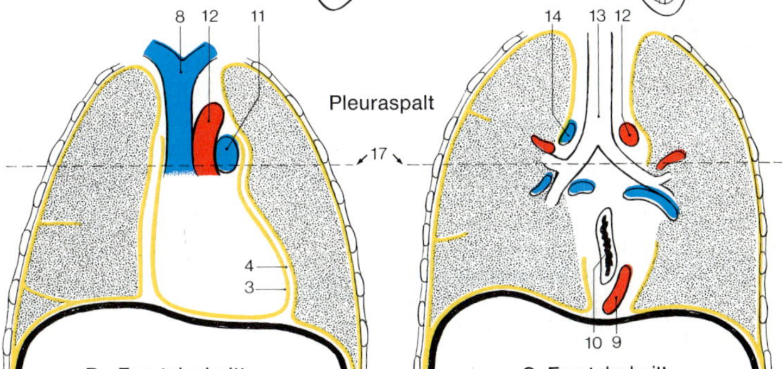

B Frontalschnitt, mittl. Mediastinum

C Frontalschnitt, Hilumebene

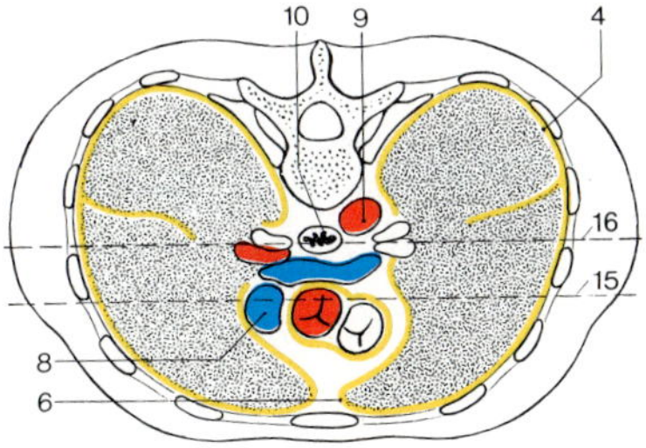

D Horizontalschnitt, Hilumebene

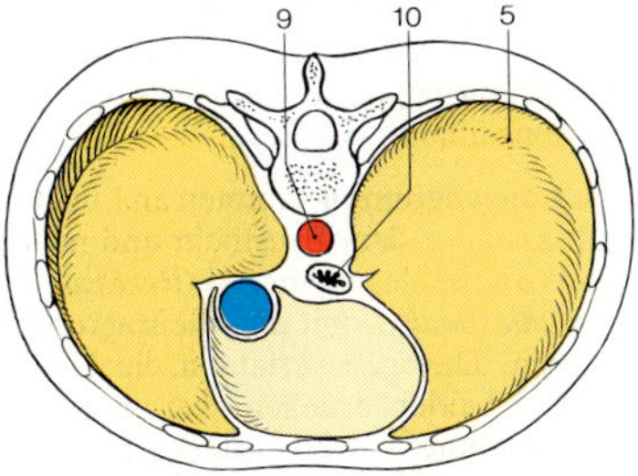

E Pleura- u. Perikardüberzug d. Zwerchfells

Pleura- und Lungengrenzen

Die *Pleuragrenzen* sind unverschieblich. Die unteren *Lungengrenzen* dagegen sind atemverschieblich; sie können als lufthaltiges Lungengewebe röntgenologisch und perkutorisch festgestellt und auf die Kreuzung von Meridionallinien des Rumpfes mit Rippen bezogen werden.

Pleuragrenzen (Perkussions- und Auskultationsfelder). *Rechte Seite.* Die Pleura parietalis zieht von der Pleurakuppel **A1,** 3 cm oberhalb der 1. Rippe, hinter den Brustbeinwinkel, dann medial vom rechten Brustbeinrand bis zum Ansatz der 6. Rippe. Ihr weiterer Verlauf nach lateral und hinten wird durch folgende Schnittpunkte markiert: Medioklavikularlinie (durch Mitte Schlüsselbein) – 7. Rippe; vordere Axillarlinie (durch vordere Achselfalte) – 8. Rippe; mittlere Axillarlinie (durch Mitte Achselhöhle) – 9. Rippe; hintere Axillarlinie (durch hintere Achselfalte) – 10. Rippe; Skapularlinie (durch unteren Schulterblattwinkel bei hängendem Arm) – 11. Rippe; Paravertebrallinie (parallel zur Wirbelsäule) – Unterrand der 12. Rippe. Paravertebral kann der *Recessus costodiaphragmaticus* entsprechend dem variablen Ursprung der Pars lumbalis des Zwerchfells bis 2 cm unter die 12. Rippe reichen. Die Pleuragrenze zieht paravertebral zur Pleurakuppel in Höhe des Köpfchens der 1. Rippe.

Linke Seite. Die Pleuragrenzen verlaufen links wie rechts, mit dem Unterschied, daß die vordere Grenze in Höhe des Ansatzes der 4. Rippe das Brustbein verläßt und bogenförmig *(Incisura cardiaca)* zum Schnittpunkt Medioklavikularlinie – 6. Rippe abfällt. **A2** Herz.

Die **Lungengrenzen** stimmen an Lungenspitze, hinter dem Brustbein und neben der Wirbelsäule annähernd *(Recessus costomediastinalis!)* mit den Pleuragrenzen überein. Dagegen verlaufen die Unterränder beider Lungen bei mittlerer Atemstellung 1–2 Interkostalräume oberhalb der Pleuragrenzen. Aus dieser Stellung können die Lungengrenzen durch tiefe In- und Exspiration um 1 Interkostalraum nach oben und unten (Eröffnung des *Recessus costodiaphragmaticus)* verschoben werden. Die Grenze zwischen Ober- und Unterlappen verläuft dorsal beiderseits vom 4. Brustwirbel schräg nach vorne unten bis zum Schnittpunkt der 6. Rippe mit der vorderen Axillarlinie. Die Furche zwischen Ober- und Mittellappen rechts zieht von der mittleren Axillarlinie mit der 4. Rippe bis zum Brustbein.

Rechts findet man also neben dem Sternum nur Ober- und Mittellappen, neben der Wirbelsäule nur Ober- und Unterlappen. Alle 3 Lappen rechts stoßen in der Achselhöhle zusammen. *Links* reicht der Oberlappen, der die Incisura cardiaca enthält, mit einem Zipfel, der Lingula pulmonis, bis zum Zwerchfell. **AC3** Recessus costodiaphragmaticus, **ABC4** Rippenbogen, **A5** Leberrand, **BC6** Lunge, **B7** Milz, **B8** Verlauf der 9. Rippe.

Altersunterschiede. Während Säuglinge und Kleinkinder eine *„habituelle Inspirationsstellung"* mit mehr horizontal gestellten Rippen zeigen, werden später durch Muskelzug und Schwerkraft die Rippen gesenkt. Im Alter machen sich die allgemeine Organsenkung und die Einschränkung der Gelenksexkursionen in einer Verringerung der Atemexkursion bemerkbar. Die Alterslunge zeigt Abnahme der Elastizität, ein Emphysem kann entstehen.

Lungen- und Pleuragrenzen

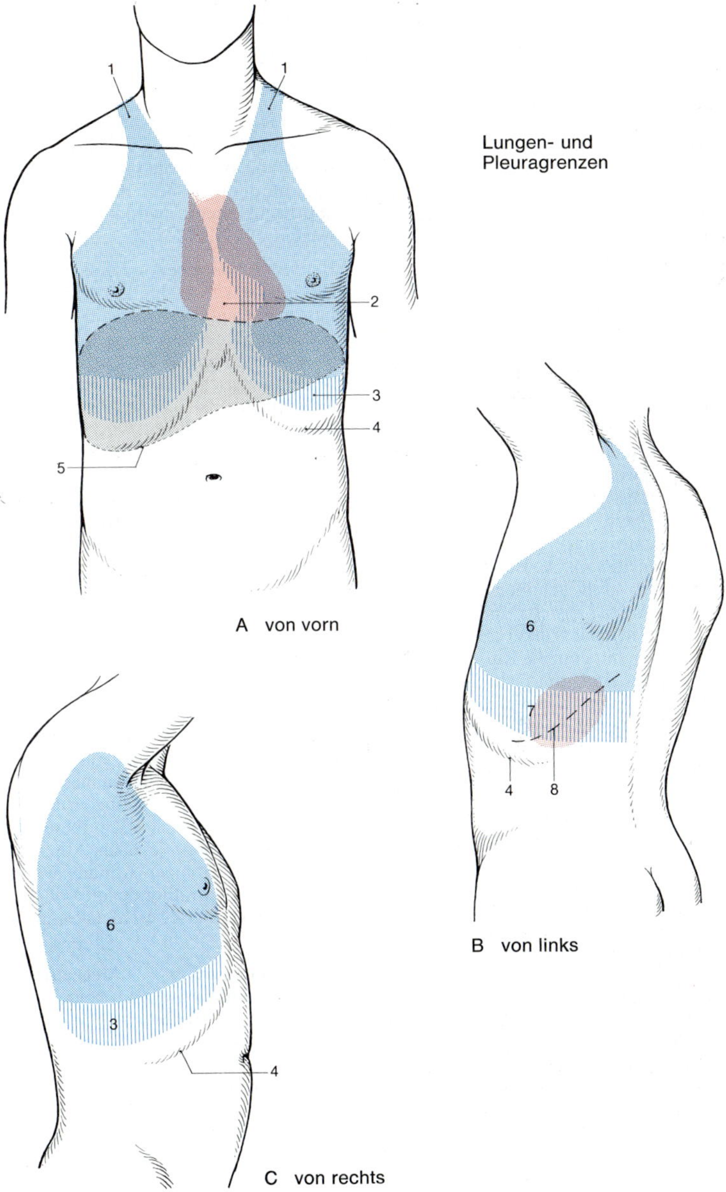

A von vorn

B von links

C von rechts

Atemmechanik

Bei der *Atmung* wird das Thoraxvolumen wechselnd vergrößert und verkleinert. Dabei wirken zwei Komponenten, *Rippen-* und *Zwerchfellatmung,* in Art eines kunstreichen „Spritzen"-Mechanismus zusammen. Das Zwerchfell kann als „Spritzenkolben" in den „Spritzenzylinder" des Brustraumes vorgedrängt und aus diesem zurückgezogen werden und dadurch Luft durch die Trachea ausstoßen *(Exspiration)* oder einziehen *(Inspiration)*. Allerdings ändert der Thorax dabei andauernd seine Durchmesser: Bei Exspiration **B1, 2, 3** werden sie kleiner, bei Inspiration **A1, 2, 3** größer. Bewegungsapparat vgl. Bd. 1!

Mechanik der Rippenatmung. Der elastische Brustkorb nimmt, wenn keine Atemmuskeln wirken, eine mittlere Gleichgewichtslage, die *Atemruhelage,* ein. Diese wird beeinflußt vom Zug der Lungen und der Bauchwandmuskeln. Die Atemruhelage ist die Ausgangslage für die *Inspiration* **A.** Bei dieser wird der Brustkorb aktiv gehoben und – da die Rippen schräg gestellt sind – erweitert, der epigastrische Winkel vergrößert. Das Brustbein, mit dem die Rippen knorpelig verbunden sind, führt zur „Parallelverschiebung" der Rippenenden. Bei ruhiger Atmung kehrt der elastische Brustkorb nach Inspiration passiv wieder in die Atemruhelage zurück. Erst bei forcierter *Exspiration* **B** wird der Brustkorb gegen die elastischen Kräfte zusätzlich aktiv gesenkt. Bei künstlicher Beatmung kann durch Kompression des Thorax eine forcierte Exspiration erzeugt werden, die elastische Rückkehr des Thorax in die Atemruhelage wird anschließend zur Inspiration. Bei ruhiger Rippenatmung sind die Mm. intercostales externi und die Mm. serrati posteriores Inspiratoren, die Mm. intercostales interni im knöchernen Rippenbereich Exspiratoren. Darüber hinaus verspannen die Interkostalmuskeln die Interkostalräume gegen äußeren Luftdruck und Binnendruck stabil. Bei forcierter Rippenatmung wirken Muskeln des Schultergürtels („Hilfsatemmuskeln") als Inspiratoren, die Bauchwandmuskeln und der M. latissimus dorsi als Exspiratoren (Muskeln s. Bd. 1).

Mechanik der Zwerchfellatmung. Bei der Zwerchfellatmung sind Baucheingeweide und Bauchwandmuskeln wichtige Faktoren; die Leber, der „Kern" des „Spritzenkolbens", wird auf- und abbewegt.

Bei *Inspiration* **A** verkürzen sich die Muskelfasern des Zwerchfelles – die längeren Fasern der hinteren Zwerchfellursprünge **A4** mehr als die kürzeren vorderen. Das Centrum tendineum tritt tiefer und der Abstand zwischen den zu den Zwerchfellkuppeln aufsteigenden Zwerchfellteilen und der Brustwand wird größer, der *Recessus costodiaphragmaticus* **A5** erweitert, dorsal stärker als ventral. Die Lunge füllt unter Volumenzunahme den eröffneten Komplementärraum aus, ihre basalen Teile werden stärker erweitert als die apikalen. Ein linker und rechter vorderer Zwerchfellmuskel-Zug, unter dem Herzbeutel im Centrum tendineum verbunden, ziehen das Zwerchfell taschenförmig unter die Ebene des Processus xiphoideus **A6** herab. Das Herz **AB7** wird bei der Zwerchfellatmung verlagert.

Bei *Exspiration* **B** werden Zwerchfell und Leber in den Brustkorb hinein durch Kontraktion der Bauchwandmuskeln getrieben und durch den Lungenzug gesogen. Die Exkursion der Zwerchfellkuppeln **AB8** beträgt, je nach Atemtiefe, 1,5–7 cm. Bei ruhiger Atmung werden etwa 75% der intrathorakalen Volumenänderungen durch Zwerchfellatmung bewirkt.

Kostodiaphragmaler Mechanismus. Beim Erwachsenen wirken beide Atemmechanismen kombiniert. Voraussetzung für eine effektvolle Rippenatmung ist, daß das Zwerchfell kontrahiert und nicht durch den Lungensog in den Brustraum hochgezogen wird – eine effektvolle Zwerchfellatmung setzt stabil verspannte Interkostalräume voraus.

Atemstellungen von Brustkorb und Zwerchfell,
links von vorne, rechts von der Seite
Photogramme und Röntgenbilder übereinandergezeichnet

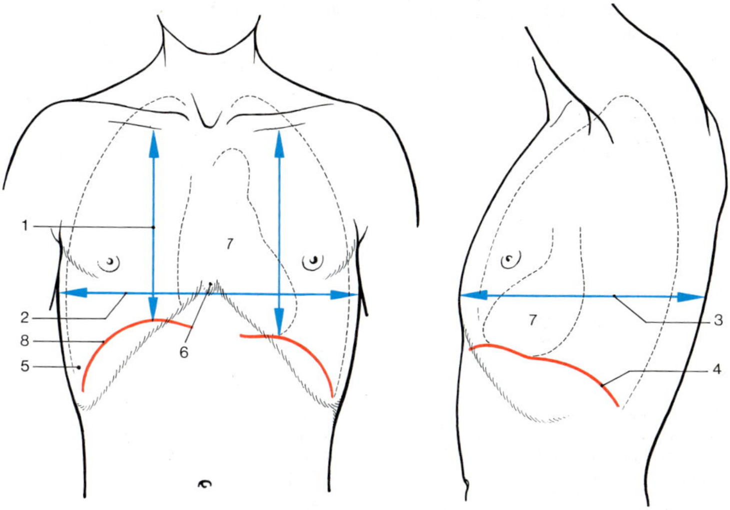

A Inspirationsstellung

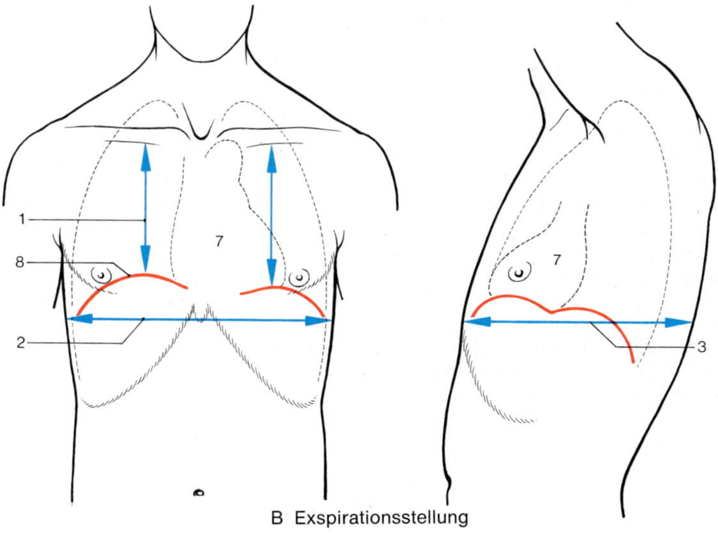

B Exspirationsstellung

Lungenkinetik

Atmung. Der Luftdruck preßt die Lunge **A1** über die Atemwege **A2** an die Brustwand. Im geschlossenen Pleuraspalt **A3** herrscht ein *Unterdruck (Donders*scher Druck). Die Lunge kann sich deswegen nicht von der Brustwand lösen, sie muß den Atembewegungen von Brustkorb und Zwerchfell folgen. Der Unterdruck entsteht durch Zug der auch in Ausatmung, Exspiration, noch gedehnten elastischen Fasernetze der Lunge, er wird durch Einatmung, Inspiration, vergrößert.

Recessus costodiaphragmaticus **A4**. In Exspiration verlaufen die erschlafften Muskelfasern des Zwerchfells steil am Thorax aufwärts in die Zwerchfellkuppel. Bei Kontraktion entfernen sie sich von der Brustwand, indem sie das Centrum tendineum des Zwerchfells in den Bauchraum ziehen, s. Atemmechanik, S. 142. Sie geben einen Komplementärraum zwischen Zwerchfell und Brustwand frei, den Recessus costodiaphragmaticus **A4**: *Inspiration.* Die inspiratorische Vergrößerung aller Thoraxdurchmesser trägt zur Eröffnung des Recessus bei. Durch die Volumenzunahme der Lungen wird Luft über den Luftweg eingesaugt = *Atemzugvolumen*, bei forcierter Inspiration = *inspiratorisches Reservevolumen.* Bei *Exspiration* wird das *Atemzugvolumen,* bei forcierter Exspiration das *exspiratorische Reservevolumen* ausgestoßen, danach verbleibt noch ein *Residualvolumen* an Luft in der Lunge.

Der *Recessus costomediastinalis,* beiderseits hinter dem Brustbein und neben der Wirbelsäule gelegen, dient ebenfalls der Ausdehnung der Lunge. Die inspiratorische Vergrößerung der Lunge nimmt nach kaudal und ventral zu. Beim Brustatmungstyp wird der Oberlappen mehr als beim Bauchatmungstyp ventiliert.

Krankhafte Änderungen der Lungenkinetik

Pneumothorax. Eröffnet man den Pleuraspalt von außen **B5,** so strömt Luft in ihn ein **B6,** der Unterdruck wird aufgehoben, die elastische Lunge zieht sich auf etwa ⅓ (Minimalvolumen) zusammen **B7,** sie folgt nicht mehr den Bewegungen von Thorax und Zwerchfell = *äußerer Pneumothorax.* Das gleiche geschieht, wenn bei Zerreißung von Lunge und Pleura pulmonalis Luft aus dem Atemweg in den Pleuraspalt gelangt = *innerer Pneumothorax* (Spontanpneumothorax). Dabei wird das Mediastinum **B8**, s. S. 24, bei Inspiration nach der gesunden, bei Exspiration nach der kranken Seite verzogen *(„Mediastinalflattern“,* Kreislaufgefahr). Nach Verschluß der Öffnung wird die Luft im Pleuraraum in wenigen Tagen resorbiert.

Ventilpneumothorax. Ist die Öffnung beim Pneumothorax ventilartig **C9**, so kann bei Inspiration zwar Luft nachströmen, bei Exspiration aber nicht mehr entweichen **C10** das Mediastinum **C8** wird erheblich zur gesunden Seite gedrängt (Kreislaufgefahr). **C7** kollabierte Lunge.

Bronchialverschluß. Eine Mediastinalbewegung entsteht auch bei Verschluß eines Hauptbronchus **D11;** bei Inspiration unterbleibt der Zugausgleich durch die elastische Dehnung der betroffenen Seite, das Mediastinum wird zur erkrankten Seite verzogen **D8**. Bei Exspiration führt die mangelhafte Entleerung der erkrankten Seite zur Verdrängung des Medistinum nach der gesunden Seite (Kreislaufgefahr).

Überdruckbeatmung. Die Atmung kann bei Ausfall des Atembewegungsapparates (z. B. Lähmung durch Curare zur Durchführung von Operationen) oder bei beidseitigem Pneumothorax dadurch aufrechterhalten werden, daß über die Atemwege das Lungenvolumen wechselweise vergrößert und verkleinert wird (Prinzip auch der *Mund-zu-Mund-Beatmung* bei Atemlähmung).

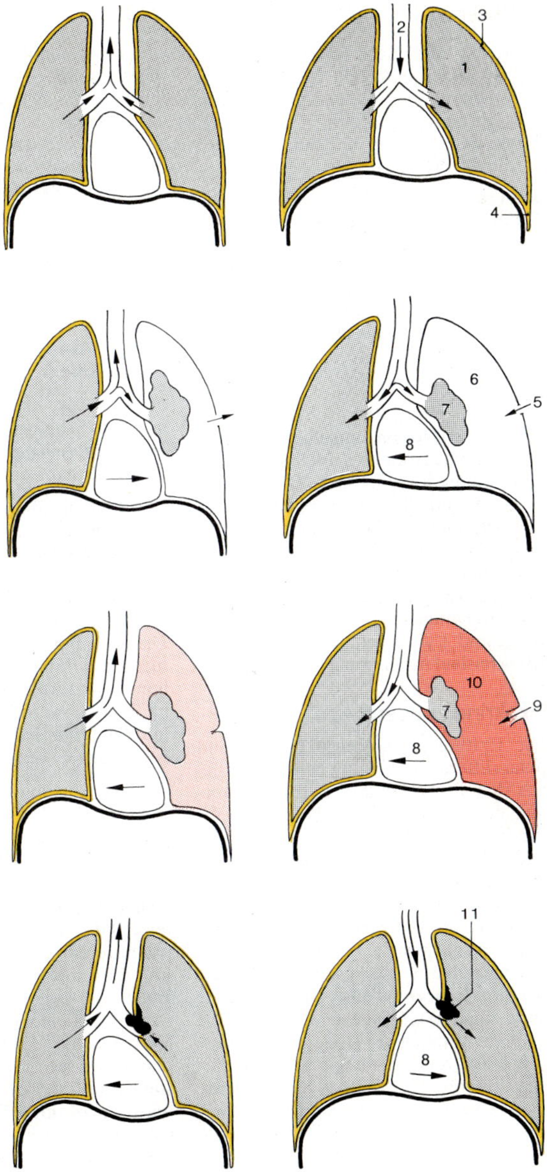

A normal

B Pneumothorax

C Ventil-
pneumothorax

D Bronchus-
einengung

(nach Pernkopf)

Ausatmung

Einatmung

Drüsen

Drüsen können nach verschiedenen Gesichtspunkten eingeteilt werden, vgl. S. 148. Nimmt man die Ausbildung eines Ausführungsganges zum Kriterium, so lassen sich exokrine und endokrine Drüsen unterscheiden.

Exokrine Drüsen A wachsen aus dem Epithel äußerer oder innerer Oberflächen in die Tiefe, die Verbindung zur Oberfläche wird zum **Ausführungsgang.** Das Drüsenprodukt, **Sekret,** wird auf die äußere oder innere Oberfläche an umschriebener Stelle abgegeben (z. B. Schweiß-, Duft- und Talgdrüsen der Haut, Drüsen des Magen-Darm-Traktes).

Endokrine Drüsen entstehen entweder aus Oberflächenepithel unter Verlust der Verbindung zur Oberfläche (z. B. Schilddrüse, mit Follikelbildung **B;** Epithelkörperchen, ohne Follikelbildung **C**) oder aus Zellen im Bindegewebe (z. B. Zwischenzelldrüse des Hodens). Ihr Drüsenprodukt, **Inkret (Hormon),** gelangt über das interzelluläre Bindegewebe in die Blut- und Lymphgefäße und über den **Blutkreislauf** in den ganzen Körper.

Exokrine Drüsen

Die Epithelien **exokriner Drüsen** sind polar differenziert. Basal nehmen sie die aus den Blutkapillaren durch Vermittlung der zwischenzelligen Flüssigkeit des Bindegewebes herangetragenen Grundstoffe (Aminosäuren, Zucker) auf, an ihrer freien Oberfläche gelangt das Sekret in den Ausführungsgang, der Stofftransport verläuft gerichtet **A.** Die meisten Drüsenepithelien schleusen ihr Sekret nach dem S. 148 beschriebenen Modus der Exozytose aus. Die Sekretbildung kann überwiegend *kontinuierlich* (z. B. Schweißdrüsen) oder *diskontinuierlich* aufgrund besonderer Reize (z. B. Speicheldrüsen) oder periodischer biologischer Vorgänge (z. B. Duftdrüsen) erfolgen. *Exoepitheliale Drüsen* werden gewöhnlich mit dem Ausdruck Drüsen gemeint. Es sind *organartig* durch Bindegewebe zusammengefaßte, sezernierende Epithelzellen. Der Drüsenkörper kann mikroskopisch klein oder viele cm groß sein. Nach der *Gestalt der Drüsenendstücke* (= des sezernierenden Drüsenanteils) unterscheidet man *azinöse* (beerenförmige), *alveoläre* (säckchenförmige) und *tubulöse* (röhrchenförmige) *Endstücke;* „gemischte Drüsen“ besitzen tubulöse sowie azinöse oder alveoläre Anteile. Wenn mehrere sezernierende Endstücke in einen Ausführungsgang münden, so ist die Drüse *verzweigt;* wenn sich auch der Ausführungsgang aufteilt, dann ist die Drüse *zusammengesetzt.*

Je nach der Ausschleusungsart *(Extrusion)* des Sekrets unterscheidet man *lichtmikroskopisch merokrine (ekkrine), apokrine* und *holokrine* Drüsen (vgl. S. 148).

Die Drüsen können grundsätzlich nach der *chemischen Beschaffenheit ihres Sekrets* unterschieden werden. Diese zweifellos wichtigste Art der Diagnose gelingt aber in vielen Fällen färberisch nicht befriedigend. Sie wird ergänzt durch die Diagnose typischer Kern- und Zellstrukturen und durch Beachtung des Drüsenlumens und Ausführungsganges. Exokrine Drüsen werden im Zusammenhang mit den Organsystemen besprochen, denen sie angehören.

Endokrine Drüsen

Die **endokrinen Drüsen** sind: Hypophyse **D1,** *Zirbeldrüse* **D2,** *Schilddrüse* **D3,** *Epithelkörperchen* **D4,** *Nebennierenrinde* und *Nebennierenmark* **D5,** *Pankreasinseln* **D6,** Teile der *Keimdrüsen* **D7.** Sie produzieren *„Drüsenhormone“.* Endokrin tätig sind Teile des Zwischenhirns. Endokrin tätige Zellen kommen aber auch in anderen Organen vor, z. B. im Verband der Epithelien des Magen-Darm-Traktes („System der gastrointestinalen endokrinen Zellen“). Diese **„diffusen endokrinen Organe“** werden mit den Organen, in denen sie auftreten, besprochen. Sie bilden Peptidhormone und/oder Monoamine und andere Wirkstoffe.

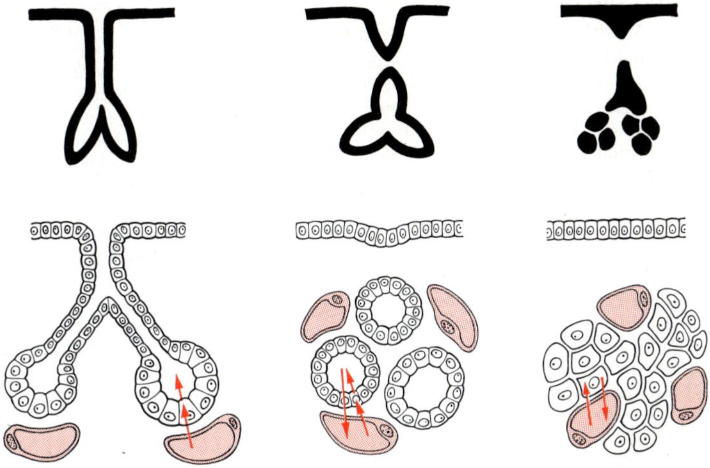

A Exokrine Drüse

B Endokrine Drüse mit Follikelbildung

C Endokrine Drüse ohne Follikelbildung

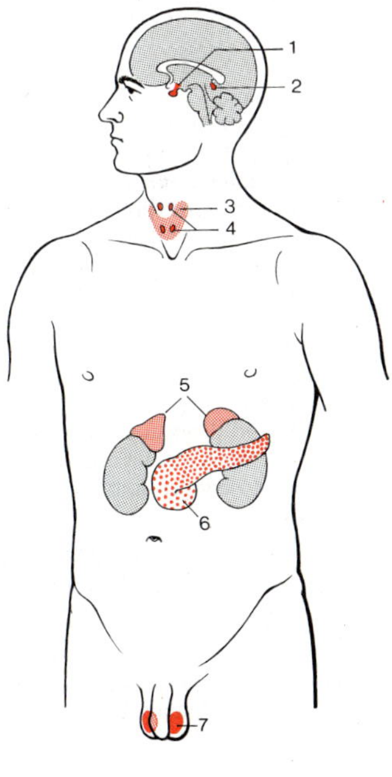

D Die endokrinen Drüsen, Übersicht

Sekret-(Inkret-)Bildung und Ausschleusung

„Sekretion“ nennt man die Bildung und Abgabe (Ausschleusung) zellspezifischer, eigens zur Ausscheidung synthetisierter Stoffe. Sekretion findet in Drüsen statt, kommt aber auch bei anderen Zellarten vor (z. B. Bildung und Abgabe von Vorstufen der Bindegewebsfasern durch Bindegewebszellen). Die Sekretion kann über vegetative Nerven gesteuert werden.

Bildung: Proteinhaltiges Sekret (bei Inkret = Proteohormon) entsteht auf dem generellen Weg der zellulären Proteinbildung. Am Gen, d. h. an Chromosomen-DNS, wird eine „Matrize“, Boten-Ribonukleinsäure (Messenger-RNS, m-RNS), gebildet. Sie wandert aus dem Zellkern **A1** in den Zelleib zur Proteinbildungsstätte an der Oberfläche der Ribosomen, die hauptsächlich aus einer stabilen Ribosomen-RNS bestehen. Ribosomen und die Lamellen des endoplasmatischen Reticulum, ER, bilden das „granulierte ER“, Ergastoplasma **A2.** Eine weitere RNS, die Transfer-RNS, holt die durch Enzyme aktivierten Aminosäuren, die in den Blutgefäßen **A3** herangeführt werden, und bildet sie entsprechend der Genbotschaft der m-RNS zu Proteinmolekülen. Diese gelangen über die Zisternen des granulierten ER in die Vakuolen des Golgi-Apparates **A4,** wo sie zu größeren Sekret-(Inkret-)Tropfen **A5** heranreifen. Die lichtmikroskopisch (färberisch) sichtbaren „basophilen“ (mit Affinität zu basischen Farbstoffen) Strukturen der Proteinbildung sind Nucleolus **A6** als Ursprung der Ribosomen-RNS und Ergastoplasma **A2**; sie sind im Schema **A** stark vergrößert. Steroidhormone dagegen entstehen im ungranulierten ER.

Ausschleusung (Extrusion): Man unterscheidet drei Arten der Sekret-(Inkret-) Ausschleusung.

Extrusion ohne Membranausscheidung, Krinozytose. Die noch von einer Membran des Golgi-Apparates umschlossenen sekrethaltigen Bläschen lagern sich an die Innenfläche der Zellmembran (Plasmalemm) **C7.** An der Berührungsstelle beider Membranen wird die sekretumhüllende Membran in die Zellmembran eingebaut und damit eine Öffnung in den extrazellulären Raum zur Ausscheidung des Sekrets (Inkrets) geschaffen **C8.** Sekrete (Inkrete), die durch Krinozytose ausgeschieden werden, besitzen keine Membranumhüllung mehr (lichtmikroskopisch **merokrine [ekkrine]** Extrusion **D**).

Extrusion mit Membranausscheidung ist gut bekannt bei der Ausschleusung des Milchfettes aus den Epithelien der Milchdrüse. Hierbei wölben die Fettgranula zunächst die Zelloberfläche vor **B9,** wobei die vorgebuchtete Zellmembran einen Überzug über die Fettkugel bildet. Nach Ablösung von der Zelle ist das Sekret von einer Membran umgeben (lichtmikroskopisch **apokrine** Extrusion **E**). Diese Ausscheidungsform gilt wahrscheinlich auch für andere Drüsen, wobei mit den Membranen noch weiteres Cytoplasma abgegeben werden kann.

Extrusion mit Zelluntergang. Bei einigen Drüsen nimmt die Sekretproduktion derart überhand, daß die ganze Zelle von Sekret ausgefüllt wird und dabei zugrunde geht; die Lamellen des ER und des Golgi-Apparates verschwinden, Kernpyknose und Kernzerfall treten ein (lichtmikroskopisch **holokrine** Extrusion **F**).

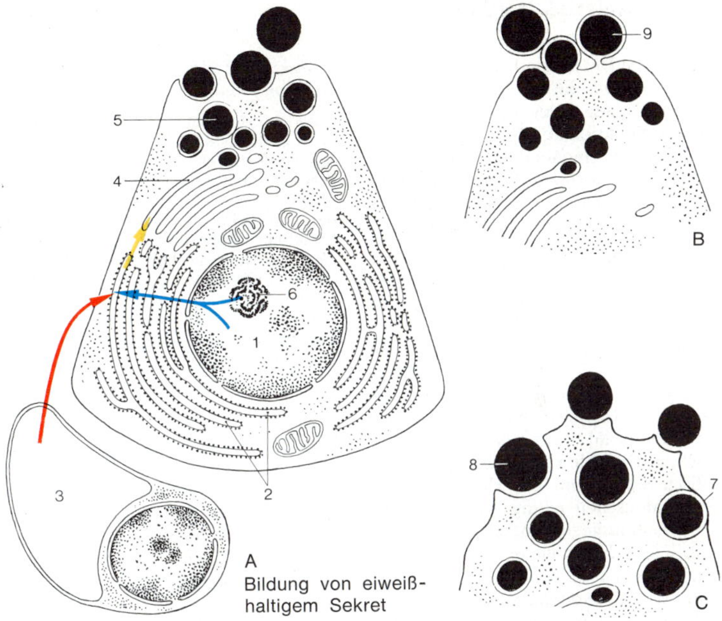

Bildung von eiweiß-haltigem Sekret

Formen der Ausschleusung, elektronenmikroskopisch (Schema):

A,C Ausschleusung ohne Membranverlust der Zelle (ekkrine Extrusion, Krinozytose)

B Ausschleusung mit Membranverlust der Zelle (apokrine Extrusion)

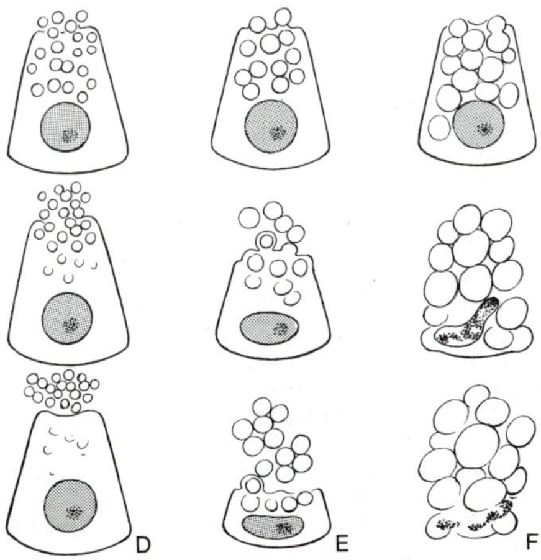

Formen der Ausschleusung, lichtmikroskopisch (Schema):

D ekkrine Extrusion

E apokrine Extrusion

F holokrine Extrusion

Endokrines System

Endokrine Drüsen sind *Organe im endokrinen System,* die nur Hormone produzieren. Organe dagegen, die vorwiegend andere Funktionen erfüllen, gleichzeitig aber auch hormonbildende Zellsysteme besitzen, kann man als *endokrin tätige Organe* bezeichnen. Das umfangreichste von diesen ist der Magen-Darm-Trakt.

Hormone. Kleinste Mengen von Hormonen koordinieren die Stoffwechselvorgänge in Zellen und Organen, indem sie *Enzyme aktivieren.* Wichtig ist die an den Organismus abgegebene Menge eines Hormons, meßbar an seinem Blutspiegel; Über- und Unterproduktion führt bei jedem Hormon zu einem typischen Krankheitsbild – Hormone sind lebenswichtig. Da viele Hormone nicht artspezifisch sind, kann ein Hormonmangel beim Menschen häufig durch tierische Hormone ausgeglichen, substituiert, werden. Einige Hormone werden inzwischen auch synthetisch hergestellt. Die Konstanz des *Hormonblutspiegels* ist das Ergebnis eines komplizierten *Steuerungsmechanismus* (Prinzip: Bei Absinken des Hormonspiegels im Blut wird mehr Hormon gebildet, bei Ansteigen weniger = Rückkopplungsvorgänge), in den auch das Nervensystem eingreift. Ferner üben endokrine Drüsen Wechselwirkungen aufeinander aus. Obwohl das Hormon über den Blutkreislauf auf den ganzen Körper verteilt wird, sprechen nur bestimmte Zellen, Gewebe oder Organe, die *Rezeptoren* für das betreffende Hormon besitzen, auf dieses an. Die Wirkung von Hormonen macht sich morphologisch bemerkbar.

Hormone lassen sich in chemischer Hinsicht verschiedenen *Stoffgruppen* zuordnen, den *Aminen* (z. B. Adrenalin, Noradrenalin, Dopamin, Melatonin, Serotonin), den *Steroiden* (z. B. Mineralocorticoide, Glucocorticoide, Sexualhormone), den *Peptiden* (z. B. Steuerhormone des Hypothalamus, gastrointestinale Hormone) oder den *Proteinen* (z. B. Gonadotropine, Wachstumshormon).

Endokrine Zellen können mehr als ein Hormon produzieren.

Bei einer Mehrzahl von Peptidhormonen in einer Zelle können diese von einem *gemeinsamen Vorläufer (Präprohormon, Prohormon)* enzymatisch abgespalten sein und eine „Peptidfamilie" bilden, z. B. **1** die Familie der Pro-opiomelanocortin-Abkömmlinge. Sie können aber auch **2** von *unterschiedlichen Vorläufern* abstammen und **3** *verschiedenen Stoffgruppen* angehören, das gilt besonders für die Koexistenz von Peptiden und Aminen. Eine Zelle kann also zugleich die Programme zur Bildung unterschiedlicher Hormone verwirklichen.

Endokrine Zellen **4** sezernieren in Blutgefäße, sie können auch **5** *parakrin* Nachbarzellen (oder *autokrin* sich selbst) beeinflussen.

Die Peptidhormone und Monoamine werden auch als Wirkstoffe in Neuronen des zentralen und des peripheren Nervensystems gebildet. Die Neurone setzen die Wirkstoffe entweder **6** als *Neurotransmitter* (oder *Neuromodulatoren*) frei oder geben sie **7** als *Neurohormone* an Blutgefäße einer neurohämalen Region (s. S. 156) ab.

APUD-System. Nicht hinreichend geklärt ist die Herkunft der (aminergen und peptidergen) endokrinen Zellen. Für eine einheitliche Herkunft spricht, daß sie einheitlich befähigt sind, Peptide mit Hormoneigenschaften zu bilden sowie simultan biogene Amine zu produzieren und/oder aufzunehmen und Vorstufen von biogenen Aminen, d. h. Aminosäuren, anzureichern und zu den Aminen zu dekarboxylieren. Die Zellen wurden deshalb von Pearse (1968) unter der Bezeichnung „*A*mine and/or amine *P*recursor *U*ptake and *D*ecarboxylation"-Zellen, *APUD*-Zellen, zusammengefaßt. Viele Autoren meinen, daß sie alle aus der *Neuralleiste* entstehen, eine Vorstellung, die nicht von allen Fachleuten geteilt wird (s. Bd. 3). APUD-Zellen spielen in der *Pathologie* eine Rolle; hormonbildende Tumoren, „Apudome" mit einer charakteristischen Symptomatik können aus ihnen hervorgehen.

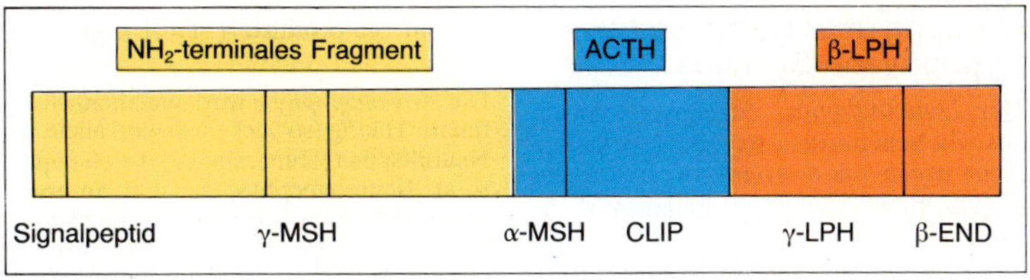

1 Pro-opiomelanocortin-Muttermolekül.

Senkrechte Striche:
Basische Aminosäurenpaare, Abspaltungen aktiver Peptidhormone

MSH: Melanozyten-stimulierendes Hormon; CLIP: Corticotropin-like intermediate lobe peptide; LPH: Lipotropes Hormon; END: Endorphin.

2 Peptide unterschiedlicher Vorläufer simultan in Zelle, Beispiele

Somatostatin	+	Enkephalin
Substanz P	+	Enkephalin
Corticoliberin	+	Enkephalin
Corticoliberin	+	Vasopressin
Vasopressin	+	Dynorphin
Oxytocin	+	Enkephalin
Oxytocin	+	Cholecystokinin
TRF*	+	Somatostatin
TRF	+	Somatotropin
TRF	+	Substanz P

(* Thyrotropin-releasing factor)

3 Monoamine und Peptide simultan in Zelle, Beispiele

Noradrenalin	Somatostatin
	Enkephalin
	Neurotensin
	Vasopressin
Dopamin	Enkephalin
	Cholezystokinin (CCK)
Serotonin	Substanz P
	Thyrotropin-releasing factor (TRF)
	Calcitonin

4 Endokrine Sekretion

5 Parakrine Sekretion

6 Neurotransmitter

7 Neurohormon

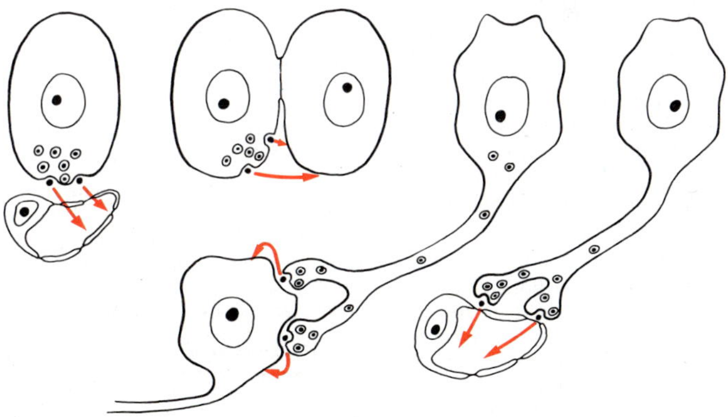

Ordnung des Hypothalamus-Hypophysen-Systems

Der *Hypothalamus,* der untere Anteil des Zwischenhirns, ist übergeordnetes *Steuerorgan* der *endokrinen Drüsen* (Kerngebiete des Hypothalamus s. S. 154ff).

Der Hypothalamus entsendet zweierlei Efferenzen: *neurale Efferenzen,* die – im Hirnstamm zu viszero-motorischen Kerngebieten absteigend – auf endokrine Drüsen über *vegetative Nerven* wirken, s. Bd. 3, sowie *hormonale Efferenzen,* die über das *Hypothalamus-Hypophysen-System* die nachgeordneten endokrinen Drüsen steuern. Träger der hormonalen Efferenzen sind *Neurohormone.* Sie sind definiert als Wirkstoffe, die in (neurosekretorischen) Nervenzellen gebildet und über den Blutweg zu ihren Erfolgsorganen transportiert werden. In den Blutweg treten sie entweder in der *Eminentia mediana* (proximale Neurohypophyse: Steuerhormone) oder in der (distalen) *Neurohypophyse* (hauptsächlich Effektorhormone) ein.

Nur wenige Hormone wirken als *Effektorhormon* vom Hypothalamus oder von der Hypophyse aus *direkt* auf das Erfolgsorgan. Die meisten Hormone von Hypothalamus und Hypophyse wirken *indirekt* als *Steuerhormone des Hypothalamus* über die Adenohypophyse oder als *glandotrope Hormone der Adenohypophyse* über nachgeordnete periphere endokrine Drüsen. Hypothalamus und Hypophyse, beide durch Blutgefäße verbunden, bilden eine funktionelle Einheit.

I. Hypothalamus-Neurohypophysen-System (Effektorhormone)

Hypothalamus. *Oxytocin* und *Vasopressin* sind Hormone des Hypothalamus, die als *Effektorhormone* direkt, d. h. ohne Zwischenschaltung der Adenohypophyse, auf das Erfolgsgewebe wirken. Sie gelangen in Axonen zur Neurohypophyse, wo sie ins Blut abgegeben werden.

Die **Neurohypophyse** ist ein Stapel- und Abgabeorgan für Oxytocin und Vasopressin, sie produziert selbst keine Hormone.

Die *Neurohypophyse* wird uneinheitlich definiert. Häufig (so auch hier) wird allein der Neurallappen (Hinterlappen) der Hypophyse als Neurohypophyse benannt. In erweiterter Definition gelten die *Eminentia mediana* als *Pars proximalis* und der *Neurallappen* als *Pars distalis* der Neurohypophyse.

II. Hypothalamus-Adenohypophysen-System (Steuerhormone)

Der **Hypothalamus** steuert als oberste endokrine Instanz indirekt die der Adenohypophyse nachgeordneten peripheren endokrinen Drüsen, indem er durch *Steuerhormone, Releasing factors (hormones), Liberine,* bzw. *Release-inhibiting factors (hormones), Statine,* die Freisetzung der Hormone der Adenohypophyse bewirkt (bzw. verhindert). Jedem Hormon der Adenohypophyse entspricht im allgemeinen ein Steuerhormon. Die Steuerhormone gelangen in Axonen zur *Eminentia mediana* des Zwischenhirns (Infundibulum) und von dort auf dem Gefäßweg (Portalgefäße) zur *Adenohypophyse.*

Adenohypophyse – Effektorhormone. Drei Hormone der Adenohypophyse, *Somatotropin, Prolactin* und *Melanotropin,* wirken auch als *effektorische Hormone* direkt, d. h. ohne Zwischenschaltung einer nachgeordneten peripheren endokrinen Drüse auf das Erfolgsgewebe – eine Vorstellung, die allerdings nur mit Einschränkungen zutrifft; Somatotropin z. B. wirkt durch Stimulation von Somatomedinen in der Leber.

Adenohypophyse – glandotrope Hormone. Die Adenohypophyse produziert im übrigen *glandotrope Hormone,* die nachgeordnete periphere endokrine Drüsen zu Wachstum, Hormonbildung und -abgabe veranlassen (s. Übersicht S. 153).

Die **Rückmeldung** aus den peripheren endokrinen Drüsen zu Hypothalamus und Hypophyse erfolgt hauptsächlich auf dem *Blutweg;* auch *neurale* Rückmeldewege sind bekannt.

Übersicht über die für den Menschen wichtigen hormonellen Efferenzen des Hypothalamus-Hypophysen-Systems
(Bezeichnungen entsprechend der Nomenclature of Peptide Hormones der Commission on Biochemical Nomenclature, 1974)

Hypothalamische Hormone	**Adenohypophysäre Hormone**	**Periphere endokrine Drüse bzw. Hauptwirkung**
A. Steuerhormone (Releasing factors und release inhibiting factors)	*1. Gonadotrope Hormone*	
Folliberin (Follicle stimulating hormone-releasing factor = *FSH-RF*)*	*Follitropin* (Follicle stimulating hormone = *FSH*)	Stimuliert Eifollikelreifung und Spermatogenese
Luliberin (Luteinizing hormone-releasing factor = *LH-RF* [*LRF*]) [= LHRH; Gonadotropin releasing hormone = GnRH]	*Lutropin* (Luteinizing hormone = *LH;* = Interstitial cell stimulating hormone = *ISCH*)	Zwischenzellen (Ovar und Hoden), stimuliert Ovulation und Luteinisierung des Eifollikels bzw. Testosteronsekretion
	2. Nichtgonadotrope Hormone	
Corticoliberin (Corticotropin-releasing factor = *CRF*)	*Corticotropin* (Adrenocorticotropic hormone = *ACTH*)	Nebennierenrinde, stimuliert Wachstum und Sekretion
Thyroliberin (Thyrotropin-releasing factor = *TRF*) [= TRH]	*Thyrotropin* (Thyrotropic hormone) [Thyroid-stimulating hormone = TSH]	Schilddrüse, stimuliert Wachstum und Sekretion
Somatoliberin (Somatotropin-releasing factor; = growth hormone-releasing factor = *GH-RF*)	*Somatotropin* (Somatotropic hormone = *STH;* = growth hormone = *GH*)	Stimuliert das Körperwachstum
Somatostatin (Somatotropin-release inhibiting factor)		
Melanoliberin (Melanotropin-releasing factor = *MRF*)*	*Melanotropin* (Melanocyte stimulating hormone = *MSH*)	Beim Menschen wahrscheinlich endogenes Anti-Opioid
Melanostatin (Melanotropin-release inhibiting factor = *MIF*)*		
Prolactoliberin (Prolactin-releasing factor = *PRF: Oxytocin?*)	*Prolactin* (Mammotropic hormone = *PRL*)	Stimuliert Proliferation und Sekretbildung der Milchdrüse (hält bei Nagetieren das Corpus luteum funktionstüchtig)
Prolactostatin (Prolactin release inhibiting factor = *PIF;* Dopamin)		
B. Effektorhormone		
Oxytocin (Ocytocin – OXT)		Führt zur Kontraktion sensibilisierter glatter Muskulatur
Vasopressin (= VP; = Adiuretin = ADH)		Fördert Wasserretention

* Die Existenz dieser Wirkstoffe wird aufgrund indirekter Befunde postuliert, ihr chemischer Aufbau ist noch nicht gesichert.

I. Hypothalamus-Neurohypophysen-System

Hormone. *Vasopressin* steigert den Blutdruck und fördert die Rückresorption von Wasser aus den Nierenkanälchen. *Unterfunktion:* Diabetes insipidus. *Oxytocin* sensibilisiert die glatte Muskulatur; es regt den Uterus zu Wehen an, führt zur Milchabgabe durch Kontraktion der glatten Muskelzellen der Brustdrüsenendstücke. *Unterfunktion:* Wehenschwäche.

Hypothalamus

Die Perikaryen (Zelleiber) der neurosekretorischen Neurone (Nervenzellen) des Hypothalamus-Neurohypophysen-Systems liegen in großzelligen Kerngebieten des Zwischenhirns, im *Nucleus supraopticus* **AB1** und im *Nucleus paraventricularis* **AB2,** die Axone endigen in der Neurohypophyse **AB3.** Die Neurohormone sind an eine Trägersubstanz, *Neurophysin,* gebunden, beide werden mit Hilfe der Zellorganellen in den Perikaryen gebildet. Das *Neurosekret* (= Neurohormon + Trägersubstanz) ist in den Perikaryen **C4**, Axonen (Nervenzellfortsätzen) **C5** und Axonendigungen **C6** nachzuweisen, es wandert in den Axonen aus den Perikaryen zur Neurohypophyse und wird dort ausgeschieden (Bargmann, Scharrer).

Die neurosekretführenden Axone bilden den *Tractus hypothalamohypophysialis* **B7,** der in der Neurohypophyse endigt. Größere neurosekrethaltige Anschwellungen von Axonen werden mit einer älteren Bezeichnung Herring-Körper genannt. Das Neurosekret **D** kann in den Axonendigungen gespeichert werden. Es besteht aus *Elementargranula* mit einem Durchmesser von 100–300 nm, die von einer Membran umgeben werden.

Neurohypophyse

Die Neurohypophyse **AB3** besteht aus einem Filz von Gliazellen (Pituizyten) und Gliafasern, einer Art „Bindegewebe“ des Nervengewebes. Nervenzellen fehlen, Kapillaren sind zahlreich. In der Neurohypophyse, einer neurohämalen Region (s. S. 156), verläßt das Neurosekret die Axonenden und gelangt in Blutgefäße **B8.**

Hypophyse

Die bohnenförmige, ca. 0,6 g schwere **Hypophyse** *(Glandula pituitaria,* Hirnanhangsdrüse) liegt in der Sella turcica des Keilbeins im Zentrum der Schädelbasis, s. Bd. 1. Die Hypophyse besteht aus einem *Drüsenteil,* der *Adenohypophyse* **A9,** und aus einem *Hirnteil,* der *Neurohypophyse* **A3.** Man unterscheidet folgende Einzelheiten (s. auch S. 158).

Die *Adenohypophyse* (= Vorderlappen, *Lobus anterior*) gliedert sich in

- *Pars distalis,* die den größten Teil einnimmt,
- *Pars intermedia* („Mittellappen“), die eine schmale Grenzzone zur Neurohypophyse bildet,
- *Pars tuberalis* („Trichterlappen“; *Pars infundibularis*), der sich vorne dem Hypophysenstiel anlegt.

Die *Neurohypophyse (= Hinterlappen, Lobus posterior*) ist durch das *Infundibulum* (= Trichter; Hypophysenstiel) mit dem Hypothalamus des Zwischenhirns verbunden. *Infundibulum* und *Eminentia mediana* zählen zur Neurohypophyse im weiteren Sinn (s. S. 152).

Lage der Hypophyse. Die *Sella turcica* ist beiderseits vom Sinus cavernosus begrenzt. Vor der Hypophyse liegt die Sehnervenkreuzung. Tumoren der Hypophyse können diese durch Druck schädigen *(bitemporale Hemianopsie,* s. Bd. 3). Auf dem *Diaphragma sellae* ruht das *Tuber cinereum* (Boden des Zwischenhirns), umgeben vom *Circulus arteriosus cerebri,* s. S. 58. Da der Boden der Sella turcica in die Keilbeinhöhle ragt, ist über Nasen- und Keilbeinhöhle ein chirurgischer Zugang zur Hypophyse gegeben.

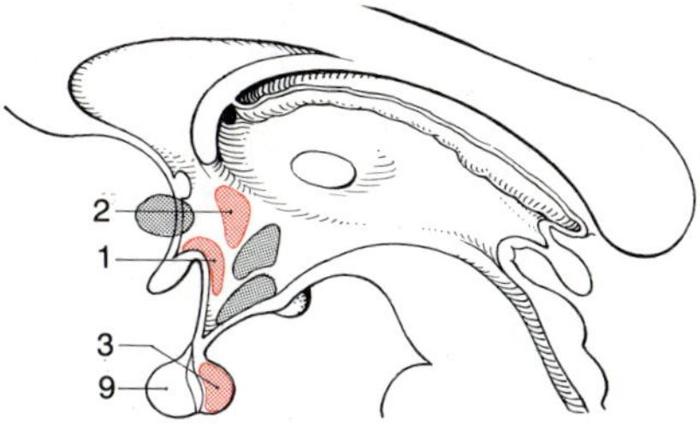

A Neurosekretorische Kerngebiete des Hypothalamus (Zwischenhirn), Übersicht

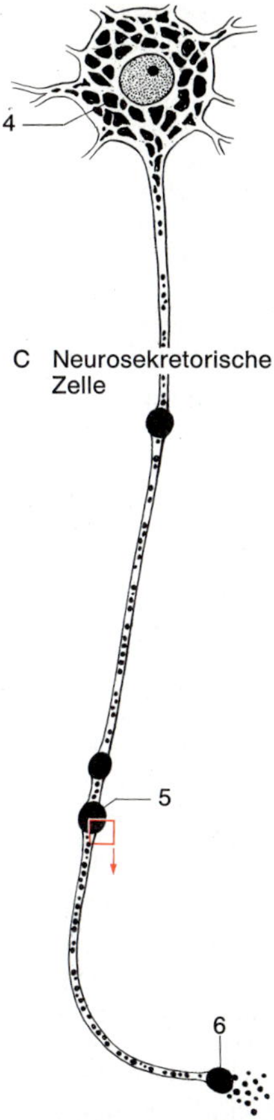

C Neurosekretorische Zelle

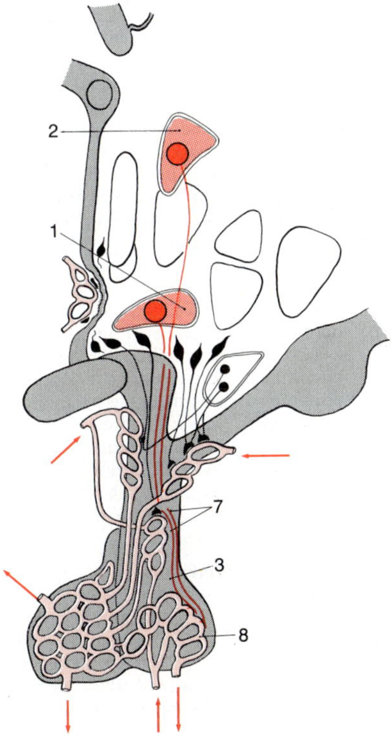

B Hypothalamus-Neurohypophysen-System (rote Zellen) und Hypothalamus-Adenohypophysen-System. Schema

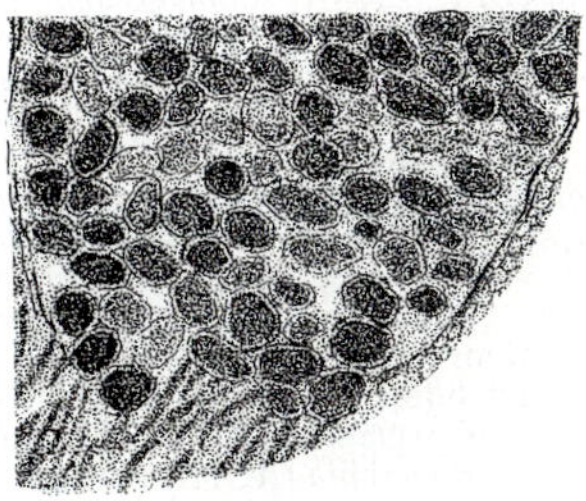

D Neurosekret, elektronenmikroskopisch

Gefäße und Nerven der Hypophyse. *Arterien* entspringen aus der A. carotis interna, s. S. 58. Sie ziehen zu Infundibulum und Trichterfortsatz und bilden u. a. die Spezialgefäße. *Venöser* Abfluß über den Sinus cavernosus. *Nervenfasern* kommen aus dem sympathischen Geflecht der A. carotis interna und aus der Neurohypophyse.

II. Hypothalamus-Adenohypophysen-System

Hypothalamus

Hormone. Steuerhormone *(Releasing factors* bzw. *Release inhibiting factors)* s. Übersicht S. 153.

Neurone des Nucleus infundibularis **AB1** in der mittleren Hypothalamusregion kontrollieren (durch Transmittersubstanzen) die Freisetzung von *Steuerhormonen* (Releasing factors, Release inhibiting factors). Diese werden in verstreut liegenden neuroendokrinen Zellen des Hypothalamus gebildet. Die *Steuerhormone* veranlassen (oder inhibieren) die Freisetzung der Hypophysenhormone, die ihrerseits meist glandotrop sind, d. h. die Produktion und Freisetzung der Hormone nachgeordneter endokriner Drüsen (Schilddrüse, Nebennierenrinde, Geschlechtsdrüsen) bewirken. Die *Steuerhormone* werden in Perikaryen von Nervenzellen **C** gebildet und gelangen in den Axonen als *Tractus tuberoinfundibularis* **B2** zur *Eminentia mediana.*

Die Perikaryen für die Steuerhormone *Luliberin (LRF, LHRH), Somatostatin (SRIF)* und *Thyroliberin (TRF)* liegen verstreut in der periventrikulären Zone, die Perikaryen eines jeden Hormons in einer anderen Gegend des „hypophysiotropen Areals". Zusammengefaßt im *Nucleus paraventricularis* dagegen sind die Perikaryen für den Corticotropin releasing factor *Corticoliberin (CRF).* Und in den *Nucleus infundibularis* eingestreut sind die Perikaryen für den Prolactin inhibiting factor *Prolactostatin (PIF) (= Dopamin)* gemeinsam mit Perikaryen, in denen *Corticotropin (ACTH)* entsteht (und die auch *Prolactin* enthalten können) sowie mit solchen, die *Somatoliberin (Somatokrinin)* herstellen. Der Nucleus infundibularis, ein kleinzelliger, gut abgrenzbarer Kern in der Wand des Infundibulum, erhält nervale Afferenzen aus anderen Hirnteilen und reguliert die Freisetzung von Steuerhormonen in der *Eminentia mediana.* Die efferenten, zur Eminentia mediana gerichteten marklosen Fortsätze dieser Systeme bilden, jedes System für sich, innerhalb des *Tractus tuberoinfundibularis* eine weitgehend geschlossene Bahn.

Eminentia mediana

Die **Eminentia mediana,** in der Wand des Infundibulum, ist eine *neurohämale Region* – ein Ort, an dem Neurohormone in Kapillaren abgegeben werden. Die Kapillaren der Eminentia mediana – Gefäßknäuel, die von außen radiär in den Hypophysenstiel eindringen – sind von ausgedehnten *perivaskulären Bindegewebsspalten* umgeben. In diese münden die Axonendigungen der neurohormonalen Nervenzellen, sie laden ihr Neurohormon in den Bindegewebsspalt ab. Die Neurohormone gelangen anschließend auf dem Blutweg über „portale" Gefäße **B3, 4** („portal", weil – wie die Pfortader der Leber zwischen zwei Kapillarbetten – zwischen dem Kapillarbett der Eminentia mediana und dem der Adenohypophyse verlaufend) in die Adenohypophyse **AB5,** wo sie die Freisetzung der Hypophysenhormone veranlassen (bzw. inhibieren). Das Neurohormon erscheint in Form von unterschiedlich großen *Bläschen mit dichtem Kern* in den Axonen und Axonendigungen.

Regelkreise, Produktion und Abgabe der Neurohormone kann humoral (über die Blutgefäße der Hypothalamuskerngebiete) oder über das Zentralnervensystems gesteuert werden (z. B. Einfluß der Psyche auf den ovariellen Zyklus, der taktilen Reizung der Mamille auf die Milchabgabe u. a.).

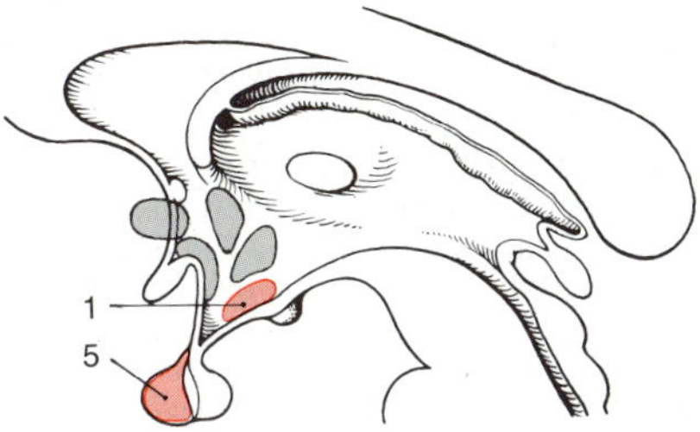

A Neurosekretorische Kerngebiete des Hypothalamus (Zwischenhirn), Übersicht

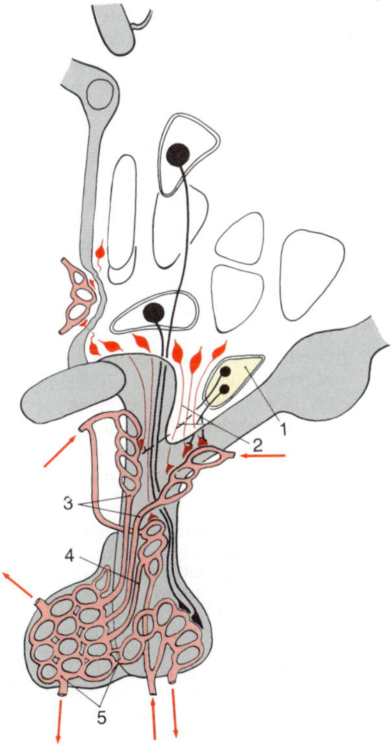

B Hypothalamus-Adenohypophysen-System (rote Zellen) und Hypothalamus-Neurohypophysen-System. Schema

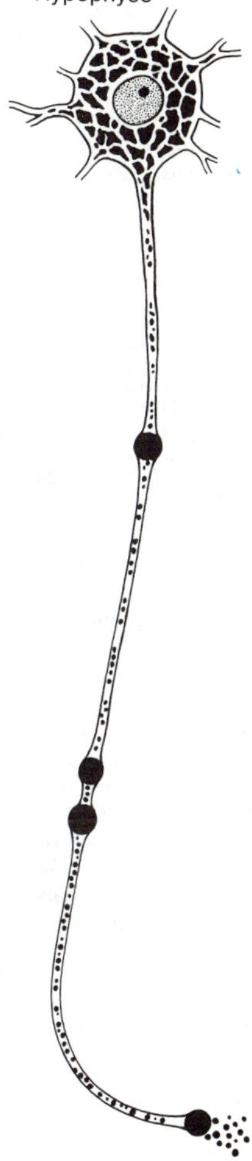

C Neurosekretorische Zelle

Adenohypophyse

Hormone. *Glandotrope* und *effektorische* Hormone, s. S. 152, Übersicht S. 153. *Fehlfunktion* der glandotropen Hormone führt zu Fehlfunktionen der abhängigen peripheren endokrinen Drüsen. *Somatotropinunterfunktion:* hypophysärer Zwergwuchs. *Somatotropinüberfunktion:* Hypophysärer Riesenwuchs oder, nach Abschluß des Längenwachstums, Akromegalie (Vergrößerung distaler Körperabschnitte, wie Ohr, Nase, Kinn, Hände, Füße).

Die **Adenohypophyse** bedeckt mit der *Pars tuberalis (Pars infundibularis) vorne den Hypophysenstiel, mit der Pars intermedia* **AB1** grenzt sie an die Neurohypophyse, der übrige größere Teil ist *Pars distalis* **AB2.** *Neurohypophyse* **AB3** (s. S. 154), *Infundibulum* **A4,** *Zwischenhirn* **A5.**

Die *Adenohypophyse* besteht aus unregelmäßigen Strängen und Nestern von *Epithelzellen,* die von einem spärlichen Netz aus Bindegewebsfasern umgeben werden. Zwischen den Epithelien breiten sich die dünnwandigen *sinusoiden Kapillaren* aus. Die ganze Hypophyse wird von einer *Bindegewebskapsel* umkleidet, die auch – nahe der Pars tuberalis – die portalen Gefäße und Arterien zur Adenohypophyse einschließt. Die Venen bilden unter der Kapsel einen Venenplexus.

Die *Drüsenzellen* der Adenohypophyse können mit verschiedenen Methoden unterschiedlich angefärbt werden. Im färberischen Verhalten der Zellen, das eine Unterteilung in drei Zellgruppen erlaubt, spiegelt sich die chemische Natur des Zellinhaltes wider. Bei den üblichen Färbeverfahren werden *chromophile* (azidophile bzw. basophile) und *chromophobe* („neutrophile“) Zellen unterschieden.

Die *Proteohormone* STH und Prolactin (PRL) entstehen in *azidophilen,* mit Orange G färbbaren Zellen **C6.**

Das *Proteohormon* ACTH und die *Glykoproteinhormone* TSH, FSH, LH und MSH werden in *basophilen (PAS-positiven)* Zellen **C8** gebildet.

Chromophobe Zellen **C7** sind entweder *degranulierte* (entleerte) Zellen aller Zellarten oder *Stammzellen* oder *„Sternzellen“,* eine der Glia offenbar nahestehende Zellart, die mit langen dünnen Fortsätzen die ganze Drüse durchziehen, Gruppen von Drüsenzellen unvollständig umgeben und die Drüse in Areale unterteilen.

Die Zellen können hinsichtlich der von ihnen produzierten Hormone mit Hilfe *immunhistochemischer Methoden* mikroskopisch identifiziert werden. Die Drüsenzellen sind nicht streng nach Zellarten separiert, sie streuen in der Anordnung. Doch zeigen die Zellarten lokale Anhäufungen. Die *Somatotropin* (und *Prolactin*) bildenden azidophilen Zellen liegen bevorzugt hinten und seitlich, die *Corticotropin* und *Melanotropin* (oder *Lipotropin*) haltigen basophilen Zellen kommen hauptsächlich im zentralen und vorderen Teil der Drüse vor, *Thyrotropin* produzierende basophile Zellen sind häufig in der vorderen zentralen Partie der Pars distalis, basophile Zellen, die *Gonadotropine (Follitropin* und *Lutropin)* herstellen, mehr in seitlichen Partien zu finden. Die *chromophoben* vermutlichen *Stammzellen* haben keine bevorzugte Lage. *Degranulierte* chromophobe Zellen werden unter allen Zellarten beobachtet.

Die unterschiedlich färbbaren Zellen sind elektronenmikroskopisch durch den Gehalt an membranumschlossenen Granula (Bläschen mit dichtem Kern) charakterisiert, deren Größe, je nach dem Hormon, das sie enthalten, und nach dem Funktionszustand zwischen 140 und 600 nm liegt. Die Zellen unterscheiden sich ferner durch die Form und Lage der Granula, durch unterschiedliche Ausbildung von Ergastoplasma und Golgi-Apparat. Bildung und Ausschleusung der Hormone geschieht nach dem Modus der Exozytose. Die Immunhistochemie erlaubt den spezifischen Hormonnachweis.

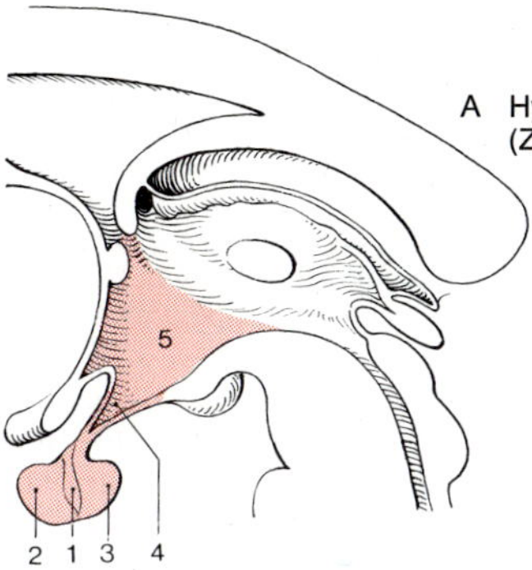

A Hypophyse und Hypothalamus (Zwischenhirn), Übersicht

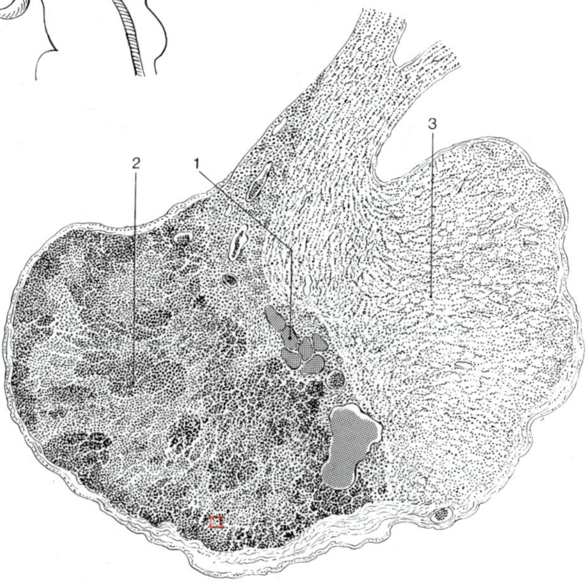

B Hypophysenvorder- und -hinterlappen, Übersicht

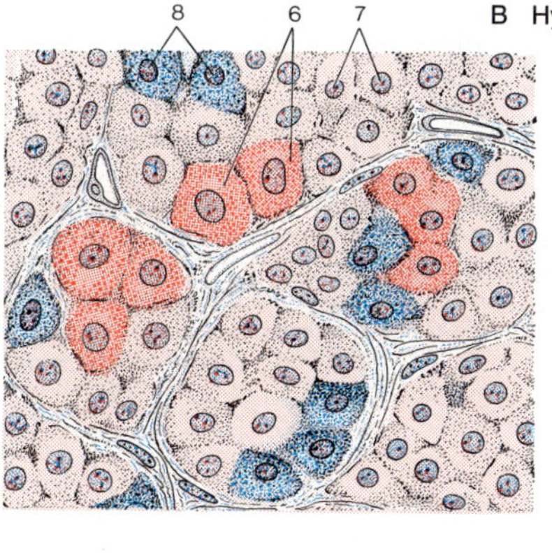

C Hypophysenvorderlappen (Adenohypophyse), Zellbild

Zirbeldrüse (Corpus pineale, Epiphyse)

Die ca. 12 mm lange **Zirbeldrüse AB1** *(Epiphyse, Corpus pineale)* entsteht als zapfenförmiges Organ im Dach des III. Hirnventrikels und liegt oberhalb der vorderen zwei Hügel **AB2** des Mittelhirns. Durch Stiele, *Habenulae* **AB3**, bleibt sie mit dem Gehirn verbunden. Sie entsteht phylogenetisch, wie das Parietalauge der Reptilien, als Parietalorgan (phylogenetische Umwandlung von Rezeptorzellen in sekretorische Zellen).

Hormone. Bei Amphibien ruft das Epiphysenhormon *Melatonin* eine Kontraktion der Pigmentzellen, Melanozyten, hervor (Aufhellung der Haut), es wirkt also antagonistisch zum Melanotropin der Adenohypophyse. Bei Mammaliern hemmt Melatonin, das durch das Enzym HIOMT (Hydroxyindol-O-Methyltransferase) aus Serotonin gebildet wird, die Freisetzung gonadotroper Hormone und damit die Gonadenentwicklung. Bestimmte Formen der Pubertas praecox (vorzeitige Geschlechtsreife) sollen auf einer Unterfunktion der Zirbeldrüse beruhen. Dabei spielt die Lichteinwirkung eine Rolle. Es besteht eine Beziehung zum Zirkadianrhythmus. Bei Submammaliern (Vögel!), wahrscheinlich auch bei Mammaliern, spielt die Epiphyse eine wichtige Rolle in der Koordination hormonaler Vorgänge im Hypothalamus.

Feinbau. Man sieht Gefäße, Bindegewebe **C4** und Parenchymzellinseln in Läppchenstruktur **C5.** Im Alter kommt es zur Degeneration und Zystenbildung. **C6** Kalkkonkremente *(Acervulus).*

Nebenniere

Jede der beiden **Nebennieren (NN),** *Glandulae suprarenales,* enthält zwei nach Entstehung und Funktion verschiedenartige endokrine Organe, *NN-Rinde* und *NN-Mark.* Jede NN, ca. 5 g schwer, sitzt dem oberen Pol einer Niere kappenartig auf. Sie wird von dieser durch Fettgewebe getrennt, aber in die Fettkapsel der Niere eingeschlossen. Das rechte Organ **D7** ist mehr dreieckig, das linke **E8** mehr halbmondförmig. Auf der Rückseite hat jede NN ein *Hilum,* in dem Venen und Lymphgefäße austreten. Arterien und Nerven gelangen dagegen an zahlreichen Stellen in die NN. Die NN ist von einer bindegewebigen Kapsel eingehüllt, die in das Organ einstrahlt. Durch die Kapsel schimmert das lipoidreiche Organ gelblich hindurch.

Auf dem *Schnitt* durch das (stellenweise weniger als 1 cm dicke) frische Organ kann man die breitere, gelbbraun gefärbte *Rinde* **E9** vom schmäleren, graurötlich gefärbten *Mark* **E10** unterscheiden.

Hormone. Die **NN-Rinde** produziert zahlreiche Hormone, *Kortikosteroide (Kortikoide)*, deren wichtigste in 3 Gruppen zusammengefaßt werden: *Mineralkortikoide* (z. B. Aldosteron) regeln das Gleichgewicht von Natrium- und Kaliumsalzen (Na-Retention bei K-Ausscheidung) und den Wasserhaushalt. *Glukokortikoide* (z. B. Cortisol) setzen den Zuckerverbrauch in den Zellen herab (dabei Anstieg des Blutzuckerspiegels) und steuern die Glukoneogenese. Sie können Abnahme der Lymphozyten im Blut, Hemmung der Phagozytose bei Granulozyten und Monozyten bewirken und damit die Entzündungserscheinungen hemmen. Durch Glukokortikoide wird im Organismus auch ein unspezifischer Widerstand gegen Streß-Situationen hervorgerufen (Anpassung an Hunger, Durst, Temperaturwechsel). *Überfunktion* (oder medikamentöse Überdosierung) führt zum *„Cushing-Syndrom“* mit Vollmondgesicht und Stammfettsucht, *Unterfunktion* zu allgemeiner Widerstandsschwäche mit tödlichem Ausgang. *Androgene,* vermännlichende Hormone, entstehen beim Auf- und Abbau der Kortikosteroide. Bei *Überproduktion* führen sie bei der Frau zu *Maskulinisierung, „adrenogenitales Syndrom“.* Auch weibliche Geschlechtshormone werden in geringer Menge gebildet.

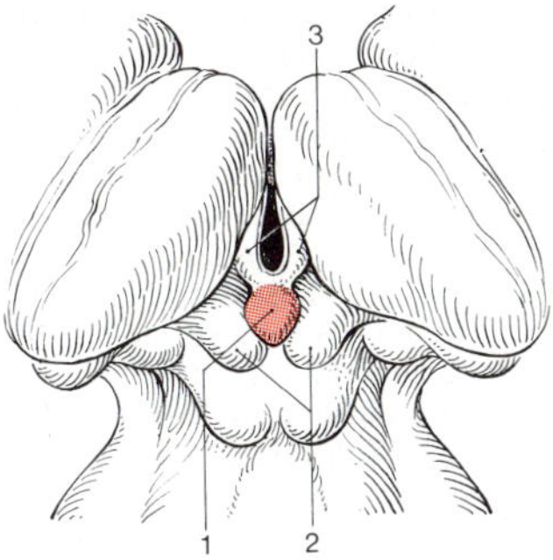

A Lage der Zirbeldrüse von hinten oben (Blick auf das Zwischenhirndach u. Mittelhirn)

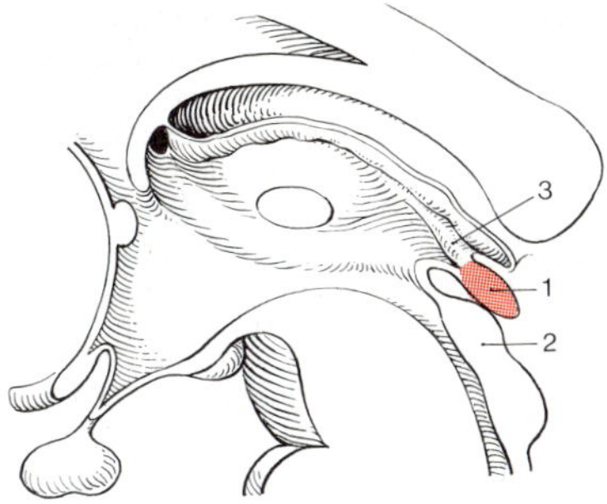

B Lage der Zirbeldrüse zum III. Hirnventrikel (Sagittalschnitt durch d. Zwischenhirn)

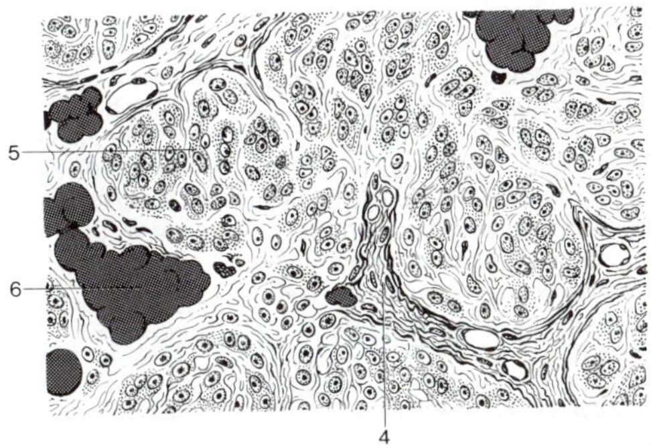

C Schnitt durch die Zirbeldrüse

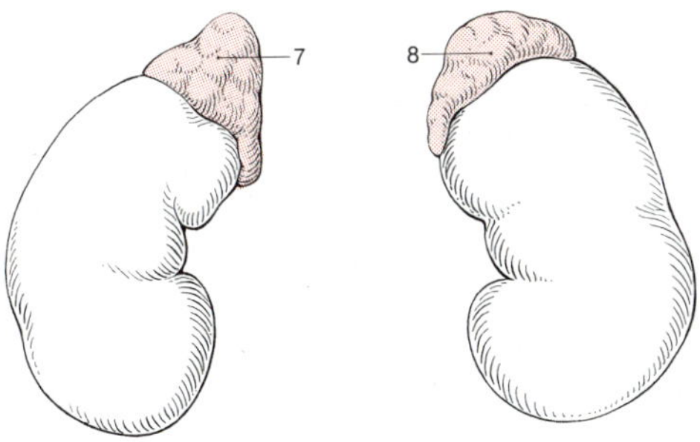

D Rechte Nebenniere

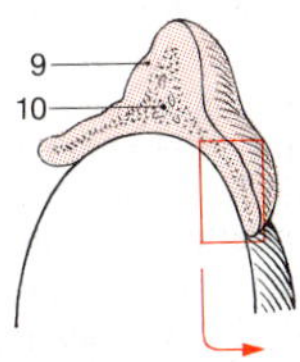

E Linke Nebenniere, rechts quergeschnitten

s. auch nächste Seite!

Hormone. Das **NN-Mark** stellt Hormone her, die auch als Überträgerstoffe im zweiten efferenten Neuron des **Sympathicus** entstehen (s. Bd. 3, seine Zellen entsprechen Sympathikoblasten), *Noradrenalin* und *Adrenalin*; beide erhöhen den Blutdruck und das Schlagvolumen des Herzens, Adrenalin erhöht auch den Blutzuckerspiegel und regt die Adenohypophyse zur Abgabe von ACTH an. *Überfunktion* führt zu gesteigertem Sympathikotonus, *Unterfunktion* zu niedrigem Blutzuckerspiegel und Blutdruck und allgemeiner Schwäche.

Nebennierenrinde

Die **NN-Rinde,** *Cortex glandulae suprarenalis,* **A1** macht 80–90% des Organgewichts aus. Neben Lipoiden, Lipofuszin u. a. enthält die Rinde große Mengen von Vitamin C. **A2** Mark.

Feinbau. Das Parenchym der NN-Rinde besteht aus Epithelzellsträngen und -nestern, zwischen denen Bindegewebe, Blutgefäße und Nerven radiär von der Kapsel ins Mark verlaufen. Die NN-Rinden-Epithelien zeigen insgesamt eine Zonierung, die im Laufe des Lebens mehrfach umgebaut wird. Zur Zeit der Geschlechtsreife unterscheidet man drei Schichten. Die *Zona glomerulosa* **B3** liegt in Form von Zellnestern außen unter der Kapsel. Die *Zona fasciculata* **B4** folgt nach innen als breite Schicht paralleler säulenartiger Epithelzellstränge, sie nimmt den größten Teil der Rinde ein. Die großen polygonalen Zellen enthalten Lipoidtropfen, die bei den üblichen Fixierungen herausgelöst werden und Löcher hinterlassen. Lipochrome färben die Rinde goldgelb. Die *Zona reticularis* **B5** schließt sich innen an, die Zellstränge sind netzartig, azidophil und enthalten im Alter zunehmend Lipofuszingranula. Die Zone ist deshalb bereits mit der Lupe als Pigmentzone am frischen Schnitt zu erkennen.

Rindenumbau. Die Zonen erleiden während des Lebens Veränderungen. Dabei treten Verschiebungen an beiden Grenzen der Zona fasciculata, dem *äußeren* und *inneren Transformationsfeld,* auf. Die *NN-Rinde* des *Feten* und *Neugeborenen* besitzt, beeinflußt von den Choriongonadotropinen aus der Placenta, eine stark entwickelte Zona reticularis, während die Zona glomerulosa fehlt. Im *1. Jahr nach der Geburt* geht die fetale Zona reticularis zugrunde, anschließend wird eine dreigeschichtete Rinde mit schwach ausgeprägter Zona glomerulosa und Zona reticularis aufgebaut. Im *geschlechtsreifen Alter* werden die Zonae glomerulosa und reticularis breiter, die Dreischichtung ist bei der Frau deutlicher als beim Mann. Im *postklimakterischen Alter* verschmälern sich, bei der Frau abrupter als beim Mann, Zona glomerulosa und reticularis wieder – *regressive Transformation.* Bei *Streß*-Belastung des Organismus erfolgt ACTH-Ausschüttung, die rasch zu einer vorübergehenden Verbreiterung der Zona fasciculata mit Zunahme der Lipoideinlagerung und zu einer Entfaltung von Zona glomerulosa und Zona reticularis führt – *progressive Transformation.*

Die beiden inneren Zonen sind hypophysen-(ACTH-)abhängig. Die Produktion einzelner Hormone kann bestimmten Zellformen oder Zonen nicht sicher zugeordnet werden, ausgenommen die Mineralkortikoide, die in der Zona glomerulosa unabhängig vom Hypothalamus-Hypophysen-System, stimuliert durch das Renin-Angiotensin-System der Niere, entstehen. Wahrscheinlich werden die Vorstufen der Kortikosteroide von zahlreichen Rindenzellen produziert, die letzten Syntheseschritte aber durch spezialisierte Zellorganellen in einer beschränkten Anzahl von Zellen durchgeführt. Am produktivsten ist die Zona fasciculata.

Gefäße und Nerven s. S. 164

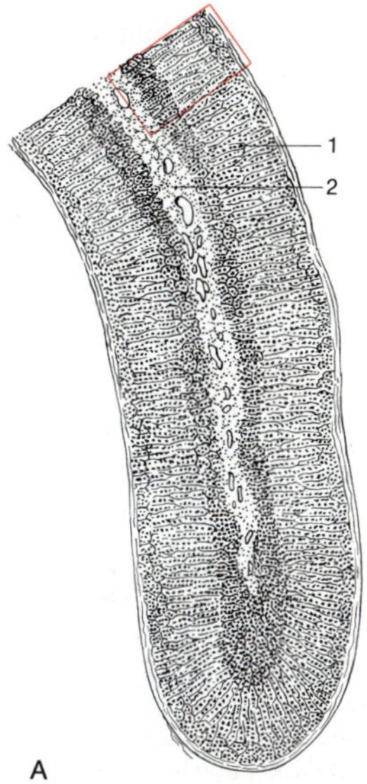

A

Nebennierenrinde u. -mark, Übersicht (Ausschnitt aus E der letzten Bildseite)

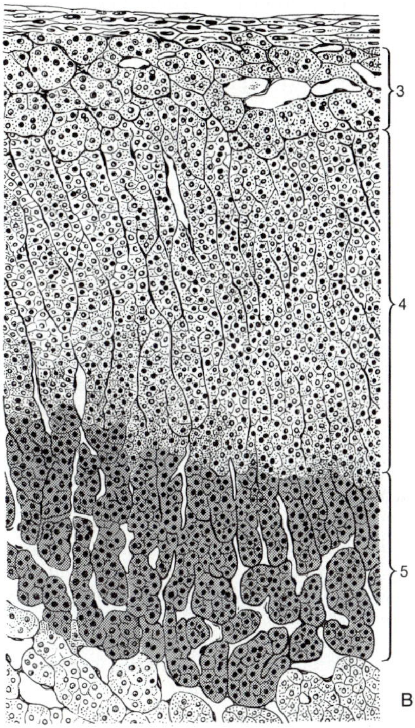

B Schnitt durch die Nebennierenrinde, Zonen der Rinde

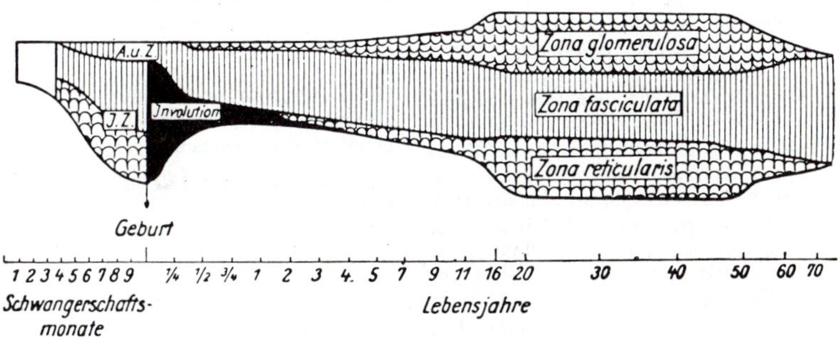

C Umbau der Nebennierenrinde in verschiedenen Lebensaltern (aus Rotter)

Au. Z. = äußere Umbauzone,
I. Z. = innere Umbauzone

Nebennierenmark

Das **NN-Mark**, *Medulla glandulae suprarenalis,* ist als Abkömmling von Sympathikoblasten, ein *„sympathisches Paraganglion"*. Die *Zellen* des NN-Markes entsprechen einem 2. *Sympathikusneuron,* das keine Nervenzellfortsätze aussendet. Die NN-Markzellen werden, wie das 2. Sympathikusneuron im peripheren vegetativen Nervensystem, von präganglionären Sympathikusfasern innerviert.

Feinbau. Die polygonalen Zellen des Marks bilden Nester und Stränge, zwischen denen weite *Kapillaren* **A1** und größere, muskelstarke *Venen* liegen. Charakteristisch für die meisten Zellen des NN-Marks wie für die Zellen aller sympathischen Paraganglien sind „kernhaltige" Bläschen, die *Noradrenalin* oder *Adrenalin* enthalten. Beide Granulaarten können fluoreszenzmikroskopisch unterschieden werden. Bei Behandlung mit Kaliumbichromat nehmen sie eine braune Farbe an, die Zellen **A2** werden deshalb *chromaffin (phäochrom)* genannt. Zwischen den Epithelien kommen vegetative Nervenzellen **A3** und Nervenfasern vor.

Als Sympathikoblastenabkömmlinge besitzen die Zellen des NN-Markes die Potenzen von *APUD*-Zellen. Im menschlichen NN-Mark sind, neben Adrenalin und Noradrenalin, *Proopiomelanocortin*-Derivate (β-*Endorphin* und α-*Melanotropin*, auch *Lipotropin* und *ACTH*) nachweisbar, auch *Enkephaline, Substanz P* und *Somatostatin* sind beim Menschen nachgewiesen.

Gefäße und *Nerven.* Die *Arterien* der NN stammen aus Aorta, A. phrenica inferior und A. renalis, s. S. 48. Aus ihnen gehen in der Rinde radiär gestellte weite Kapillaren hervor, aus denen das Blut anschließend in die Kapillaren des Marks und in Markvenen fließt. Mehrere Arterien dringen aus der Kapsel direkt ins Mark vor. Hier kann das Blut durch muskelstarke *Venen,* Drosselvenen, vorübergehend gestaut werden. Aufgrund der Hintereinanderschaltung von Rinde und Mark kann Cortisol indirekt (über die Induktion eines Enzyms im NN-Mark) die Umwandlung von Noradrenalin in Adrenalin beeinflussen. Die *Lymphgefäße* bilden in Kapsel und Parenchym Kapillarnetze. Unter den zahlreichen vegetativen *Nerven* sind viele präganglionäre sympathische Fasern (vgl. Bd. 3), die ins Mark ziehen.

Paraganglien

Als „Paraganglien" werden erbsengroße, knötchenförmige Epithelzellhaufen bezeichnet, die an Nerven liegen. Früher unterschied man „sympathische Paraganglien" an Nervenfasern des Sympathikus und „parasympathische Paraganglien" an Nerven, die auch parasympathische Nervenfasern führen.

Sympathische Paraganglien sind kleine *endokrine Drüsen*, sie produzieren Noradrenalin und Adrenalin und entstehen aus Sympathikusanlagen, die aus der Neuralleiste auswandern. Ihr Aufbau und das färberische Verhalten der Zellen gleichen dem des Nebennierenmarks, des größten sympathischen „Paraganglion". Die sympathischen Paraganglien werden im Hinblick auf das NN-Mark *(Medulla)* auch als „extramedulläre chromaffine Zellgruppen" bezeichnet. Sie kommen hauptsächlich im Retroperitonealraum vor. Ein ca. 1 cm langes sympathisches Paraganglion liegt am Ursprung der A. mesenterica inferior, *Paraganglion aorticum abdominale* (Zukkerkandl).

Die **„parasympathischen Paraganglien"** an N. glossopharyngeus und N. vagus, das *Glomus caroticum* und das *Glomus aorticum*, sind *Chemorezeptoren* im Dienst der Atmungssteuerung. Die Bezeichnung „parasympathisches Paraganglion" erübrigt sich heute.

Glomus caroticum: **C4** Nervenfasern, **C5** Parenchymzellen.

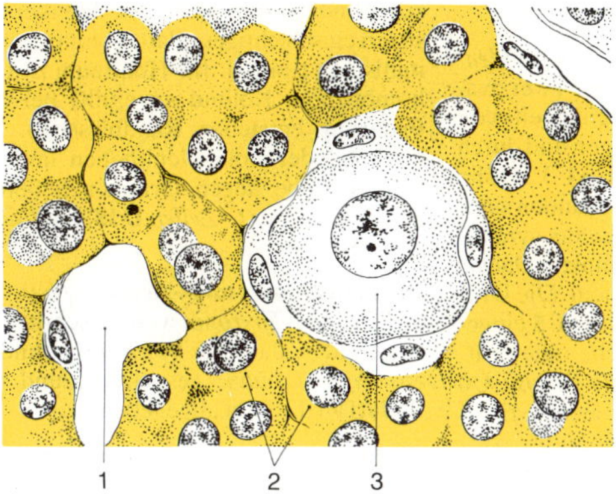

A Schnitt durch das Nebennierenmark

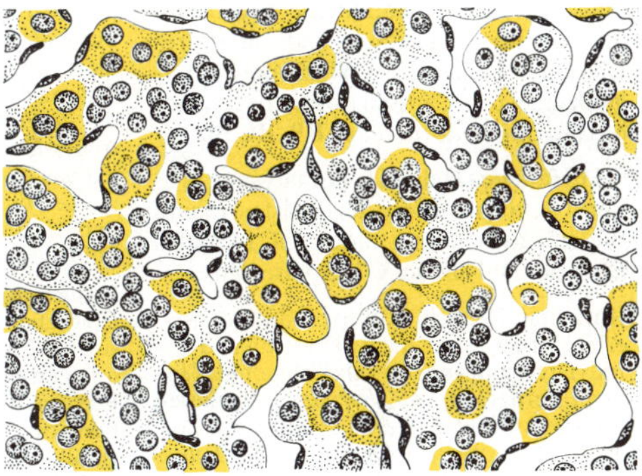

B Schnitt durch ein retroperitoneales sympath. Paraganglion (nach Watzka)

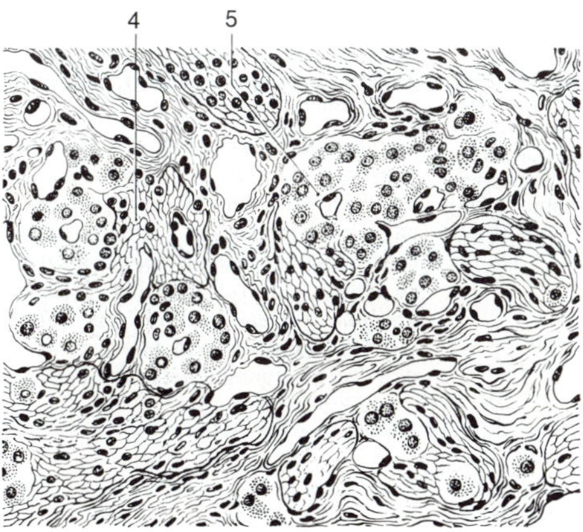

C Schnitt durch das Glomus caroticum (nach Watzka)

Schilddrüse

Die **Schilddrüse,** *Glandula thyroidea,* wiegt 18–60 g und besteht aus zwei ovalen Lappen, **ABC1, 2** die beiderseits von Luftröhre und Kehlkopf liegen und durch eine Brücke, den *Isthmus* **AC3** (Höhe 2.–4. Trachealknorpel), verbunden sind. Häufig zieht ein Fortsatz, *Lobus pyramidalis* **A4,** als Relikt des fetalen *Ductus thyroglossalis* zum Zungenbein. Die Drüse wird von einer *Organkapsel* **C5** eingehüllt und durch Bindegewebe unterteilt. Eine weitere derbe *Capsula fibrosa* **C6** aus dem mittleren Blatt der Halsfaszie ist vorne locker, mit der Schilddrüse verwachsen, hinten heftet sie diese an Luftröhre und Gefäßnervenscheide **C7** des Halses. Vor der Schilddrüse liegen Unterzungenbeinmuskeln und mittleres Blatt der Halsfaszie **C8.** Zwischen Organkapsel und Capsula fibrosa liegen hinten die *Epithelkörperchen* **B9, BC10.**

C11 Haut des Halses, **C12** Platysma, **C13** oberflächliches Blatt der Halsfaszie und M. sternocleidomastoideus, **C14** tiefes Blatt der Halsfaszie, **C15** Speiseröhre.

Hormone. Die Schilddrüse produziert zweierlei Hormone, einerseits Thyroxin und Tri-Jod-Thyronin, andererseits Calcitonin. *Thyroxin,* ferner *Tri-Jod-Thyronin,* stimulieren den Zellstoffwechsel und sind für das normale Körperwachstum erforderlich. *Somatostatin* produzierende Zellen sind an der Regulation der Hormonabgabe beteiligt. Bei *Überfunktion (Hyperthyreose,* „weicher Kropf", *Basedowsche Krankheit)* nehmen die Verbrennungsvorgänge in den Zellen zu (Abmagerung, Temperaturerhöhung, beschleunigte Herztätigkeit), nervöse Übererregbarkeit entsteht. Bei *Unterfunktion (Hypothyreose)* sind Stoffwechsel, Wachstum und geistige Tätigkeit verlangsamt, *Myxödem* (Verquellung des Unterhautbindegewebes) tritt auf. Bei angeborener Unterfunktion entstehen Zwergwuchs und Idiotie *(Kretinismus).*

Calcitonin senkt den Blutkalziumspiegel und fördert die Knochenbildung (Antagonismus zum Hormon der Epithelkörperchen).

Feinbau. Die Drüse besteht aus bläschenförmigen *Follikeln* **D16** und Gängen, den *Thyroxin*-Bildnern, und lockerem Bindegewebe **D17.** Die Follikel besitzen einschichtiges, plattes bis hochprismatisches Epithel. Ihr Hohlraum ist von homogenem Kolloid angefüllt, bei der Fixierung entstehen Randbläschen. Im Verband der Follikelepithelien und im Bindegewebe liegen Gruppen hellerer, *parafollikulärer C-Zellen* **D18,** die *Calcitonin*-Bildner.

Hormonbildung und -abgabe. *Thyroxin* und *Tri-Jod-Thyronin* werden schrittweise gebildet, dann im Follikel, gebunden an *Thyroglobulin,* gespeichert und bei Bedarf an das Blut abgegeben.

Thyroglobulin, das Protein, entsteht basal in der Zelle und wird apikal in die Follikellichtung abgegeben. Zirkulierendes *Jodid* wird (Thyrotropin-Einfluß) rasch vom basalen Plasmalemm aufgenommen und zu Jod oxidiert. Extrazellulär im Kolloid wird es an Thyroglobulin gebunden. Zur Freisetzung der im Follikel inaktiven Hormone (Thyrotropin-Einfluß) nehmen die Epithelien apikal das Kolloid auf, in apikalen Lysosomen werden die Bindungen zwischen Hormonen und Globulin gelöst, die Hormone durch Diffusion in den Kreislauf freigesetzt.

Follikelphasen. Bei Sekretbildung sind die Epithelien hoch **E19,** bei Stapelung werden sie niedriger **E20.** Bei Sekretausschwemmungen werden die Epithelien wieder höher **E19** (im Tierexperiment 30 min nach Injektion von TSH). Der Follikel kann zu einem gefalteten Bläschen schrumpfen, aber innerhalb eines Tages erneut gefüllt werden. Kälte und Dunkelheit aktivieren die Schilddrüse, Wärme und Licht inaktivieren sie. In Pubertät und Gravidität wird die Drüse vergrößert, im Alter verkleinert, Hunger führt zu Degeneration.

Gefäße und Nerven. A. thyroidea superior, s. S. 52. Die *A. thyroidea inferior* teilt sich nahe dem N. laryngeus inferior auf. *Venen* ziehen zur V. jugularis und V. brachiocephalica sinistra, *Lymphgefäße* zu tiefen und prätrachealen Halslymphknoten. *Nerven* stammen aus den Nn. laryngei superior und inferior und aus den drei Halsganglien des Sympathicus.

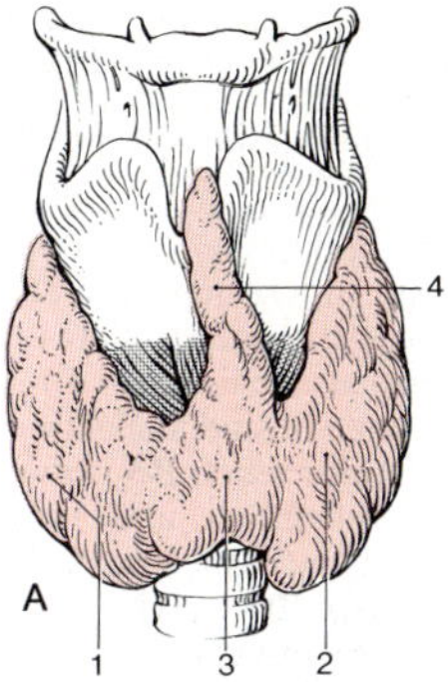

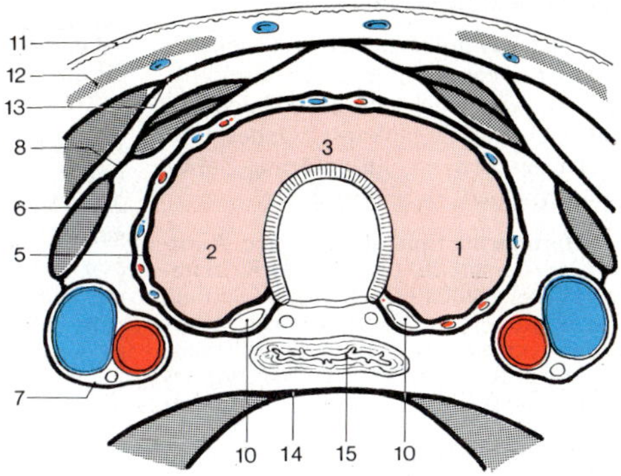

C Lage der Schilddrüse zu den Halsorganen, Horizontalschnitt, Schema

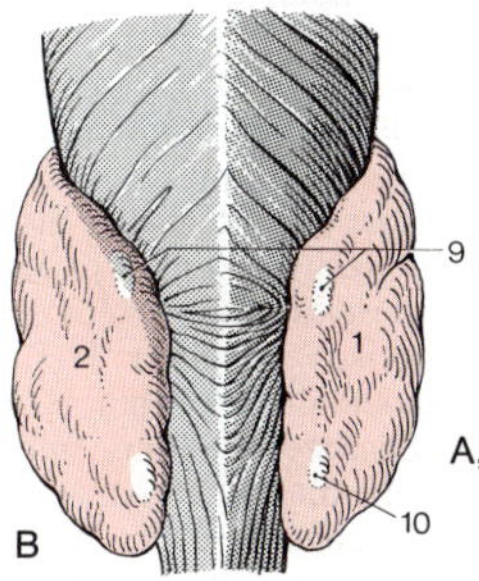

A, B Lage der Schilddrüse von vorne und hinten

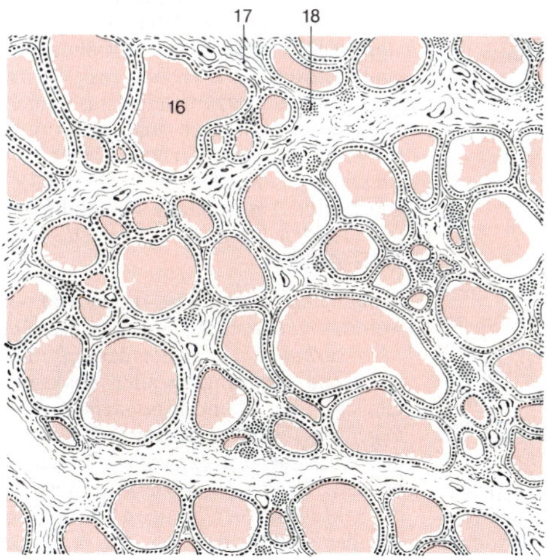

D Schnitt durch die Schilddrüse

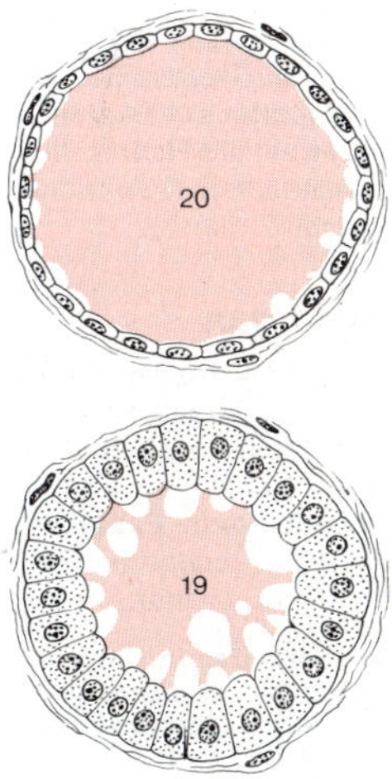

E Schilddrüsenfollikel, oben: gefüllt, unten: entleert

Epithelkörperchen

Die vier **Epithelkörperchen**, *Glandulae parathyroideae* **A1** (Nebenschilddrüsen), liegen an der Rückseite der Schilddrüse innerhalb der Organkapsel. Jedes Epithelkörperchen ist linsenförmig, etwa 8 mm lang und 30–50 mg schwer.

Das **Hormon** der Epithelkörperchen, *Parathormon (Parathyrin)* reguliert den Kalzium- und Phosphatstoffwechsel, es stimuliert die Osteoklasten zum Knochenabbau. *Überfunktion* erzeugt vermehrte Phosphatausscheidung, Knochenabbau und Anstieg des Blutkalziumspiegels mit Kalziumablagerung in Blutgefäßwänden, Nierensteine. *Unterfunktion* führt zur fehlerhaften Verkalkung von Skelett und Zähnen und zu Übererregbarkeit (Zunahme der Nervenerregbarkeit bei Absinken des Blutkalziumspiegels). Nach Entfernung der Epithelkörpchen treten Krämpfe auf, *Tetanie.*

Feinbau. Jedes Epithelkörperchen besteht aus Epithelnestern, einem dichten Kapillarnetz und mit dem Alter zunehmend Fettzellen **A2**. Man unterscheidet Hauptzellen und oxyphile Zellen. Die (kleineren) Hauptzellen sind unterschiedlich azidophil. *Helle Hauptzellen* **A3**, reich an Glykogen, werden für inaktiv gehalten, *dunkle,* ergastoplasmareiche *Hauptzellen* **A4** sind aktiviert. Die *oxyphilen (Welshschen) Zellen* treten mit der Pubertät auf (Anteil etwa 3%), sind größer als die Hauptzellen und reich an Mitochondrien (Funktionszustände einer einzigen Zellart?).

Inselorgan

In der *Bauchspeicheldrüse* liegen über das ganze Organ verstreut, zahlreicher im Pankreaskörper und -schwanz als im Pankreaskopf, 0,5 bis 1,5 Millionen **Langerhanssche Pankreasinseln,** *Insulae pancreatis* – endokrine Zellen, insgesamt *Inselorgan* genannt.

Hormone. Das Inselorgan produziert mindestens zwei antagonistisch wirkende Hormone: *Insulin* fördert die Glykogensynthese in der Leber und senkt dadurch den Blutzuckerspiegel. *Glukagon* führt zur Glykogenolyse in der Leber und erhöht damit den Blutzuckerspiegel. *Überfunktion:* Neigung zu Hypoglykämie. *Unterfunktion* besteht bei der Zuckerkrankheit, *Diabetes mellitus,* die mit Hyperglykämie, Glykosurie und Polyurie einhergeht.

Feinbau. Eine Insel mißt 100–500 µm und besteht aus durchschnittlich etwa 3000 hormonproduzierenden, netzartig verbundenen Zellen. Sie liegen in Gruppen oder Bändern, sie sind stellenweise mit exokrinen Drüsenzellen **B5** verbunden. Immunhistochemisch und färberisch lassen sich folgende Zellarten unterscheiden. *A-Zellen* **B6** (Schwärzung durch Versilberung), etwa 20% aller Zellen, produzieren *Glukagon* sowie ein gastrin-inhibitorisches Polypeptid (GIP). Helle *B-Zellen* **B7,** etwa 80% der Zellen, bilden *Insulin,* das in einer Vorstufe als Zinkkomplex in den Granula enthalten ist. *D-Zellen* (bei Azanfärbung blau) kommen nur in geringer Zahl vor und enthalten *Somatostatin,* das die Insulinabgabe (inhibitorisch) reguliert. D-Zellen enthalten zudem β-Endorphin. Beim menschlichen Diabetes mellitus findet man eine Verschiebung der Relation von A- und B-Zellen zugunsten der A-Zellen, – der Glukagon-Insulin-Antagonismus ist zugunsten der Glykogenolyse gestört. Zahlreiche weitere Peptidhormone sind nachweisbar. Das Pancreas gleicht in der Zusammensetzung seiner zusammenhängenden exokrinen und endokrinen Drüsenzellen, entsprechend seiner Entwicklungsgeschichte, einer riesenhaften gedrängten Ansammlung von modifizierten Duodenalepithelien, bereichert um die B-Zellen.

Gefäße und Nerven. Die Inseln sind von weiten *Kapillaren* **B8** durchzogen, eine *Mikrozirkulation* zwischen der einzelnen Insel und dem umgebenden exokrinen Gewebe über kleine *insuloazinäre Portalgefäße* (Einfluß z. B. der D-Zellen auf die Aktivität des exokrinen Pancreas) besteht. *Sympathikusfasern* stimulieren die Sekretion von Glukagon und inhibieren die von Insulin, die der *N. vagus* stimuliert. *Serotoninerge Nervenfasern* inhibieren die Insulinfreisetzung.

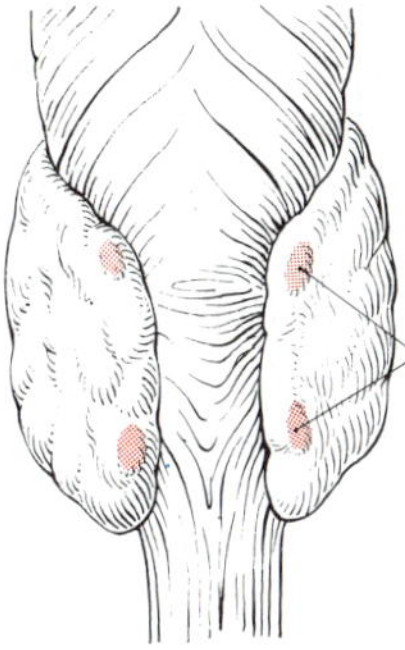

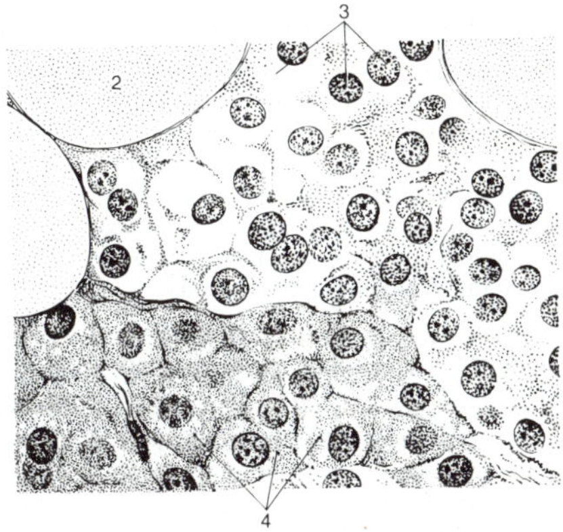

A Lage der Epithelkörperchen
rechts: Schnitt durch ein
Epithelkörperchen

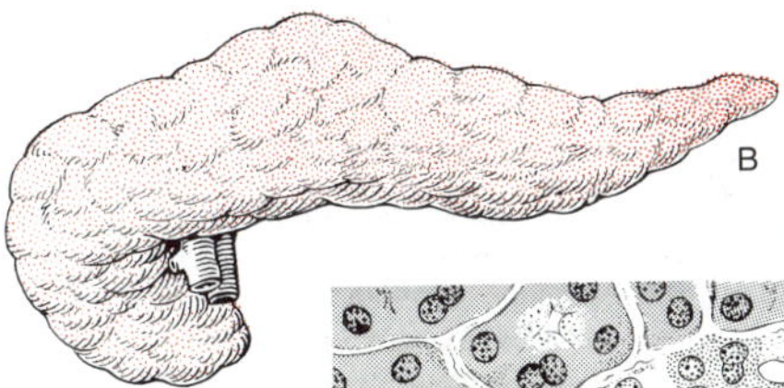

B Bauchspeicheldrüse
unten: Schnitt durch eine Insel
der Bauchspeicheldrüse

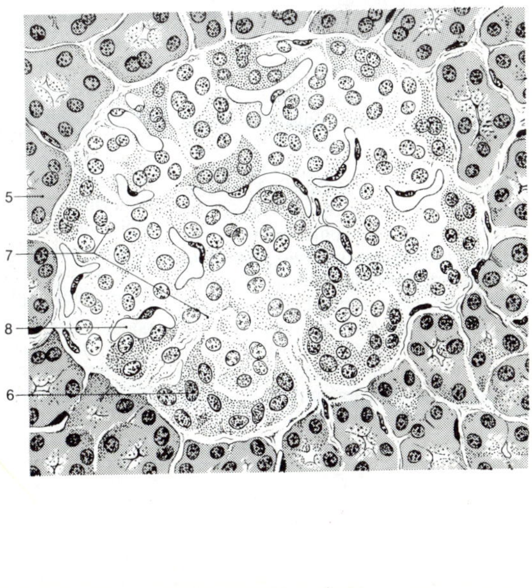

Keimdrüsen als endokrine Drüsen

Geschlechtshormone werden in den Keimdrüsen, zum kleineren Teil auch in der NN-Rinde (s. S. 160/162) gebildet.

Eierstock als endokrine Drüse

Die Steuerung endokriner Vorgänge ist besonders augenfällig beim weiblichen Sexualzyklus. Man unterscheidet die Wirkungen der *Hypophyse* (und indirekt des *Hypothalamus*) auf das Ovar, von denen, die das *Ovar* auf die Uterusschleimhaut und (rückwirkend) auf Hypothalamus und Hypophyse ausübt.

Ovarieller Zyklus, bezogen auf die Phasen des Menstruationszyklus (s. S. 300).

Releasing factors des Hypothalamus (s. S. 153) setzen die gonadotropen Hypophysenvorderlappenhormone frei **A1**.

Desquamations-Regenerations-Phase (1.–4. Tag). *Hypophyse:* Geringer Anstieg von LH und FSH am Ende des vorangegangenen Zyklus hält an mit Wirkung auf das Ovar. *Ovar:* Das Corpus luteum des vorangegangenen Zyklus ist zurückgebildet, die Progesteronbildung versiegt. Beginnender Anstieg der Östrogenbildung in den Zellen der *Theca interna* des wachsenden Follikels **A2** mit Wirkung auf die Schleimhaut.

Proliferationsphase („östrogene Phase") (5.–15. Tag). *Hypophyse:* Gleichbleibende Höhe des LH und zunächst geringer Abfall des FSH. Um den 15. Tag kurzdauernder Gipfel der LH-Produktion und (geringerer) FSH-Gipfel. Die Hormone wirken auf das Ovar. *Ovar:* Das FSH stimuliert die Follikelreifung, das LH die Produktion von *Östrogenen*. Unmittelbar im Anschluß an den LH-Gipfel erfolgt die *Ovulation* (Follikelsprung) **A3**. *Hormonelle Rückmeldung:* Anstieg der Östrogene dämpft die Bildung der Hypophysenhormone. Die Östrogene wirken auf die Schleimhaut.

Sekretionsphase („gestagene Phase") (15.–28. Tag). *Hypophyse:* Abfall des LH- und FSH-Gipfels, gegen den 28. Tag geringer Anstieg von LH und FSH. Die Hormone wirken auf das Ovar. *Ovar:* Das LH bewirkt Umbildung des nach der Ovulation leeren Follikels zum *Corpus luteum* **A4** bei gleichzeitig anhaltender Östrogenproduktion und setzt die Sekretion des Corpus-luteum-Hormons *Progesteron* in Gang. Gleichzeitig werden Reifung und Ovulation weiterer Follikel verhindert. *Hormonelle Rückmeldung:* Progesteron in großer Menge bremst die Bildung der Gonadotropine der Hypophyse. Gegen den 22. Tag beginnt die Rückbildung des Corpus luteum, die Progesteronbildung versiegt. (Bei eingetretener Schwangerschaft übernimmt der Trophoblast deren Produktion = *Choriongonadotropine,* die Progesteronbildung hält an, das Corpus luteum bleibt erhalten = *Corpus luteum graviditatis.)* Progesteron in kleiner Menge stimuliert gegen Ende des Zyklus die Produktion von FSH. Die Hormone wirken auf die Schleimhaut.

Hoden als endokrine Drüse

Produzenten männlicher Geschlechtshormone, der *Androgene*, sind *interstitielle Zellen (Leydig-Zwischenzellen* **ABC5**), die gruppenweise im lockeren Bindegewebe zwischen den Tubuli contorti **AB6** um Blutgefäße **C7** liegen. Auch geringe Mengen weiblicher Hormone sollen entstehen. Androgene wirken lokal (Spermienreifung) und fördern allgemein die Entwicklung der Geschlechtsorgane und der sekundären Geschlechtsmerkmale. Die *Zwischenzellen* werden durch das *LH*, die *Spermienreifung* **AB6** wird durch *FSH* der Hypophyse stimuliert (vgl. S. 154).

Inhibin, in den Granulosazellen des Ovars und in den Sertoli-Zellen des Hodens auf FSH-Reiz hin gebildet, vermittelt eine Gegensteuerung zur FSH-, aber nicht zur LH-Produktion.

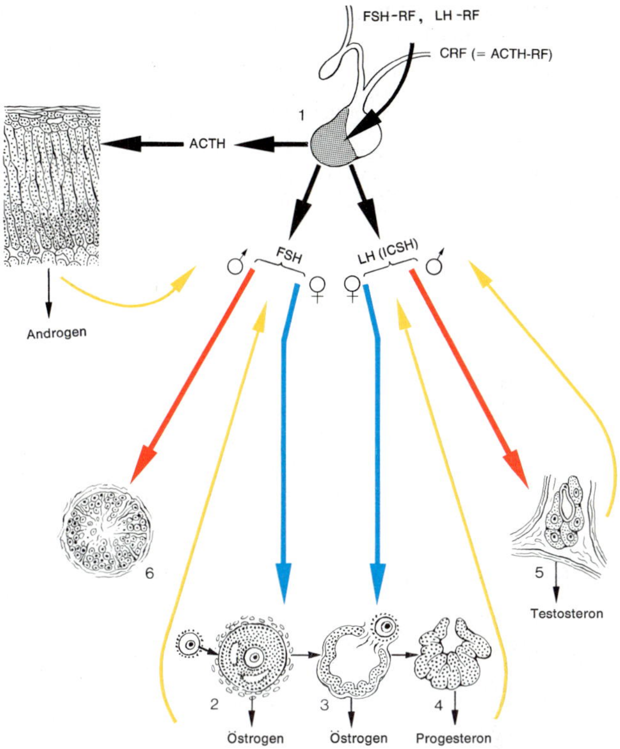

A Geschlechtshormone, Abhängigkeit von Hypothalamus und Hypophyse und Wirkung auf diese (Regelkreise)

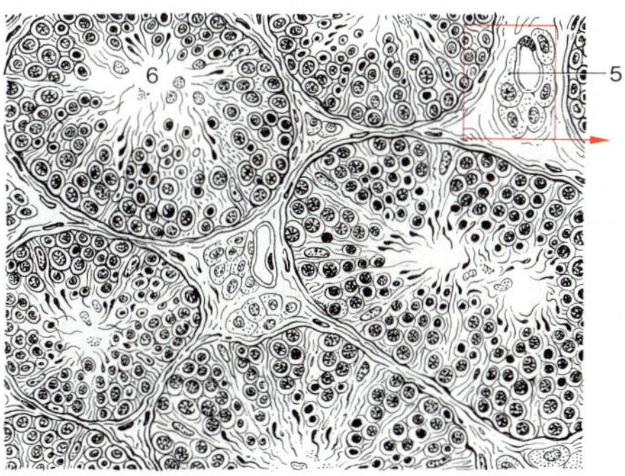

B Schnitt durch den Hoden

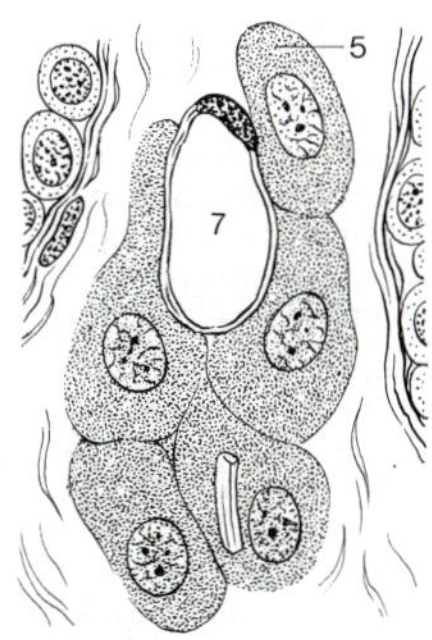

C Zwischenzellen des Hodens (Ausschnitt aus B)

System der gastro-entero-pankreatischen (GEP) endokrinen Zellen

Als System der gastro-entero-pankreatischen (GEP) endokrinen Zellen werden die endokrinen Zellen des Magen-Darm-Traktes und des Inselorgans zusammengefaßt. Sie liegen als Epithelzellen einzeln im Epithelzellverband und bilden als Vertreter des *APUD-Systems Peptidhormone* und *Monoamine.*

Die Zellen **A1** sind klein, oval oder pyramidenförmig und breit der Basallamina und den Kapillaren zugewandt. Ihre Zellorganellen sind im Magen-Darm-Trakt denen in exokrinen Zellen entgegengesetzt orientiert, die Sekretgranula der endokrinen Zellen liegen basal („basalgekörnte Zellen“). Einige der Zellen erreichen mit der Zellspitze **B2** das Darmlumen **B3** („offener Typ“) und sind Reizen aus dem Darmlumen unmittelbar zugänglich, andere erreichen das Lumen nicht („geschlossener Typ“). Die Hormone werden in den Zellen gebildet **B4** und auf einen Reiz hin **B5** basal durch Exozytose **B6** ausgeschleust. (Die Zellen werden mit Buchstaben, häufig in Anlehnung an ein Hormon, bezeichnet.) **A7** Paneth-Zellen.

Verteilung **C** und Wirkung von Wirkstoffen der endokrinen Zellen. (Länger bekannte Zellen wurden früher mit Buchstaben benannt, neuerdings werden sie durch ein Hormon gekennzeichnet.)

A-Zellen sind *Glukagon*bildner im Inselorgan, die Glykogenolyse vermitteln.

B-Zellen bilden *Insulin* im Inselorgan, das Glykogenese und Glukoseutilisation bewirkt.

D-Zellen bilden das lokal inhibitorische *Somatostatin.*

D_1-Zellen bilden *vasoaktives intestinales Polypeptid (VIP)*, es bewirkt Dilatation glatter Muskulatur (Vasodilatation, Sphinkterkontrolle), stimuliert die Darmsekretion und die Freisetzung mehrerer Hormone, inhibiert die Magensäurefreisetzung.

EC-Zellen, *e*nterochromaffine Zellen (bilden bei Fixierung mit Kaliumbichromat durch Oxidation ein braunes Reaktionsprodukt) produzieren *Serotonin,* das u. a. die glatte Muskulatur der Blutgefäße und der Darmwand zur Kontraktion veranlaßt. *Vorkommen:* Magen, Dünn- und Dickdarm, Pancreas (vereinzelt), auch Bronchien (vereinzelt).

ECL-Zellen, „entero chromaffin like“, den EC-Zellen ähnlich, produzieren *Histamin,* ein u. a. lokal die Durchlässigkeit von Kapillaren verstärkendes Hormon. *Vorkommen:* nur Magen.

ENK-Zellen: Enkephaline inhibieren die Wirkung von Somatostatin. *Vorkommen:* Magen-Darm-Trakt, vorwiegend Antrum.

G-Zellen produzieren *Gastrin,* das u. a. Wasser-, Elektrolyt- und Enzymsekretion in Magen, Duodenum und Pancreas fördert und die Wasserresorption im Dünndarm vermindert.

GRP-Zellen bilden das *Gastrin releasing peptide (Bombesin),* es stimuliert Freisetzung von Gastrin und damit Magensäuresekretion. *Vorkommen:* Magen, Duodenum.

I-Zellen produzieren *Cholecystokinin (CCK) (Pancreocymin),* das, unter dem Einfluß von Fettsäuren, Aminosäuren und niedrigem pH aus dem Darm an das Blut abgegeben, Magen- und Pankreassekretion und Magen- und Dünndarmmotorik stimuliert und das Gefühl der Sättigung vermittelt.

K-Zellen: ihr Hormon *gastrin-inhibitorisches Peptid (GIP)* wirkt antagonistisch zum Gastrin (Hemmung der Salzsäuresekretion).

L-Zellen (EG-Zellen) sind *Glucagon*bildner *(Enteroglucagon)* wie die A-Zellen des Inselorgans.

Mo-Zellen: Motilin stimuliert die Dünndarmmotorik.

NT-Zellen: Neurotensin bewirkt, nach einer Mahlzeit in das Blut abgegeben, Hyperglykämie.

PP-Zellen bilden das in seiner Wirkung unklare *pankreatische Polypeptid.*

S-Zellen bilden *Secretin,* das u. a. die Abgabe von Pepsin und die Darm-, Pankreas- und Gallensekretion stimuliert.

Endokrine und parakrine Sekretion. Zahlreiche Hormone gastrointestinaler endokriner Zellen entfalten ihre Wirkung, wie die Hormone der endokrinen Drüsen, auf dem Blutweg. Andere Hormone dagegen haben eine so kurze Halbwertszeit im Blut (unter einer Minute), daß eine (längere) Wirkung auf dem Blutweg **B6** unwahrscheinlich ist. Man vermutet eine mehr lokale Wirkung über den Extrazellularraum **B7** auf andere Zellen oder auf rezeptorische Nervenendigungen oder über örtlich begrenzte Gefäßsysteme und spricht von „parakriner Sekretion“.

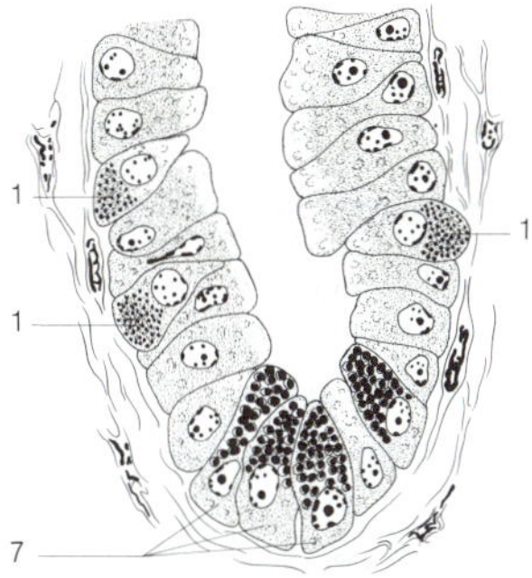

A Basalgekörnte Zellen
Duodenum, Mensch

B Endokrine Zelle,
offener Typ

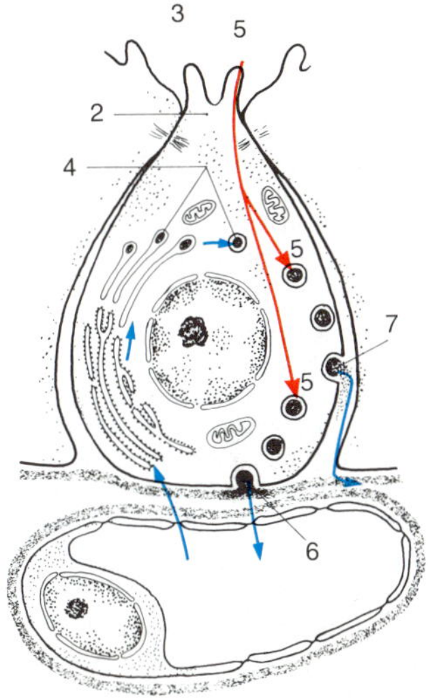

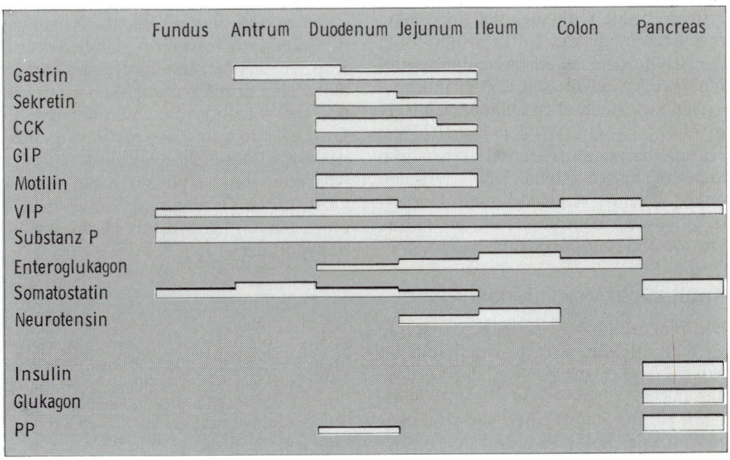

C Verteilung einer Auswahl gastrointestinaler
endokriner Zellen, Mensch (nach Heitz)

Verdauungsorgane

Der Körper hält seine Strukturen und deren Funktionen durch *Energiezufuhr* aufrecht, er steht im ständigen Stoffaustausch mit der Umwelt. Energie wird durch die Nahrung zugeführt, die hauptsächlich aus den *Nährstoffen Eiweiß, Fett* und *Kohlenhydrat* besteht, außerdem lebenswichtige Spurenstoffe, z.B. Vitamine enthält.

Verdauung nennt man die Vorgänge, bei denen die Nährstoffe durch Enzyme aus der Nahrung freigesetzt, in chemische Bruchstücke zerlegt und vom Körper aufgenommen, resorbiert, werden. Die Verdauung ist an die Organe des Verdauungssystems, den Kopfteil und den Rumpfteil des Verdauungstraktes mit den zugehörigen Drüsen, gebunden.

Intermediärer Stoffwechsel. Die Freisetzung der Energie aus den Nährstoffen oder ihren Bruchstücken geschieht größtenteils oxidativ außerhalb der Verdauungsorgane durch Vermittlung des Blutkreislaufes in den Geweben der Organe. Diese Vorgänge nennt man *intermediären Stoffwechsel.* An ihm hat die „innere Atmung" anteil, die man von der „äußeren Atmung", dem Lufttransport über die Atemorgane zu den Alveolen, unterscheidet. Voraussetzung für den intermediären Stoffwechsel ist schließlich ein geregelter Salz- und Wasserhaushalt. Zum intermediären Stoffwechsel tragen also mehrere Organsysteme bei – Verdauungs-, Atem-, Kreislauf- und Harnsystem sowie, koordinierend, endokrine Drüsen und Nervensystem.

Kopfteil der Verdauungsorgane

Die Verdauungsorgane liegen, wie die Atmungsorgane, teils im *Kopf,* teils im *Rumpf.* Unter dem Kopfteil der Verdauungsorgane versteht man die *Mundhöhle* **1** mit zahlreichen kleinen und drei paar großen Speicheldrüsen, und den mittleren und unteren Teil des *Schlundes* **2** zum Beginn der Speiseröhre **3.** Im Kopfteil wird die Nahrung mit Hilfe von *Lippen, Zähnen* und *Zunge* aufgenommen, zerkleinert, durch den Speichel gleitfähig gemacht und in einzelnen Bissen geschluckt. Die Stärkeverdauung wird bereits im Mund eingeleitet; eingespeicheltes Brot schmeckt süß. *Geschmacks-* und *Geruchsorgan* kontrollieren die chemische Beschaffenheit der Nahrung, die Mandeln, *Tonsillen,* dienen der Infektabwehr.

Rumpfteil der Verdauungsorgane

Der Rumpfteil der Verdauungsorgane beginnt als *Rumpfdarm* mit der Speiseröhre und reicht bis zum Darmende. Man gliedert den Rumpfdarm in *Speiseröhre* **3,** *Magen* **4,** *Dünndarm* (Duodenum **5,** Jejunum **6** und Ileum **7**), *Dickdarm* (Blinddarm **8,** Wurmfortsatz **9,** aufsteigender **10,** querer **11** und absteigender **12** Dickdarm, S-förmiger Dickdarm **13** und Mastdarm **14**).

Die Speiseröhre ist lediglich ein Transportrohr. Im Magen findet der Abbau der Nährstoffe teilweise, im Dünndarm vollends statt, hier werden die Bausteine der Nährstoffe resorbiert. Ähnlich wie im Kopfteil des Verdauungstraktes wirken dabei eine große Anzahl kleiner Drüsen und die beiden großen Verdauungsdrüsen *Leber* **15** und *Pancreas* **16.** Im Dickdarm wird der nicht resorbierte Teil der Nahrung durch Wasserentzug eingedickt, durch Gärung und Fäulnis in Kot umgewandelt und zum Darmausgang transportiert.

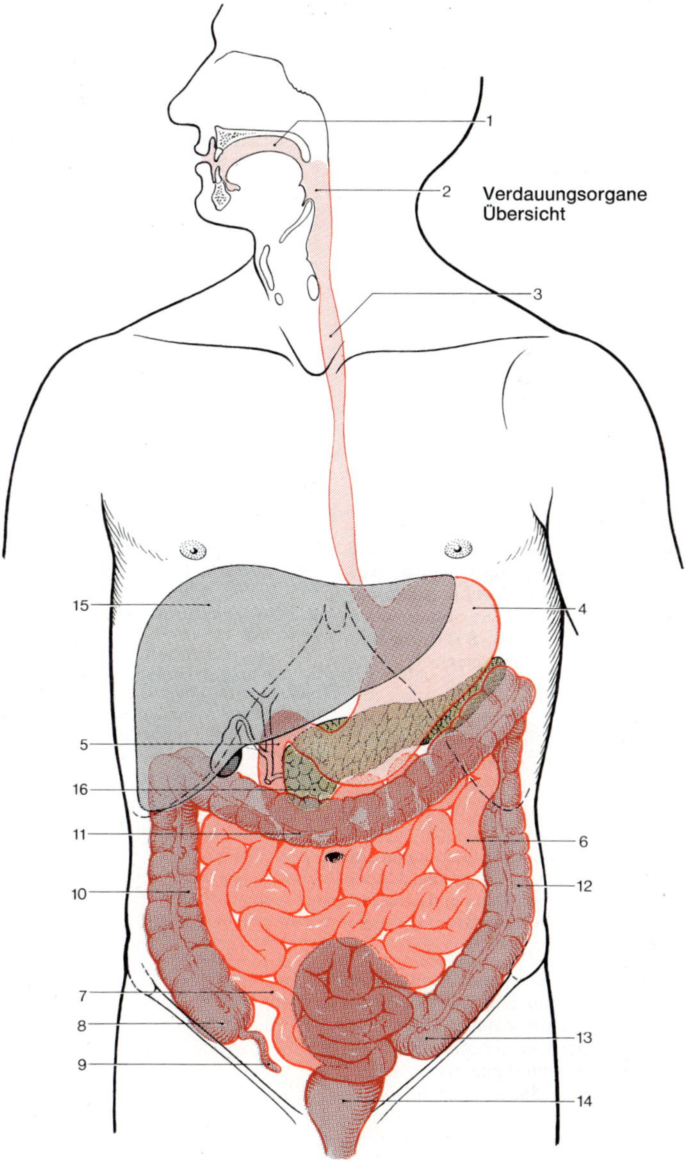

Verdauungsorgane
Übersicht

Mundhöhle

An der **Mundhöhle,** *Cavitas oris,* unterscheidet man den Vorhof, *Vestibulum oris* **AB1,** von der eigentlichen Mundhöhle, *Cavitas oris propria.* Beide zusammen bilden die Mundhöhle im weiteren Sinn. Der Vorhof liegt zwischen Wangen und Lippen einerseits und den Zähnen und Alveolarfortsätzen der Kiefer andererseits; eigentliche Mundhöhle ist der von den Zähnen begrenzte Innenraum. Bei geschlossenen Kiefern und vollständigem Gebiß besteht keine Verbindung zwischen Vorhof und eigentlicher Mundhöhle. Bei geöffnetem Mund wird deren hintere Grenze, die *Rachenenge* – gebildet von den hinteren Gaumenbogen **A2** – sichtbar. **A3** Zäpfchen, **A4** vorderer Gaumenbogen, **A5** Gaumenmandel, **A6, 7** Lippenbändchen.

Vorhof der Mundhöhle

Vorhof **AB1** *und Mundhöhle* **B8** *im medianen Sagittalschnitt:* **B9** Lippen, **B10** harter und **B11** weicher Gaumen, **B12** Zunge, **B13** Rachen, **B14** Zungengrund, **B15** Kehlkopfeingang, Mundboden (**B16** M. mylohyoideus, **B17** M. geniohyoideus, **B18** M. digastricus).

Lippen und *Wangen* bilden die stark verformbare äußere Vorhofswand, eine Muskelplatte (M. orbicularis oris, M. buccinator), die außen stellenweise straff mit der Gesichtshaut verbunden ist; bei der Mimik folgt die Haut der Muskulatur. Innen ist die Muskelplatte von Mundschleimhaut locker überkleidet. In der von den Lippen begrenzten *Mundspalte* grenzen Gesichtshaut und Schleimhaut über eine Zwischenzone, das Lippenrot, aneinander.

Die **Lippen,** *Labia oris,* sind seitlich im Mundwinkel verbunden. Die Oberlippe reicht bis zur Basis der äußeren Nase und zur Nasen-Lippen-Furche, *Sulcus nasolabialis* **C19**, die Unterlippe bis zur Kinn-Lippen-Furche, *Sulcus mentolabialis* **C20**, der Grenze zum Kinn. *Philtrum* **C21** heißt die Rinne, die über die Mitte der Oberlippe von der Nase herabzieht und in deren Verlängerung die Oberlippe einen beerenförmigen Wulst **C22** besitzt, der in eine Furche der Unterlippe paßt.

Hautzone, Lippenrot und Schleimhautzone: Die *Hautzone* **D23** der Lippe trägt Epidermis, Haare, Talg- und Schweißdrüsen (vgl. S. 336). Ihre Grenze zum *Lippenrot* **D24** tritt als *Lippenrand* **D25** hervor, verursacht durch den nach außen gerichteten Anteil **D26** des Mundschließmuskels, *M. orbicularis oris* **D27.** Dieser Teil dient zum Einrollen und festen Verschluß der Lippen.

Das Lippenrot hat gegen die Schleimhautzone **D28** keine scharfe Grenze. Im Lippenrot **D24** nehmen Verhornung des Epithels und Pigmentation ab, die Haut trocknet deshalb leicht aus. Durch das Epithel scheint die rote Farbe des Blutes hindurch, da die Kapillaren der hohen Bindegewebspapillen nahe an die Oberfläche des Epithels gelangen. Eine dunkle Verfärbung des Blutes bei Sauerstoffmangel, Zyanose, wird im Lippenrot sichtbar. Die Bindegewebspapillen sichern die Verzahnung von Epithel und Bindegewebe. An der Grenze von Lippenrot und Schleimhaut kommen beim Erwachsenen in etwa 50% der Fälle Talgdrüsen vor. Sie treten mit der Pubertät in Erscheinung.

Die *Schleimhautzone* **D28** setzt sich taschenartig auf das Zahnfleisch von Ober- und Unterkiefer fort. In der Mitte sind Schleimhaut und Zahnfleisch durch die Lippenbändchen, *Frenula labii* **A6, 7** verbunden. In der Schleimhautzone liegen stecknadelkopfgroße Lippendrüsen, seromuköse *Glandulae labiales* **D29.**

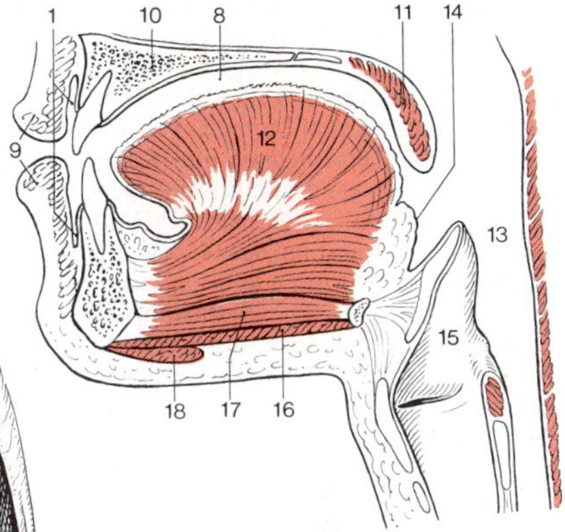

B Mundhöhle, medianer Sagittalschnitt

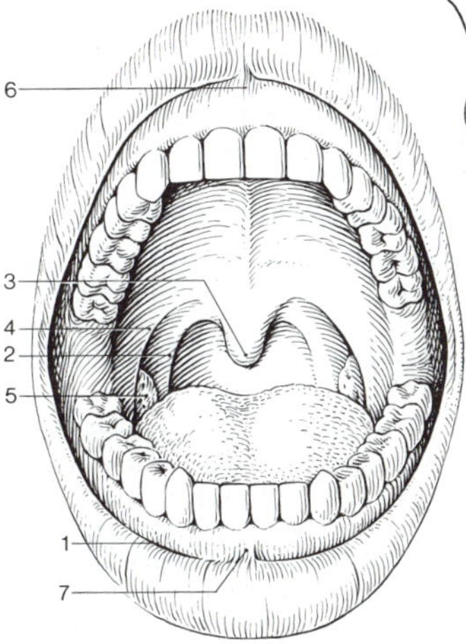

A Mundhöhle

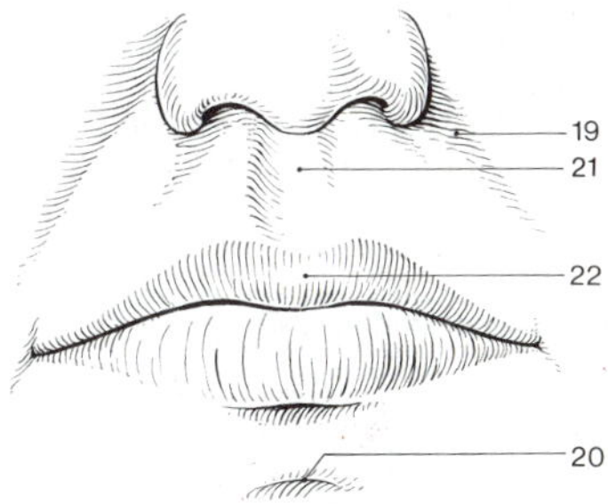

C Lippen, Lippenfurchen

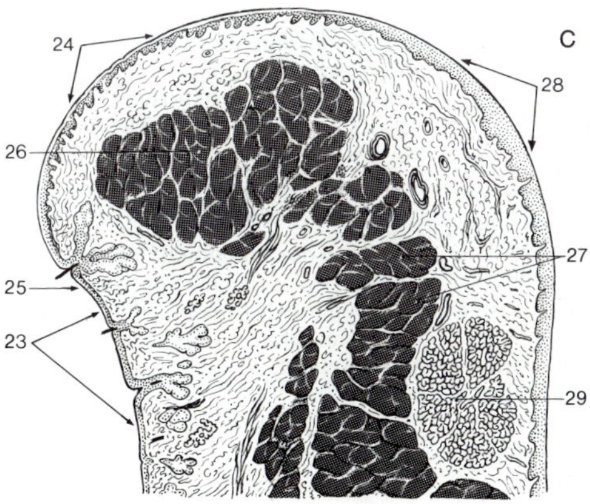

D Lippe, Sagittalschnitt Übersicht

Wangen, *Buccae.* Muskuläre Grundlage der Wange ist der *M. buccinator* **AB1;** er zieht von der Raphe pterygomandibularis und angrenzenden Teilen des Ober- und Unterkiefers zum Mundwinkel. Der Muskel spielt beim Saugen und Kauen eine Rolle und kann zur Backentasche erweitert werden. Außerhalb des Muskels liegt am Vorderrand des M. masseter als Baufett das *Corpus adiposum buccae* (Bichat-Fettpfropf). Der Fettpfropf soll beim Saugen die Wange aussteifen. M. buccinator und Schleimhaut werden in Höhe des 2. oberen Mahlzahns vom *Ductus parotideus* **B2,** dem Ausführungsgang der Ohrspeicheldrüse, schräg durchbrochen, der in den Vorhof **A3** mündet. In Verlängerung der Zahnreihe zieht hinten eine vertikale Falte zum weichen Gaumen hoch. Sie entsteht durch Weichteile vor dem Unterkieferast und kann bei geöffnetem Mund leicht gesehen, der Unterkieferast leicht getastet werden. Die Wangenschleimhaut ist verschieblich. Zwei Reihen seromuköser Wangendrüsen, *Glandulae buccales,* setzen die Linie der Drüsen von Ober- und Unterlippe seitlich fort; sie reichen bis in die Muskulatur hinein. Auch kleine Talgdrüsen treten auf. **A4,** Zunge, **A5** Gaumen. **B6** M. pterygoideus lateralis, **B7** M. pterygoideus medialis, **B8** M. orbicularis oris.

Zahnfleisch, *Gingiva.* Die Mundschleimhaut ist im Grunde des Mundvorhofes und seiner seitlichen (Wangen-, Lippen-) Begrenzung locker mit den unterlagernden Strukturen verbunden. Am Kieferknochen geht sie in den straff mit dem Knochen verwachsenen Teil des Zahnfleisches, *Pars fixa gingivae,* über. Ein Zahnfleischsaum, *Pars libera gingivae,* überragt den Alveolenknochen um 1–2 mm. Am Zahnfleischsaum werden das äußere (zum Vorhof hin gerichtete) Gingivaepithel und das innere, vom Zahnfleischsaum zum Zahn ziehende Saumepithel unterschieden. Das Gingivaepithel – mehrschichtig, bis 150 µm hoch und häufig verhornt – ist durch hohe Bindegewebspapillen fest verankert. Das niedrige unverhornte *Saumepithel,* das häufig in einer seichten, beim Gesunden bis 0,5 mm tiefen Furche, *Sulcus gingivalis,* zur Zahnoberfläche zieht, bedeckt mit glatter Kontur das Bindegewebe des Periodontiums. Man unterscheidet ein mitotisch aktives *Stratum basale* (dem Bindegewebe des Zahnfleischsaumes aufsitzend) und ein mitotisch inaktives *Stratum suprabasale* (dem Zahn dicht anliegend). Überalterte Zellen werden in den Sulcus gingivalis abgestoßen.

Eigentliche Mundhöhle

Die **Mundhöhle** im engeren Sinn, *Cavitas oris propria,* **A9** liegt hinter den Zähnen, sie reicht bis zur Rachenenge, *Isthmus faucium,* im Bereich des Zungenrückens, s. S. 176.

Den muskulären *Mundhöhlenboden* (Mundboden) bilden die *Mm. mylohyoidei* **AC10,** die etwa von der Linea mylohyoidea des Unterkiefers zu einer medianen Raphe und zum Zungenbeinkörper **C11** ziehen. Oberhalb dieses Mundhöhlenbodens sind nahe der Medianebene die beiden *Mm. geniohyoidei* **AC12** angeordnet, zwischen ihnen und der Mandibula liegt beiderseits die Unterzungendrüse, *Glandula sublingualis* **A13.** Über dem Mundboden entspringt in der Mitte der Innenseite des Unterkiefers der paarige *M. genioglossus* **AC14,** der den Hauptanteil des Zungenkörpers ausmacht. Unterhalb des Mundbodens verläuft beiderseits der vordere Bauch des *M. digastricus* **AC15** von der Gegend des kleinen Zungenbeinhorns zur Fossa digastrica des Unterkiefers. Zwischen dem Muskel und dem Unterkiefer liegt auf jeder Seite die Unterkieferdrüse, *Glandula submandibularis* **A16.**

Das *Dach* der Mundhöhle wird vom harten und weichen Gaumen gebildet, die Mundhöhle wird hauptsächlich von der Zunge ausgefüllt. **A17** Oberkieferhöhle, **A18** Platysma.

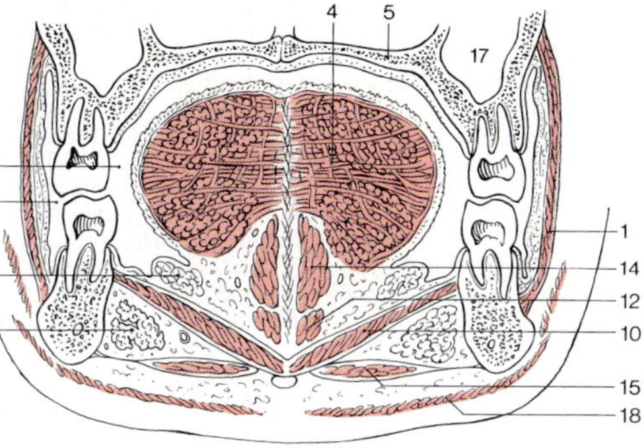

A Mundhöhle, Frontalschnitt

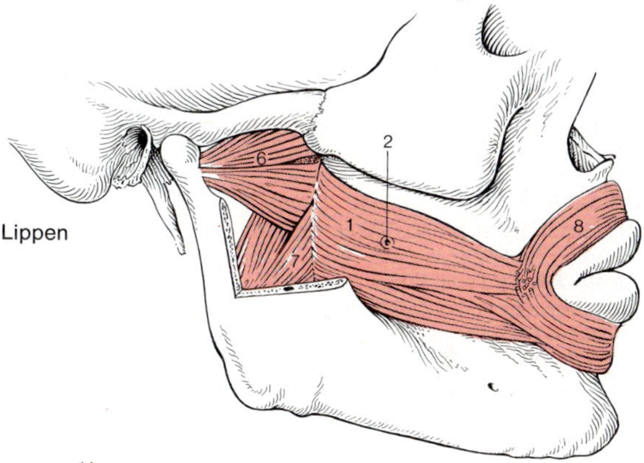

B Muskeln von Lippen und Wange

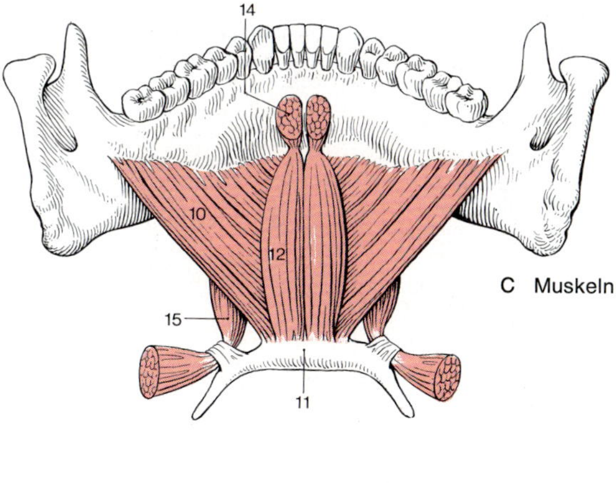

C Muskeln des Mundbodens

Zahn

Die **Zähne,** *Dentes,* trennen bogenförmig den Vorhof von der eigentlichen Mundhöhle. Die menschlichen Zähne schließen lückenlos aneinander. Sie sind funktionell spezialisiert und verschieden gebaut. Meißelförmige Schneidezähne dienen dem Abbiß, lange und in der Verankerung stark gesicherte Eckzähne dem Reißen und Halten, die mit breiterer Krone versehenen Backenzähne dem Zerreiben und Quetschen, während die Mahlzähne (breite Mahlfläche der Knochen) die größte Kauarbeit leisten.

Am **Zahn,** dessen Kern vom *Zahnbein* **BD1** gebildet wird, unterscheidet man folgende Abschnitte. Die Krone, *Corona* **A2,** überragt das Zahnfleisch **BD3.** Sie wird vom *Zahnschmelz* **BD4** überzogen. Die Wurzel, *Radix* **A5,** steckt in der Alveole des Kiefers, in der sie durch Bindegewebsfasern, die sog. Wurzelhaut, *Periodontium (Desmodontium)* **BD6**, verankert ist; sie wird vom *Zement* **BD7** bekleidet. Im Zahnhals, *Collum* **A8,** grenzen Schmelz und Zement aneinander. Die Spitze der Wurzel, *Apex radicis dentis* **A9,** wird vom Wurzelkanal **B10** durchbohrt, der in die Zahnhöhle, *Cavitas dentis* **B11,** führt; diese wird von der *Zahnpulpa* ausgefüllt. Man unterscheidet Kronenpulpa mit Pulpahörnern und Wurzelpulpa.

Der *Wurzelkanal, Canalis radicis dentis,* ist vor seinem Verschluß ein einfaches, weites Rohr. Es kann in kleinere Kanälchen **C12** unterteilt werden, die die Wurzelspitze siebartig durchlöchern, *„apikale Ramifikation"* **C13,** und eine Wurzelbehandlung erschweren.

Feinbau. *Zahnbein, Zahnschmelz* und *Zement,* die Hartsubstanzen des Zahnes, sind knochenähnlich. Vergleich der Zusammensetzung von Knochen, Dentin und Schmelz:

	anorganische Substanz	organische Substanz	Wasser
Knochen (4 Jahre)	48%	25%	27%
Knochen (Erwachsener)	62%	25%	13%
Dentin:	69,3%	17,5%	13,2%
Schmelz:	96%	1,7%	2,3%

Zahnbein, *Dentinum* **BD1** wird von *Odontoblasten* produziert, sie liegen dem Dentin innen an, ihre Fortsätze (Tomes-Fasern) stecken in Dentinkanälchen und reichen bis zur Schmelz-Dentin- bzw. Zement-Dentin-Grenze. Das Dentin enthält keine Blutgefäße. Nahe der Grenze zum Schmelz findet man im Zahnschliff rhombenförmige und gezackte *Interglobularräume* **B14** – Bezirke mangelhafter Verkalkung der Grundsubstanz. Milchzahndentin ist dünner und weniger widerstandsfähig als das bleibender Zähne. **Schmelz,** *Enamelum* **BD4**, die härteste Substanz des menschlichen Körpers, besteht aus gewundenen, etwa 5 µm dicken, einseitig kannelierten Säulchen, den *Schmelzprismen.* Sie werden durch wenig verkalkte Grundsubstanz verbunden. Die Prismen verlaufen hauptsächlich radiär. **Zement,** *Cementum* **BD7**, ist geflechtartiger, zellarmer *Knochen* mit kollagenfasriger Verbindung zum Dentin und zur Alveolenwand **B15,** in der die Fasern der Wurzelhaut (Sharpey-Fasern) verankert sind. **Zahnpulpa:** Das lockere Bindegewebe der Zahnpulpa **B11** führt Blutgefäße, markhaltige und marklose Nervenfasern. Aus ihm gehen neue Odontoblasten hervor, es ist für die Ausbildung von *Sekundärdentin* im späteren Leben verantwortlich, eine Regeneration von Dentin ist grundsätzlich möglich.

Das **Zahnfleisch,** *Gingiva* **D**, oral mit dem Knochen verwachsen, überragt als „freie Gingiva" den Alveolenrand. Oral ist das Zahnfleisch vom oralen Gingivaepithel **BD16** bedeckt. Die dentale Seite des Epithels, das *Saumepithel* **BD17,** legt sich der Schmelz-Dentin-Grenze des Zahnes an („Epithelansatz") und kleidet den *Sulcus gingivalis* **D22** aus. **D18** Cuticula dentis, **D19** innere Basalmembran, **D20** äußere Basalmembran des Saumepithels. **D21** azelluläres afibrilläres Zement, **D23** orales Sulkusepithel.

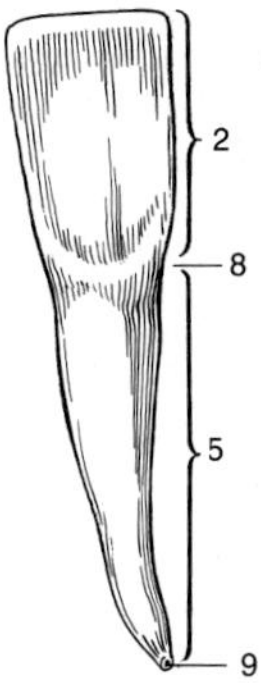

A Teile des Zahns

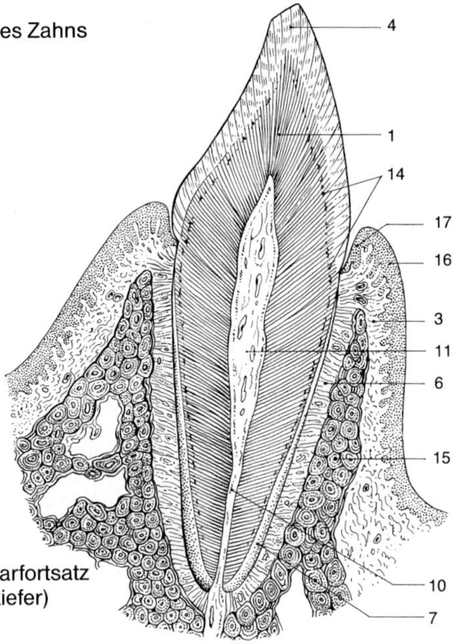

B Schnitt durch Alveolarfortsatz mit Eckzahn (Unterkiefer)

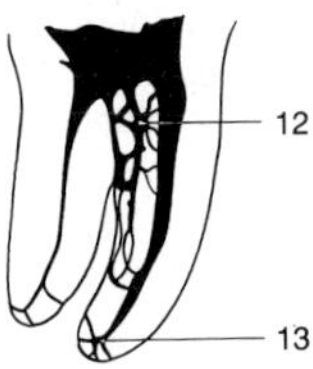

C Variabilität der Wurzelkanäle: Ausguß des zweiten Mahlzahnes (nach Keller)

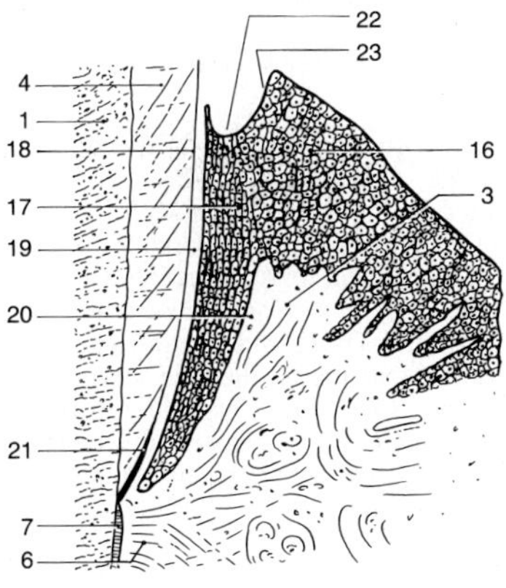

D Zahnfleisch

Orientierung der Zähne im Kiefer

An das Vestibulum oris grenzt die *vestibuläre (labiale* bzw. *bukkale)* Fläche, an die Cavitas oris propria die *orale (linguale* bzw. *palatinale)* Fläche des Zahnes. Seine *mesiale (proximale)* Fläche ist der Medianebene des Gesichtsschädels zu-, seine *distale* Fläche von ihr abgewandt; beide sind Kontaktflächen, *Facies contactus (Approximalflächen)*. Die Kaufläche heißt *Facies occlusalis (Okklusionsfläche)*. Die *mesiale* Fläche wird bei den Schneide- und Eckzähnen auch *Facies medialis,* bei den Backen- und Mahlzähnen *Facies anterior* genannt, während die *distale* Fläche der Schneide- und Eckzähne auch als *Facies lateralis,* die der Backen- und Mahlzähne als *Facies posterior* bezeichnet wird.

Zahnhalteapparat

Die Zähne sind durch die **Wurzelhaut,** *Periodontium (Desmodontium),* federnd in den knöchernen Alveolen **B** der Alveolarfortsätze des Kiefers aufgehängt *(Gomphose)*. Das Periodontium besteht hauptsächlich aus Kollagenfasern (Sharpey-Fasern), die zwischen Periost der Alveolenwand **DE1** und Zement **DE2** verlaufen, mit denen sie verwachsen sind. Wurzelhaut und Alveolenwand bilden den *Zahnhalteapparat,* zusammen mit dem Zement werden die Strukturen auch **Parodontium** genannt; sie entstehen gemeinsam während des Zahndurchbruchs.

Faserverlauf im Periodontium **DE3.** Die Faserbänder strahlen teils als *Lig. gingivale* vom Zement oberhalb der Alveolenöffnung fächerförmig in den Papillarkörper der Gingiva ein, teils sind es Bandzüge, die als *Lig. dentoalveolare* zwischen Alveolenwand **DE1** und Zahnwurzel verlaufen, dabei unterschiedlich ausgerichtet sind. Großenteils verlaufen sie von der Alveolenwand aus steil abwärts zur Zahnwurzelspitze, werden also durch den axialen Kaudruck belastet. Gegen den Alveolarrand zu wird der Faserverlauf mehr horizontal gerichtet und Fasern, die vom Alveolarrand aus ansteigend zum Zahnhals ziehen, werden bei Zug am Zahn belastet. Die Fasern sind mehr tangential als radiär zum Zahn ausgerichtet. Gegen jede mechanische Einwirkung entsteht ein Zugwiderstand, vgl. **C.** Schließlich verbinden im Interdentalbereich *Fibrae interdentales* benachbarte Zähne. In der Entwicklung und Anordnung der Kollagenfasern des Periodontiums wirken sich einzelne funktionelle Glieder des Kausystems aus. Muskeln mit vertikal-zentrischer Belastung bedingen die zur Zahnspitze abwärts gerichteten, Muskeln mit horizontaler Wirkungsrichtung die horizontal gerichteten Fasern usw. Der Knochen reagiert auf Kaubeanspruchung durch Ausbildung von entsprechend gerichteten Spongiosabälkchen, bei fehlgerichteter Kaubeanspruchung aber auch durch Knochenschwund.

Klinischer Hinweis: Störungen des Bewegungsapparates ziehen *Störungen in der Zahnverankerung* nach sich. Übermäßige horizontale Belastung des Zahns führt z.B. zu Druckbelastung des Alveolengrundes der belasteten Seite und des Alveolenrandes der Gegenseite (Kippbewegung); Rückbildung des Alveolenknochens und Lockerung der Zahnverankerung können folgen.

Das Periodontium führt knäuelförmige Blutgefäße, ein Flüssigkeitskissen, das den axialen Kaudruck bremsen soll. Ihre Pulsation teilt sich dem Zahn mit *(„Ruheschwankung")*. Das Desmodontium wird von Nerven versorgt *(Drucksinn)* und enthält Lymphgefäße, die Lymphe fließt zungen- und wangenwärts zu regionalen submandibulären Lymphknoten (aus dem Oberkiefer unter Vermittlung der Lymphgefäße der Wange). **DE4** Dentin, **D5** Pulpahöhle.

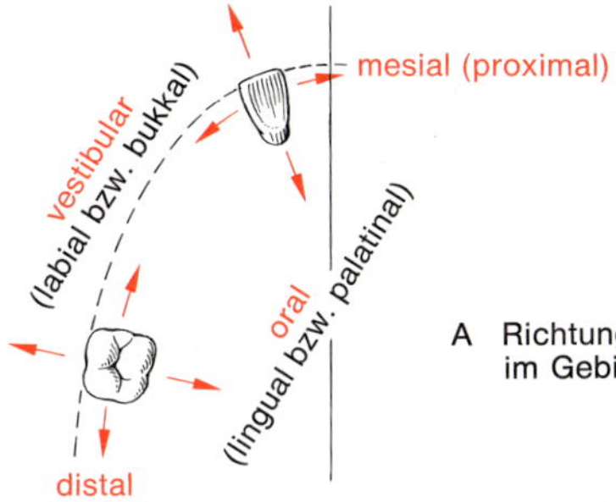

A Richtungs- und Lagebezeichnungen im Gebiß

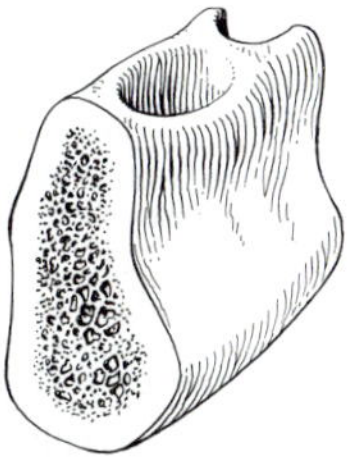

B Alveolarfortsatz Unterkiefer (Ausschnitt)

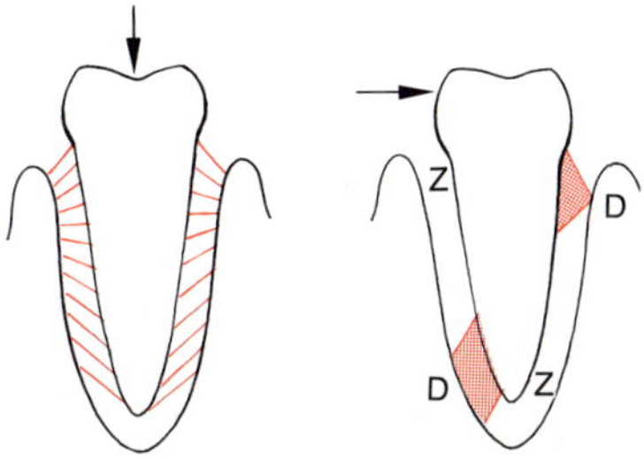

C Beanspruchung der Wurzelhautfasern bei senkrechter (links) und waagrechter (rechts) Belastung d. Zahns. D= Druckbeanspruchung Z = Zugbeanspruchung (nach Schröder)

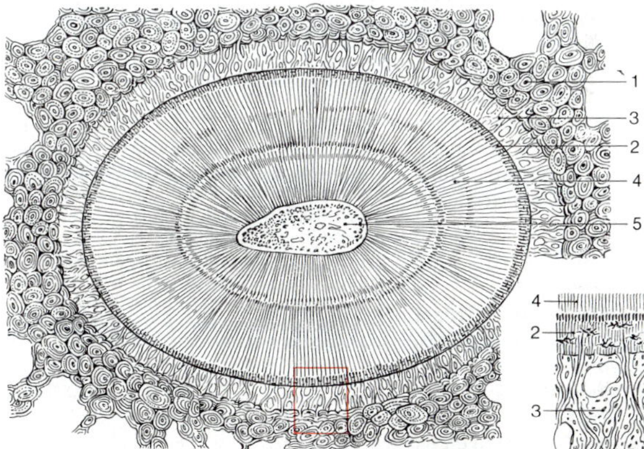

D Horizontalschnitt durch die Wurzel eines Schneidezahns und seines Halteapparates

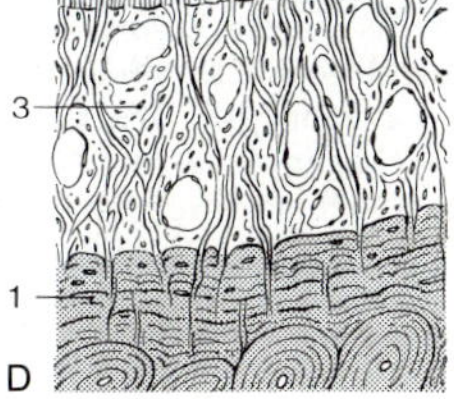

E „Wurzelhaut", Ausschnitt aus D

Zahnbogen. Die Zähne stehen in Ober- und Unterkiefer in je einem Zahnbogen, *Arcus dentalis.* Der Bogen des *Oberkiefers* hat die Form einer *halben Ellipse,* der des *Unterkiefers* die Form einer *Parabel,* die Zähne stehen also nicht genau übereinander. Ihre Stellung entspricht den verschiedenen Aufgaben der Schneide-, Eck-, Backen- und Mahlzähne. Im Verband des Gebisses werden die Schneidezähne auch *Frontzähne,* die Backen- und Mahlzähne *Seitenzähne* genannt.

Zahnalveolen, *Alveoli dentales.* Die Zähne sind in den Alveolen des Alveolarfortsatzes befestigt, s. S. 182, der dem Ober- und Unterkiefer als zahntragender Knochenteil aufsitzt; nach Verlust der Zähne wird er rückgebildet (Greisenkiefer mit Verkürzung des Gesichts!). Die knöchernen Alveolen sind durch keilförmige *Septa interalveolaria* **B1** voneinander getrennt. Bei Zähnen mit mehreren Wurzeln sind die Alveolen durch Septa interradicularia **B2** unterteilt.

Bleibende Zähne

Die **Schneidezähne,** *Dentes incisivi* **DC3, 4,** dienen dem Abbeißen, sie haben eine meißelförmige Krone mit scharfer, horizontaler *Schneidekante.* Durch den Gebrauch wird sie infolge der Bißstellung bei den oberen Zähnen hinten, bei den unteren vorn abgeschliffen. Die orale Fläche trägt ein Höckerchen, *Tuberculum dentis.* Die seitlichen Flächen der Krone sind annähernd dreieckig. Schneidezähne haben eine lange, konische, seitlich etwas abgeplattete Wurzel. Die oberen Schneidezähne **CD3** sind breiter als die unteren **CD4.**

Die **Eckzähne,** *Dentes canini* **CD5, 6,** dienen zum Reißen und Festhalten. Sie sind als längste Zähne durch eine lange Wurzel gegen Kippbelastung gesichert, die Eckzähne des Oberkiefers besonders im Eckzahnpfeiler des Gesichtsskeletts. Die Krone hat zwei Schneidekanten, die spitz zulaufen *(Kauspitze).* Die Wurzel ist einfach, stark, lang und seitlich abgeplattet.

Die **Backenzähne,** *Dentes praemolares* **CD7, 8,** führen schon Mahlbewegungen durch, sie haben eine *Kaufläche, Okklusionsfläche,* eine zweihöckerige Krone. Die Wurzel ist auf der Approximalseite längsgefurcht, bei den oberen Prämolaren häufig in eine vestibuläre und orale Wurzel gespalten; wo die Spaltung fehlt, bestehen doch 2 Wurzelkanäle. Die Wurzel der unteren Prämolaren ist ungespalten, vgl. auch **B.**

Die **Mahlzähne,** *Dentes molares* **CD9, 10,** leisten den größten Teil der Kauarbeit. Sie liegen in oder nahe der Verlaufsrichtung der Kaumuskeln, so daß zwischen ihnen ein starker Kaudruck entsteht, der durch Aufteilung der Wurzel und Vergrößerung des Halteapparates aufgefangen wird. Die *Kaufläche* der Mahlzähne trägt 4 Höcker. Sie stehen so, daß beim Schluß des Gebisses die Höcker der oberen Mahlzähne in die Furchen zwischen den Höckern der unteren Mahlzähne reichen und umgekehrt. Der 1. Molar hat die größte Mahlfläche. Die oberen Molaren haben 2 vestibulare Wurzeln und 1 orale Wurzel, die unteren Molaren eine mesiale (vordere) und distale (hintere) Wurzel. Die 3. Molaren („Weisheitszähne") variieren stark in der Ausbildung von Krone und Wurzel.

Milchzähne

Die **Milchzähne,** *Dentes decidui,* sind bläulichweiß und porzellanartig durchscheinend. Sie gleichen mit Ausnahme der ersten Mahlzähne den bleibenden Zähnen. Praktisch wichtig ist der sperrige Verlauf der Wurzeln der Milchmolaren; zwischen den Wurzeln liegen die Anlagen des Ersatzzahnes.

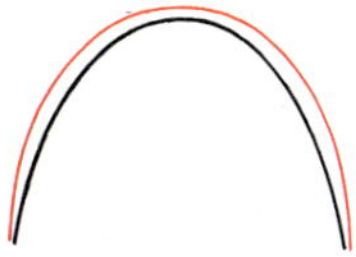

A Zahnbogen. Oberkiefer: rot, Unterkiefer: schwarz

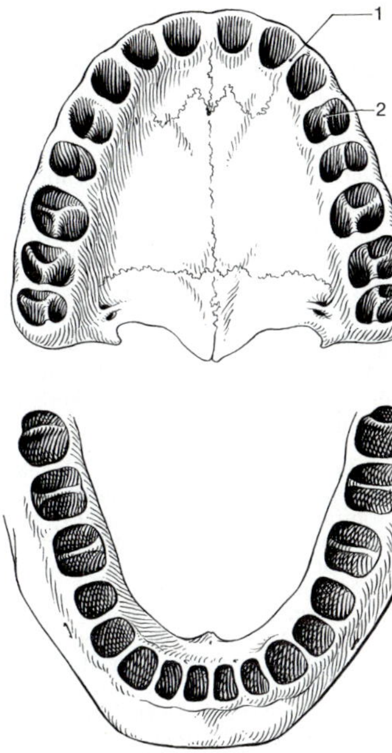

B Zahnalveolen von Ober- und Unterkiefer, Dauergebiß

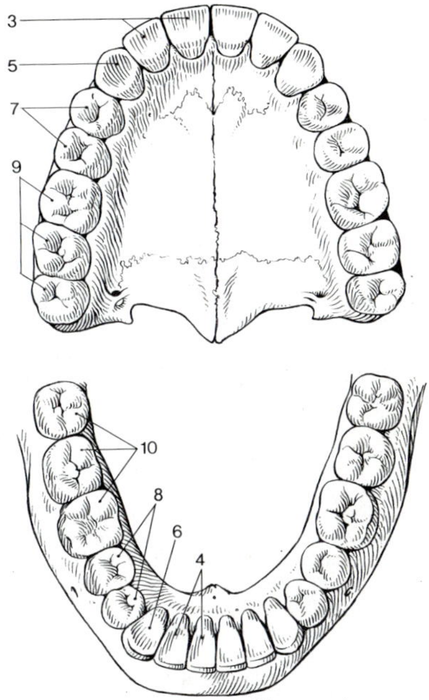

C Zahnreihe von Ober- und Unterkiefer, Dauergebiß

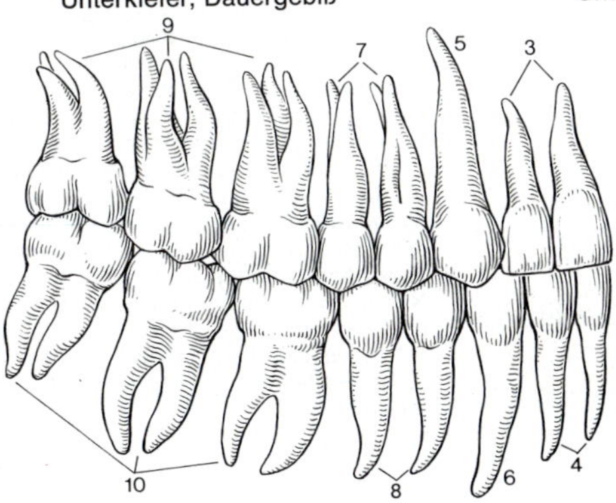

D
Rechte Hälfte des Dauergebisses (nach de Jong)

Zahnformel

Das Gebiß ist aus 4 *Zahngruppen* zusammengesetzt, die in 2 Zahnbogen spiegelbildlich um die Medianebene gruppiert sind und in der Kauebene (Okklusionsebene) einander gegenüberstehen.

Die **bleibenden Zähne**, *Dentes permanentes,* haben oben und unten beiderseits von mesial nach distal folgende Anordnung. Auf 2 Schneidezähne, *Dentes incisivi,* folgen 1 Eckzahn, *Dens caninus* oder *cuspidatus,* 2 Backenzähne, *Dentes praemolares,* und 3 Mahlzähne, *Dentes molares* – insgesamt 4 x 8 = 32 *Zähne.* Die Zähne werden von mesial nach distal durchnumeriert, vgl. **A.**

Zur Kennzeichnung des einzelnen Zahnes sind im Laufe der Zeit verschiedene Verfahren angewandt worden.

1. Bei Kennzeichnung der Median- und Kauebene durch Striche kann zur Zahnzahl das Gebißviertel angegeben werden.

Beispiel:

$\underline{\vert 1}$	=	links oben eins
$\overline{3\vert}$	=	rechts unten drei

2. Bei anderer Schreibweise wird die Mitte des Oberkiefers mit +, die des Unterkiefers mit – angegeben und je nach Stellung des Zahns im Gebißviertel vor oder hinter die Zahnziffer gestellt.

Beispiel:

+1	=	links oben eins
3–	=	rechts unten drei

3. In einer neuen Schreibweise erhalten die Gebißviertel die erste Ziffer (im bleibenden Gebiß rechts oben = 1, links oben = 2, links unten = 3, rechts unten = 4) einer Zahl, deren zweite Ziffer die Zahnzahl (von mesial nach distal) angibt. (Im Milchgebiß erhalten die Gebißviertel – in gleicher Reihenfolge – die Ziffern 5–8).

Beispiel:

21	=	links oben eins
43	=	rechts unten drei

Stellung der Zähne im Gebiß

Neutralbiß (*Scherenbiß*). Im Normalfall, **Eugnathie**, sind die Zahnkronen im Oberkiefer leicht schräg gegen den Vorhof, die Kronen der Unterkieferzähne zungenwärts gerichtet. Hierdurch schneiden die Kaukanten der oberen und unteren Frontzähne wie die Branchen einer Schere aneinander vorbei, beim Schluß des Gebisses liegen die Kaukanten der oberen Schneidezähne vor denen der unteren, vgl. **C**. Bei den Backen- und Mahlzähnen verdeckt der äußere Kaurand der oberen Zähne den der unteren, während der innere Kaurand der unteren Zähne über den der oberen reicht, vgl. **D**. Dabei sind die entsprechenden Zähne von Ober- und Unterkiefer so gegeneinander versetzt, daß jeder Zahn mit zwei gegenüberliegenden Zähnen artikuliert, dem Hauptantagonisten (größere Berührungsfläche) und dem Nebenantagonisten, vgl. **B**. Allein der 1. untere Schneidezahn und der 3. obere Mahlzahn haben nur einen Antagonisten. Die *Okklusionslinie* in Schlußbißstellung bildet auf jeder Seite meist einen nach oben konkaven Bogen, Spee-Kurve, **B1**.

Kopfbiß (*Zangenbiß*). Selten (Rasseneigentümlichkeit) stehen die Kaukanten der oberen Frontzähne nicht vor, sondern auf den Kaukanten der unteren; der Biß gleicht dem einer Zange. Der Kopfbiß kann auch krankhaft auftreten.

Eine **Dysgnathie** (Zahnstellungs- und Kieferanomalie) ist die Folge einer Fehlentwicklung des Kausystems, d. h. alle Körperteile und Gewebe, die am Kauakt beteiligt sind, können an der Fehlentwicklung teilhaben: Zähne, Parodontium, Oberkiefer, Unterkiefer, Kiefergelenke, Kaumuskeln, mimische Muskulatur, Zunge. Bei *Prognathie (Distalbiß)* besteht ein vorverlagerter Oberkiefer. Die *Progenie* (Vorlage des Unterkiefers) zeigt eine außergewöhnliche Kinnprominenz und einen umgekehrten Frontzahnüberbiß. Sie ist meist ererbt und kann bereits im Milchgebiß vorkommen. Auch der *Deckbiß* ist eine meist ererbte Anomalie, bei der im Schlußbiß die oberen Frontzähne die unteren völlig überdecken (Rücklage des Unterkiefers, *Tiefbiß*). Bei starken Bißanomalien können auch Schluckvorgang, Nasenatmung und Sprachbildung beeinträchtigt sein.

B2 Processus styloideus, **B3** Caput mandibulae, **B4** Jochbein, **B5** Maxilla, **B6** Mandibula.

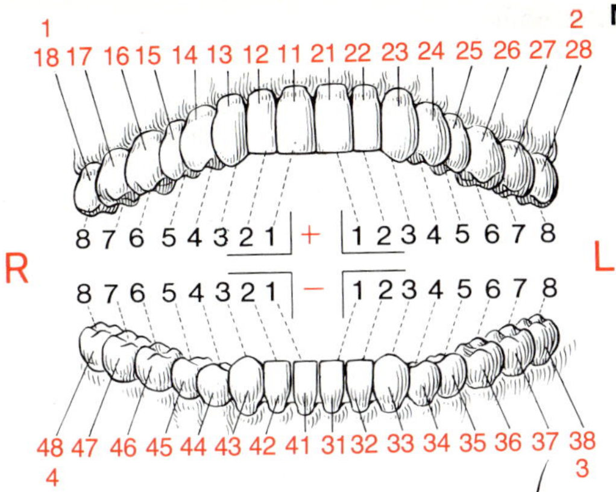

A Zahnformel
Dauergebiß

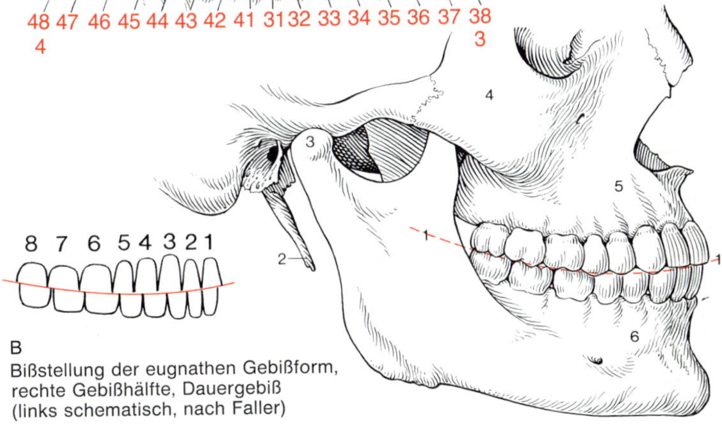

B
Bißstellung der eugnathen Gebißform, rechte Gebißhälfte, Dauergebiß (links schematisch, nach Faller)

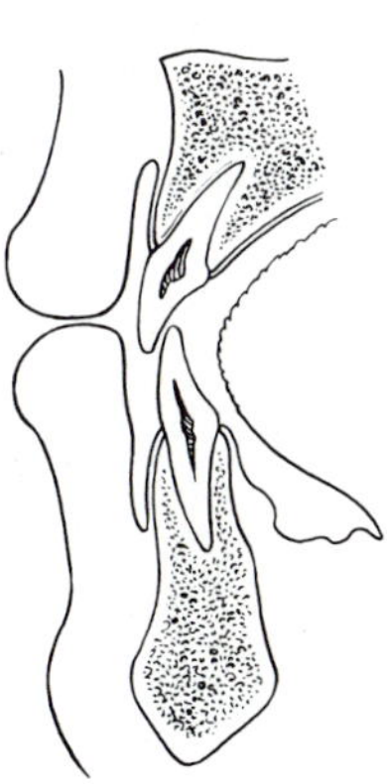

C
Stellung d. mittleren Schneidezähne (Antagonisten) im eugnathen Gebiß

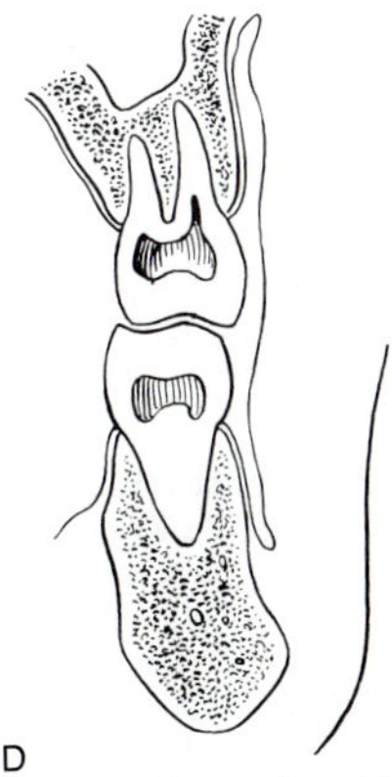

D
Stellung der zweiten Mahlzähne (Antagonisten) im eugnathen Gebiß

Bewegung der Zahnbogen gegeneinander (Artikulation)

Artikulation heißt die Bewegung der Zahnbogen von Unterkiefer und Oberkiefer gegeneinander. Man unterscheidet dabei *Schlußbiß, Vorbiß* und *Seitbiß*. In der Ruhelage, im Schlußbiß, treffen die Zähne in der Okklusionsebene aufeinander. Fehlt der Antagonist, so kann ein Zahn über die Okklusionsebene hinauswachsen. Während des Lebens findet ein physiologischer Abschliff der Zähne statt, der zur Erhaltung des Schlußbisses beiträgt.

Bewegung im Kiefergelenk

Kiefergelenk. Die beiden Kiefergelenke müssen als Teile des Kauapparates gesehen werden, s. auch Bd. 1. An ihrem Aufbau haben der Unterkiefer (Caput mandibulae = *Gelenkkopf* **B1**) und das Schläfenbein (Fossa mandibularis **B2** und Tuberculum articulare **B3** = *Gelenkpfanne*) Anteil. Zwischen beiden liegt ein Discus **B4**, der mit der Gelenkkapsel verwachsen ist; an dieser setzt der M. pterygoideus lateralis an **B5**. Der Discus teilt das Gelenk in zwei meist vollständig getrennte Kammern. Die queren Achsen der beiden Gelenkköpfe bilden in der Medianebene einen nach vorne offenen Winkel von 150–160 Grad. Die Gelenkkapsel ist weit, wird aber von derben Bändern verstärkt. Sie erlaubt umfangreiche Bewegungen, bei denen der Discus verlagert wird.

Bei *passiver Öffnung* des Mundes (Schlaf, Tod) findet im Kiefergelenk eine Drehbewegung (Scharnierbewegung) „am Ort" statt, ihre Achse wird nicht verlagert.

Bei *aktiver Öffnung* des Mundes (Kauen, Sprechen) läuft in der unteren Kammer hauptsächlich eine Drehbewegung (Scharnierbewegung) ab, in der oberen Kammer kommt es dagegen zu einer Gleitbewegung, das Caput mandibulae tritt auf das Tuberculum articulare **BD3**. Dabei *wandert die Achse der Drehbewegung* nach vorne. Bei wechselweise vorwiegend einseitiger aktiver Bewegung im Kiefergelenk entstehen Mahlbewegungen **E**. Die Bewegungen des Caput mandibulae können mit dem Finger vom äußeren Gehörgang **D6** her getastet werden.

Bewegungen des Zahnes in der Alveole

Beim Kauen wird der Zahn in mehrfacher Weise geringfügig in der Alveole bewegt. Er wird in der Längsachse in die Alveole hineingedrückt. Er wird um eine quere Achse, die etwa in der Mitte der Wurzel liegt und in Richtung des Zahnbogens verläuft, gegen Vorhof oder Mundhöhle gekippt. Der Zahn wirkt dabei als zweiarmiger Hebel; zwischen ihm und der Alveolenwand entstehen Druck- und Zugzonen, wobei das Gewebe am Eingang der Alveole dem Hebeldruck besonders stark ausgesetzt sein kann. Hinzu kommt eine geringe seitliche Kippbewegung, die zunimmt, wenn der Nachbarzahn fehlt. In der geschlossenen Zahnreihe wird jeder Zahn vom Nachbarzahn über Kontaktpunkte gestützt. Der Verlust dieser Kontaktpunkte bei Zahnlücken führt zu größerer Beweglichkeit des Zahnes und Schädigung des Gewebes am Alveoleneingang. Schließlich kann normalerweise auch eine sehr geringe Drehbewegung um die Längsachse entstehen.

Die menschlichen Zähne widerstehen aus anatomischen Gründen am besten dem axialen Kaudruck. Treten durch mangelhafte Artikulation (z. B. infolge Zahnausfalls) unphysiologisch starke horizontale Kräfte auf, so wird das Parodontium geschädigt, das Gebiß insuffizient.

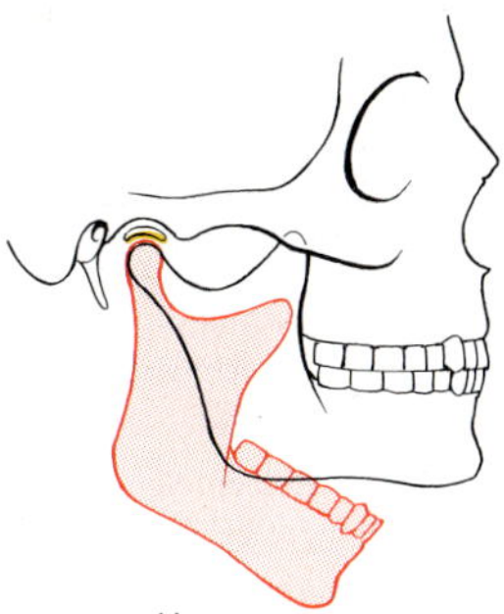

A Passive Öffnung des Mundes (Schlaf, Leiche) (nach Töndury)

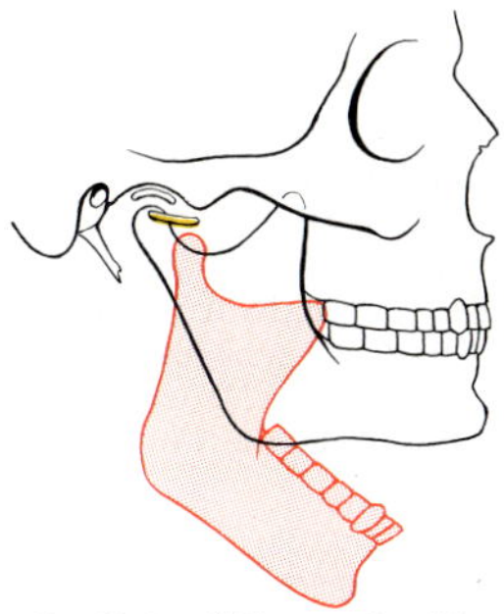

C Aktive Öffnung des Mundes (nach Töndury)

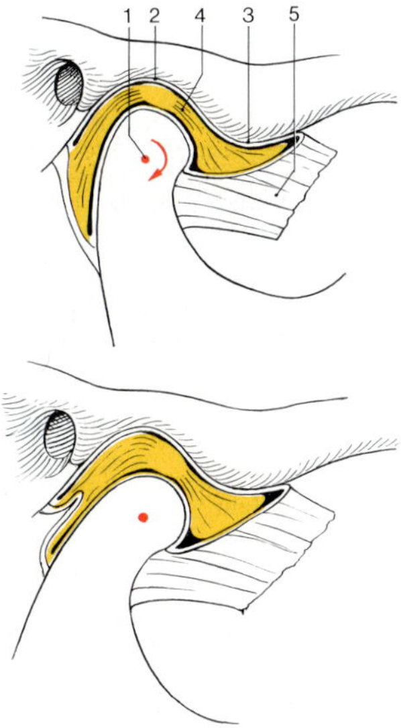

B
Kiefergelenk bei passiver Öffnung des Mundes. Oben: Schluß, unten: Öffnung

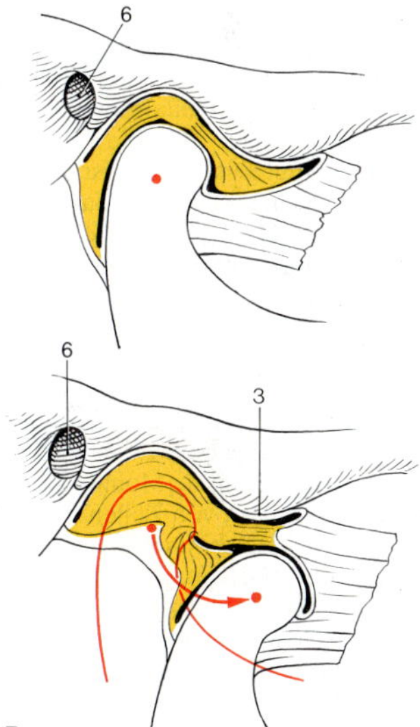

D
Kiefergelenk bei aktiver Öffnung des Mundes. Oben: Schluß, unten: Öffnung (nach Braus)

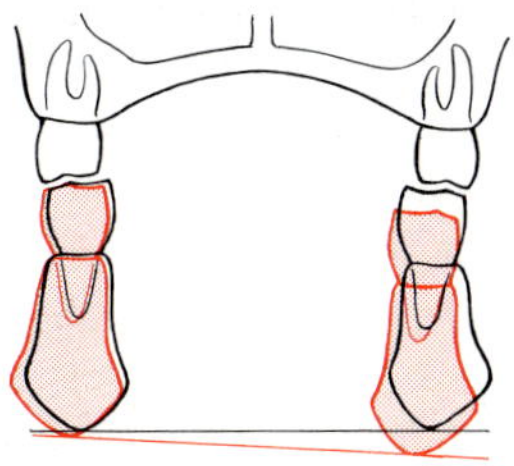

E Mahlbewegung (Schrägführung des Unterkiefers gegen den Oberkiefer) (nach Strasser)

Milchzähne

Unter den **Milchzähnen,** *Dentes decidui,* unterscheidet man in jedem Gebißviertel 2 Schneidezähne, 1 Eckzahn, 2 „Milchmolaren", insgesamt 20 Zähne **A.** Für das Milchgebiß wurden häufig römische Ziffern **BC** verwandt, der Zahn „links oben I" des Milchgebisses also wie |I oder +I geschrieben. Neuerdings erhalten die Gebißviertel die Vorsatz-Ziffern 5–8.

Zahnentwicklung I

Milchzähne und bleibende Zähne entstehen in zwei Schüben. Aus dem Epithel von Ober- und Unterkiefer **E1** wächst im 2. Embryonalmonat je eine bogenförmige Zahnleiste ins Bindegewebe. Aus dieser sprossen je 10 epitheliale knospenförmige *Schmelzorgane* **D2,** die Glockenform annehmen. Die Glocke ist doppelwandig, ihre innere Wand, das *innere Schmelzepithel* **D3,** hat in Art einer Negativform die Gestalt der späteren Zahnkrone. In die Negativform wächst die Zahnpulpa **D4,** embryonales Bindegewebe mit Blutgefäßen und Nerven, ein. Schmelzglocke und Zahnpulpa werden von zellreichem Bindegewebe, dem *Zahnsäckchen,* umgeben. Erste Hartsubstanzen entstehen im 4. Monat. Dentin und Zement werden von Zellen der Pulpa gebildet, Schmelzbildner ist das innere Schmelzepithel. Die Vorgänge laufen bei beiden Dentitionen prinzipiell gleich ab, bei der 2. Dentition aber in längerem Zeitraum (vgl. Zahnentwicklung II, S. 192). Die Anlagen der bleibenden Zähne entstehen bereits im 6. Fetalmonat, können also z.B. bei Hebelextraktion von Milchzähnen geschädigt werden. **E5** Meckel-Knorpel, **E6** Zunge, **D7** Mundhöhlenepithel.

Zahndurchbruch I

Kurz vor dem Durchbruch des Zahns ist die Krone vollständig ausgebildet, während die Wurzel noch wächst; ihre Verlängerung führt zum Zahndurchbruch. Die Durchbruchstelle des Zahnfleisches ist zunächst etwas angeschwollen und blaurot verfärbt, danach erscheint die weiße Zahnspitze unter dem Epithel, das bald darauf perforiert wird; die Gewebe über der Krone gehen zugrunde. Die gewebliche Ausbildung der knöchernen Alveolenwand, der Wurzelhaut und des Zements wird größtenteils erst nach dem Durchbruch abgeschlossen (vgl. Zahndurchbruch II, S. 192).

1. Dentition. Reihenfolge und Zeit des Durchbruchs der Milchzähne:

	Zahndurchbruch	*Reihenfolge*
I	6.– 8. Monat	1
II	8.–12. Monat	2
III	15.–20. Monat	4
IV	12.–16. Monat	3
V	20.–40. Monat	5

2. Dentition. An die beiden „Milchmolaren" schließen sich 3 weitere Molaren in wachsenden Zeitabständen an – „Zuwachszähne" – eigentlich Zähne der 1. Dentition, man rechnet sie aber zum bleibenden Gebiß. Schneidezähne, Eckzähne und „Milchmolaren" erhalten in der 2. Dentition dagegen Ersatzzähne, vgl. **E.** Reihenfolge und Zeit des Durchbruchs der bleibenden Zähne:

	Zahndurchbruch	*Reihenfolge*
1	6.– 9. Jahr	2
2	7.–10. Jahr	3
3	9.–14. Jahr	5
4	9.–13. Jahr	4
5	11.–14. Jahr	6
6	6.– 8. Jahr	1
7	10.–14. Jahr	7
8	16.–30. Jahr	8

Die *Durchbruchszeiten* können erheblich variieren. Beim Durchbruch des Ersatzzahnes wird die Wurzel des Milchzahnes resorbiert, schließlich hängt nur noch die Milchzahnkrone mit dem Zahnfleisch zusammen, sie kann leicht abgelöst werden.

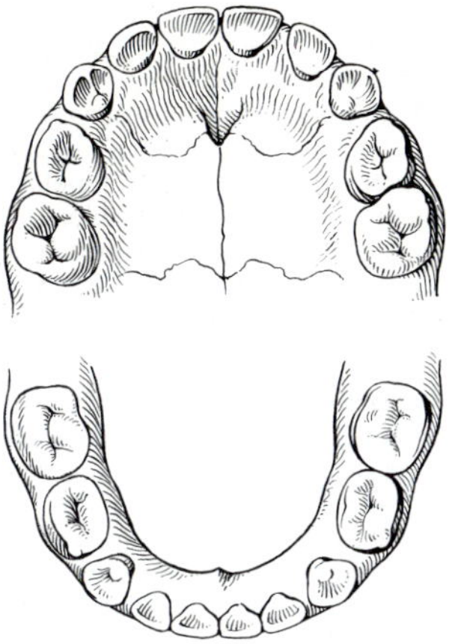

A Zahnreihe von Ober- und Unterkiefer, Milchgebiß

V IV III II I | + | I II III IV V

V IV III II I | − | I II III IV V

B Zahnformel, Milchgebiß

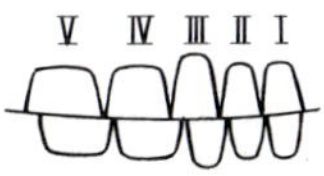

C
Bißstellung rechte Gebißhälfte, Milchgebiß

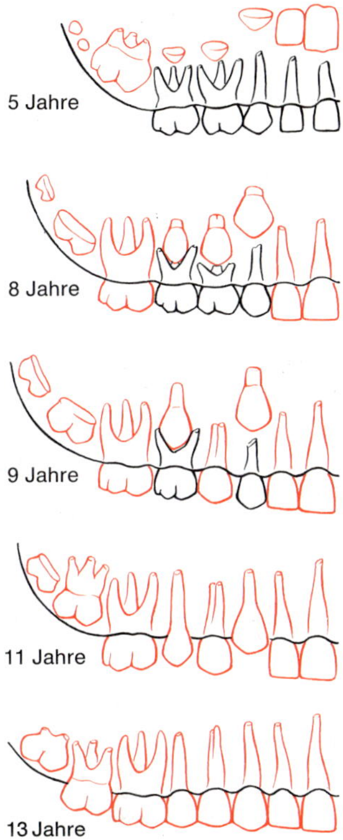

F
Durchbruch der Dauerzähne (2. Dentition)
(nach Korkhaus)

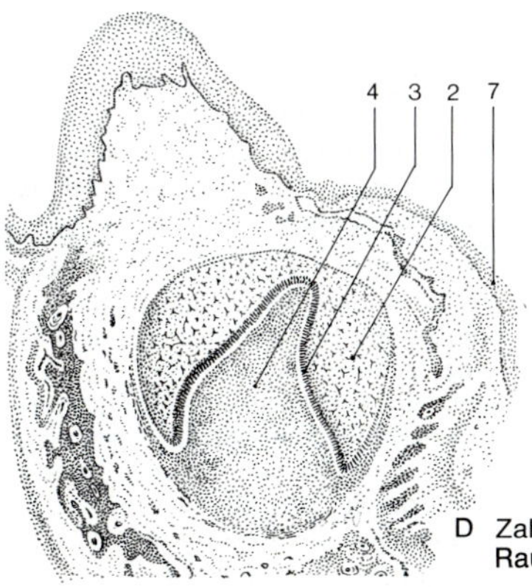

D Zahnanlage (nach Rauber-Kopsch), Ausschnitt aus E

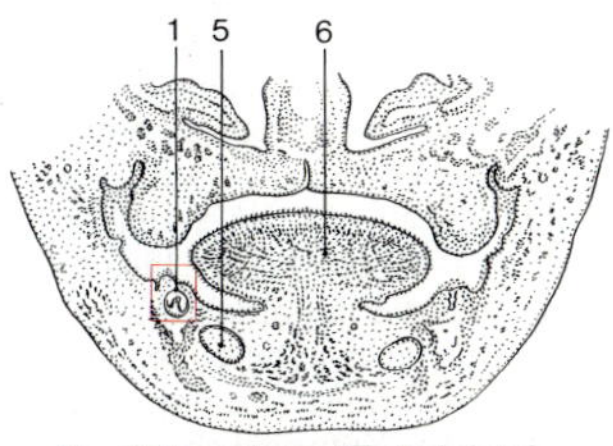

E Zahnanlage (Zahnleiste), Frontalschnitt durch 3monatigen Feten

Zahnentwicklung II

Die Bildung der Hartsubstanzen beginnt am Ende des 4. Fetalmonats (vgl. Zahnentwicklung I, S. 190) mit dem Auftreten des Dentins, induziert vom inneren Schmelzepithel, dessen Zellen sich zuvor, induziert von den prospektiven Odontoblasten, in Präameloblasten umgewandelt haben.

Die **Dentinbildung** beginnt damit, daß zwischen den frühen Odontoblasten aus dem von ihnen sezernierten Tropokollagen argyrophile Fasern *(Korffsche Fasern)* entstehen, die mit den Fasern der Zahnpapille verbunden sind. Zwischen diese Fasern sezernieren die nun reifen, etwa 50 µm langen, *Odontoblasten* **AF1** die *Dentinmatrix* (Glykoproteine und Glykosaminoglykane), die – gemeinsam mit den Fasern – das *Prädentin* **A2** (unverkalkte Vorstufe des Dentins) bildet. Mit zunehmender Verdickung des Prädentins senden die Odontoblasten zunehmend verlängerte radiäre Fortsätze aus, die kurze seitliche Ausläufer abgeben. Sie werden vom Prädentin eingemauert, es entstehen radiäre Zahnbeinkanälchen **A3,** in denen die Odontoblastenfortsätze als *Tomessche Fasern* liegen. Die Baustoffe für das Prädentin werden durch Kapillaren **A4** zu den Odontoblasten transportiert und von diesen, in Granula umgewandelt, ausgeschieden. **A–F5** *Dentin.*

Die **Schmelzbildung** setzt bald nach Beginn der Dentinbildung ein. Die Zellen des inneren Schmelzepithels reifen, im Grunde der Schmelzglocke beginnend, zu den nicht mehr teilungsfähigen *Ameloblasten* **A6** heran – bis 70 µm hohe Zellen mit allen Zeichen der Proteinbildung und -sekretion. Ein langer Fortsatz ist gegen die Odontoblasten gerichtet und wird bei zunehmender Schmelzbildung zum *Tomesschen Fortsatz.* Kapillaren aus dem Zahnsäckchen dringen zwischen den äußeren Schmelzepithelien in die Konvexität des Schmelzorgans ein. Jeder Ameloblast sezerniert zunächst in Granula die Bestandteile der *Schmelzmatrix* (Proteine, Glykoproteine und Glykosaminoglykane), in die über die Tomesschen Fortsätze der Ameloblasten Calcium und Phosphat eingelagert wird. **A–F7** *Schmelz.* Nach Abschluß der Schmelzbildung verschwinden auch die Tomesschen Fortsätze. Die Ameloblasten werden zu niedrigen resorbierenden Zellen, die die Reste der Schmelzmatrix beseitigen. Sie treten am ausdifferenzierten Zahn als *Saumzellen* **DE8** in Erscheinung.

Zahnwurzel und **Zement** entstehen später als die Zahnkrone, ihre Bildung dauert bis in die Zeit des Zahndurchbruchs an. Wie das Dentin der Zahnkrone, so entwickelt sich auch das Wurzeldentin an einer epithelialen „Gußform": Nach Ausbildung der Krone beginnt der Umschlagrand des inneren zum äußeren Schmelzepithel als *Hertwigsche Scheide* **BCF9** in die Tiefe zu wachsen und entsprechend der Anzahl der Wurzeln Röhren zu formen. An diese lagern sich von innen neue Odontoblasten an und verlängern das Dentin (Verlust der Schmelzepithelien).

Zahndurchbruch II

Dem Zahndurchbruch geht die *Rückbildung des Schmelzorgans* voraus. Reste von ihm gehen in die Bildung des *Saumepithels* **DE8** ein. Die Verlängerung der Wurzel führt zum Zahndurchbruch. Die über der Krone liegenden Gewebe (Schmelzepithel, Bindegewebe, Mundhöhlenepithel **B–E10**) gehen dabei teilweise zugrunde. *Zement* **DEF11** und *Alveolenwand* **F12** einschließlich Wurzelhaut, zusammen *Parodontium* genannt, entstehen größtenteils erst nach dem Zahndurchbruch.

Die Anlage des *Ersatzzahnes* **F13** liegt bis etwa zum 6. Fetalmonat als Zahnknospe mit der des *Milchzahnes* **F14** in einer gemeinsamen Alveole. Dann entsteht eine Ersatzzahnalveole, die von der Milchzahnalveole getrennt ist. Später wird (wie in **F**) die trennende Knochenwand durch Osteoklasten abgebaut und damit auch die Resorption der Milchzahnwurzel eingeleitet. **F15** Zahnfleisch, **F16** Mandibula mit Canalis alveolaris.

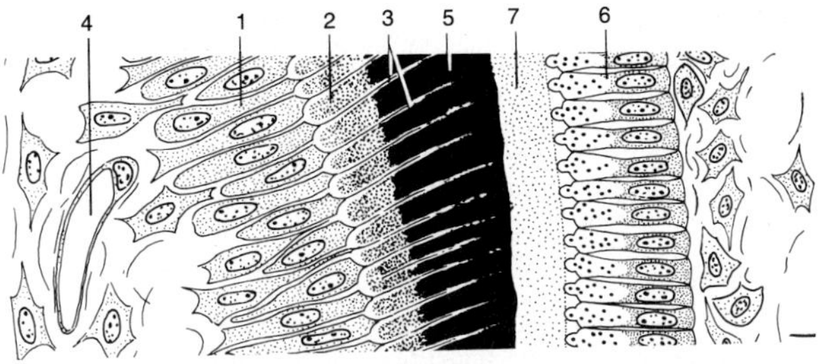

A Bildung von Dentin und Schmelz

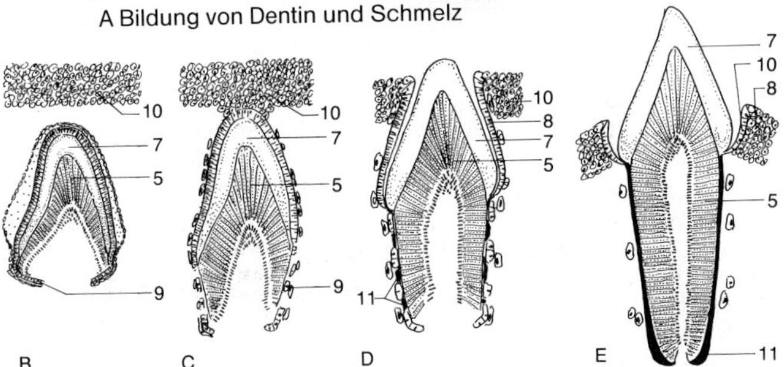

B–E Stadien der Zahnentwicklung und des Zahndurchbruchs

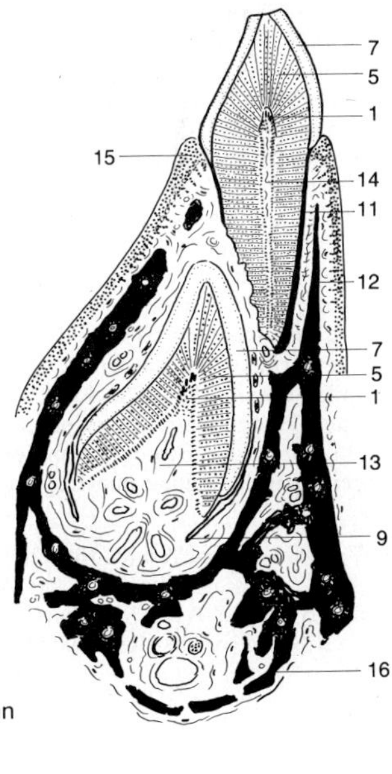

F Milchzahn und Ersatzzahn

Zunge

Die **Zunge**, *Lingua,* hilft beim Kauen und Saugen, trägt Sinnesorgane für Geschmack- und Tastempfindung und dient der Sprachbildung. Man unterscheidet *Zungenwurzel, Zungenrücken* und *Zungenspitze.*

Zungenmuskeln

Die *äußeren Zungenmuskeln* entspringen von Unterkiefer, Zungenbein und Processus styloideus des Schädels, also vom Viszeralskelett. Sie strahlen in die Zunge ein, ihre Faserzüge ordnen sich im Zungenkörper in den 3 Raumrichtungen und gehen in die *inneren Zungenmuskeln* über.

Äußere Zungenmuskeln. *M. genioglossus* **AB1**, stärkster Zungenmuskel, entspringt paarig in der Mitte der Innenseite des Unterkiefers (Spina mentalis) und strahlt fächerförmig von der Zungenspitze bis zum Zungengrund in den Zungenkörper ein. Die untersten Fasern, die zum Zungengrund laufen, halten die Zunge nach vorn. Die übrigen Fasern ziehen die Zunge zum Mundboden. Der *M. hyoglossus* **A2** entspringt als dünne vierseitige Platte vom großen Zungenbeinhorn **A3** und gelangt seitlich vom M. genioglossus in den Rand der Zunge. Bei festgestelltem Zungenbein kann der M. hyoglossus die Zunge nach hinten ziehen. Der *M. styloglossus* **A4** entspringt vom Processus styloideus und zieht im Seitenrand in der Zunge nach vorne bis zur Zungenspitze. Der Muskel kann die Zungenspitze zurück- und die ganze Zunge nach hinten oben ziehen. Die von Unterkiefer und Zungenbein entspringenden Muskeln können die Bewegungen dieser Skeletteile auf die Zunge übertragen, s. Bd. 1.

A5 M. stylohyoideus, **A6** M. thyrohyoideus, **A7** kleines Zungenbeinhorn, **A8** M. geniohyoideus, **AB9** M. mylohyoideus, **AB10** M. digastricus, vorderer Bauch.

Innere Zungenmuskeln. Man unterscheidet auf jeder Seite folgende Züge. Die *Mm. longitudinales superior* **B11** und *inferior* **B12** *linguae* ziehen als umschriebene Bündel von der Zungenspitze zum Zungengrund, der eine nahe dem Zungenrücken, der andere nahe dem Mundboden. Der *M. transversus linguae* bildet ein starkes System querverlaufender Fasern, die teils in das Septum linguae **B13,** in die Dorsalaponeurose **B14** und in den seitlichen Zungenrand einstrahlen, zum kleinen Teil auch das Septum durchgehend überqueren. Der *M. verticalis linguae* verläuft im freien Teil der Zunge in Faserbündeln vom Zungenrücken zur Zungenunterfläche. **B15** Glandula sublingualis, **B16** Anschnitt des Zungenbeinkörpers.

Die *inneren Zungenmuskeln* dienen hauptsächlich der Verformung des Zungenkörpers. Dabei wirkt meist einer der drei als Antagonist der anderen beiden, die bei ihrer Kontraktion seine Entspannung erzwingen. Kontrahieren sich die Mm. transversus und verticalis, so wird der M. longitudinalis entspannt, die Zunge schmal und lang. Bei Kontraktion der Mm. longitudinalis und transversus wird der M. verticalis entspannt, die Zunge kurz und hoch, und bei Kontraktion der Mm. longitudinalis und verticalis wird der transversale Faserzug entspannt, die Zunge kurz, niedrig und breit. Wenn bei Lähmung einer Zungenhälfte (Hypoglossuslähmung) die Zunge herausgestreckt wird, drängen die Mm. transversalis und verticalis der gesunden Seite den gleichseitigen M. longitudinalis nach vorne, da aber der M. longitudinalis der gelähmten Gegenseite nicht in gleicher Weise vorgedrängt wird, keinen Widerstand bietet, weicht die gesunde Seite nach der kranken aus, die Zungenspitze zeigt nach der Seite der Lähmung.

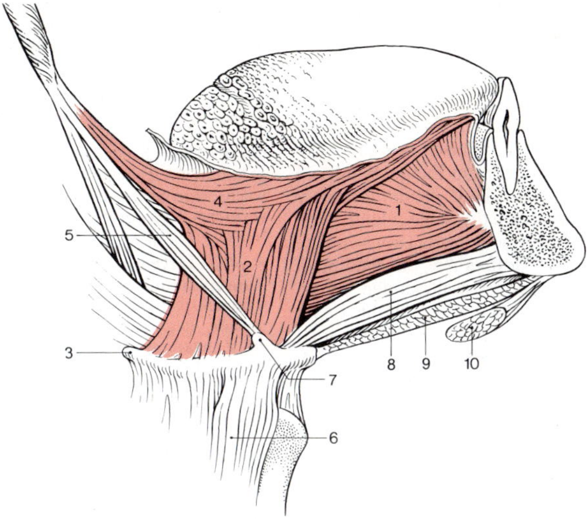

A Zungenmuskeln

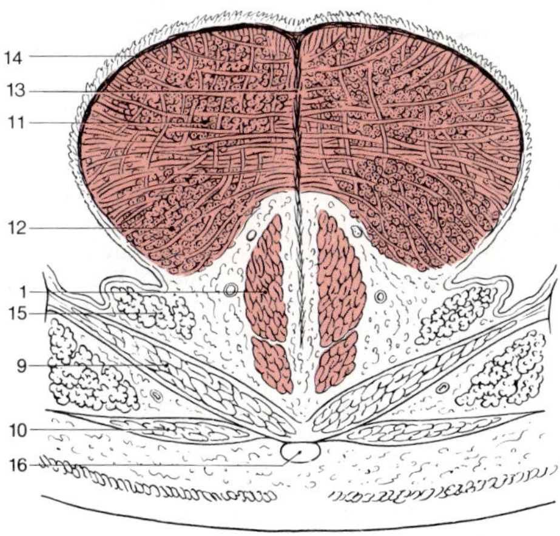

B Zungenmuskeln, Querschnitt

Zungenschleimhaut

Zungenunterfläche, *Facies inferior linguae.* Die Schleimhaut ist an der Unterfläche der Zunge locker mit dem Zungenkörper verbunden. Sie bildet in der Mitte das Zungenbändchen, *Frenulum linguae* **A1,** das zum Zahnfleisch des Unterkiefers zieht. Seitlich vom Zungenbändchen schimmert die starke *V. profunda linguae* **A2** bläulich durch die Schleimhaut. Weiter lateral liegt beiderseits eine gezackte Falte, *Plica fimbriata* **A3,** das Rudiment einer bei Tieren vorkommenden Unterzunge. Am Boden der Mundhöhle findet man neben der Zunge unter einer schmalen Längsfalte, *Plica sublingualis,* **A4,** verborgen die Unterzungendrüse (s. S. 200). Am vorderen Ende der Falte mündet der Drüsenausführungsgang der großen Unterzungendrüse (meist zugleich auch der Unterkieferdrüse, s. S. 200) auf der *Caruncula sublingualis* **A5.** Die Schleimhaut trägt ein mehrschichtiges unverhorntes Plattenepithel.

Zungenrücken, *Dorsum linguae.* Auf dem Zungenrücken ist die Schleimhaut unverschieblich an die derbe *Aponeurosis linguae* geheftet, das Schleimhautbindegewebe durch hohe Papillen fest mit dem Epithel verzahnt. Faserbündel der inneren Zungenmuskeln strahlen pinselförmig in die Schleimhaut, besonders in den Bindegewebskern der Papillen ein; sie dienen der aktiven Verformung der Aponeurosis linguae. Der V-förmige *Sulcus terminalis* **B6** unterteilt den Zungenrücken **B7** in *Pars praesulcalis* und *Pars postsulcalis.* Auf diese folgt der Zungengrund **B8.** An der schlundwärts gerichteten Spitze des „V-linguae" liegt das *Foramen caecum* **B9,** Ursprungsort der Schilddrüsenanlage. Der Zungenrücken trägt zahlreiche, verschiedenartige Papillen.

Papillae filiformes. Die fadenförmigen Papillen, über den Zungenrücken verstreut, sind kleine, schlundwärts gerichtete, in die Verhornung eingetretene Epithelspitzen. Sie werden bei Menschen schwach, bei vielen Tieren aber stark entwickelt und geben dann der Zungenoberfläche eine rauhe Beschaffenheit. Beim Menschen dienen sie vorwiegend der Tastempfindung, ihr Bindegewebskern enthält zahlreiche sensible Nervenendigungen.

Papillae fungiformes. Die pilzförmigen rötlichen Papillen sind 0,5–1,5 mm hoch, sie kommen hauptsächlich am Zungenrand und auf der Zungenspitze vor und sind bei Neugeborenen reichlicher vorhanden als bei Erwachsenen. Sie tragen beim Kleinkind noch vermehrt *Geschmacksknospen;* Spüldrüsen fehlen.

Papillae vallatae, 6–12 warzenförmige, das Zungenniveau wenig überragende Geschmackspapillen **B10** von 1–3 mm Durchmesser, liegen in V-förmiger Anordnung vor Zungengrund und Sulcus terminalis. Jede Papille wird von einem Graben **C11** umgeben, in dessen Epithel 3–5 Reihen von *Geschmacksknospen* **C12** liegen, s. Bd. 3. In den Grund des Grabens münden seröse Spüldrüsen **C13** (*v. Ebner*), die Geschmacksstoffe fortspülen.

Papillae foliatae. Die Blätterpapillen sind quere Schleimhautfalten **B14** hinten am seitlichen Zungenrand. Im Epithel der Blätter liegen *Geschmacksknospen*, in die Tiefe der Schleimhautfalten münden seröse Spüldrüsen.

Die vier *Geschmacksqualitäten* sauer, salzig, bitter, süß werden an unterschiedlichen Stellen der Zunge wahrgenommen. Im licht- und elektronenmikroskopischen Bereich sind aber keine entsprechenden Unterschiede der Geschmacksknospen nachzuweisen.

Der **Zungengrund**, *Radix linguae* (Zungenwurzel), zeigt die höckerige, zerklüftete Oberfläche der Zungenbälge, *Folliculi linguales,* s. *Tonsilla lingualis* S. 104. Im Bindegewebe und zwischen Muskelfasern liegen kleine muköse Zungendrüsen. Von der Zungenwurzel ziehen zur Oberfläche des Kehldeckels drei Schleimhautfalten, die *Plica glossoepiglottica mediana* und beiderseits von dieser je eine *Plica glossoepiglottica lateralis.* Die drei Falten begrenzen zwei Gruben, *Valleculae epiglotticae.*

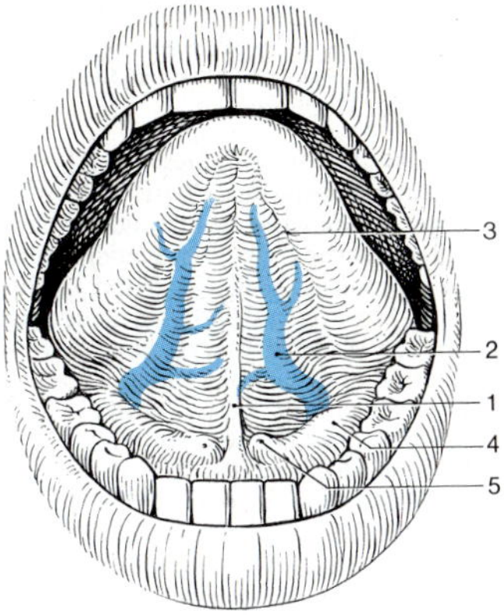

A Zungenschleimhaut von unten

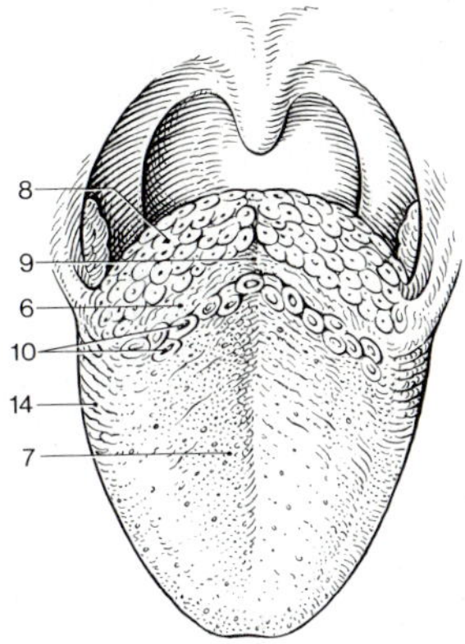

B Zungenschleimhaut von oben
Zungenpapillen

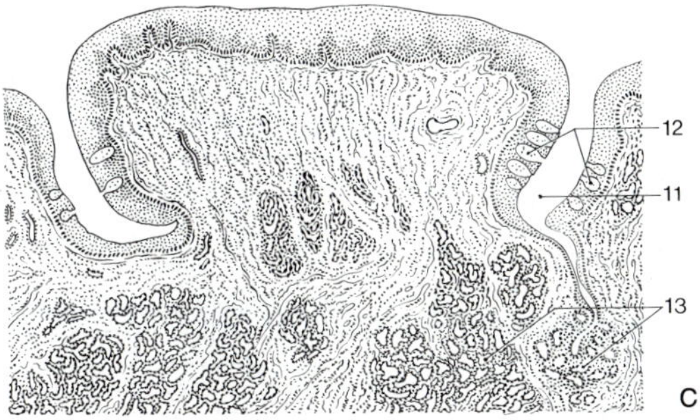

C Papillae vallatae

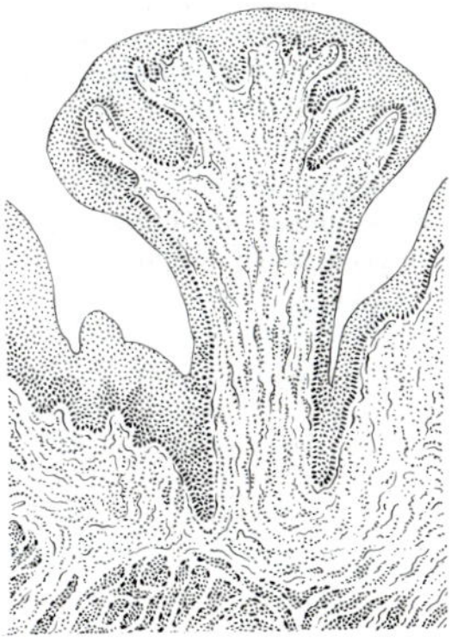

D Papillae fungiformes

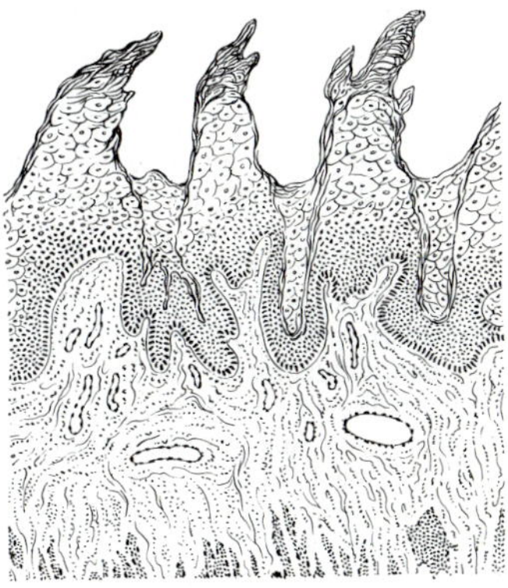

E Papillae filiformes

Gaumen

Dach der Mundhöhle ist in den vorderen ⅔ der *harte Gaumen,* im hinteren ⅓ der *weiche Gaumen.*

Harter Gaumen, *Palatum durum.* Dem harten Gaumen liegen die Processus palatini der Maxilla und die Laminae horizontales der Ossa palatina zugrunde, s. Bd. 1. Der Knochen wird von Periost und Schleimhaut überzogen, die im vorderen Bereich unverschieblich am Periost befestigt ist und sich in das Zahnfleisch fortsetzt. In der Mitte des harten Gaumens verläuft eine Längsleiste, *Raphe palati* **C1**, sie hängt bindegewebig mit der Gaumennaht zusammen und endet vorne mit einer kleinen Erhebung. Zu beiden Seiten der Raphe trägt die Schleimhaut flache quere Gaumenleisten **C2**, ein Rillenfeld, gegen das die Zunge die Nahrung drückt. Weiter hinten liegt zwischen Schleimhaut und Periost ein Feld kleiner Schleimdrüsen, *Glandulae palatinae* **C3**, die Gleitschleim für die Nahrung herstellen.

Weicher Gaumen, *Palatum molle.* Der weiche Gaumen (Gaumensegel, Velum palatinum) hängt hinten vom harten Gaumen segelförmig herab. Vom Hinterrand des Gaumensegels hebt sich in der Mitte das Zäpfchen, *Uvula* **A4,** ab. Es liegt bei erschlafftem Gaumensegel auf der Zungenwurzel. Seitlich von ihm ziehen beiderseits 2 Falten, die Gaumenbogen, divergierend nach unten. Sie umfassen eine Bucht, in der die Gaumenmandel liegt. Der vordere Gaumenbogen, *Arcus palatoglossus,* zieht zum Seitenrand der Zunge, der hintere, *Arcus palatopharyngeus,* in die Wand des Schlundes. Die hierdurch entstehende Rachenenge, *Isthmus faucium,* ist der muskulär verschließbare Eingang in den Rachen. Schleimhaut und Drüsen setzen sich auf den weichen Gaumen fort, wo sie einer derben Aponeurose aufliegen. Das Gaumensegel spielt eine wichtige Rolle beim Schluckakt, s. S. 206, indem es gemeinsam mit einem Wulst der hinteren Schlundwand den Speiseweg gegen den oberen Luftweg abschließt. Hierbei wirken folgende Muskeln des Gaumensegels und der Rachenenge.

Der *M. tensor veli palatini* **AB5** entspringt als dünne dreiseitige Platte von der Schädelbasis (Spina ossis sphenoidalis bis zur Wurzel des Processus pterygoideus) und vom membranösen Teil der Tuba auditiva. Er steigt abwärts und endigt in einer Sehne, die um den Hamulus pterygoideus **AB6** herumläuft und horizontal in die Gaumenaponeurose einstrahlt. Der Muskel hebt und spannt das Gaumensegel beim Schluckakt bis zur Horizontalen **B7**, dabei öffnet er durch Zug an seinem Ursprung den Eingang in die Tube (*Ventilation des Mittelohres* durch Schlucken!).

Der *M. levator veli palatini* **AB8** entspringt an der Schädelbasis dorsal und medial vom vorigen (Gegend der Öffnung des Karotiskanals) und vom unteren Rand des Tubenknorpels **A9** („Levatorwulst"). Der rundliche Muskelbauch zieht schräg nach unten vorne und medianwärts und inseriert breit in der Gaumenaponeurose. Er hebt das Gaumensegel nach hinten **B10**.

Der *M. uvulae* **A11** entspringt paarig vom harten Gaumen (Spina nasalis posterior) und der Gaumenaponeurose und verläuft hinter der Einstrahlung des Levators ins Zäpfchen, das er bei Kontraktion verkürzt.

Der *M. palatoglossus* **B12** kommt von der Gaumenaponeurose, liegt im *vorderen* Gaumenbogen und strahlt am Seitenrand der Zunge hauptsächlich in den M. transversus linguae ein. Er dient gemeinsam mit dem queren Zungenmuskel dem Verschluß der Schlundenge **B13**. Der *M. palatopharyngeus* **AB14**, stärker als der vorige, liegt im *hinteren* Gaumenbogen. Man rechnet ihn zu den Hebern des Schlundes **B15**.

A16 M. salpingopharyngeus, **A17** Rachenmandel, **A18** untere Nasenmuschel, **B19** Kehlkopfeingang, **B20** Oesophagus.

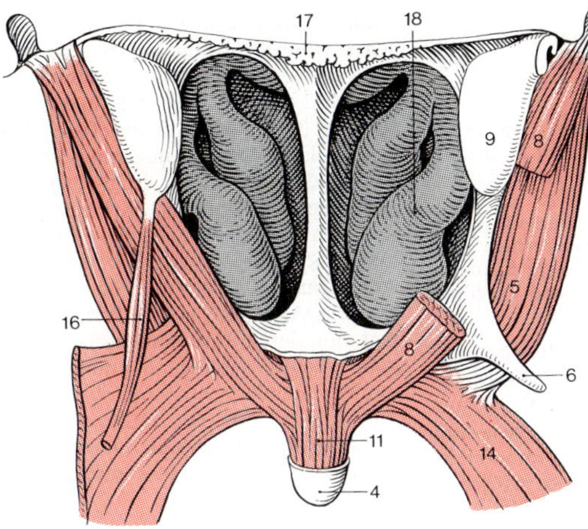

A Muskeln des weichen Gaumens

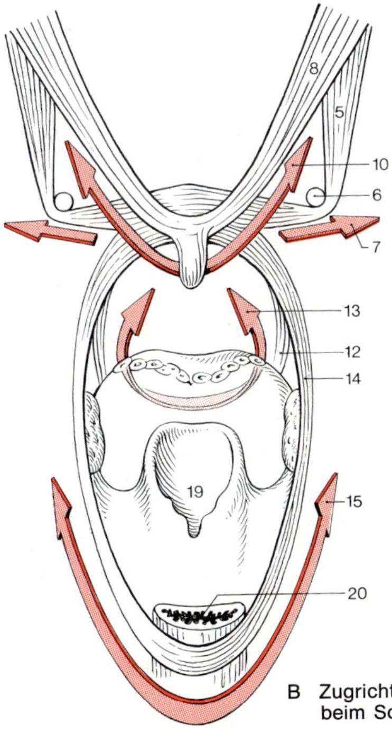

B Zugrichtungen von Muskelschlingen beim Schluckakt, Schema

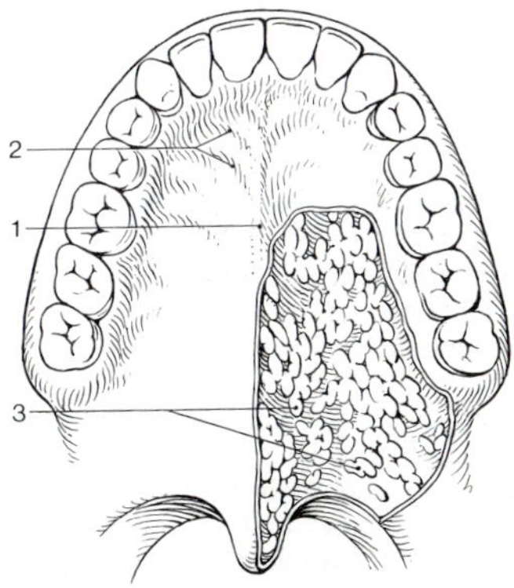

C Gaumendrüsen

Speicheldrüsen

Speichel, *Saliva.* Die zerkaute Nahrung wird im Mund mit Speichel vermischt. Der Speichel erhöht die Gleitfähigkeit, enthält ein stärkespaltendes Enzym, eine Amylase, und ist bakterizid. Er wird reflektorisch durch Reizung der Chemorezeptoren im Mund, durch Kaubewegungen und psychische Reize abgesondert – täglich bis zu 1,5 l. Die *serösen* Drüsen bzw. Drüsenanteile sezernieren einen salz- und eiweißreichen Verdünnungsspeichel, die *mukösen* einen zähen, fadenziehenden, salz- und eiweißarmen, schleimigen Gleitspeichel.

Kleine Speicheldrüsen. Zahlreiche kleine Speicheldrüsen mit kurzen Ausführungsgängen liegen in der Schleimhaut: *Lippen-***A1,** *Wangen-***A2,** *Zungen-* und *Gaumendrüsen.* Sie besitzen um so mehr *muköse* Anteile, je näher sie dem Rachen liegen. Die *Spüldrüsen* der Geschmackspapillen, s. S. 196 sind dagegen *serös.*

Große Speicheldrüsen

Die **Ohrspeicheldrüse,** *Glandula parotidea* **A3** (kurz: Parotis), größte Mundspeicheldrüse, liegt vor dem Ohr auf dem Unterkieferast und dem M. masseter **A4** und dringt mit einem Fortsatz um den Hinterrand des Unterkieferastes in die Tiefe. Sie überragt unten den Unterkieferwinkel nur wenig und reicht oben bis an den Jochbogen. Bei Bewegungen des Unterkiefers ermöglicht interlobuläres Bindegewebe (Fettgewebe) die Verschiebung der Drüsenläppchen gegeneinander. Aus der Drüse tritt vorne der 3–4 mm dicke, 5–6 cm lange Ausführungsgang, *Ductus parotideus* **A5**, hervor. Er verläuft unterhalb des Jochbogens über M. masseter und Wangenfettpfropf, durchbricht vor dem M. masseter den M. buccinator und mündet in Höhe des 2. oberen Mahlzahnes auf der *Papilla parotidea* in den Vorhof des Mundes. Häufig liegt dem Gang eine kleine *akzessorische Drüse* **A6** an. Die Parotis wird von der Fascia parotidea umgeben, die sich in die Faszie von M. masseter und M. pterygoideus medialis fortsetzt.

Die **Unterkieferdrüse,** *Glandula submandibularis* **A7,** liegt in der Nische zwischen Unterkiefer und den beiden Bäuchen des M. digastricus, sie reicht bis zu den Mm. mylohyoideus **A8,** hyoglossus **A9** und styloglossus in die Tiefe. Der 5–6 cm lange Ausführungsgang, *Ductus submandibularis* **A10,** zieht, begleitet von einem hakenförmigen Drüsenfortsatz, um den Hinterrand des M. mylohyoideus **A8** auf dessen Oberseite, gelangt dann medial von der Glandula sublingualis **A11** nach vorne, häufig vereinigt mit deren Hauptausführungsgang, dem Ductus sublingualis major, und mündet auf der *Caruncula sublingualis* **AB12,** s. S. 196. Die Drüse wird von einer Organfaszie umhüllt und vom oberflächlichen Blatt der Halsfaszie und Platysma bedeckt.

Die **Unterzungendrüse,** *Glandula sublingualis* **A11,** 3–4 cm lang, liegt auf dem M. mylohyoideus **A8,** sie wirft die Plica sublingualis **B13** auf. Lateral reicht die Drüse bis zur Mandibula, medial bis zum M. genioglossus. Die Drüse besteht aus zahlreichen kleinen mukösen Drüsen, *Glandulae sublinguales minores* **A14,** und der vorwiegend mukösen Hauptdrüse, *Glandula sublingualis major* **A11.** Durch die Kürze der zahlreichen Ausführungsgänge ist der Transport des zähflüssigen Schleimes erleichtert. Einige der kleinen Drüsen münden längs der *Plica sublingualis* **B13** direkt in die Mundhöhle, andere in den Ductus sublingualis major. Aus der großen Drüse geht der *Ductus sublingualis major* hervor, der mit dem Ductus submandibularis zur *Caruncula sublingualis* **AB12** zieht.

Die **Zungenspitzendrüse,** *Glandula lingualis apicalis* **B15,** ist eine fast rein muköse Drüse zu beiden Seiten der Zungenspitze.

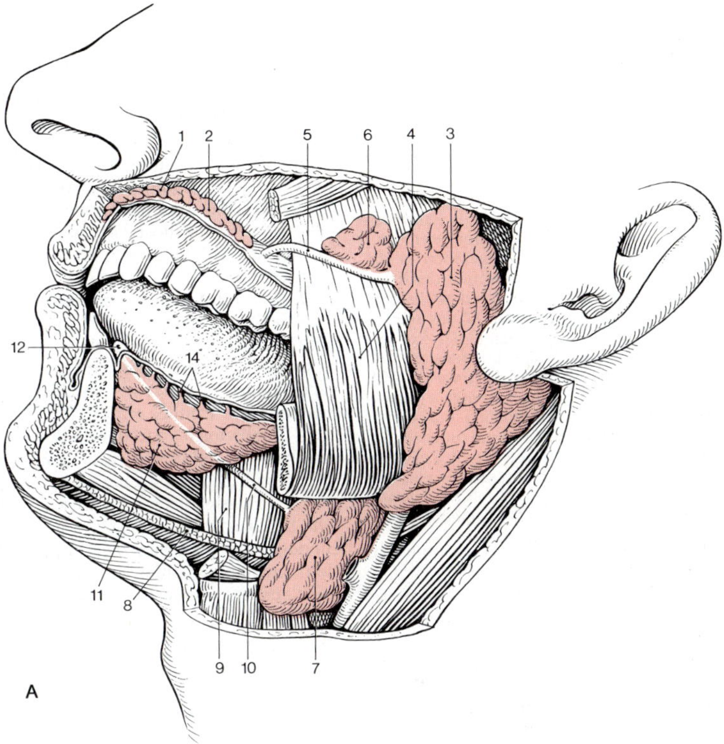

A

Mundspeicheldrüsen

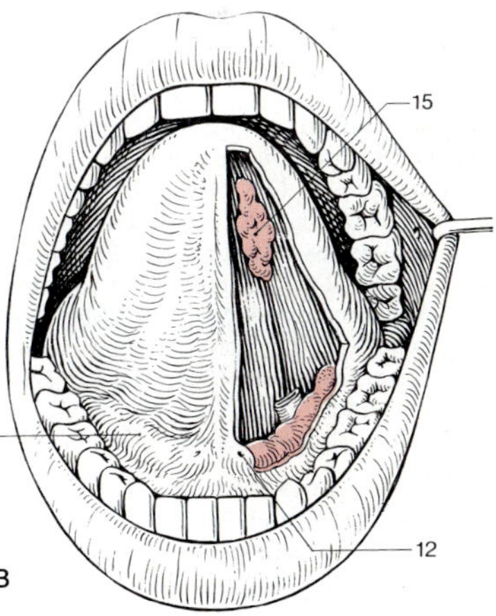

B

Feinbau der Speicheldrüsen

Die Speicheldrüsen sind *exokrin*, sie sondern (im Gegensatz zu den endokrinen Drüsen, s. S. 146) ihr Sekret in einen Ausführungsgang ab. Die Drüsenzellen sind *merokrin,* s. S. 148. Die beerenförmigen Endstücke werden von kontraktilen Zellen, den *Myoepithelien,* umfaßt und ausgepreßt. Die Bildung von eiweißhaltigem (*serösem*) Sekret geschieht unter Beteiligung des Ergastoplasmas der Zellen. Die zur Sekretbildung benötigten Stoffe (Aminosäuren u. a.) gelangen **D1** aus den Blutgefäßen in die Drüsenzellen. An den Ribosomen des Ergastoplasmas wird nach dem von den Chromosomen bestimmten Muster **D2** das spezifische Sekret gebildet, an den *Golgi*-Apparat weitergegeben **D3,** hier kondensiert und schließlich ausgeschieden **D4,** vgl. S. 150. Bei der Produktion von schleimigem (*mukösem*) Sekret ist hauptsächlich der Golgi-Apparat beteiligt. Seröses und muköses Sekret werden von verschiedenen Zellen in den Endstücken der Drüsen produziert. Mehrere Endstücke sind durch Bindegewebe zu *Drüsenläppchen* **AB** verbunden.

Seröse Endstücke. Der sekretbildende Drüsenteil ist beerenförmig, *Acinus* **BEFG5.** Die Drüsenzellen **C6** sind hoch, die runden Kerne liegen zentral, die Lichtung der Endstücke ist klein, es bestehen interzelluläre Sekretspalten. Die Produktion von eiweißreichem Speichel geht oft mit starker Basophilie (Ergastoplasma!) der Zellen einher. Häufig enthalten die Zellen apikal Sekretvorstufen und sind deshalb insgesamt meist stärker angefärbt als die mukösen Zellen.

Muköse Endstücke. Der muköse sekretbildende Drüsenteil ist röhrchenförmig, *Tubulus* **CFG7.** Die Drüsenzellen sind niedrig, die flachen Kerne durch das Sekret basalwärts gedrängt, die Lichtung des Tubulus ist weit. Eine Wabenstruktur des Cytoplasma entsteht, wenn die Sekretgranula bei der histologischen Bearbeitung herausgelöst werden. Die mukösen Drüsenteile sind bei den meisten Übersichtsfärbungen schwach angefärbt.

Ausführungsgangsystem. An den sezernierenden Drüsenteil schließt das Ausführungsgangsystem an, das sich bei vollständiger Ausbildung (die nicht in allen Drüsen vorliegt) in *Schaltstück* **B8,** *Sekretrohr* **BEF9,** *Ausführungsgang* **B10, 11** gliedert. Die Schaltstücke besitzen ein niedriges Epithel und haben deshalb den geringsten Durchmesser, sie sind verschieden lang, einfach oder verzweigt. In gemischten Drüsen sind die Schaltstücke **B8** häufig „verschleimt“, d. h. in Tubuli **CFG7** umgebildet, die Schleim produzieren. Dem Schaltstück (und seinem vorgeschalteten Acinus) liegen Myoepithelzellen an; sie wirken dem Sekretrückstau entgegen. Das anschließende *Streifenstück* (Sekretrohr) liegt noch intralobulär. Die Sekretrohre haben einen größeren Durchmesser als die übrigen intralobulären Abschnitte des Ausführungsgangsystems, besitzen einschichtiges prismatisches Epithel mit basaler Streifung (daher auch „Streifenstück“), die auf basale Zellwandeinfaltungen und Mitochondrien zurückgeht und auf einen starken Flüssigkeitsdurchtritt schließen läßt. Die Ausführungsgänge verlaufen im Bindegewebe zwischen den Läppchen, sie tragen einschichtiges bis zweireihiges prismatisches Epithel und haben ein weites Lumen.

Plasmazellen im Drüsenbindegewebe sezernieren einen Antikörper (Immunglobulin A), der mit dem Speichel abgegeben wird und der diesen an der Abwehr beteiligt.

Die *Glandula parotidea* **E** ist eine rein seröse **E5** Drüse mit Schaltstücken und Sekretrohren **E9.** Die *Glandula submandibularis* **F** ist eine gemischte, vorwiegend seröse Drüse **F5** mit Schaltstücken, von denen einige in schleimbildende Röhrchen **F7** umgewandelt sind, und mit Sekretrohren **F9**. Den „verschleimten“ Tubuli sitzen die serösen Endstücke halbmondförmig auf (*Giannuzzi- oder Ebner-Halbmond,* vgl. **G6**). Die *Glandula sublingualis* **G** ist eine gemischte, vorwiegend muköse **G7** Drüse. Schaltstücke und Sekretrohre fehlen nahezu ganz. Die *Glandula lingualis anterior* gilt als nahezu rein muköse Drüse. **E12** Fettzelle.

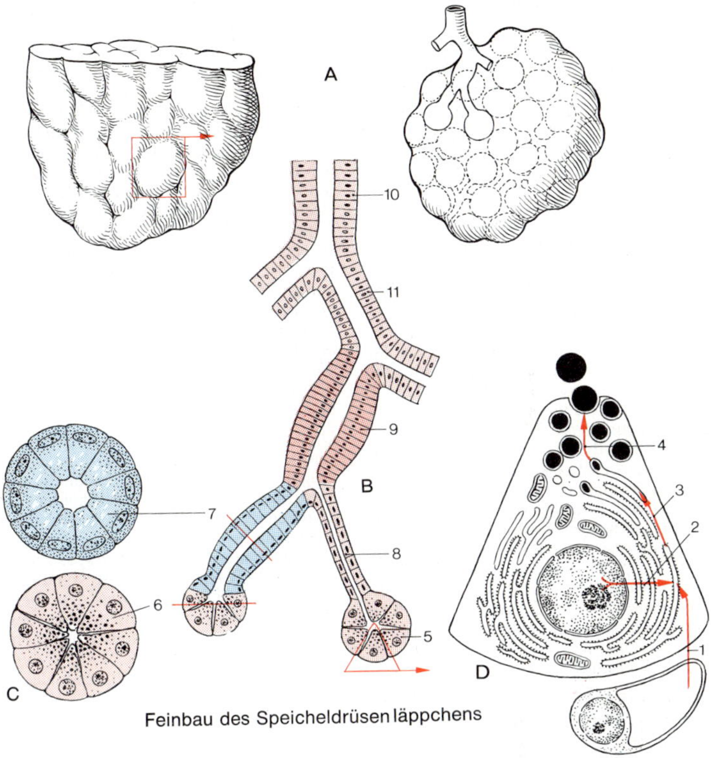

Feinbau des Speicheldrüsenläppchens

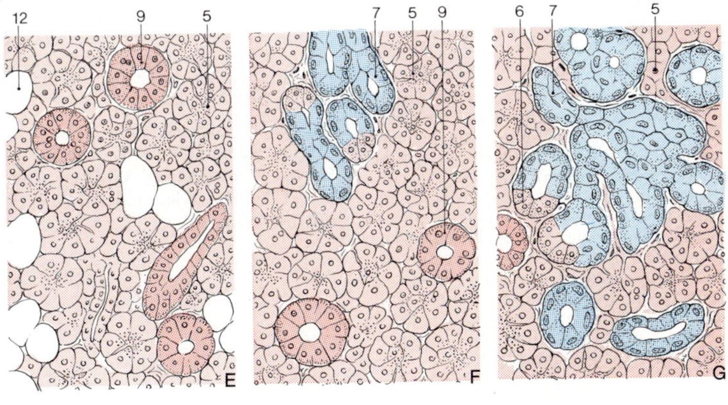

Mikroskopische Scnnitte durch Speicheldrüsen

Rachen (Schlund)

Der **Rachen,** *Pharynx,* ein an der Schädelbasis **A1** aufgehängter und mit dem Gesichtsschädel verwachsener, etwa 12 cm langer Schlauch, geht in Höhe des Ringknorpels in den Oesophagus **AB2** über. Die hintere Rachenwand ist flach, frontal gestellt und lückenlos. In den Rachen öffnen sich vorne oben die Nasenhöhlen **B3,** in der Mitte die Mundhöhle **B4,** unten der Kehlkopfeingang **B5,** – *Pars nasalis, Pars oralis* und *Pars laryngea pharyngis* (Epipharynx, Mesopharynx, Hypopharynx).

Pars nasalis. Im Rachendach liegt die *Rachenmandel* **B6.** Seitlich mündet (Höhe der unteren Nasenmuschel) beiderseits die Ohrtrompete des Mittelohrs, *Ostium pharyngeum tubae auditivae.* Der Tubenknorpel **B7** wölbt oberhalb der Mündung den Tubenwulst, *Torus tubarius* **B8** vor, hinter ihm liegt als schmale Furche der *Recessus pharyngeus* **B9.** Von unten wölbt sich der *M. levator veli palatini* **B10** in die Tubenmündung (Levatorwulst **B11**). Die **Pars oralis** beginnt in Höhe des *Gaumensegels* **B12.** Zu ihr haben die *Gaumenmandeln* **B13** und die *Zungenmandel* **B14** Beziehung. Die **Pars laryngea** beherbergt beiderseits neben dem Kehlkopf den *Recessus piriformis* **B15,** eine Rinne zum Eingang des Oesophagus.

Die **Rachenwand** besteht aus drei Schichten: *Schleimhaut, Muskelhaut* **B16** und bindegewebige *Adventitia.* Oben unter der Schädelbasis fehlt die Muskelhaut, hier besteht die Wand aus einer derben Bindegewebsmembran, *Fascia pharyngobasilaris* **AC17,** durch die der Pharynx in großem Umfang an der Schädelbasis befestigt ist.

Die **Schleimhaut,** *Tunica mucosa,* ist locker mit der Muskelhaut verbunden. Eine derbe längsverlaufende, nach unten zunehmende subepitheliale elastische Membran erlaubt die reversible Dehnbarkeit des Pharynx. Die Pars nasalis führt das Epithel der Nasenhöhle, die Partes oralis und laryngea tragen das der Mundhöhle. Schleimdrüsen, *Glandulae pharyngeae,* bilden Gleitschleim. In der Pars laryngea am Übergang zur Speiseröhre ist die Schleimhaut der Vorder- und Hinterwand durch Venenplexus gegen Kehlkopfskelett und Wirbelsäule abgepolstert (obere Speiseröhrenenge).

Die **Muskelhaut,** *Tunica muscularis,* besteht aus quergestreifter Muskulatur. Man unterscheidet *Schlundschnürer* und *Schlundheber.* Die 3 *Schlundschnürer, Mm. constrictores pharyngis,* steigen nach hinten an und inserieren in einer derben Bindegewebsnaht, *Raphe pharyngis,* die am *Tuberculum pharyngeum* **A1** der Schädelbasis befestigt ist. Sie liegen so übereinander, daß das untere Ende des oberen und mittleren Konstriktors jeweils vom Oberrand des darauffolgenden außen bedeckt wird. *Ursprünge: M. constrictor pharyngis superior* **AC18**: Processus pterygoideus **C19**, Raphe pterygomandibularis **C20**. *M. constrictor pharyngis medius* **AC21**: kleines und großes **AC22** Zungenbeinhorn. *M. constrictor pharyngis inferior* **AC23**: Außenfläche von Schild- und Ringknorpel. Die Schlundschnürer können den Rachenraum einengen und Kehlkopf und Zungenbein anheben.

Die *Schlundheber, Mm. levatores pharyngis,* sind schwach entwickelt: Der *M. palatopharyngeus* **B24** im hinteren Gaumenbogen, entspringt von Processus pterygoideus und Gaumenaponeurose und zieht abwärts in die dorsale Schlundwand, wo sich die Fasern z. T. mit denen der Gegenseite kreuzen. Der *M. stylopharyngeus* **AC25** tritt, vom Processus styloideus kommend, zwischen oberem und mittlerem Schlundschnürer an deren Innenfläche und inseriert teils in der Submucosa, teils am Schildknorpel. Der *M. salpingopharyngeus* **B26** läuft vom Ende des Tubenknorpels zur Pharynxwand.

Adventitielles Bindegewebe. Der Muskelschlauch ist von einer dünnen Faszie bedeckt und durch einen Bindegewebsspalt, *Spatium retropharyngeum,* gegen die Wirbelsäule verschieblich. Der Spalt setzt sich seitlich in das *Spatium parapharyngeum* fort. Die Spalträume stehen in Verbindung mit dem Mediastinum.

AB27 M. digastricus, **A28** Gl. parotidea, **A29** Gl. submandibularis, **A30** Grenze Pharynx – Oesophagus, **AB31** Gl. thyroidea, **C32** M. stylohyoideus, **C33** M. cricothyroideus.

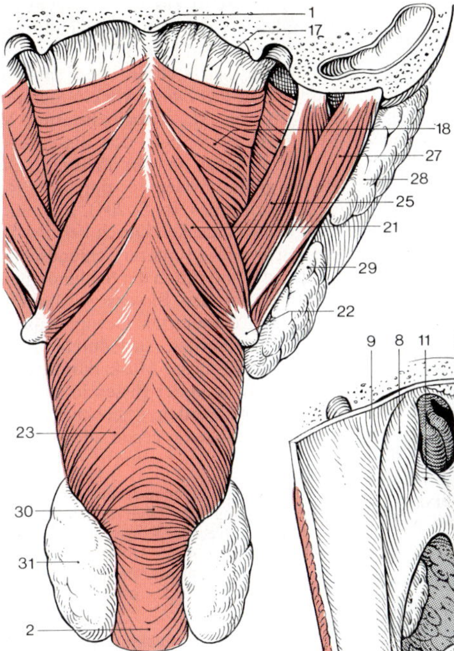

A Rachenwand von hinten

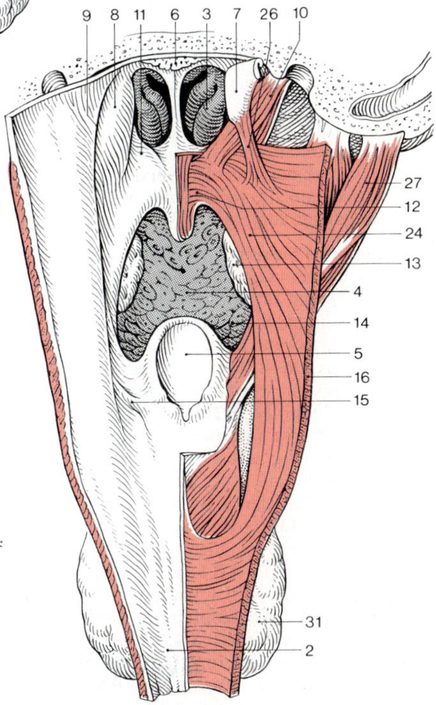

B Rachen von hinten eröffnet

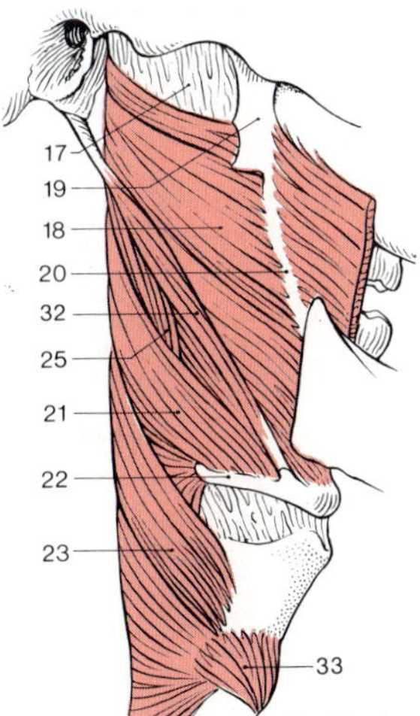

C Rachenwand von der Seite

Schluckakt

Im *Mesopharynx* kreuzen *Atemweg* (Pfeil in **A**) und *Speiseweg* (Pfeil in **B**). Beim Neugeborenen steht der Kehlkopf noch hoch im Pharynx, der Kehldeckel überragt den Zungengrund, die Speise gelangt seitlich an ihm vorbei (Recessus piriformis!) in den Oesophagus, ohne den Luftweg zu gefährden; der Säugling kann trinken und gleichzeitig atmen. Später tritt der Kehlkopf tiefer, der Rachen wird höher. Der Eingang in den Kehlkopf (Pfeil in **A**) gerät dabei in den Speiseweg (Pfeil in **B** u. **C**). Der *Schluckakt* verhindert, daß Speise in den Luftweg gelangt. Dabei wird reflektorisch der Atemweg kurzfristig verschlossen und abgesichert. Man kann den einheitlichen Schluckakt in eine willkürliche und zwei darauffolgende unwillkürliche Phasen unterteilen.

Willkürliche Einleitung des Schluckens: Der *Mundboden* wird kontrahiert und die *Zunge* mit dem Bissen gegen den weichen Gaumen **AB1** gedrängt. Über die Rezeptoren der sensiblen Nerven der Gaumenschleimhaut werden die weiteren Bewegungen ausgelöst.

Reflektorische Sicherung des Atemweges: Das *Gaumensegel* wird *angehoben* **B1** und gespannt (Mm. tensor und levator veli palatini, s. S. 204) und gegen die hintere Pharynxwand **AB2** gedrängt, die sich hier durch Kontraktion des *oberen Schlundschnürers* wulstartig *vorbuckelt* (*Passavant-Ringwulst* **B2**); *die oberen Luftwege sind vom Speiseweg abgetrennt* **C.** (Bei Lähmung des Gaumensegels, z.B. nach Diphtherie, tritt Speisebrei in die Nase.) – Mit der Kontraktion des *Mundbodens* **AB3** werden unter Beihilfe der Mm. mylohyoidei, digastrici (s. S. 178) und thyrohyoidei **AB4** das *Zungenbein* und der *Kehlkopf* sichtbar und tastbar *gehoben,* der Kehlkopfeingang nähert sich dem *Kehldeckel* **AB5.** Dieser wird durch den Zungengrund unter Beihilfe der Mm. aryepiglottici *gesenkt* **B5,** der Kehlkopfeingang (unvollständig) verschlossen. Gleichzeitig treten Verschluß der Stimmritze und Atemstillstand ein; *die unteren Luftwege sind vom Speiseweg getrennt* **C.**

Transport des Bissens durch Pharynx und Oesophagus (Pfeil in **B**): Der spaltförmige *Pharynx* wird bei der Hebung des Kehlkopfes nach vorne oben *entfaltet.* Nun drängt die *Zunge* wie ein Stempel, gezogen von M. styloglossus und M. hyoglossus (s. S. 194), den Bissen über die Rachenenge in den Pharynx. Der Bissen gleitet großenteils durch die Recessus piriformes, (s. S. 204), z. T. auch über den Kehldeckel. Durch *Verkürzung der Rachenwand* (unterer Schlundschnürer!) und Kontraktion der Schlundschnürer oberhalb des Bissens wird dieser durch den erweiterten Oesophagus bis zur Cardia gespritzt. Auch durch fortlaufende ringförmige Muskelkontraktion *(Peristaltik)* kann der Bissen in den Magen befördert werden, – bei entsprechender Körperhaltung gegen die Schwerkraft.

Flüssigkeiten gelangen in einer rinnenförmigen Abflachung der Zunge rachenwärts, sie werden bei aufrechter Körperhaltung durch rasche *Kontraktion des Mundbodens* – wobei die wieder kontrahierte *Zunge* wie ein Spritzenstempel wirkt – in den Mageneingang gespritzt.

Innervation: Der Schluckreflex ist auch im Schlaf erhalten, die Afferenzen und Efferenzen laufen über mehrere Gehirnnerven (s. Bd. 3); der Schluckreflex ist dadurch gut gesichert. Die Koordination der Afferenzen und Efferenzen geschieht im Schluckzentrum der Medulla oblongata des Gehirns.

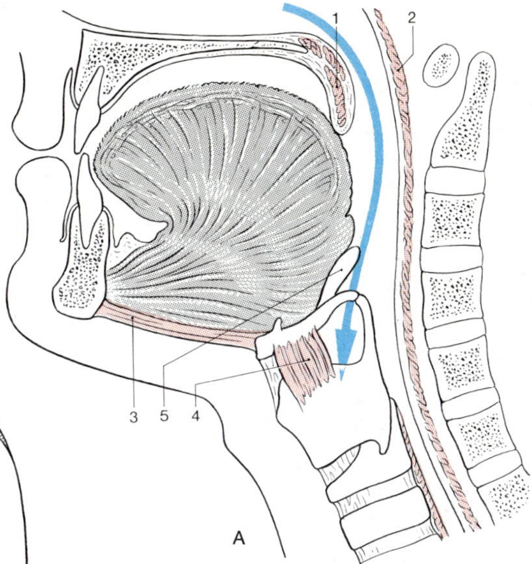

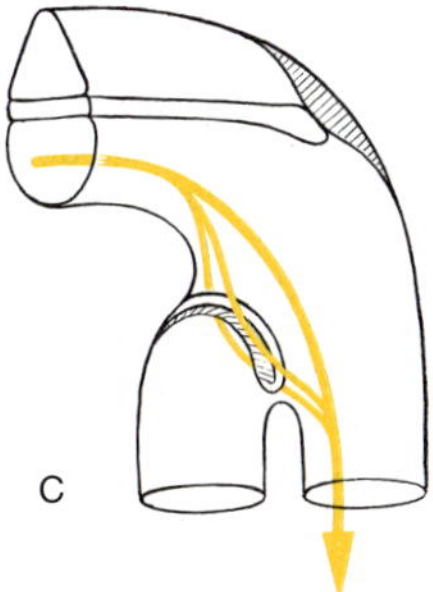

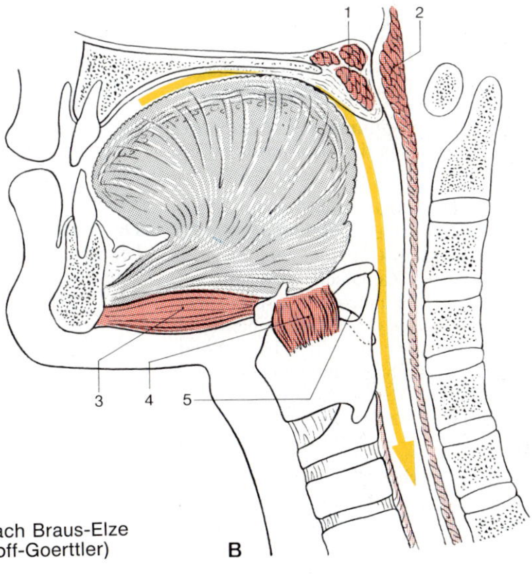

Schluckakt (nach Braus-Elze
und Benninghoff-Goerttler)

Speiseröhre

Die **Speiseröhre,** *Oesophagus,* dient dem Transport des Bissens in den Magen. Sie ist beim Erwachsenen etwa 25–30 cm lang, die Entfernung von den Schneidezähnen bis zum Übergang des Oesophagus in den Magenmund beträgt beim Erwachsenen etwa 40 cm.

Die Speiseröhre hat *3 Engen* **ABI–III.** Die obere Enge, *Ösophagusmund* **ABI,** liegt in Höhe des Ringknorpels **A1.** Sie hat Verschlußfunktion und ist die engste Stelle (∅ etwa 14 mm). Im Schluckakt erschlafft der Verschluß 0,5–1 s lang. Eine dünne Stelle in der Hinterwand des Pharynx nahe dem Ösophagusmund kann Anlaß für Ausstülpungen der Ösophaguswand, *Pulsionsdivertikel,* sein. Die mittlere Enge, *Aortenenge* **ABII,** entsteht durch die Kreuzung mit dem Aortenbogen. Der Oesophagus verläuft hinter der Bifurcatio tracheae **A2** abwärts. Narben infolge von Entzündungen der Hilumlymphknoten können die Ösophaguswand gegen das Hilum ziehen, *Traktionsdivertikel.* Die untere Ösophagusenge, *Zwerchfellenge* **ABIII,** liegt im Hiatus oesophageus des Zwerchfells, sie entsteht im Zusammenhang mit einem komplizierten Verschlußmechanismus der unteren 2–5 cm des Oesophagus. Dieser erschlafft beim Schluckakt.

Die **Wandschichtung** des Oesophagus gleicht der des übrigen Darmrohres, vgl. S. 220.

Die **Schleimhaut** trägt mehrschichtiges unverhorntes Plattenepithel **C3.** Schleimdrüsen, *Glandulae oesophageae,* deren geringe Zahl nach unten zunimmt, liegen in der Submucosa. Die starke *Muscularis mucosae* **C4** hat schraubenförmige Muskelzüge. Sie rafft beim nichtentfalteten Oesophagus die Schleimhaut in Längsfalten (Reservefalten). Die *Submucosa* **C5** paßt sich diesen Veränderungen an.

Die **Muskelschicht C6** besteht im oberen Drittel aus quergestreifter, aber vegetativ innervierter Muskulatur, im mittleren Drittel wird diese allmählich durch glatte Muskulatur ersetzt, das untere Drittel hat glatte Muskulatur. Die Muskelzüge entspringen z. T. von der dorsalen Fläche des Ringknorpels, z. T. schließen sie an den unteren Schlundschnürer an.

Der Oesophagus steht, wie die Trachea, unter einer *Längsspannung.* Dadurch wird der Verlauf des Rohres stabilisiert und der Durchtritt des Nahrungsbreies beim Schlucken begünstigt. Die Spannung hilft beim Verschluß des unteren Ösophagusabschnittes. Dieser ist am Übergang zum Magenmund in der Längsachse verdreht, durch die Längsspannung entsteht ein *Dehnverschluß* (Wringverschluß). Dieser unterstützt den *„funktionellen Kardiasphinkter“,* die Sphinkterwirkung, die der intraabdominale Druck auf den abdominalen Ösophagusstiel ausübt. Die Dehnung wird aufrechterhalten durch eine Bindegewebsplatte, die sich zwischen Oesophagus und Zwerchfellöffnung ausspannt (*„Membrana phrenico-oesophagea“,* Laimersche Membran). Sie ist gleichzeitig die Stelle, durch die krankhafterweise Brüche *(Paraösophagealhernien)* in den Brustraum treten können. Zum unteren Ösophagusverschluß trägt ferner ein Venenpolster der Schleimhaut bei. Da diese Venen eine portokavale Verbindung (zwischen Pfortader, *V. portae,* und oberer Hohlvene, *V. cava superior*) herstellen, können sie bei Verengung des Pfortaderabflusses varikös anschwellen und bluten (s. S. 250).

Die bindegewebige **Adventitia C7** enthält glatte Muskelzellen, die in Bündeln zum linken Hauptbronchus und zur linken Pleura mediastinalis ziehen können.

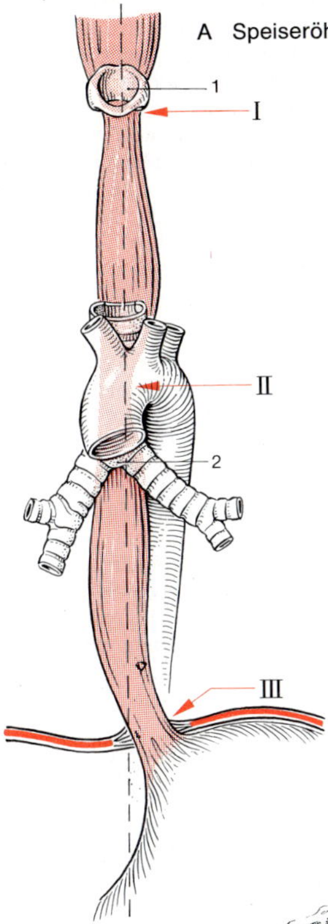

A Speiseröhre, Nachbarorgane

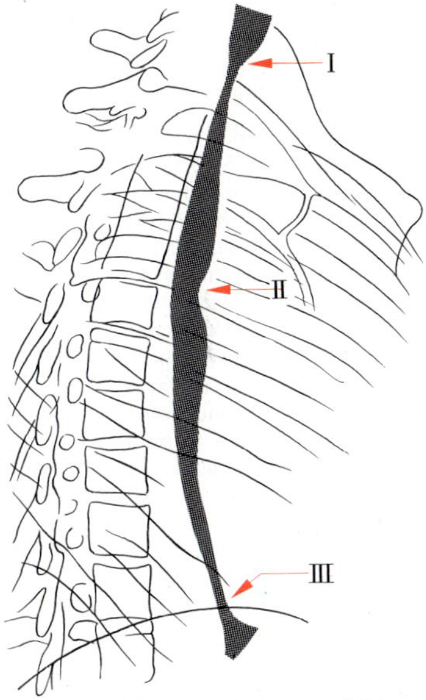

B Speiseröhre im Röntgenbild

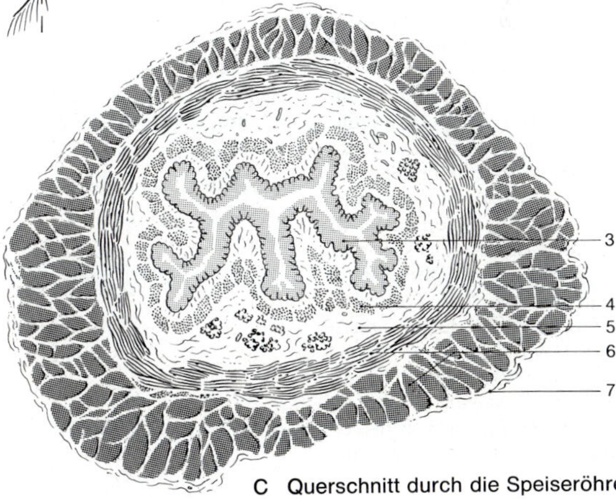

C Querschnitt durch die Speiseröhre

Speiseröhre und hinteres Mediastinum

Die **Speiseröhre,** *Oesophagus,* beginnt in Fortsetzung des unteren Pharynxendes in Höhe von 6. Halswirbel und Ringknorpel *(= obere Ösophagusenge)* und endigt beim Übergang in die Cardia des Magens kurz unterhalb des Zwerchfells in Höhe des 10.–12. Brustwirbels. Man unterscheidet 3 Abschnitte des Oesophagus.

Der kurze **Halsteil,** *Pars cervicalis* **1,** liegt hinter der Luftröhre, mit dieser durch Bindegewebe verbunden, und vor der Wirbelsäule links von der Medianebene im Bindegewebsraum zwischen mittlerem und tiefem Blatt der Halsfaszie. Die Schilddrüse **2** reicht beiderseits bis zu den Seitenrändern des Oesophagus, in der Rinne zwischen Oesophagus und Trachea ziehen die Nn. laryngei recurrentes **3** zum Kehlkopf nach oben; der linke schlingt sich um den Aortenbogen **4,** der rechte um den Truncus brachiocephalicus. Die A. thyroidea inferior **5** tritt seitlich vom Oesophagus, an den sie Äste abgibt, zur Schilddrüse **2**.

Der Oesophagus gelangt nach Eintritt in die obere Thoraxapertur mit seinem **Brustteil,** *Pars thoracica* **6,** in das hintere Mediastinum. Er tritt zunächst zwischen Bifurcatio tracheae **7** oder linken Stammbronchus und Aorta descendens *(mittlere Ösophagusenge* **6**), von der er ebenfalls Äste erhält. Danach entfernt er sich von der Wirbelsäule, verläuft in einem gestreckten Bogen nach rechts hinter dem linken Vorhof des Herzens (s. Röntgenbild S. 209) abwärts, erreicht eine kurze Strecke die Pleura mediastinalis der rechten Seite und tritt durch eine Öffnung des Zwerchfells, den Hiatus oesophageus **8,** während die Aorta descendens sich zwischen Oesophagus und Wirbelsäule schiebt (Kreuzung mit dem Oesophagus). Beim Zwerchfelldurchtritt *(untere Ösophagusenge)* wird der Oesophagus von Nerven, vom vorderen **9** und vom hinteren **10** Truncus vagalis, begleitet, die in Fortsetzung des Plexus pharyngeus den Plexus oesophageus bilden und aus den beiden Nn. vagi hervorgehen. (An der Innervation des oberen und mittleren Schlundschnürers ist dagegen der N. glossopharyngeus beteiligt.) Der Oesophagus entfernt sich bei der Inspiration im unteren Brustteil bis 7 cm von der Wirbelsäule. Der Oesophagus ist im Hiatus oesophageus durch eine ringförmige elastische Platte befestigt, bleibt aber in der Längsachse beweglich. Auf die Pars thoracica des Oesophagus wirkt der Zug der Lungen.

Der **Bauchteil,** *Pars abdominalis* **11,** mißt 1–3 cm, er geht in die Cardia des Magens **12** über. Auf die Pars abdominalis wirkt der intraabdominelle Druck im Sinn eines „funktionellen Kardiasphinkters."

13 Fascia pharyngobasilaris, **14** oberer, **15** mittlerer, **16** unterer Schlundschnürer, **17** linke A. carotis communis, **18** linke A. subclavia, **19** Milz, **20** Pancreas, **21** Ganglion cervicale superius des Sympathicus, **22** N. accessorius, **23** V. jugularis interna, **24** rechte A. carotis communis, **25** M. sternocleidomastoideus, **26** rechte A. subclavia, **27** rechte Lunge.

Altersunterschiede. Der Oesophagus des Neugeborenen ist relativ länger als der des Erwachsenen, er beginnt in Höhe des 3.–4. Halswirbels (niedriger Pharynx!). Die Entfernung Schneidezähne – Magenmund (Cardia) ändert sich in der Entwicklung folgendermaßen (nach *Bischoff*):

Alter:	*cm:*
1 Monat	16,3
2 Jahre	22,5
9 Jahre	32,9
12 Jahre	34,2

Beim Erwachsenen beträgt sie 40 cm

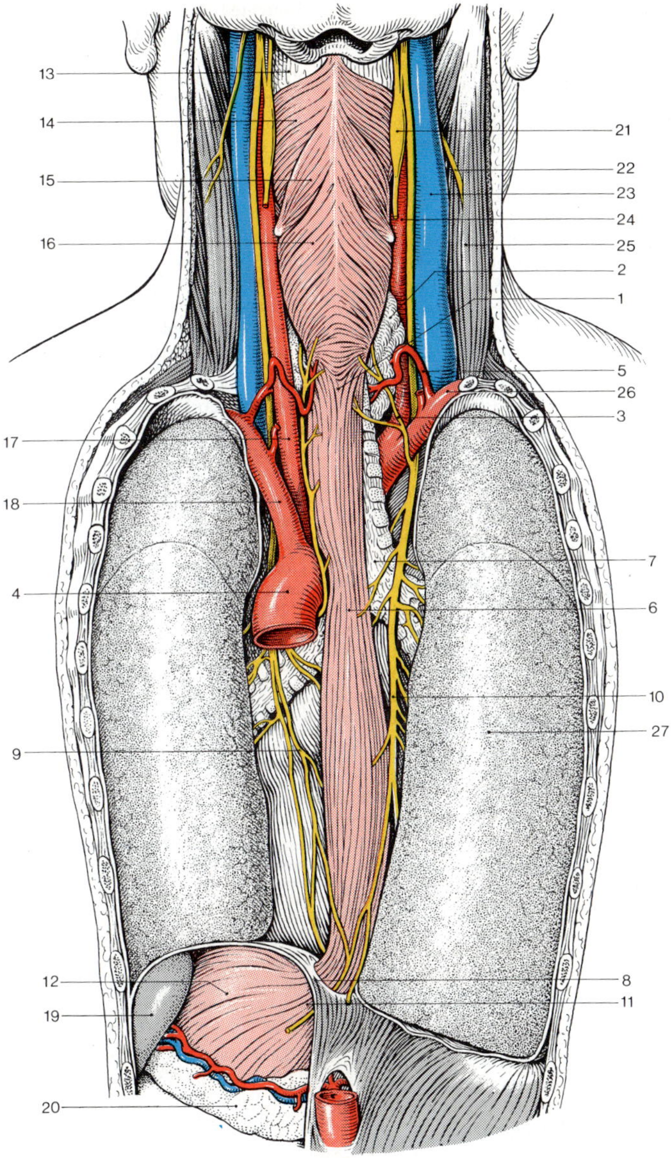

Speiseröhre in situ von dorsal (nach Rauber-Kopsch)

Magen

Im **Magen,** *Ventriculus (Gaster),* werden die Nahrungsbissen durch den Magensaft chemisch zerkleinert, Speisebrei entsteht. Der Magensaft enthält eiweißverdauende Enzyme, Salzsäure und Schleim. Der Speisebrei wird im Magen bewegt und in Zeitabständen abtransportiert.

Der **Magen** setzt mit der *Pars cardiaca* (kurz: Cardia) **A1** die Mündung des Oesophagus **A2** fort. Links von der Cardia erhebt sich kuppelförmig der *Fundus* **A3** des Magens, zwischen Fundus und Oesophagus liegt die *Incisura cardiaca* **A4** (von innen *„Plica cardiaca“*). Es folgt als Hauptteil der *Magenkörper, Corpus gastricus* **A5.** Er geht in die *Pars pylorica* **A6** über, die nach einer Erweiterung, *Antrum pyloricum,* mit dem Magenpförtner, *Pylorus* **A7,** endet. Der Magen hat eine vordere und hintere Fläche. Der obere Rand, die *Curvatura gastrica minor* **A8,** ist im unteren Drittel eingeknickt, *Incisura angularis* **A9** (innen *„Plica angularis“,* Grenze zwischen Corpus und Pars pylorica). Der untere Rand, *Curvatura gastrica major* **A10,** hat dieser Stelle gegenüber die stärkste Aussackung **A11.** Diese *Grundform* des Magens wird von mehreren Faktoren beeinflußt, von Körperlage, Magenfüllung, Muskeltonus und Einfluß der Nachbarorgane. Der Magen faßt etwa 1200 bis 1600 ml.

Das *Schleimhautrelief* zeigt an der kleinen Kurvatur einige längs verlaufende Falten (*„Magenstraße“* **B12**), im übrigen schräg- und querverlaufende Schleimhautfalten (Reservefalten), die auch Schleimhautnischen umgrenzen (*„Digestionskammern“,* in denen grobe Nahrungstücke festgehalten werden können).

Bauchfell

Die Verschieblichkeit der Organe gegeneinander wird im Peritonealraum durch einen Serosaüberzug (vgl. S. 22), das Bauchfell, ermöglicht. Als Schmiermittel dienen etwa 50 ml Flüssigkeit.

Bauchfell, Peritoneum. Man unterscheidet ein viszerales **C13,** die Eingeweide überkleidendes, und ein parietales **C14,** die Bauchhöhlenwand auskleidendes Blatt des Bauchfells, *Peritoneum viscerale* und *Peritoneum parietale.* Beide hängen kontinuierlich zusammen und bilden den geschlossenen Peritonealsack, der einen kapillären Spalt einschließt. Die Verbindungen zwischen viszeralem und parietalem Peritonealblatt sind bei Organen, die nahezu vollständig von Peritoneum bekleidet werden („intraperitoneale Lage“), dünne „Bauchfellduplikaturen“, Gewebsplatten, die Gefäße und Nerven zum Organ führen.

Beim Magen **C15** werden sie Bänder genannt. Von der großen Kurvatur zieht das *Lig. gastrocolicum* zum Colon transversum, in seiner linken Fortsetzung das *Lig. gastrolienale (gastrosplenicum)* **C16** zur Milz **C17** (Fortsetzung zur Rumpfwand: *Lig. phrenicolienale* **C18**), von der kleinen Kurvatur das *Lig. hepatogastricum* **C19** (Fortsetzung nach unten: *Lig. hepatoduodenale,* s. S. 238) zur Leber **C20.**

Feinbau. Das Peritonealepithel („Mesothel“ wegen seiner Herkunft aus dem embryonalen Mesoderm) ist niedrig einschichtig und trägt einen Bürstensaum (Mikrovilli), ein Zeichen starker Resorptionstätigkeit. Das subseröse Bindegewebe ist teils lockere Verschiebeschicht, so in den Mesenterien, teils verbindet es die Serosa straff mit den anliegenden Organen, so im Peritoneum parietale oder über der Leber. Nur das parietale Peritoneum wird sensibel innerviert. Flüssigkeiten, auch kleine Partikel (im Experiment Tuschekörnchen), Gifte von Krankheitserregern gelangen in wenigen Minuten in die Lymphbahnen des subserösen Bindegewebes. Das Peritoneum reagiert heftig bei Entzündungen, es scheidet dabei eiweißhaltige Peritonealflüssigkeit ab, Verklebungen und Verwachsungen entstehen.

C21 V. cava inferior, **C22** Pars abdominalis aortae, **C23** Pancreas, **C24** Niere, **C25** Bursa omentalis, ein Verschiebespalt für den Magen.

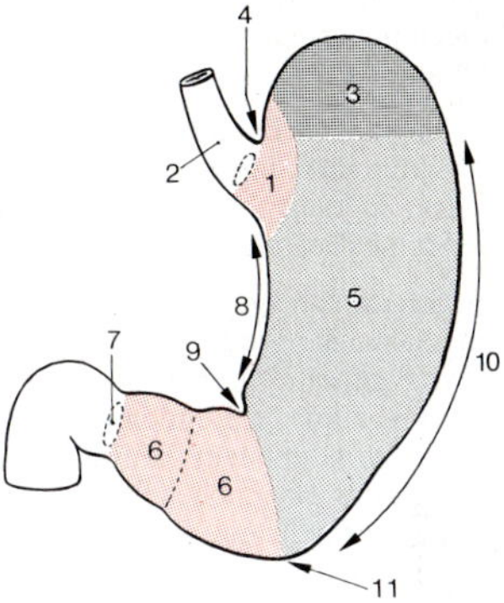

A Magen, Bezeichnung der Teile

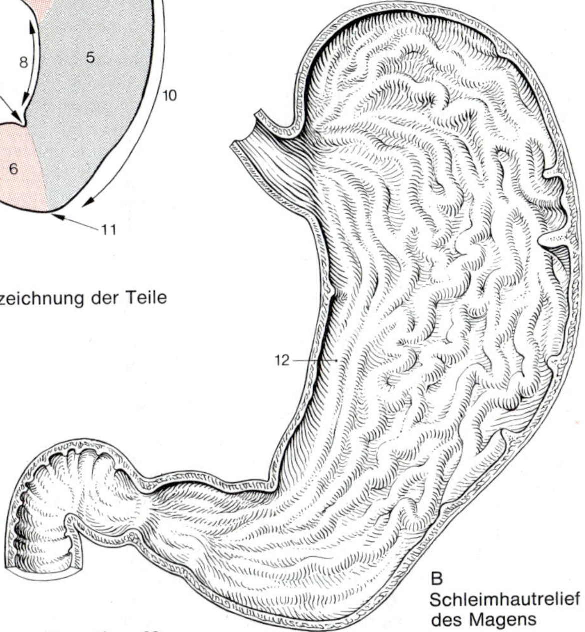

B
Schleimhautrelief
des Magens

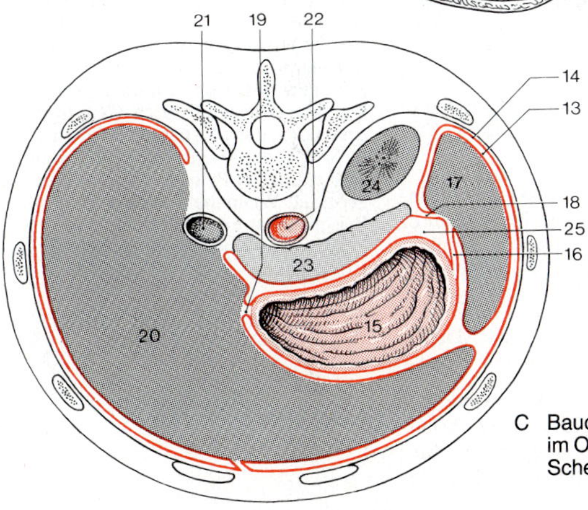

C Bauchfellverhältnisse
im Oberbauch, Querschnitt.
Schema

Muskelschicht des Magens

Die **Muskelschicht**, *Tunica muscularis,* ist der Motor des Magens. Sie wird aus Bündeln glatter Muskulatur aufgebaut, die, wie in allen Darmabschnitten, eine *innere Ring-***AB1** und *äußere Längsmuskelschicht* **A2, 3** bilden. Beim Magen kommt eine 3., innerste Muskelschicht hinzu, die *Fibrae obliquae* **B4**. Sie ziehen von der Incisura cardiaca bis zur Grenze **B5** zwischen Corpus und Pars pylorica; diese und die kleine Kurvatur bleiben frei von ihnen. Die starke Ringmuskelschicht bildet in der *Pars pylorica* den Verschluß, zwei zirkuläre, oben durch Längsmuskelzüge verbundene Schlingen. Die Längsmuskelschicht reguliert die Längsausdehnung des Magens, ihre Muskelzüge verlaufen z. T. entlang der großen Kurvatur **A3** von der Cardia bis zum Pylorus. An der kleinen Kurvatur **A2** und an der Vorder- und Hinterwand endigen sie teilweise in Höhe der Incisura angularis **AB5**. Jenseits von ihr beginnen neue Längsmuskelzüge **B6**, die sich über die Pars pylorica des Magens in die Wand des Duodenum fortsetzen. Die Incisura angularis gilt deshalb als Grenze zwischen zwei Magenabschnitten, einem oberen, mehr der Verdauung, und einem unteren, der Entleerung dienenden Teil. Zwischen Ring- und Längsmuskelschicht liegt der nervöse vegetative *Plexus myentericus* (Auerbach-Plexus) zur Versorgung der Muskulatur, in der Submucosa dagegen der *Plexus submucosus (Meissner-Plexus),* der Muscularis mucosae und Drüsen innerviert, (*„intramurales Nervensystem“*, s. Bd. 3).

Bei **leerem Magen** ist dessen Lumen röhrenförmig verengt. Im Fundus, der unter dem Zwerchfell leicht entfaltet ist, liegt die *„Magenblase“* **CDE7,** – verschluckte Luft, die sich röntgenologisch darstellt.

Man kann 3 Haupttypen des Magens unterscheiden:

Der **Hakenmagen C** kommt am häufigsten vor. Die beiden Kurvaturen verlaufen annähernd parallel abwärts und biegen dann nach rechts oben um. Die Hakenform wird hauptsächlich bei Untersuchungen in vertikaler Körperhaltung beobachtet.

Der **Langmagen D,** häufiger bei Frauen als bei Männern, hat eine spitzwinkelige Incisura angularis. Er reicht bis zum 4. Lendenwirbel oder tiefer.

Beim **Stierhornmagen E** fehlt die Incisura angularis, die große Kurvatur ist ventralwärts gerichtet, er liegt hoch und reicht bis zum 2. Lendenwirbel. Die Stierhornform entsteht häufig bei Anspannung der Bauchdecken, im Liegen oder bei vermehrtem Raumbedarf der Bauchorgane unterhalb des Magens.

Bei geringer Magenfüllung mit *Röntgenkontrastbrei* treten die *Schleimhautfalten* **F** hervor, sie sind bei Schleimhautentzündung (Gastritis) vergröbert, Schleimhautdefekte (Magenulkus) und Tumoren werden sichtbar. **CDE8** Bulbus duodeni (s. S. 218) **CDE9** Pars pylorica.

Magenmotorik. Bei der Füllung des Magens, die schichtweise erfolgt, wird der Mageninhalt vom Magen umschlossen, ohne daß eine Zunahme der Wandspannung entsteht, der Druck im Magen gleicht dem im übrigen Peritonealraum. Kontraktionen im oberen Teil des Magens schieben schleimhautnahe Schichten des Speisebreis beiseite und bringen tiefere Schichten in Berührung mit der Magenschleimhaut – *Mischbewegung.* Peristaltische Wellen **G** entstehen beim gefüllten Magen etwa alle 3 Minuten, sie laufen in etwa 20 Sekunden von der Fundusgegend zum Pylorus. Die *Magenentleerung* wird durch die Druckverhältnisse zwischen Magen und Duodenum beeinflußt. Der Vorgang wird durch *Gewebshormone* gesteuert, die in „basalgekörnten Zellen“ (s. S. 216) der Magen- und Duodenaldrüsen entstehen. Der Pylorus ist in der Regel leicht geöffnet. Wenn die peristaltische Welle den Pyloruskanal erreicht, kommt es erst vollends zum Pylorusschluß, danach wieder zur Erschlaffung.

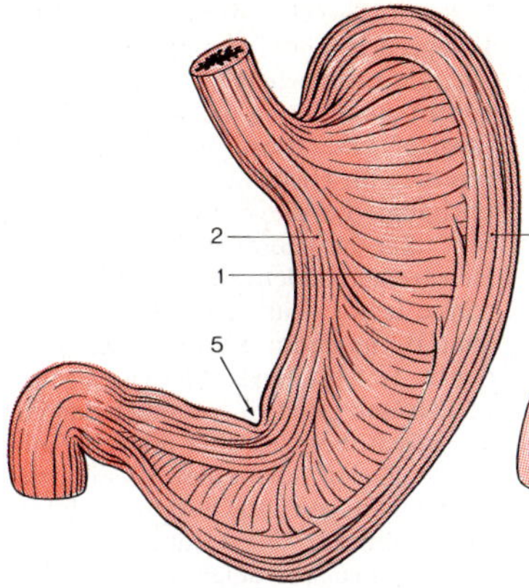

A Magen, Längs- und Ringmuskulatur

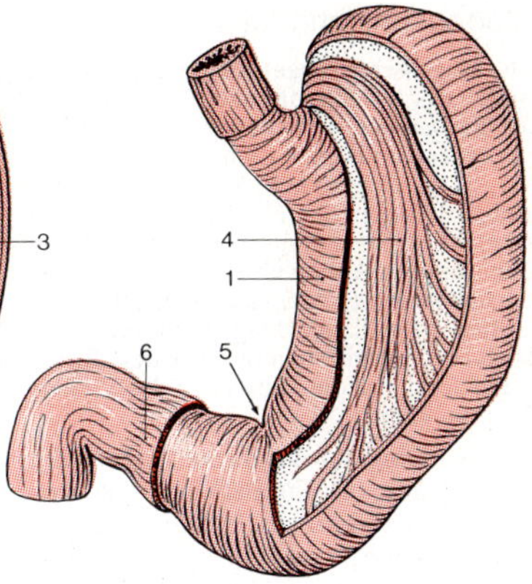

B Schrägmuskulatur

Röntgenbilder des Magens

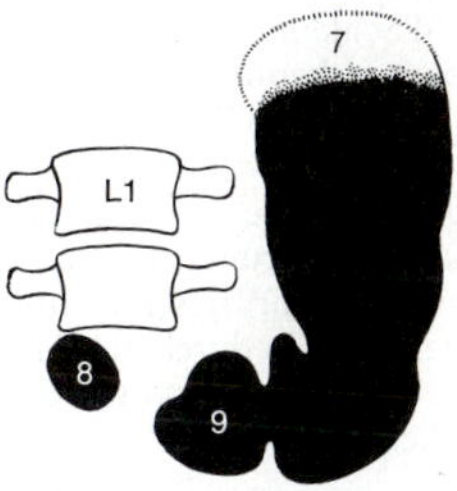

C „Hakenmagen"

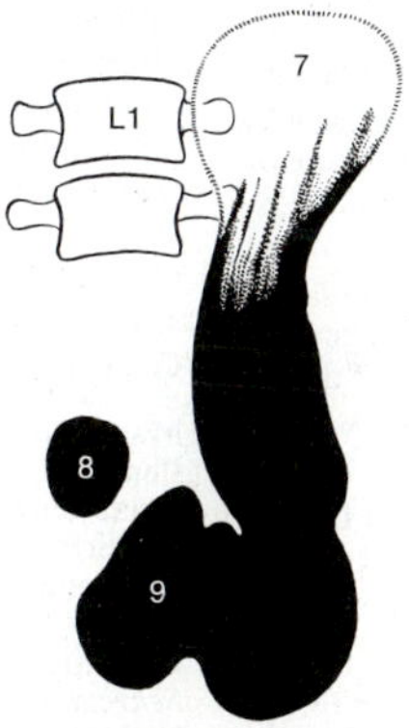

D „Langmagen" (atonisch)

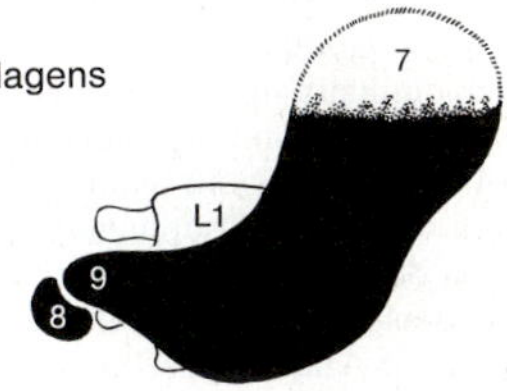

E „Stierhornmagen"

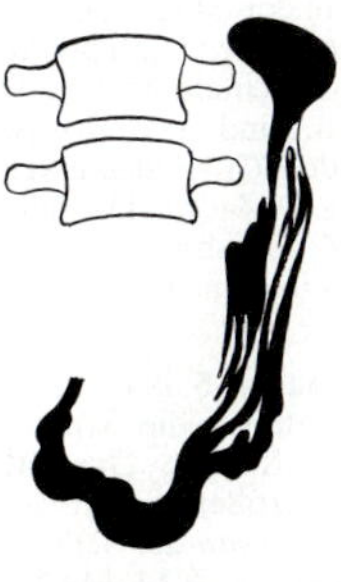

F Schleimhautrelief

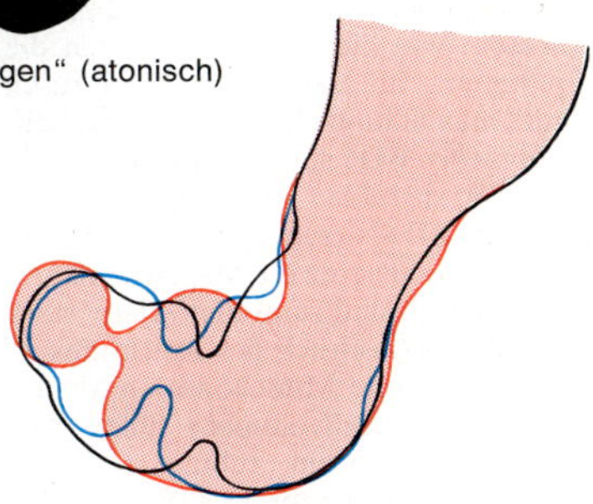

G Magenmotorik (nach Braus-Elze)

Magenschleimhaut

Die **Magenschleimhaut A1,** *Tunica mucosa,* bildet das eiweißspaltende Enzym Pepsin; als Pepsinogen wird es von Drüsenzellen abgegeben und von der Magensalzsäure (pH 1,5–2) zu Pepsin aktiviert. Die Bindegewebsstrukturen der Nahrung werden zerstört, Muskelfasern und Fett freigesetzt für den weiteren Abbau im Dünndarm. Ferner entstehen in der Magenschleimhaut Wirkstoffe, die z.T. die Magensekretion, z.T. auch die Motorik steuern sowie der „Intrinsic factor", der die Aufnahme des Vitamin B_{12} ermöglicht.

Die **Schleimhautoberfläche** zeigt außer *Magenfalten* (Grobrelief) noch zahlreiche millimetergroße Felder, *Areae gastricae* (Feinrelief) und, mit der Lupe sichtbar, punkt- und schlitzförmige Grübchen, *Foveolae gastricae* **BD2.** In jedes Grübchen münden mehrere Magendrüsen, *Glandulae gastricae* **B3.** Magenschleimhaut und Grübchen tragen einschichtiges hohes Epithel **D4,** das sich am Mageneingang mit scharfer Grenze gegen das blasse Ösophagusepithel absetzt (mit dem Gastroskop sichtbar). Die Epithelien produzieren Schleim, der das Epithel vor Andauung schützt. Mit dem Tod erlischt der Schutz, die Schleimhaut wird angedaut. Das Schleimhautbindegewebe wird von den tubulären Drüsen durchsetzt, die bis zur *Muscularis mucosae* **A5** reichen.

Die **Magendrüsen in Fundus und Corpus** sind gestreckt, dicht gepackt und enthalten 3 Zellarten. Im Drüsenhals liegen hauptsächlich *Nebenzellen* **BD6.** Sie bilden einen neutralen Schleim und zeigen Mitosen, von hier aus regenerieren die Epithelien. Im Mittelstück der Drüsen findet man Hauptzellen und Belegzellen. *Hauptzellen* **BD7** sind basophil (Ergastoplasma!), sie bilden Pepsinogen. Die *Belegzellen* **BD8** sitzen häufig den Tubuli auf und produzieren die Magensalzsäure. Sie sind groß und rund und relativ stark azidophil – Ausdruck des Reichtums an Membranen und Mitochondrien, die etwa 40% des Zellvolumens füllen. Die Zellen enthalten ein „tubulovesikuläres System", eine Membranreserve, die bei der Salzsäurebildung in das vorher schon tief eingefaltete Plasmalemm eingegliedert wird, wobei Mikrovilli entstehen. Belegzellen sondern apikal unter hohem Energieverbrauch H^+-Ionen (auch Cl^--Ionen) zur Bildung der Magensalzsäure (zugleich basal Bicarbonationen) ab. Rezeptoren für Histamin, Gastrin und Acetylcholin, die die Freisetzung stimulieren, trägt das laterobasale Plasmalemm. Belegzellen bilden außerdem den „Intrinsic factor" zur Resorption von Vitamin B_{12} im Ileum. **Kardiadrüsen:** Die in der ca. 1 cm breiten Kardiaregion gelegenen Drüsen gleichen gestaltlich den Fundusdrüsen, besitzen aber nur schleimbildende Zellen, die eine Alkalibarrière zwischen Magen und Oesophagus bilden. **Pylorusdrüsen:** Die Grübchen **C9** der Pars pylorica sind tiefer als die des übrigen Magens, die Drüsen **C10** stark geschlängelt, sie stehen weiter auseinander als in der Fundusschleimhaut. Die meisten Zellen sind Schleimbildner **C11.** Mit Spezialfärbungen erkennt man einzelne „basalgekörnte Zellen" **C12,** endokrine Zellen (vgl. S. 146). Lymphfollikel im Schleimhautbindegewebe kommen häufig vor. Corpus und Antrum haben unterschiedliches pH, ihre chirurgisch wichtige Grenze läßt sich deshalb durch pH-Farbstoffindikatoren darstellen und mit dem Gastroskop erkennen.

Magensaftsekretion. Man unterscheidet 2 Phasen. Die *nervöse Sekretion,* über den N. vagus vermittelt, wird durch Sinneseindrükke (Schmecken, Riechen, Sehen) und die Vorstellung stimuliert. Sie tritt auch bei leerem Magen ein, unterbleibt aber nach Durchtrennung des N. vagus. Die *gastrische Sekretion,* stimuliert durch die Nahrung, läuft an, wenn Speise in den Magen gelangt. Sie wird endokrin ausgelöst. Die **endokrinen Zellen** der Magenschleimhaut, etwa 1,2% aller Epithelien, sind u.a. zu etwa 30% Histamin bildende *ECL-Zellen* und zu 22% somatostatinerge *D-Zellen.* Die Serotonin bildenden *EC-Zellen* und die Gastrin bildenden *G-Zellen* bleiben im Volumenanteil darunter.

Die **Muscularis mucosae A5** kann durch Drosselung von Blutgefäßen die Schleimhautdurchblutung beeinflussen. Die **Submucosa A13** führt die größeren Blut- und Lymphgefäße und die Nerven der Schleimhaut *(Plexus submucosus).* **A14** Muskelwand des Magens.

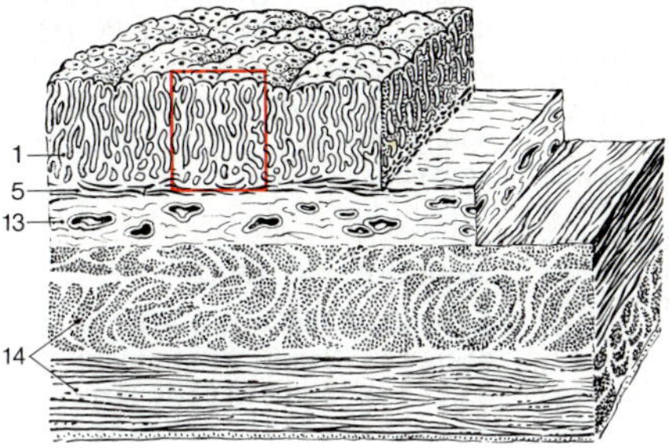

A Schichten der Magenwand

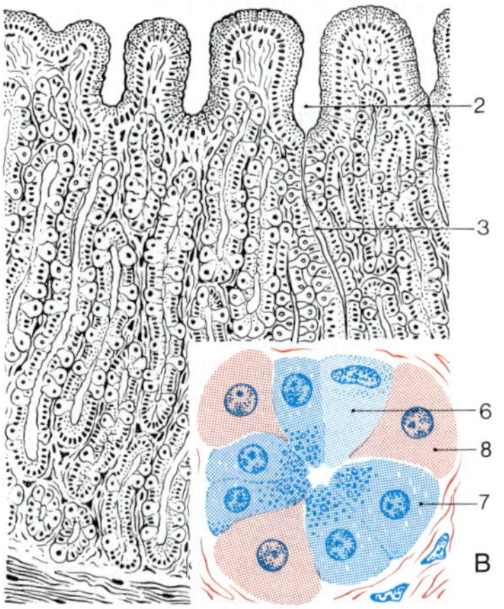

B Schleimhaut des Magenfundus

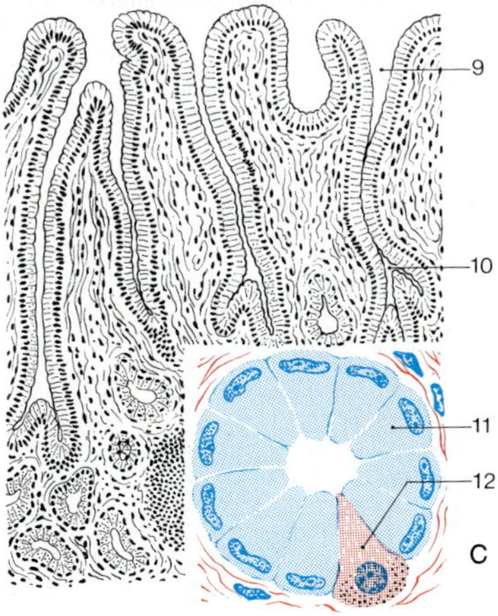

C Schleimhaut der Pars pylorica

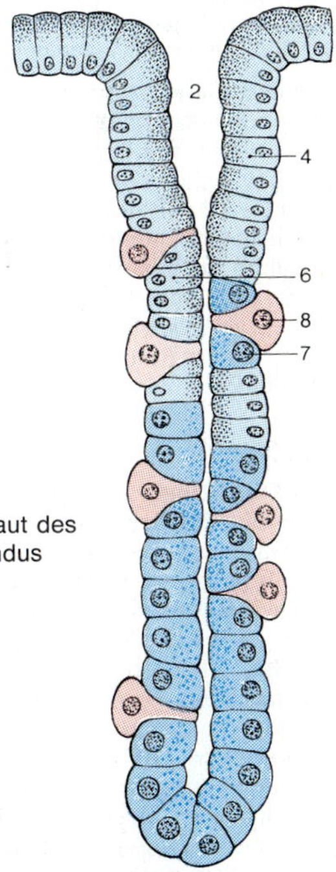

D Magendrüse des Magenfundus

Dünndarm

Im Dünndarm finden *Verdauung* und *Resorption* statt. Verdauung ist der enzymatische Abbau der Nährstoffe in resorbierbare Bestandteile – der Kohlenhydrate zu Monosacchariden, der Eiweiße zu Aminosäuren und der Fette zu Fettsäuren und Glycerin. Wichtigste Enzymquelle ist die Bauchspeicheldrüse. Zur Fettverdauung müssen die Fette durch die Gallensäuren der Galle emulgiert werden. Der Speisebrei wandert in Misch- und Transportbewegungen durch den Dünndarm. Die Darmschleimhaut besitzt resorbierende und schleimbildende Epithelien sowie endokrine Zellen, die die Pankreassekretion, Gallenblasen- und Darmmotorik steuern. Das Schleimhautbindegewebe ist reich an Lymphfollikeln.

Der **Dünndarm** folgt auf den Magen, er ist, je nach Kontraktion der Längsmuskelschicht, 3–4 m lang. Man unterscheidet ohne scharfe Grenze *Duodenum* **A1**, *Jejunum* **A2** und *Ileum* **A3.** Das Duodenum liegt großenteils sekundär retroperitoneal an der hinteren Bauchwand, Jejunum und Ileum dagegen liegen intraperitoneal als bewegliches *„Dünndarmkonvolut“* in dem Raum, den der Dickdarm umrahmt.

Duodenum

Das **Duodenum,** *Zwölffingerdarm,* hat die Form eines den Kopf der Bauchspeicheldrüse umfassenden C. Es liegt größtenteils rechts der Wirbelsäule. Man unterscheidet *Pars superior* **B4** (Höhe 12. Brust- bis 1. Lendenwirbel), *Pars descendens* **B5** (3.–4. Lendenwirbel), *Pars horizontalis* und *Pars ascendens* **B6,** die über die Medianebene zur *Flexura duodenojejunalis* **ABC7** (Höhe 1.–2. Lendenwirbel) ansteigt. (Höhenangaben bei Ausatmung im Liegen.) Die Pars superior ist am Anfang erweitert, *Bulbus duodeni,* sie liegt noch intraperitoneal (Lig. hepatoduodenale s. S. 238). In der Mitte der Pars descendens münden Gallen- und Pankreasgang. Am Übergang vom Duodenum in das Jejunum, *Flexura duodenojejunalis* **ABC7,** wird der Dünndarm wieder intraperitoneal. Hier kommen Bauchfellnischen vor, die *Recessus duodenales superior* **B8** und *inferior* **D9** und die *Recessus retroduodenalis* **D10** und *paraduodenalis* **D11,** in die sich krankhafterweise Dünndarmschlingen als „innere Brüche“ (Hernien) verirren können.

Jejunum und Ileum

Jejunum, *Leerdarm* **A2**, nennt man die oberen ⅖, **Ileum,** *Krummdarm* **A3**, die unteren ⅗ des intraperitonealen Dünndarms. Beide gehen ohne scharfe Grenze ineinander über. Das Dünndarmkonvolut kann bei geöffnetem Bauchraum am Mesenterium bewegt und zur Seite gelegt werden, vgl. **A, C**.

Das **Mesenterium,** *Gekröse,* ist mit seiner Wurzel, *Radix mesenterii* **C12**, an der hinteren Bauchhöhlenwand in einer Linie befestigt, die von der Flexura duodenojejunalis schräg nach rechts abwärts bis zur Mündung des Dünndarms in den Dickdarm reicht. Die Radix mesenterii ist 15–18 cm lang, der Mesenterialansatz am Dünndarm kann über 4 m messen, er legt sich bei Verkürzung des Darmes in Falten („Gekröse“).

Dickdarmabschnitte: Blinddarm **AC13** mit Wurmfortsatz **AC14**, aufsteigender **A15**, querverlaufender **AC16**, absteigender **C17** und S-förmiger **C18** Dickdarm, Enddarm **C19**. Unter dem hochgeschlagenen S-förmigen Teil der Recessus intersigmoideus **E20**.

A Lage von Dünndarm und Dickdarm (Colon)

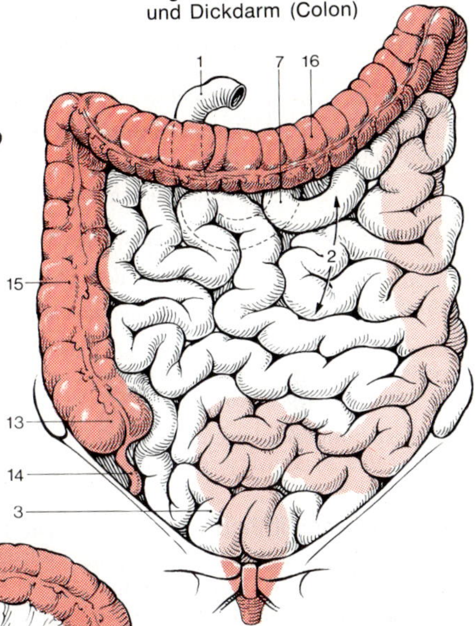

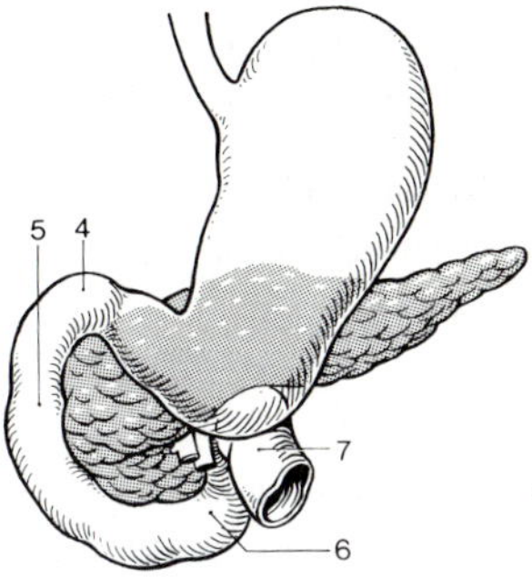

B Lage des Zwölffingerdarmes (Duodenum)

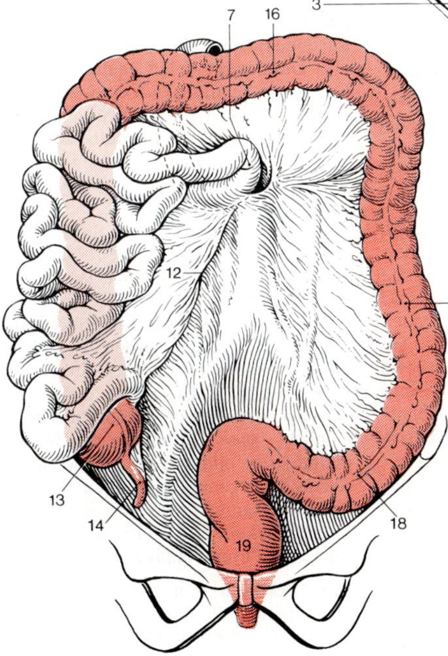

C Dünndarm (Jejunum und Ileum) nach rechts gelegt, querer und absteigender Dickdarm sichtbar

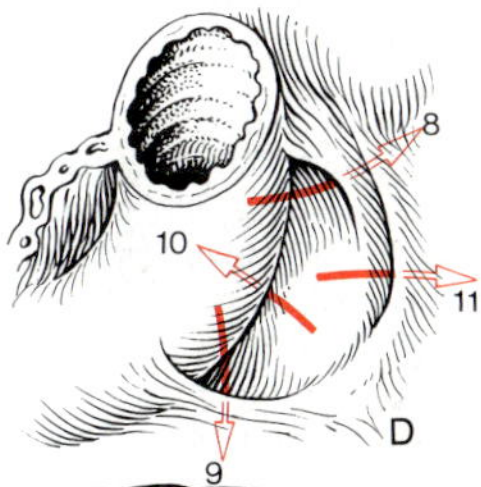

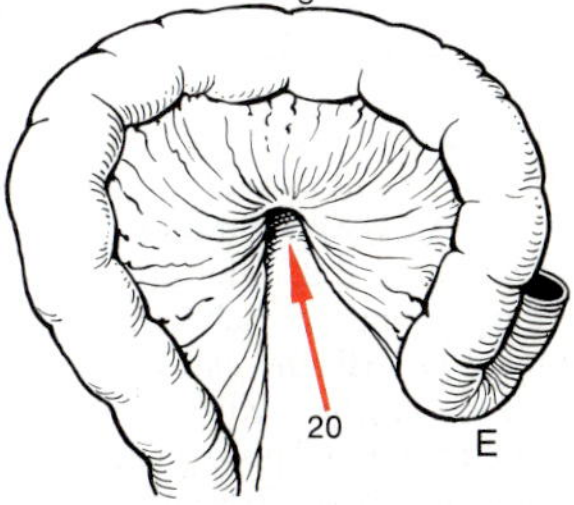

D Recessus duodenalis superior et inferior
E Recessus intersigmoideus

Schichten der Dünndarmwand

Wie der gesamte Rumpfdarm (vgl. Speiseröhre, S. 208, Magen, S. 214), ist auch die Dünndarmwand aus folgenden Schichten aufgebaut.

Tunica mucosa (Schleimhaut)
- *Lamina epithelialis* **A1** (Schleimhautepithelschicht)
- *Lamina propria* **A2** (Scheimhautbindegewebe)
- *Lamina muscularis mucosae* **A(C–F)3** (Schleimhautmuskelschicht)

Tela submucosa **A(C–F)4** (bindegewebige Verschiebeschicht)

Tunica muscularis (Muskelhaut)
- *Stratum circulare* **(AC–F)5** (Ringmuskelschicht)
- *Stratum longitudinale* **A(C–F)6** (Längsmuskelschicht)

Tunica serosa **A7** *mit Tela subserosa* (Bauchfell)
oder: *Tunica adventitia* (bei retro- und extraperitonealer Lage) (Bindegewebsschicht)

Bei intraperitonealer Lage dient das Gekröse (Mesenterium **AB8**) der Blut und Nervenversorgung des Darmes.

Dünndarmschleimhaut

Die starke Vergrößerung der Schleimhautoberfläche durch *Falten, Zotten* und, im elektronenmikroskopischen Bereich, durch *Mikrovilli*, begünstigt Verdauung und Resorption. Falten und Zotten nehmen im unteren Dünndarm an Zahl und Größe ab.

Die ringförmigen **Kerckring-Falten,** *Plicae circulares* **B9,** springen halbkreisförmig etwa 1 cm in das Darmlumen vor. Sie entstehen durch Auffaltung der *Mucosa* und *Submucosa* und verschwinden auch bei Dehnung des Darmes nicht ganz. Sie vergrößern die Darmoberfläche um etwa ⅓. Die **Darmzotten CDE10** sind 0,5–1,2 mm hohe, ca. 0,1 mm dicke blattartige oder fingerförmige Ausstülpungen der *Lamina epithelialis* und *Lamina propria* der Schleimhaut; die Muscularis mucosae **ACDEF3** nimmt nicht an der Zottenbildung teil. Die Zotten, bis 40 pro mm^2, geben der Schleimhaut eine samtartige Oberfläche und vergrößern sie auf das 5–6fache. Zwischen den Zotten münden die 0,2 bis 0,4 mm tiefen **Lieberkühn-Krypten** (Drüsen), *Glandulae intestinales* **CDF11,** die bis zur Muscularis mucosae reichen.

Die drei Dünndarmabschnitte sind durch folgende Besonderheiten charakterisiert. Das **Duodenum C** hat zahlreiche hohe Falten, sie beginnen 3–5 cm jenseits des Pylorus. Es besitzt hohe, häufig blattförmige Zotten **C10,** die Krypten **C11** dagegen sind flach. Nur das Duodenum besitzt **Brunner-Drüsen,** *Glandulae duodenales* **C12,** schleimbildende, verzweigte und aufgeknäuelte Drüsen, die in Paketen in der Submucosa liegen. Das **Jejunum D** hat zahlreiche hohe Falten und Zotten **D10**, doch nehmen sie gegen das Ileum an Zahl und Höhe ab, während die Krypten **D11** tiefer werden. Lymphatische Solitärfollikel treten auf, im ganzen Darm insgesamt Tausende. Im **Ileum E** verschwinden Falten und Zotten **E10** allmählich, das lymphatische Gewebe nimmt zu, es bildet in der dem Mesenterialansatz gegenüberliegenden Seite 20 bis 30 Ansammlungen von je etwa 20 Lymphfollikeln **E13**, *Folliculi lymphatici aggregati,* **Peyer-Plaques.**

Der **Dickdarm F** hat, zum Vergleich, keine Zotten, die Krypten **F11** sind tief, Lymphfollikel **F13** kommen vor (Wurmfortsatz s. S. 104).

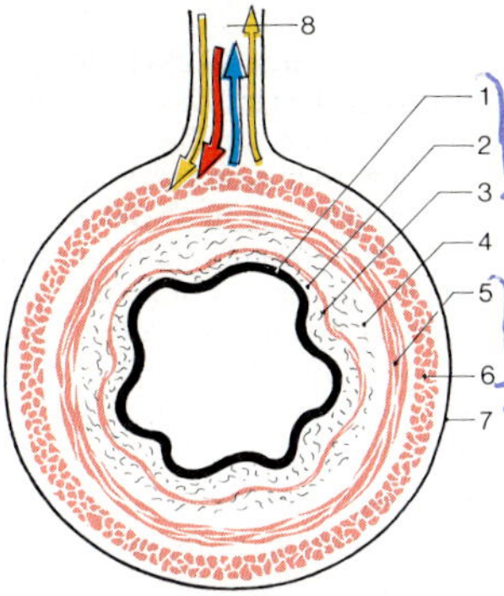

A Querschnitt durch B: Schichten der Darmwand, Schema

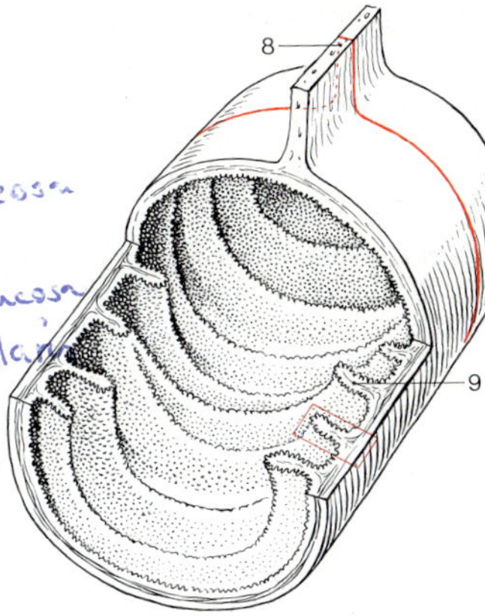

B Oberer Dünndarm (Jejunum) angeschnitten

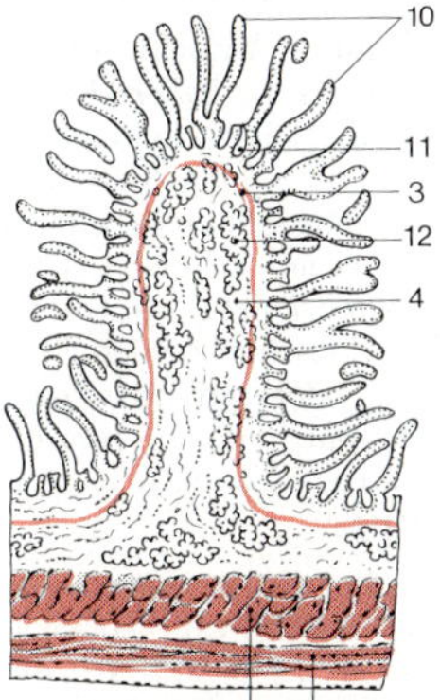

C Duodenum

Übersicht über die Wandschichten der einzelnen Darmabschnitte

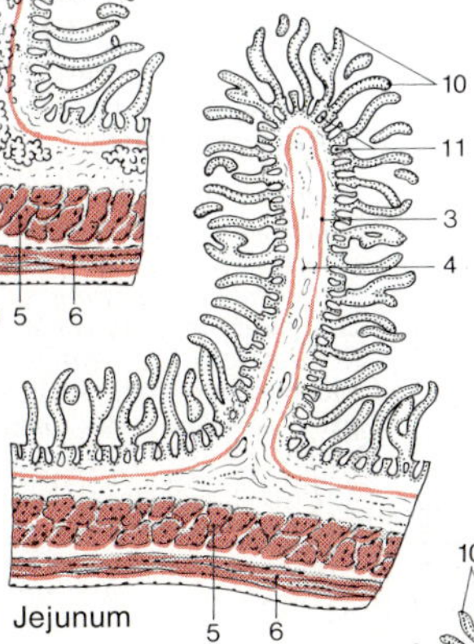

D Jejunum

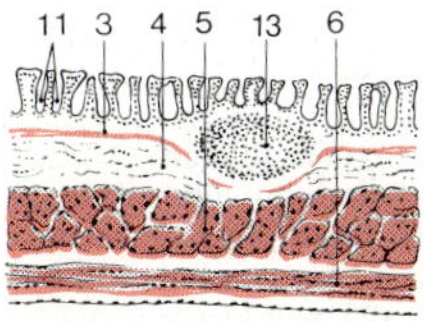

F Colon

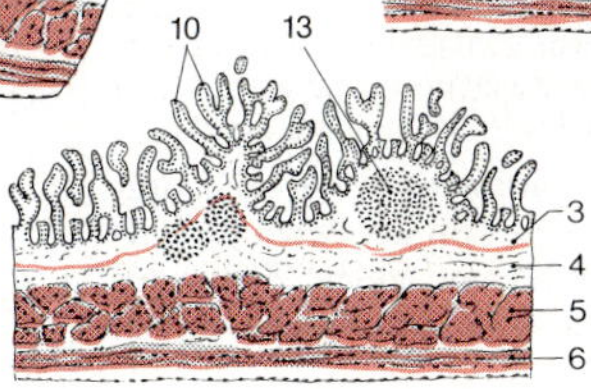

E Ileum

Feinbau von Zotten und Krypten

Zotten **A1** und Krypten **A2** erscheinen im **Querschnitt B** rund oder oval, bei *Zotten* ist der Querschnitt von *Epithel überzogen,* bei *Krypten von Epithel ausgekleidet,* vgl. **CD.**

Das **Schleimhautepithel** ist einschichtig, es besteht aus hochprismatischen Zellen. Man unterscheidet *sezernierende* und *resorbierende* Epithelzellen.

Zu den **sezernierenden Epithelien** gehören: schleimbildende *Becherzellen* **CD3** *(Thekazellen),* die zahlreich in Krypten, häufig auf Zotten vorkommen (der Schleim macht den Darminhalt gleitfähig und schützt damit die Schleimhaut); *Paneth-Körnerzellen* **D4,** die in kleinen Gruppen im Fundus der Krypten auftreten (sie besitzen apikal azidophile Granula, die Lysozym enthalten – ein Enzym, das Bakterienwände auflösen kann); *„basalgekörnte Zellen"* **D5** sind hormonbildende Zellen (gastrointestinale endokrine Zellen, s. S. 172), die – immunhistochemisch nachweisbar – Peptidhormone und/oder Monoamine bilden (Steuerung von Motorik und Sekretion des Verdauungstraktes).

Die **resorbierenden Epithelien CD6** überkleiden hauptsächlich die Zotten. Sie tragen einen *Bürstensaum,* Mikrovilli *(Saumzellen),* als Ausdruck ihrer resorptiven Tätigkeit.

Die **Regeneration** der kurzlebigen und gegen Schädigung empfindlichen Darmepithelien geschieht aus dem Epithel der Krypten. Hier laufen Mitosen **D7** ab, die einen Zellschub nach der Zottenspitze erzeugen, wo die überalterten Epithelien abgestoßen werden und in den Darmsaft gelangen. Die Wanderung einer Zelle aus der Krypte zur Zottenspitze dauert etwa 36 Stunden. Alle 2–4 Tage werden die Epithelien des gesamten Magen-Darm-Traktes erneuert; vermutlich spielen die Enzyme der abgestoßenen Epithelien bei der Verdauung eine Rolle.

Das **Schleimhautbindegewebe** ist hauptsächlich retikuläres Bindegewebe, es enthält Lymphozyten und andere Zellen des *Immunsystems* sowie Arteriolen **C8**, Kapillaren **C9**, Venolen **C10**, Lymphgefäße **C11** und Ausläufer des nervösen Plexus submucosus.

Aus der **Schleimhautmuskelschicht A12** scheren Muskelzellen ins Zottenbindegewebe ein und ziehen zur Basalmembran der Epithelien. Bei Kontraktionen der Muskelzellen (etwa alle 10–15 Sekunden) verkürzen sich die Zotten, ihre Oberfläche wird gefaltet, venöses Blut und Lymphe werden in Gefäße der Submucosa gepreßt – *Zottenpumpe!* Durch Füllung der Gefäße werden die Zotten wieder aufgerichtet.

Die **Submucosa A13** führt außer dem nervösen *Plexus submucosus* weitmaschige Netze größerer *Blut-* und *Lymphgefäße.*

Muskelschicht des Dünndarms

Die **innere Ringmuskelschicht A14** ist stärker entwickelt als die **äußere Längsmuskelschicht A15**. Beide arbeiten antagonistisch derart zusammen, daß Kontraktion der Längsmuskulatur den Darmabschnitt verkürzt und erweitert, Kontraktion der Ringmuskulatur ihn verengt und verlängert. Zwischen beiden Muskelschichten liegt der nervöse *Plexus myentericus (Auerbach)*, der aus Nervenfasern und Nervenzellen besteht. **A16** Peritonealüberzug.

Dünndarmmotorik. Der Darminhalt wird durchmischt und fortbewegt. Durchmischung erfolgt in *Pendelbewegungen* und *Segmentationsbewegungen,* Transport entsteht durch *peristaltische Wellen,* wandernde Kontraktionsringe. *Rollbewegungen* nennt man peristaltistische Wellen, die rasch über große Abschnitte des Dünndarms hinweglaufen.

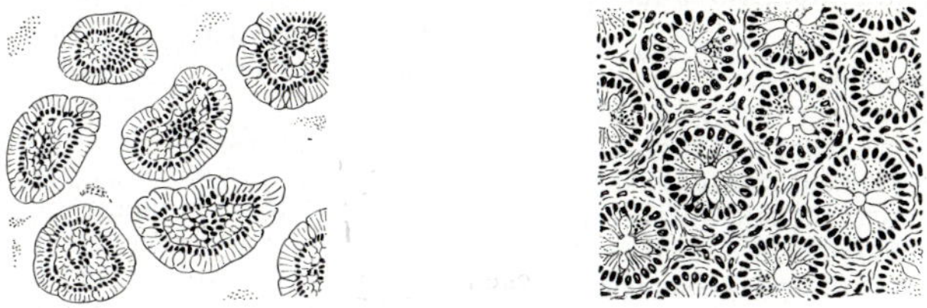

B Querschnitt links durch Zotten, rechts durch Krypten

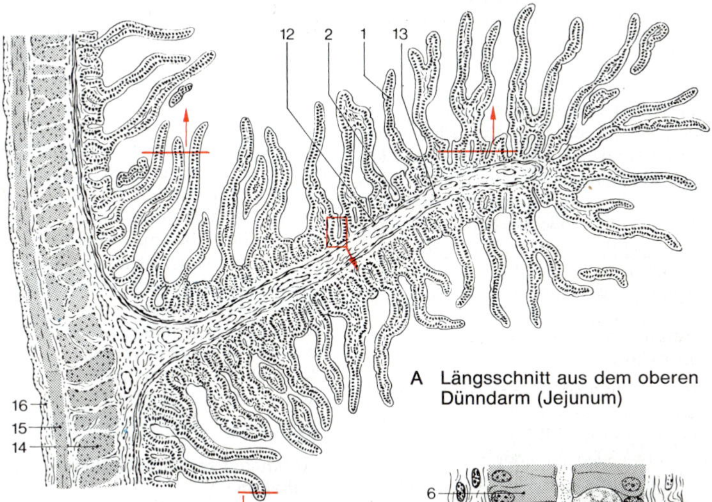

A Längsschnitt aus dem oberen Dünndarm (Jejunum)

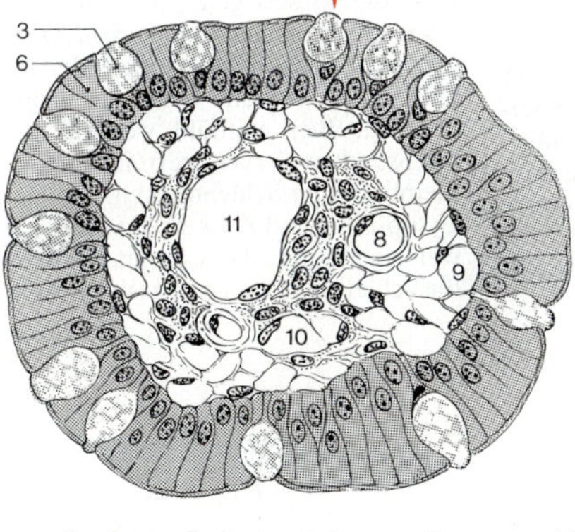

C Querschnitt durch Darmzotte, Ausschnitt aus A

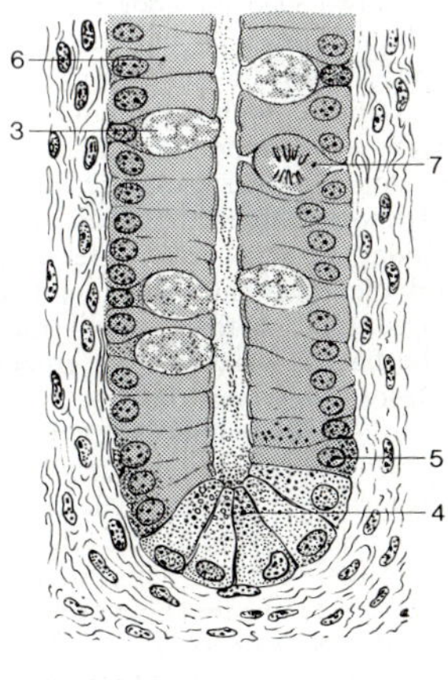

D Längsschnitt durch Darmkrypte, Ausschnitt aus A

Blut- und Lymphgefäße der Zotten

Im Zottenbindegewebe liegt unter dem Epithel ein Netz von *Blutkapillaren,* das von einer oder mehreren *Arterien* gespeist wird, die ungeteilt bis zur Zottenspitze verlaufen. Eine zentrale *Vene* führt das Blut zurück, in der Zottenspitze liegen *arteriovenöse Kurzschlüsse.* Mit dem Blut gelangt das meiste der von den Epithelien resorbierten Stoffe, Aminosäuren und Zucker sowie freie Fettsäuren und freies Glycerin, über die Pfortader zur Leber. Die *Endothelien* **B1** der Blutkapillaren sind *gefenstert.* Innerhalb dieses Gefäßmantels liegt ein Lymphsinus (gelb), das *„zentrale Chylusgefäß"* (Chylus = Lymphe des Darmes). Mit der Lymphe werden die in der Schleimhaut bereits wieder synthetisierten Fette (Triglyceride) über den Ductus thoracicus ins Blut geleitet. Auch ganze Fetttröpfchen unter 0,5 µm Größe, die bei der Emulgierung von Fetten im Darm entstehen, können durch die Epithelien in die Lymphgefäße gelangen.

Feinbau der resorbierenden Epithelien

Die resorbierenden Epithelien, **Saumzellen,** tragen einen Saum von 1,2–1,5 µm langen *Mikrovilli* **B2,** die sehr dicht stehen (etwa 3000 auf einer Zelle, etwa 200 Millionen pro mm^2 Oberfläche) und die Epitheloberfäche um etwa das 30fache vergrößern, wodurch eine Gesamtoberfläche des Dünndarms von etwa 100 m^2 entsteht. Die Mikrovilli werden von einer Glykoproteinschicht (Glycocalyx) überkleidet, die stark verzweigte, dicht angeordnete Filamente bildet und Verdauungsenzyme enthält, damit die aktive Oberfläche zusätzlich vergrößert und „Resorptionsvermittler" ist. Die *Glycocalyx* enthält hauptsächlich Disaccharidasen (Abbau von Disacchariden zu resorbierbaren Monosacchariden) und Peptidasen (Abbau von Peptiden zu Aminosäuren). Die Fettsäuren und Monoglyceride, die im Dünndarm beim Abbau der Nahrungsfette entstehen, werden in das glatte ER aufgenommen, wieder zu Triglyceriden synthetisiert (Fetttropfen entstehen), im Golgi-Apparat in Chylomikronen (Glykolipoproteine) umgewandelt (mit hydrophiler Proteinschale aus dem rauhen ER versehen), in Tropfenform durch das laterale Plasmalemm sezerniert und jenseits der Basallamina in Lymphgefäße abtransportiert. Die Resorption von Stoffen aus dem Darm geschieht hauptsächlich durch *aktiven Transport* (gegen das Konzentrationsgefälle), auch eine spezifisch geförderte Diffusion spielt eine Rolle. Elektronenmikroskopisch nachweisbar kann die Stoffaufnahme durch *Membranvesikulation* **B3** *(Pinozytose)* sein. Dabei werden kleine Plasmalemmbläschen abgeschnürt, die den Stoff enthalten. In umgekehrtem Vorgang *(Krinozytose)* wird dieser nach Verschmelzung der Vesikelmembran mit dem Plasmalemm **B4** der Zelle in den Interzellularraum ausgeschleust (hier Chylomikronen). Er ist gegen das Darmlumen abgeschlossen durch Zellkontakte (*Zonulae occludentes* **B5,** *adhaerentes* **B6**). Der weitere Weg führt durch die Basallaminae **B7** in die Blut- oder (im Falle der Fettverdauung, bei der Chylomikronen entstehen) in Lymphkapillaren. **B8** *Golgi*-Apparat, **B9** Mitochondrium.

Feinbau der schleimproduzierenden Epithelien

Der lumenwärts gelegene Teil der **Becherzelle** ist angefüllt mit *Schleimpartikelchen* **C10,** die von einer Membran, einem Abkömmling des Golgi-Apparates (vgl. **B8**), umhüllt werden. Unter wachsendem Druck zerreißt die Zellmembran, der Schleim tritt in den Darm. Cytoplasma und Zellkern **C11** sind basalwärts gedrängt, das Cytoplasma umgibt die Schleimpartikelchen becherförmig.

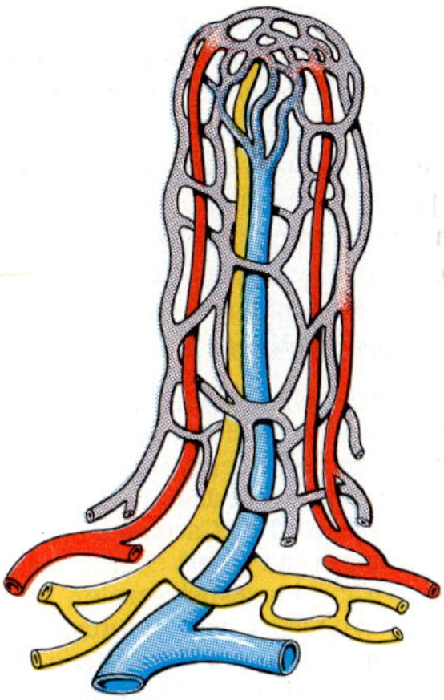

A Blut- und Lymphgefäße einer Darmzotte (nach Spanner)

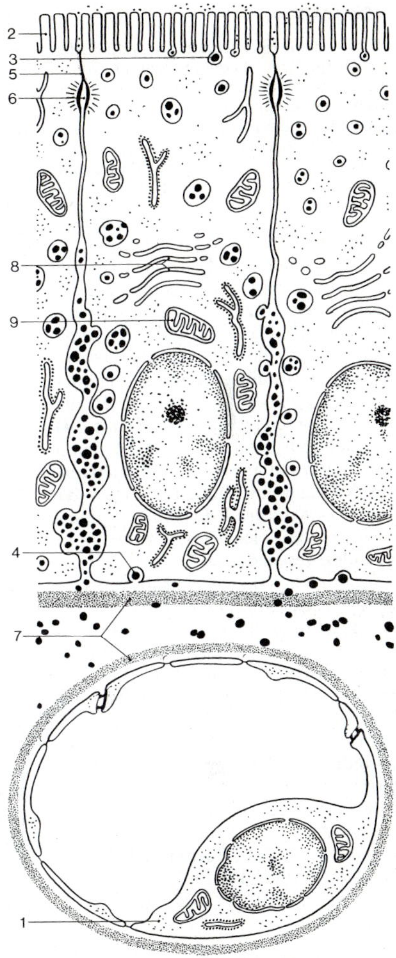

B Resorbierende Darmepithelzelle, elektronenmikroskopisch, Schema (nach W. Schmidt und Zetterquist)

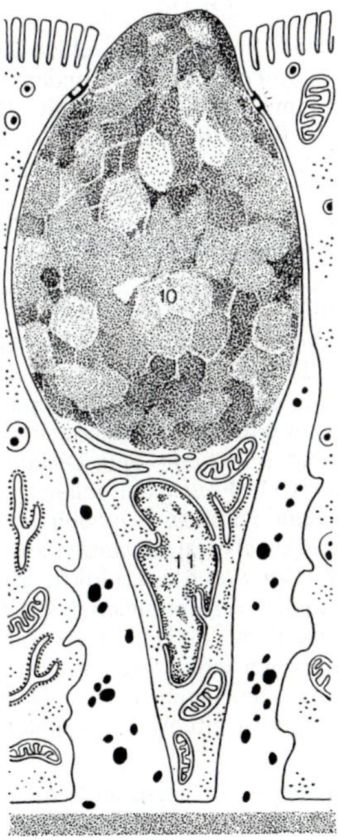

C Schleimbildende Darmepithelzelle elektronenmikroskopisch, Schema

Dickdarm

Verdauung und Resorption von Nährstoffen werden im Ileum beendet. Der Dickdarm enthält unverdauliche Nahrungsreste, die durch Bakterienmassen zersetzt werden (Gärung, Fäulnis). Hauptaufgabe des Dickdarms ist die lebenswichtige Rückresorption von Wasser und Salzen, die mit den Verdauungssäften in den Darm gelangen.

Der **Dickdarm** ist 1,5–1,8 m lang. Er beginnt mit der Dickdarmklappe, s. S. 228. Am Blinddarm, **Caecum A1,** einer ballonförmigen Ausbuchtung, hängt der **Wurmfortsatz A2,** s. S. 230. Auf den Blinddarm folgt der Grimmdarm, *Colon,* er umrahmt das Dünndarmkonvolut. Das **Colon ascendens A3** läuft nahe der vorderen Bauchwand rechts unter die Leber, biegt um (*Flexura coli dextra* **B4**) und zieht im Bogen an der vorderen Bauchwand entlang als **Colon transversum A5** nach links hinten oben. In der *Flexura coli sinistra* **B6** (Höhe des unteren Milzpoles) biegt es spitzwinkelig in das **Colon descendens A7** um, das hinten an der seitlichen Bauchwand abwärts verläuft, bedeckt vom Dünndarmkonvolut. Die Anheftung der linken Flexur, *Lig. phrenicocolicum,* ist gleichzeitig Boden der Milznische. Die linke Flexur ist wegen ihres Knicks für den Darminhalt ein Hindernis, dessen Überwindung vermehrte Peristaltik erfordert. Das **Colon sigmoideum AB8** liegt in der linken Darmbeinschaufel, es tritt in einer S-förmigen Schleife in das kleine Becken ein. Vor dem 2.–3. Kreuzbeinwirbel beginnt der Mastdarm, **Rectum A9,** der mit dem *Anus* endigt. **A10** Flexura duodenojejunalis, **A11** Radix mesenterii, **A12** Ileum.

B Der gefüllte Dickdarm „schwimmt" auf den Baucheingeweiden, er liegt höher als der entleerte.

Kennzeichen des Dickdarms. Die äußere Längsmuskulatur ist auf 3 je etwa 1 cm breite Längsstreifen, **Taeniae coli**, zusammengedrängt. Die *Taenia libera* **D13** liegt sichtbar vorn. Die *Taenia mesocolica* **D14** liegt bei Colon ascendens und Colon descendens medial, beim Colon transversum am Abgang des Mesocolon **A15**. Die *Taenia omentalis* **D16** liegt hinten lateral, beim Colon transversum unter dem Abgang des großen Netzes **A17**. Das Colon hat Aussackungen, **Haustra**, und Einschnürungen, die ins Lumen als Falten, **Plicae semilunares D18**, vorspringen. Das Colon trägt zipfelförmige Fettanhängsel der Subserosa, **Appendices epiploicae D19**.

Bauchfell. Colon ascendens und Colon descendens liegen retroperitoneal, d. h. sie sind nur vorne von Peritoneum **D20** überzogen, ihre Hinterwand ist mit der hinteren Rumpfwand verwachsen. Das Caecum kann an die hintere Rumpfwand fixiert oder ausnahmsweise durch ein kurzes Mesocolon beweglich sein. Appendix vermiformis, Colon transversum und sigmoideum liegen intraperitoneal, sie haben ein *Mesocolon transversum* bzw. *Mesocolon sigmoideum.* Das Rectum ist zunächst noch vorne vom Peritoneum bedeckt, später extraperitoneal gelegen.

Schleimhaut. Im Dickdarm fehlen Zotten, die *Krypten* **C21** sind besonders tief (etwa 0,5 mm) und eng gestellt. Das Epithel der Krypten besteht fast nur, das der Oberfläche zum großen Teil aus *Becherzellen*; sie bilden Gleitschleim. Die übrigen Epithelien haben einen *Bürstensaum* (Mikrovilli) als Ausdruck der starken Wasserresorption. Lymphatische Solitärfollikel kommen vor. **C22** Submucosa, **C23** innere Ringmuskulatur, **C24** Taenia, **C25** Subserosa. *Wasserreabsorption:* Das in den Dünndarm ausgeschiedene Wasser und die Natriumionen werden laufend im Dünn- und Dickdarm reabsorbiert (1 l Flüssigkeit gelangt täglich aus dem Dünndarm in den Dickdarm, weniger als 100 ml werden ausgeschieden). Das durch die seitliche Zellmembran der Darmepithelien in die Interzellularspalten aktiv transportierte Natrium erzeugt einen Gradienten, der Wasser (und Chlorionen) aus dem Darmlumen durch das Epithel in die Kapillaren zieht.

Dickdarmmotorik. In langsamer Peristaltik und Antiperistaltik wird der Darminhalt im Dickdarm bewegt und eingedickt. Durch wenige Transportbewegungen gelangt der Darminhalt in distale Kolonabschnitte.

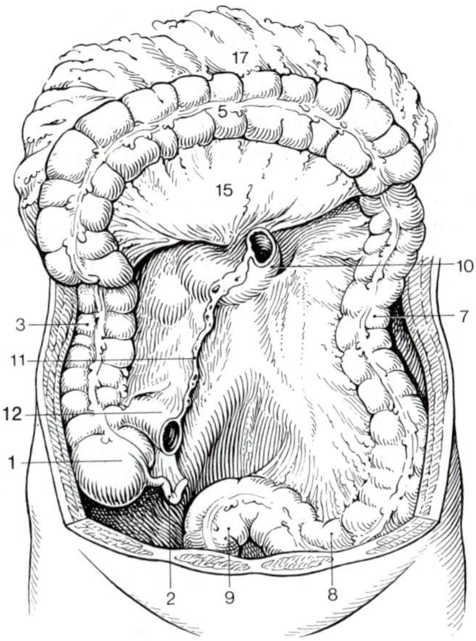

A Lage des Dickdarms

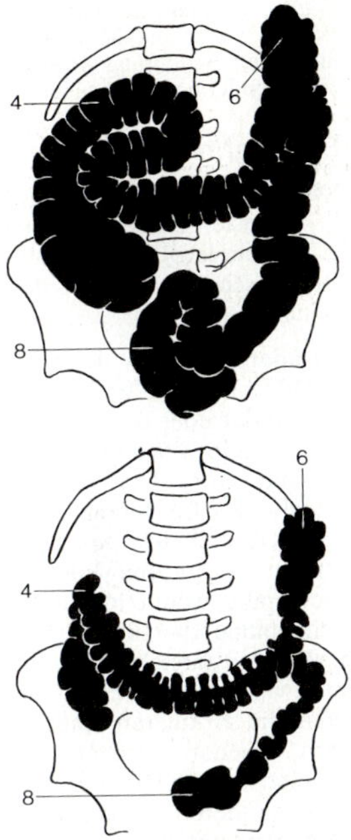

B Röntgenbild des Dickdarms oben gefüllt, unten entleert (nach Töndury)

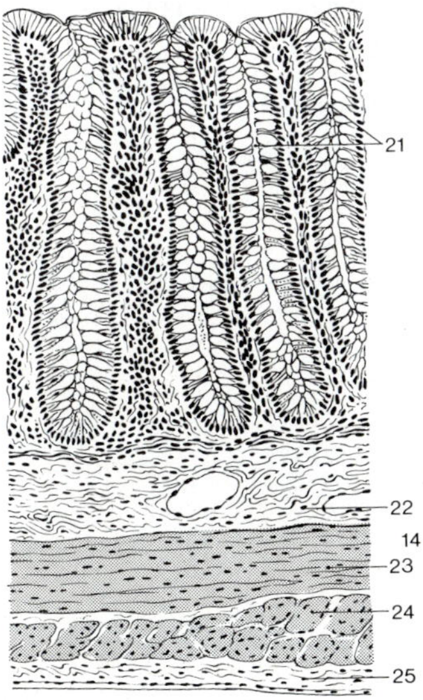

C Schnitt durch die Wand

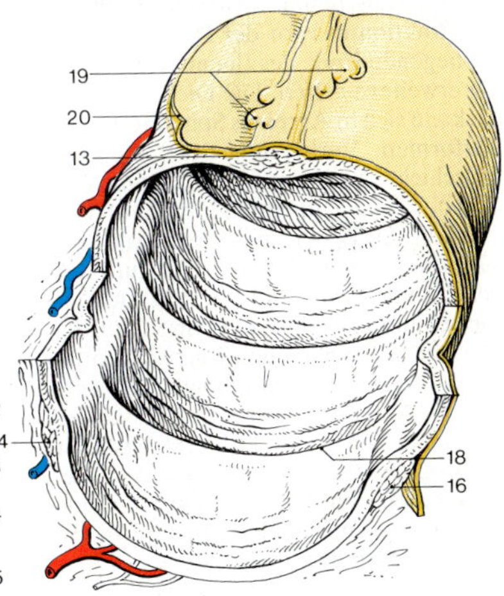

D Aufsteigender Dickdarm, angeschnitten

Die Dickdarmabschnitte Blinddarm, Wurmfortsatz und Mastdarm sollen ihrer ärztlichen Bedeutung wegen im folgenden eingehender beschrieben werden.

Blinddarm und Dickdarmklappe

Der **Blinddarm,** *Caecum,* der sackförmige weiteste Anfangsteil des Dickdarms, ist 6–8 cm lang. Er liegt auf der rechten Beckenschaufel nahe der vorderen Bauchwand.

Dickdarmklappe, *Valva ileocaecalis* **BC1**. Das untere Ende des Ileum **AB2**, ein runder oder ovaler papillenförmiger Wulst, stülpt sich als Dickdarmklappe ins Caecum vor. Die zirkuläre Muskelschicht des Caecum wird dabei vorgeschoben und auseinandergedrängt, sie umgibt bogenförmig als Muskelzwinge die Papille, wodurch zusammen mit dem Schleimhautüberzug eine obere und untere Lippe entstehen, die in ein hinteres und vorderes Bändchen auslaufen, in dem die zirkulären Caecum-Muskelfasern wieder zusammentreten. Die Durchtrittstelle liegt vor der Taenia mesocolica, deren Muskelzüge z. T. an der Muskelzwinge der Caecum-Ringmuskulatur ansetzen und das Ileumende öffnen können, z. T. in die Längsmuskelschicht des unteren Ileum einstrahlen und bei Kontraktion das vor der Dickdarmklappe liegende Ende des Ileum ampullenartig erweitern helfen. Die Dickdarmklappe kann sich in Art eines Sphinkters aktiv verformen. Verkürzung der Längsmuskelschicht des invaginierten Ileumendes und der Taenia omentalis führen zur Verkürzung der Papille und Erweiterung der Öffnung, Kontraktion der Ringmuskelschicht von Ileum und Caecum zur Verlängerung der Papille und zum Schluß des Ostium. Der Sphinkter öffnet sich periodisch und läßt Darminhalt aus dem Dünn- in den Dickdarm treten, verhindert aber einen Rückfluß. Bei starker Füllung des Caecum soll ferner ein mechanischer Ventilmechanismus zustande kommen können, indem die Lippen aneinander gepreßt werden. Bogenförmige Fasern der Ringsmuskulatur führen bei Kontraktionen zur Anhebung und Verkleinerung des Caecum. Dabei wird auch der trichterförmige Abgang **BC3** des Wurmfortsatzes **A4** entleert. Die rote Linie in **B** bezeichnet den Schnitt von **C**.

Bauchfell, *Peritoneum.* Während das Ileum noch intraperitoneal liegt, ist das Caecum häufig mit der hinteren Bauchwand verwachsen, *Caecum fixum*. Doch kommt nicht selten auch ein „Mesocaecum" vor, wodurch das Caecum beweglich wird, *Caecum mobile.*

Der **Wurmfortsatz A4** besitzt eine *Mesoappendix* **A5,** woraus sich z. T. seine starke Lagevariabilität erklärt (s. S. 230). Oberhalb und unterhalb der Einmündung des Ileum in das Caecum liegt hinter einer Bauchfellfalte zum Wurmfortsatz, *Plica ileocaecalis,* je eine Bauchfelltasche, *Recessus ileocaecalis superior* **A6** und *inferior* **A7.** Häufig findet man auch rechts hinter dem Caecum oder dem Colon ascendens eine Bauchfelltasche, *Recessus retrocaecalis* **A8.** Im Caecum treten bereits *Plicae semilunares* **B9** auf. **A10** Mesenterium, **A11** Taenia libera.

Feinbau Wurmfortsatz S. 230.

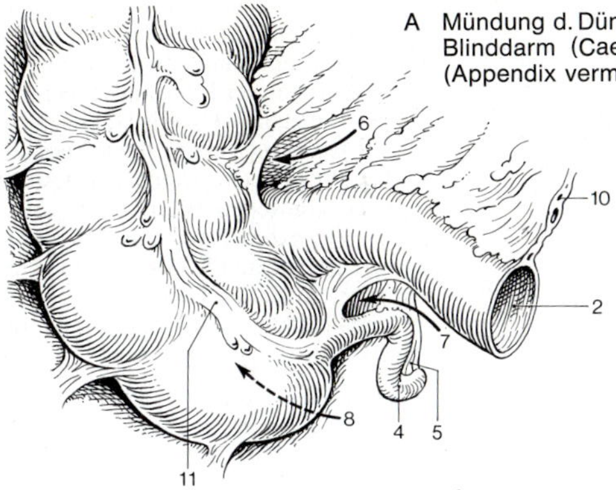

A Mündung d. Dünndarms in den Dickdarm, Blinddarm (Caecum) und Wurmfortsatz (Appendix vermiformis)

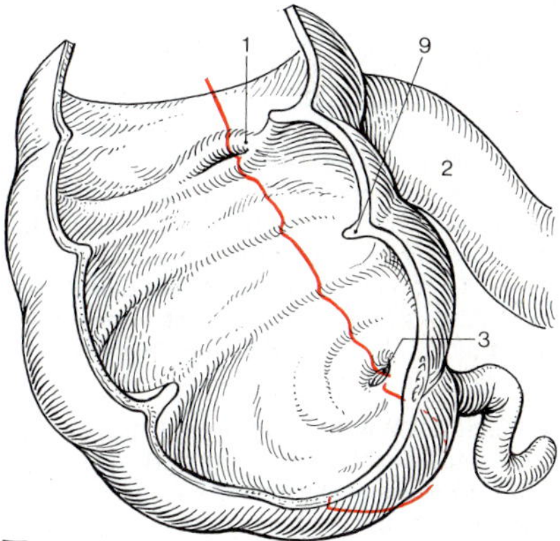

B Vorderwand von A abgetragen: Blick auf Dickdarmklappe (Dünndarmmündung)

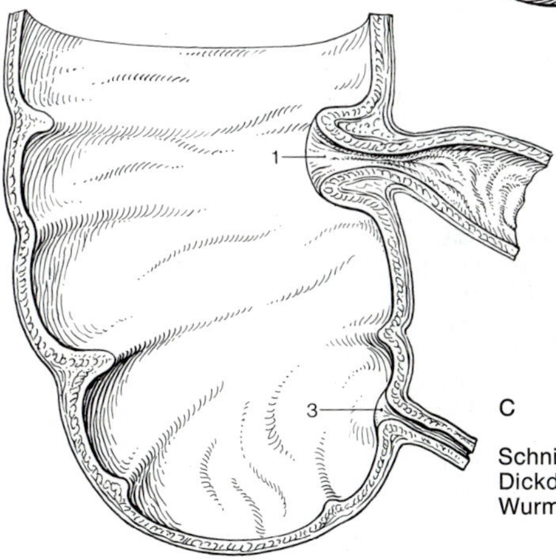

C

Schnitt durch B: Dickdarmklappe und Abgang des Wurmfortsatzes geschnitten

Wurmfortsatz

Der **Wurmfortsatz**, *Appendix vermiformis* **A1**, ein Teil des Dickdarms, geht in der Fetalentwicklung, manchmal noch beim Kind, selten beim Erwachsenen trichterförmig aus dem Caecum-Ende ab. In der Regel hat er beim Erwachsenen medial im Fundus des Caecum einen engen Abgang, durch den aber noch Darminhalt in den Wurmfortsatz gelangen kann. Die *Mündung* kann von einer kleinen, halbmondförmigen Schleimhautfalte umgeben sein. Der Wurmfortsatz ist etwa 8 cm (2–20 cm) lang und 0,5–1 cm dick. Die drei Tänien des Colon, *Taenia libera* **A2**, *Taenia omentalis* **A3** und *Taenia mesocolica* **A4**, laufen über das Caecum hinweg sternförmig am Abgang der Appendix vermiformis zusammen; in deren Wand bilden sie eine geschlossene Längsmuskelschicht. Anhand des Tänienverlaufs kann die Appendix vom Chirurgen gefunden werden. Die *Mesoappendix* **A5**, eine Fortsetzung des Mesenterium des Dünndarms, führt die A. und V. appendicularis **A6** hinter dem Ileumende **A7** vorbei zum Wurmfortsatz.

Die **Lage** des Wurmfortsatzes zu Becken, Darm und Bauchfell variiert so stark, daß eine „normale" Lage kaum angegeben werden kann. In etwa 65% ist die Appendix hinter das Caecum hochgeschlagen, *retrozäkale Lage,* in 31% hängt sie über die Linea terminalis ins kleine Becken, *absteigender Typ*, in über 2% liegt sie horizontal hinter dem Caecum, *parakolische Lage,* in 1% vor, in weniger als 1% hinter dem Ende des Ileum.

Projektion des Wurmfortsatzes auf die Bauchwand. Für die Diagnose einer Wurmfortsatzentzündung ist die Kenntnis der Lage des Wurmfortsatzes zur Bauchwand wichtig (Druckschmerzhaftigkeit und Bauchdeckenspannung an umschriebener Stelle). Bei normaler Lage des Caecum projiziert sich der *Abgang* der Appendix etwa auf die Mitte einer Linie zwischen rechtem vorderem oberem Darmbeinstachel und Nabel (*McBurney-Punkt* **C8**). Der McBurney-Punkt wird sehr häufig auch als lateraler Drittelpunkt dieser Linie angegeben (rote Linienführung in **C**). Die Unterschiede dieser Aussagen geben die Variabilität der Lage des Caecum wieder, sie besitzen geringen klinischen Wert. Beim *absteigenden Typ* projiziert sich die *Wurmfortsatzspitze* etwa auf die Grenze vom rechten zum mittleren Drittel einer Linie zwischen beiden vorderen oberen Darmbeinstacheln (*Lanz-Punkt* **C9**).

Feinbau. Der Wurmfortsatz hat, wie die übrige Dickdarmschleimhaut, Krypten und keine Zotten. Doch dient der Wurmfortsatz beim Menschen nicht der Verdauung und Resorption, er ist Teil des *Immunsystems,* s. S. 105, deshalb gelegentlich auch „Darmtonsille" genannt. Die Schleimhaut ist angefüllt mit Lymphfollikeln, *Folliculi lymphatici aggregati* **D10,** die auch in die Submucosa eindringen. Als Organ der Infektabwehr kann der Wurmfortsatz heftig und überschießend reagieren (Gefahr der Vereiterung und des Wanddurchbruchs). Bei rund 25% der Bevölkerung verödet das Lumen teilweise, bei 8% ganz. Eine Verengung des Lumens erfolgt durch Hypertrophie der Lymphfollikel. Häufig findet man im Lumen des Wurmfortsatzes Reste von abgestoßenen Zellen und von Darminhalt. **D11** Mesoappendix, **D12** äußere Längsmuskelschicht, **D13** innere Ringmuskelschicht.

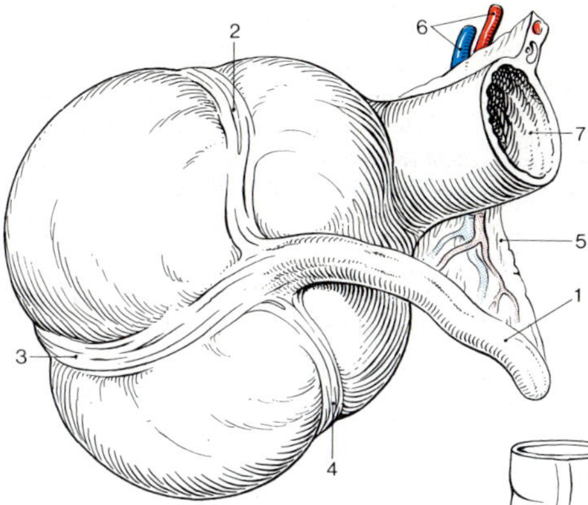

A Blinddarm und Wurmfortsatz von unten

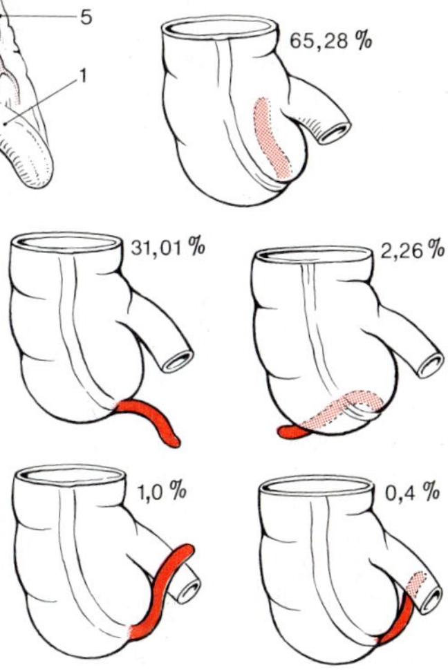

B Lagevarietäten des Wurmfortsatzes (nach Wakeley)

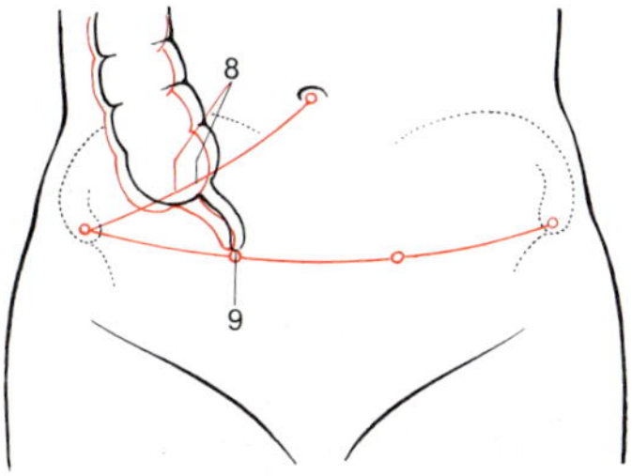

C Projektion des Wurmfortsatzes auf die Bauchwand

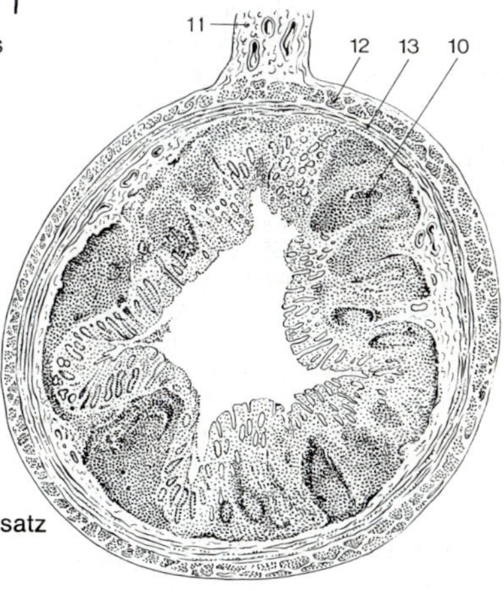

D Querschnitt durch den Wurmfortsatz

Mastdarm

Der **Mastdarm,** *Rectum,* 15–20 cm lang, hat S-Form. Er folgt zunächst der Konvexität des Kreuzbeins, *Flexura sacralis,* biegt dann in Steißbeinhöhe nach hinten um, tritt durch den Beckenboden, *Flexura perinealis,* wird zum *After* und endigt mit dem Anus. Hinzu kommt eine durch die Kohlrausch-Falte bedingte Ausbuchtung zur linken Seite. Die Flexura sacralis liegt retroperitoneal; vorne ist sie vom Peritoneum bekleidet, s. *Excavationes rectouterina, rectovesicalis,* S. 314. Die Flexura perinealis verläuft extraperitoneal. Im Rectum fehlen Haustren und Tänien, die Längsmuskelschicht ist geschlossen. Im oberen Rektumdrittel liegt ein stark erweiterungsfähiger Abschnitt, *Ampulla recti,* dessen Füllung Stuhldrang erzeugt. Unterhalb davon springen 3 konstante Querfalten kulissenartig ins Darmlumen vor, zwei kleinere von links und dazwischen von rechts eine größere, die *Kohlrausch-Falte* **AB1**, 5–8 cm vom Anus entfernt. Durch Kontraktion der Ringmuskulatur **C2** werden die Falten einander genähert, durch Kontraktion der Längsmuskulatur **C3** voneinander entfernt (*„rektoanaler Pylorus"*). **B** Rechts: Plicae transversales und Anus im *Rektoskop.*

Der **After,** *Canalis analis,* ist in den unteren ⅔ von dünner, schwach verhornter, sensible innervierter Haut ausgekleidet, die in die äußere Haut übergeht. Diese ragt in das Ende des Analkanals hinein. Sie trägt eine verhornende pigmentierte Epidermis, Haare mit Talg- und Schweißdrüsen, in das obere Drittel des Analkanals reicht noch die Kolonschleimhaut. In dieser Zone wölben sich 6–10 wulstartige Längsfalten, *Columnae anales* **B4**, in das Lumen vor. Sie werden durch Gefäßknäuel aufgeworfen und sind von mehrschichtigem unverhornten Plattenepithel bedeckt. An ihrem unteren Ende werden die Columnae anales durch Querfalten verbunden. Die Rinnen zwischen den Längsfalten enden hierdurch analwärts in Form seichter Taschen **B5**. Sie werden von einschichtigem prismatischem Epithel ausgekleidet. Der etwa ein cm lange Bereich der Columnae anales wird als *Zona haemorrhoidalis* bezeichnet. In die Columnae anales steigen Äste der *A. rectalis superior* herab. Sie liegen submukös und sind die Grundlage der *(inneren) Hämorrhoiden.* Die Arterien haben durch knötchenförmige arteriovenöse Anastomosen **B6** Verbindung zum venösen anorektalen Plexus. Die Columnae bilden einen Schwellkörper, der zum Analverschluß beiträgt.

Analverschluß. Der Analkanal wird aktiv durch glatte Muskelzüge (Fortsetzung der Ringmuskelschicht des Darmes), den inneren Schließmuskel, *M. sphincter ani internus* **AB7**, und durch quergestreifte Muskelfasern, den äußeren Schließmuskel, *M. sphincter ani externus* **AB8**, verschlossen. Der harte Unterrand des etwa 2 cm hohen Sphincter ani internus ist am Lebenden tastbar. Die Längsmuskelschicht des Darmes strahlt teils in den inneren Schließmuskel, teils in die perianale Haut ein, die hierdurch in den Anus gezogen werden kann. Oberhalb von äußerem und innerem Schließmuskel folgt als wichtigster Verschluß der *M. puborectalis* **A9**, ein Teil des *M. levator ani* (vgl. S. 308). Er zieht mit einer Schlinge die Flexura perinealis nach vorne (Verschluß); bei der Entspannung des Muskels wandert der Anus nach hinten (Öffnung). Die Verletzung des M. puborectalis führt in höherem Maße zur Inkontinenz des Verschlusses als die Verletzung der übrigen Schließmuskeln. Auch ein Teil des *M. pubococcygeus* ist beim Verschluß beteiligt. Die Muskeln stehen unter Dauertonus, der nur bei der Defäkation schwindet. **A10** Lig. anococcygeum.

Defäkation. Der Kotentleerung geht ein Transport von Kot in das Rectum voraus. Die zunehmende Wandspannung wirkt als Defäkationsreiz. Ein Reflex führt zur Entspannung des unwillkürlichen Schließmuskels und zur Kontraktion der übrigen Darmmuskulatur. Willkürlich werden der äußere Schließmuskel und der M. levator ani entspannt und die Bauchpresse eingesetzt.

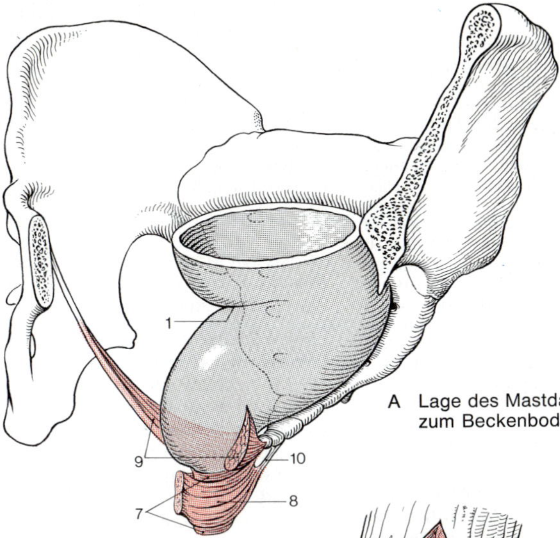

A Lage des Mastdarmes (Rectum) zum Beckenboden (nach Stelzner)

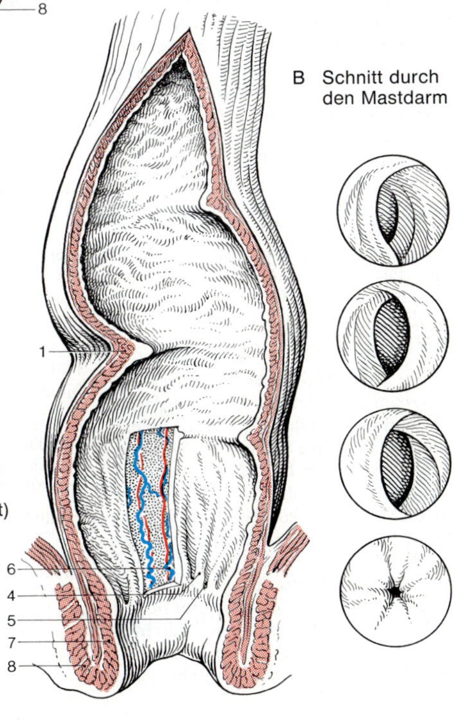

B Schnitt durch den Mastdarm

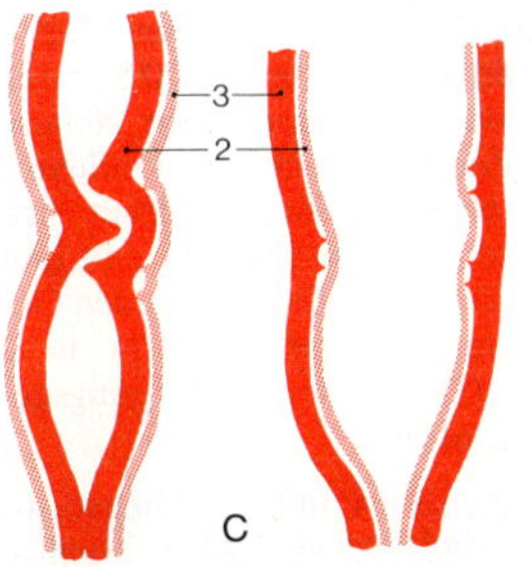

C

Funktionsschema zur Wirkung der Muskelschichten des Mastdarmes (nach Wongphaet)

Leber

Leber und **Pancreas** sind die **großen Darmdrüsen**. Die *Leber* ist *exokrine Drüse* in Hinblick auf die Gallenproduktion. Die Gallensäuren dienen der Emulgierung der Fette im Darm, Gallenfarbstoffe sind Endprodukte des Hämoglobinabbaues. Die Galle wird in der Gallenblase gesammelt und bei Bedarf in das Duodenum abgegeben. Wichtigste Leistungen vollbringt die Leber als größtes Stoffwechselorgan im Kohlenhydrat-, Eiweiß- und Fettstoffwechsel sowie bei der Entgiftung, – Vorgänge, die etwa 12% des gesamten O_2 des Blutes erfordern. Die weiche Leber kann durch Druck und Erschütterung lebensbedrohliche Einrisse erhalten. Sie wird durch eine straffe Organkapsel zusammengehalten.

Leber, *Hepar*. Der untere Leberrand verläuft seitlich mit dem Rippenbogen. Vom Schnittpunkt der Medioklavikularlinie mit der 8. Rippe an zieht der Leberrand schräg durch die mittlere Oberbauchregion nach links. Der größere Teil der Leber liegt unter der rechten Zwerchfellkuppel. Man unterscheidet die konvexe *Zwerchfellfläche* **D**, die im Stand eine horizontale Oberfläche und eine nach vorn und seitlich im Bogen abfallende Vorder-Seiten-Fläche **B** hat, von der *Eingeweidefläche* **C**, die vom scharfen Unterrand schräg nach hinten ansteigt und in stumpfer Kante hinten an die Zwerchfellfläche grenzt. Die Leber ist weitgehend vom *Peritoneum* überkleidet, hinten oben aber mit dem Centrum tendineum des Zwerchfells verwachsen (*Area nuda* **BCD1**).

An der **Zwerchfellfläche D**, *Facies diaphragmatica,* bilden die Umschlagfalten zwischen viszeralem und parietalem Peritoneum bandartige Strukturen. Das *Lig. falciforme hepatis* **BCD2** unterteilt die Lebervorderseite oberflächlich in rechten **BCD3** und linken **BCD4** Leberlappen. Es setzt an der Innenfläche der Bauchwand an, sein Unterrand nimmt das *Lig. teres hepatis* auf und zieht zum Nabel. Das Lig. falciforme spaltet sich an der Leberoberseite unter dem Zwerchfell in *Ligg. triangularia.* Diese Leber und Zwerchfell verbindende Umschlagfalte begrenzt die *Area nuda* – das nicht von Peritoneum bekleidete, „nackte", direkt mit dem Zwerchfell verwachsene Areal der Leber. Das *Lig. triangulare sinistrum* **D5** läuft in einen Bindegewebszügel aus, die *Appendix fibrosa* **BCD6.** Das *Lig. triangulare dextrum* bildet einen stumpfen Winkel, dessen hintere Umschlagfalte *Lig. hepatorenale* **D7** genannt wird. Lig. falciforme (hepatis), Ligg. triangularia und Lig. hepatorenale bilden das *Lig. coronarium.* Innerhalb der Area nuda zieht die *V. cava inferior* **CD8** retroperitoneal zum Zwerchfell.

Eingeweidefläche, *Facies visceralis.* Die **Leberpforte,** *Porta hepatis* **C9, 10, 11–13,** liegt als Querverbindung zwischen zwei sagittalen Furchen, gemeinsam bilden sie eine H-Form. Die **linke sagittale Furche** beherbergt die Reste fetaler Gefäße, vorne das *Lig. teres hepatis* in **BC2**, Rest der Nabelvene, hinten das *Lig. venosum,* Rest des Ductus venosus. Die **rechte sagittale Furche** enthält vorne die *Gallenblase* **BC14**, hinten die *untere Hohlvene* **CD8**. Vor der Leberpforte wölbt sich der *Lobus quadratus* **C15** vor, hinter ihr der *Lobus caudatus* **CD16**. Die Unterseite des linken Leberlappens **BCD4** wird durch den Magen geprägt, die des rechten **BCD3** durch Flexura duodeni superior, Niere, Nebenniere und durch die rechte Kolonflexur. Das *Lig. hepatoduodenale* öffnet sich über der Leberpforte zeltartig und gibt den durch die Leberpforte tretenden Gefäßen Raum zur Aufteilung in je 2 Hauptäste (Grenze der Versorgungsgebiete: rote Linie in **B**).

C9 Ductus cysticus, **C10** Ductus hepaticus, **C11** Ductus choledochus, **C12** A. hepatica propria, **C13** V. portae, **D17** Lig. triangulare dextrum.

Segmentaufbau. Die Leber ist in variable Segmente gegliedert, die sich der Aufteilung der Pfortader anschließen. Die meisten Segmente erreichen die Leberoberfläche (punktierte Linien in **B** u. **C**). Die Wurzeln der Lebervenen verlaufen in den Segmentgrenzen.

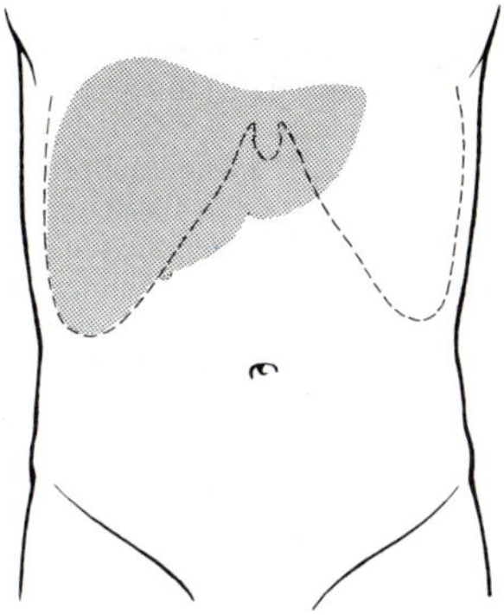

A Lage der Leber im Rumpf

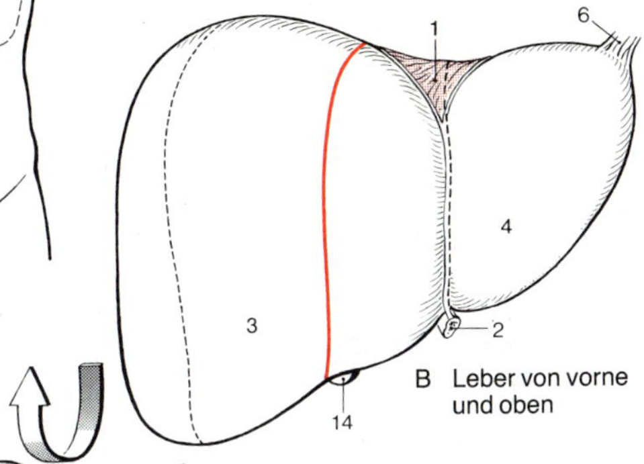

B Leber von vorne und oben

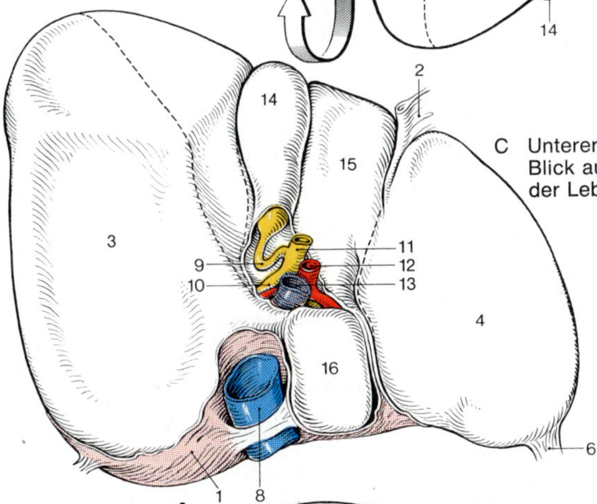

C Unterer Leberrand erhoben, Blick auf die Unterfläche der Leber

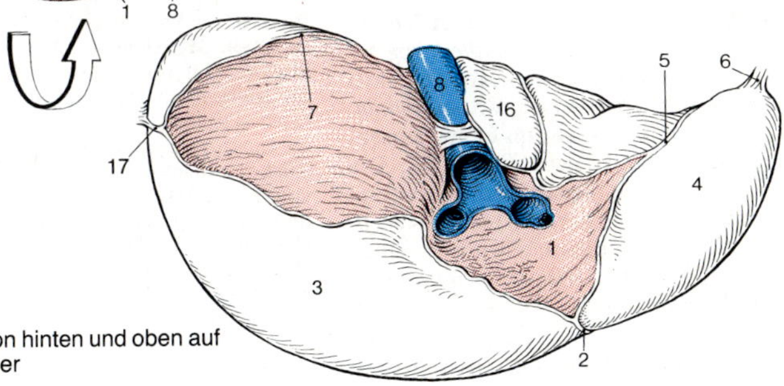

D Blick von hinten und oben auf die Leber

Feinbau der Leber

Parenchym und Blutgefäße formen kleine *Leberbaueinheiten,* die – abhängig davon, welche der Leitungsbahnen als Zentrum der Baueinheit genommen wird – entweder als *Leberläppchen (Zentralvenenläppchen)* oder als *Portalvenenläppchen* gesehen werden können.

Von der derben *Leberkapsel* zieht in die Leber ein zartes, schwammartiges *Bindegewebsgerüst.* In ihm verlaufen Gefäße, in seinen Maschen liegen die Leberepithelien. Auf der Leberoberfläche sind millimetergroße polygonale *Leberläppchen* **A1** sichtbar. Der Schnitt zeigt bluthaltige Punkte in 2–3 mm Abstand, die *Zentralvenen* **A2** der Läppchen. Mehrere Läppchen bilden das *Sammelläppchen* **A**, die *Zentralvenen* **A2** münden in Schaltvenen **A3**, diese über sublobuläre Venen und Sammelvenen in die Lebervenen.

Das **Zentralvenen-Leberläppchen,** *Lobulus hepatis* **A1**, hat Birnenform mit polygonaler Oberfläche, mißt 1–1,5 mm im Querschnitt und ist ca. 2 mm lang. Das verdickte Ende wird von *Blutgefäßen,* Ästen der *Pfortader* **A4** und *Leberarterie* **A5** erreicht, den *Vv.* und *Aa. interlobulares.* Sie speisen das Gefäßnetz um die Leberläppchen. Aus diesem treten Äste ins Läppchen, die Pfortaderblut *(Vasa publica)* in die sinusoiden Kapillaren führen. (Die Läppchenperipherie ist besser mit O_2 versorgt als das Zentrum.) An der Basis (am „Birnenstiel") tritt die *V. centralis* **A2** aus.

Schnittbild. In den dreieckigen *periportalen Bindegewebsfeldern* **BD6** zwischen den Läppchen liegen jeweils 3 Gefäße, ein Ast der *A. hepatica propria* **A5**, einer der *V. portae* **A4** und ein *Gallengang* **A7** *(Glisson-Trias).* Einzeln liegende Venen **ABD3** sind *Schaltvenen, Vv. sublobulares* und *Sammelvenen*, im Läppchenzentrum liegt die *V. centralis* **ABD2**. Die *Epithelzellverbände* sind radiär gerichtete, verzweigte, siebartige, 1–2 Zellschichten dicke Zellplatten. Zwischen ihnen verlaufen die 350–500 µm langen *sinusoiden Kapillaren.*

Zwischen Gefäßwand **EF8** der sinusoiden Kapillaren **EF9** und Leberzelloberfläche liegt ein Spalt, der *Disse-Raum* **EF10**. In ihm liegen Fettspeicherzellen *(Ito-Zellen),* die bevorzugt exogenes Vitamin A akkumulieren. Die Gefäßwand besteht aus *Endothel* **EF8** mit Fensterung (∅ etwa 100 nm) fast ohne Basallamina. Die Oberfläche der Leberepithelien **E11** trägt Mikrovilli **F11**. Diese kommen direkt in Berührung mit Stoffen, die aus dem Blut **EF9** durch die Kapillarfenster in den Disse-Raum **EF10** eindringen. Im Endothelverband liegen ferner *Kupffer-Sternzellen* **E12**, Phagozyten u. a. zum Schutz der Leberzellen. Der Stoffaustausch bei Stoffwechselvorgängen spielt sich auf der Blutgefäßseite der Leberzelle ab. Bei der Gallenproduktion dagegen geht der Substanzweg quer durch die Zelle.

Das **Portalvenen-Leberläppchen** (Dreieck in **B** und **C**) gruppiert sich um eine Glisson-Trias, d. h. im Hinblick auf deren Gallengang um den *Ausführungsgang* eines „Acinus" der „Drüse Leber". Die vom Pfortaderast der Glisson-Trias ausgehenden (drei) Zweige bilden zugleich jeweils die Achse eines **Leberazinus C**. Zahlreiche Beobachtungen aus der Pathologie begründen die Auffassung des Leberazinus als Funktionseinheit.

Die **Gallenkanälchen** *(Gallenkapillaren), Canaliculi biliferi* **EF13**, sind röhrchenförmige, durch Zellkontakte seitlich verschlossene Spalten ohne eigene Wand zwischen Leberepithelien. Die Galle wird vom Zentrum zur Läppchenperipherie in interlobuläre Gallengänge **A7** geleitet (epitheliale Wand!). **F14** Zellkern, **F15** Golgi-Apparat.

Räumlicher Funktionsablauf im Zentralvenen-Leberläppchen: In der *Außenzone* ist Stoffwechsel hochaktiv, in der *Innenzone* reduziert. Nach der Mahlzeit wird Glykogen rasch vermehrt in die Außenzone, später in die Innenzone eingelagert. Abgegeben wird Zucker zunächst von der Innenzone, dann von der Außenzone. Eine anoxische Verfettung (Störung durch O_2-Mangel) betrifft die Innenzone (reduzierte O_2-Versorgung). Deutlichere *Zirkadianperiodik* zeigen Tiere. Ähnliche räumliche Unterschiede weisen auch die drei Zonen des *Leberazinus* auf (wichtig in der Pathologie!).

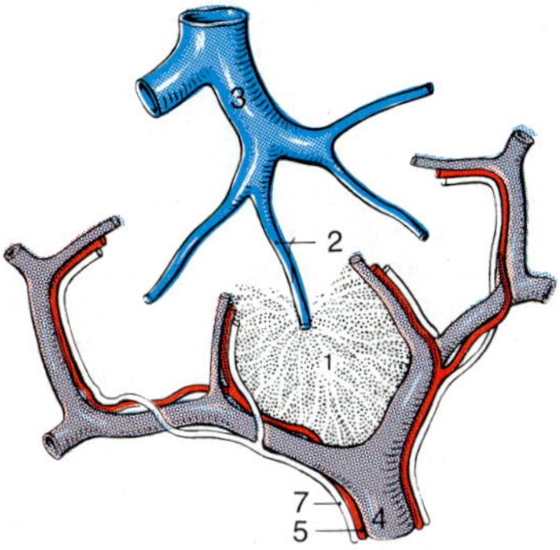

A Teil eines Sammelläppchens der Leber (nach Pfuhl)

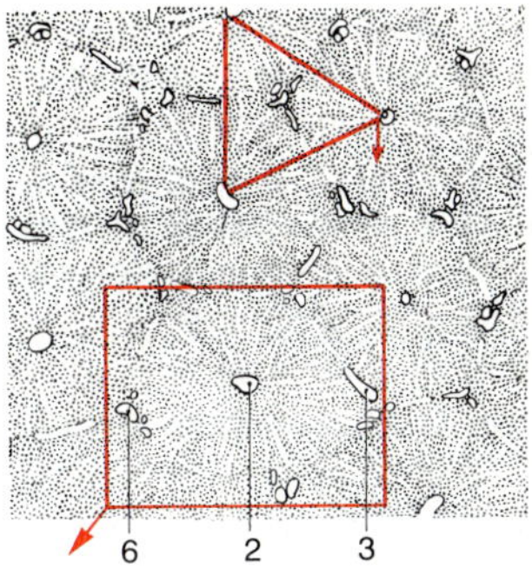

B Leberschnitt, Lupenvergrößerung

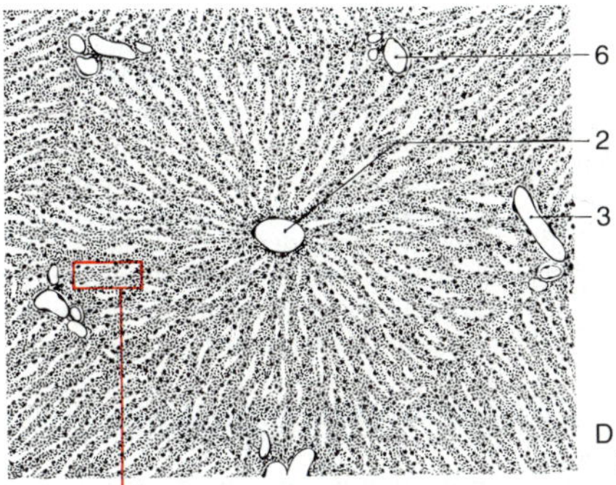

D Schnitt durch ein Leberläppchen, Ausschnitt aus B

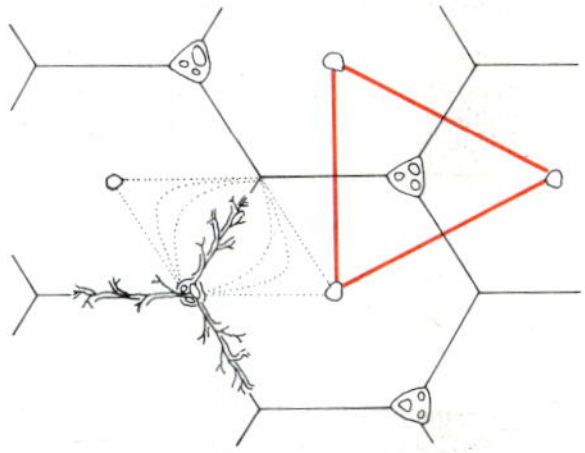

C Portalvenenläppchen (rot) und Acinus (punktiert)

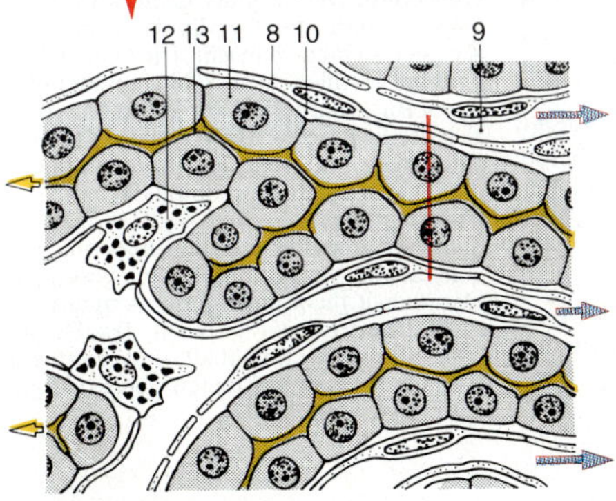

E Leberzellen und Leberkapillaren, Ausschnitt aus D

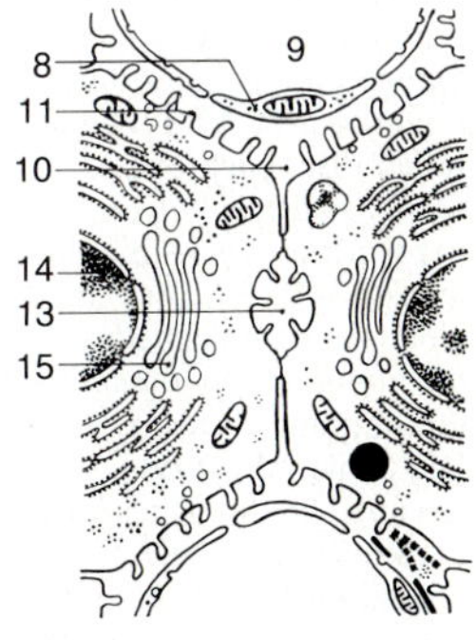

F Leberzellen und Leberkapillaren, elektronenmikroskopisch

Im **Lig. hepatoduodenale** laufen *Gefäße und Nerven zur Leberpforte.* Die A. hepatica propria **A1** gibt einen Ast zur Gallenblase **A2**. Gallengang (Ductus hepaticus) **A3**, in der Tiefe die V. portae **A4. A5** Pfeil im Foramen epiploicum, **A6** A. hepatica communis, **A7** A. coeliaca, **A8** A. gastrica sinistra, **A9** A. lienalis [splenica], **A10** V. mesenterica superior, **A11** V. mesenterica inferior, **A12** V. lienalis [splenica].

Gallenwege und Gallenblase

Die Galle gelangt durch den *großen Gallengang* ins Duodenum. Die im Nebenschluß liegende *Gallenblase* dient der Ansammlung und Eindickung der Galle.

Der **große Gallengang,** etwa bleistiftdick, wird proximal vom Abgang des Ductus cysticus, der zur Gallenblase führt, *Ductus hepaticus communis,* distal davon *Ductus choledochus* genannt. Der linke und rechte Ductus hepaticus bilden in der Leberpforte den 4–6 cm langen *Ductus hepaticus communis* **A3**. In diesen mündet spitzwinkelig, von der Gallenblase kommend, der 3–4 cm lange Gallenblasengang, *Ductus cysticus* **A13.** Der *Ductus choledochus* **A14** ist 6–8 cm lang. Er gelangt hinter dem Bulbus duodeni an die mediale hintere Seite des absteigenden Duodenum, wo er, in 77% gemeinsam mit dem *Pankreasgang* **A15,** auf der *Papilla duodeni major* **AB16** mündet, indem er die Duodenalwand durchbohrt. Bei über 50% bilden die Gänge eine gemeinsame *Ampulla hepatopancreatica* **AB17.** Nach röntgenologischen Beobachtungen münden beide Gänge häufiger getrennt. Jeder Gang hat vor Eintritt in die Ampulle einen Schließmuskel **B18, 19.** Die Ampulle wird durch einen eigenen Schließmuskel, *M. sphincter ampullae hepatopancreaticae* (Sphincter ampullae Oddi) **B20** verschlossen. Die Schleimhaut der Ampulle wirft Falten auf, die den Rückfluß von Galle und Pankreassaft in die Gänge verhindern. Die dünne Wand der Gallenwege besteht aus hohem Epithel, starken elastischen Netzen und einer dünnen Muskelschicht. In die Gallenwege münden Schleimdrüsen.

Die **Gallenblase,** *Vesica fellea [biliaris]* **A21,** ein birnenförmiger, 8–12 cm langer, 4–5 cm breiter dünnwandiger Sack, faßt 30–50 ml Flüssigkeit. Die Gallenblase liegt in einer Kehlung der Leber, mit dieser bindegewebig verbunden. Der Fundus der Gallenblase überragt den unteren Leberrand, ihr Hals ist nach hinten oben gerichtet, er liegt über dem Bulbus duodeni. Die Unterseite der Gallenblase ist von Peritoneum überzogen. Das Lumen von Gallenblasenhals und folgendem Anschlußstück zum Ductus cysticus **A13** wird durch faltenförmige, spiralig verlaufende Diaphragmen, insgesamt Spiralklappe, *Plica spiralis (Valvula Heisteri)* genannt, unvollständig unterteilt.

Feinbau. Die Schleimhaut bildet leistenförmige Reservefalten mit polygonaler Felderung, die sich im Schnitt häufig als „Schleimhautbrücken" **C22** darstellen. Im einschichtigen hohen Epithel unterscheidet man resorbierende Zellen (Mikrovilli) von anderen, die Sekretgranula enthalten. Auch schleimbildende Becherzellen kommen vor; bei chronischer Reizung (Gallensteine!) werden sie vermehrt. Im übrigen ist die Wand aus lockerem Bindegewebe und einer dünnen Muskelschicht **C23** aufgebaut.

Gallenfluß. Der Weg der Galle wird durch Röntgenkontrastmittel, die die Leber ausscheidet, sichtbar gemacht. Die Gallenblase wird bei geschlossenem Sphincter ampullae durch Rückstau gefüllt. Ihr Wandtonus paßt sich der Füllung an. Bei plötzlichen Drucksteigerungen (Husten, Bauchpresse) bilden die Diaphragmen der Spiralklappe einen kulissenartigen Verschluß. Die Öffnung des Sphincter ampullae und die Entleerung der Gallenblase werden hormonell gesteuert. Darminhalt fließt nicht in die Ampulle zurück. Übertritt von Galle in den Ductus pancreaticus ist krankhaft und führt zur Aktivierung von Pankreasenzymen (Gefahr der Pankreasnekrose).

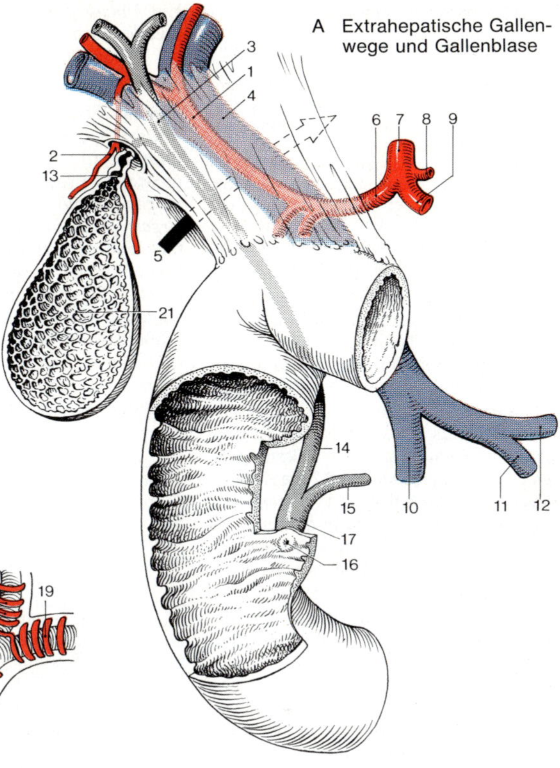

A Extrahepatische Gallenwege und Gallenblase

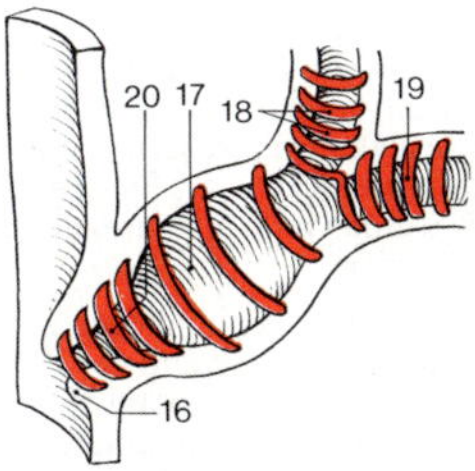

B Mündung des Ductus choledochus und Ductus pancreaticus ins Duodenum

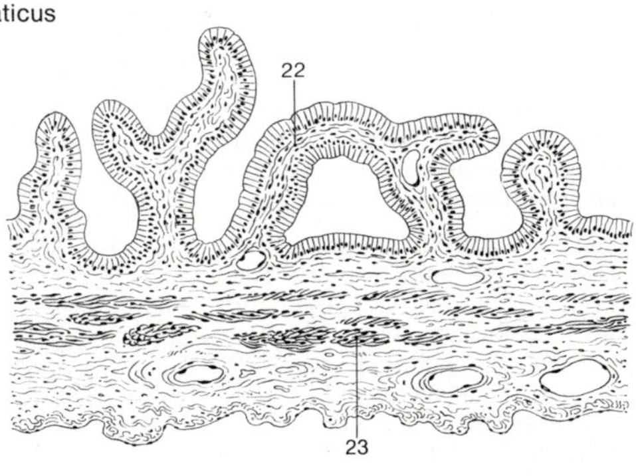

C Schnitt durch die Wand der Gallenblase

Bauchspeicheldrüse

Die **Bauchspeicheldrüse,** *Pancreas,* ist die wichtigste Verdauungsdrüse (Inselapparat, s. S. 168). Die Zusammensetzung des Pankreassaftes hängt von der Speise ab. Die Pankreassekretion wird, wie die Magensekretion, zunächst nervös, dann durch den Füllungsreiz des Magens und schließlich hormonal vom Duodenum her ausgelöst und gesteuert. In der 3. Phase verursachen Eiweißbruchstücke die Freisetzung von Hormonen der Duodenalschleimhaut, die auf dem Blutweg auf das Pancreas wirken.

Das **Pancreas** hat die Form eines quergestellten Keiles, der sich nach links verjüngt. Es ist 14–18 cm lang, wiegt 67–75 g und liegt retroperitoneal in Höhe des 2. Lendenwirbels. Der *Kopf* **AB1,** der dickste Teil, paßt in die Duodenalschlinge rechts der Wirbelsäule. Er umfaßt hinten unten mit dem hakenförmigen *Processus uncinatus* **AB2** die *A. mesenterica superior* **AB3** und *V. mesenterica superior* **AB4;** sie liegen in der *Incisura pancreatis.* Der horizontale *Körper* **B5** buckelt sich mit dem *Tuber omentale* **A6** in die Bursa omentalis gegen das kleine Netz vor, zieht dann im Bogen um die Wirbelsäule zum Milzhilium, das der *Schwanz* **AB7** im Lig. lienorenale erreicht. Das Pancreas wird von Bindegewebe eingeschlossen und in Läppchen unterteilt. Die Verbindung mit der rückwärtigen Rumpfwand ist locker, das Pancreas ist atemverschieblich. An der Vorderfläche des Körpers und über den Pankreaskopf hinweg zieht das Mesocolon transversum entlang der vorderen Pankreaskante. Die Vorderfläche der Drüse wird dadurch in einen oberen Teil, der in der Hinterwand der Bursa omentalis liegt, und in einen unteren getrennt, der gegen die freie Bauchhöhle gerichtet ist.

Der 2 mm dicke **Ausführungsgang,** *Ductus pancreaticus* **A8,** läuft längs durch die Drüse. Er erhält aus den Läppchen kurze, senkrechte Zuflüsse und mündet (in anatomischen Präparaten) in etwa 77% gemeinsam mit dem Ductus choledochus auf der Papilla duodeni major, in den übrigen (nach röntgenologischen Befunden häufigeren) Fällen nahe neben ihr. Ein *Ductus pancreaticus accessorius* **A9** mündet darüber. Er fehlt in 3%, meist ist er Nebenast (33%), kann aber auch Hauptausführungsgang sein (5–8%).

Feinbau. Das Pancreas ist eine *rein seröse Drüse* mit azinösen Endstücken **C10.** Die Drüsenepithelien zeigen apikal (im Golgi-Bezirk) Prosekret-Granula **D11** *(Zymogen-Granula),* basal ein ausgedehntes *Ergastoplasma* **D12** (Basophilie). Im Unterschied zu Mundspeicheldrüsen fehlen Myoepithelien (Sekretfluß durch Sekretdruck!). Das Ausführungsgangsystem ist auf lange Schaltstücke beschränkt, die in größere Ausführungsgänge münden. Sie sind am Beginn in den Acinus eingestülpt, wodurch im Schnitt „zentroazinäre Zellen“ **D13** auftreten.

Die *Pankreassekretion* wird von endokrinen Zellen der Duodenalschleimhaut hormonell ausgelöst durch Secretin (bikarbonatreiches Sekret) und Cholecystokinin (enzymreiches Sekret), die auch die Gallesekretion stimulieren, und von Zellen der Magenschleimhaut durch Gastrin (enzymreiches Sekret). Das Pankreassekret enthält Lipasen für den Fettabbau und Amylasen für den Kohlenhydratabbau sowie inaktive Proteasen (Trypsinogen, Chymotrypsinogen u. a.) für den Eiweißabbau; sie werden im Dünndarm durch Enterokinase aktiviert.

Lage. Pancreas und Duodenum liegen zentral im Oberbauch. Am Oberrand des Pancreas verläuft die A. lienalis, parallel und etwas tiefer die V. lienalis, sie vereinigt sich hinter dem Pankreaskörper mit der V. mesenterica inferior, hinter dem Pankreaskopf mit der V. mesenterica superior **AB4** zur V. portae. Die A. mesenterica superior **AB3** zieht von ihrem Ursprung (Aorta) hinter dem Pankreaskopf mehrere Zentimeter abwärts, läuft durch die Incisura pancreatis auf dem Processus uncinatus **AB2** über den Oberrand der Pars horizontalis duodeni in die Radix mesenterii. Der Pankreaskopf liegt vor V. cava inferior **B14** und Aorta **15,** er reicht bis zur A. coeliaca nach oben.

Die Radix des **Mesocolon transversum,** auf der Vorderkante des Pancreas befestigt, unterteilt den Bauchraum in *Oberbauch* und *Unterbauch.* **A16** Flexura duodenojejunalis.

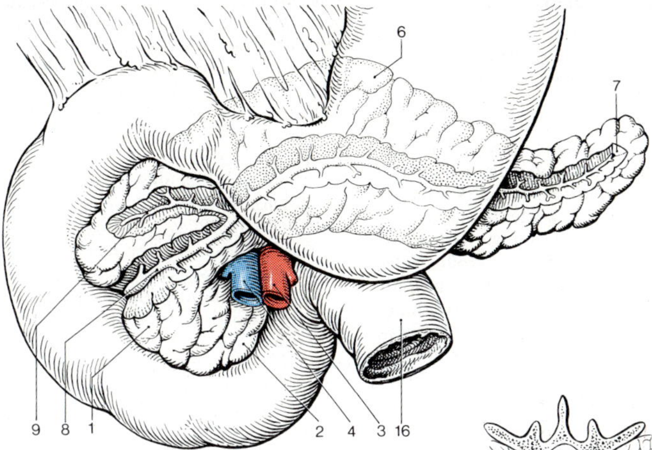

A Bauchspeicheldrüse (Pancreas), Ausführungsgang präpariert

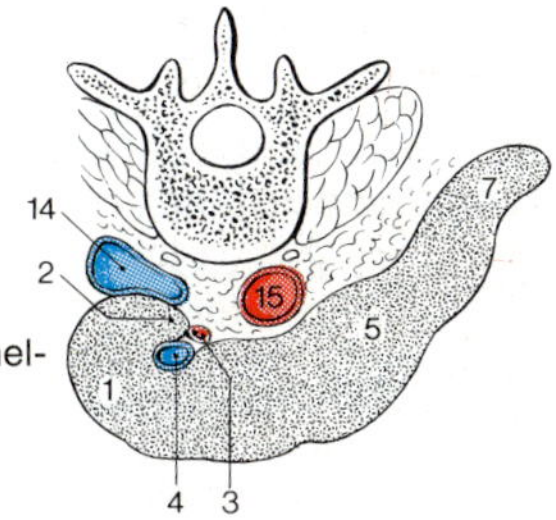

B Lage der Bauchspeicheldrüse von oben

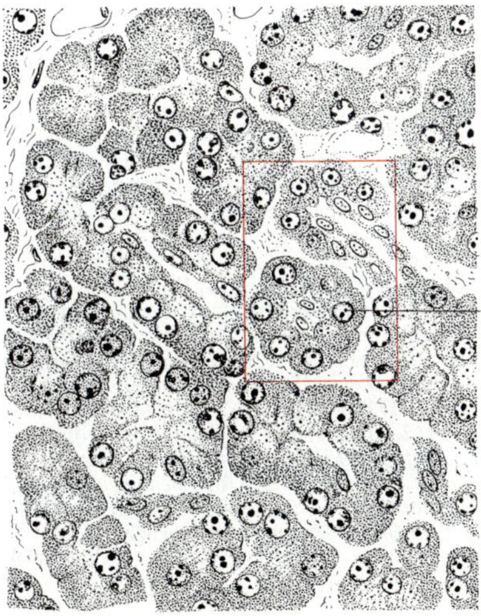

C Bauchspeicheldrüse

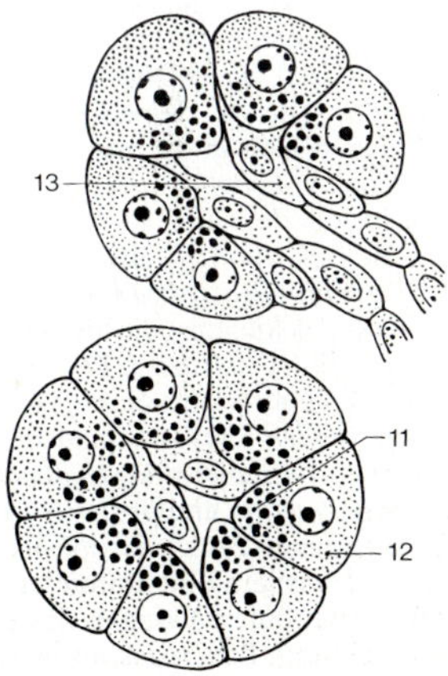

D Acini der Bauchspeicheldrüse

Kleines und großes Netz

Die Blut- und Lymphgefäße der Oberbauchorgane liegen großenteils im kleinen und großen Netz. Das **kleine Netz,** *Omentum minus* **A1** (entwicklungsgeschichtliches *Mesogastrium ventrale*) ist eine zwischen kleiner Kurvatur **A2** des Magens, oberem Duodenum **A3** und Leberpforte **A4** ausgespannte Peritonealplatte. Man unterscheidet das zarte *Lig. hepatogastricum* **A1** und das derbe *Lig. hepatoduodenale* **A5.** Das **große Netz,** *Omentum majus* **AB6,** eine lappenförmige, fettgewebsreiche, der Entstehung nach doppelte Peritonealplatte *(Mesogastrium dorsale)* ist an großer Kurvatur und Querkolon befestigt. **AB7** Milz, **AB8** Gallenblasenfundus.

Blut- und Lymphgefäße der Oberbauchorgane

Arterien. Truncus coeliacus C9. Magen, Leber und Milz werden meist ganz, Duodenum und Pancreas z. T. aus dem Truncus coeliacus versorgt. Sein Ursprung aus der Aorta **C10** liegt im Aortenschlitz des Zwerchfells. Der Stamm ist umsponnen vom vegetativ-nervösen Plexus coeliacus (s. Bd. 3). Der Truncus teilt sich in *A. hepatica communis* **C11,** *A gastrica sinistra* **C12** und *A. lienalis* **C13** *(„Tripus Halleri")*. Die **A. hepatica communis C11** gabelt sich in *A. gastroduodenalis* **C14** und *A. hepatica propria* **C15.** Die A. gastroduodenalis **C14** verläuft hinter dem Bulbus duodeni abwärts, gibt die *A. gastroepiploica dextra* **C16** zur großen Kurvatur des Magens, die hier mit der *A. gastroepiploica sinistra* **C17** aus der *A. lienalis* **C13** anastomosiert *(Arterienbogen der großen Kurvatur)* und zieht weiter in den *Aa. pancreaticoduodenales superiores (anterior* und *posterior)* **C18** zu Duodenum und Pankreaskopf. Sie haben über eine vordere und hintere Arterienschleife, am inneren Bogen des Duodenum, über den Pankreaskopf hinwegziehend, über die *Aa. pancreaticoduodenales inferiores* (s. S. 246) Verbindung mit der *A. mesenterica superior* **C19.** Die *A. gastrica dextra* **C20,** ein Ast der *A. hepatica propria* **C15,** zieht rückläufig zur kleinen Kurvatur des Magens. Die A. hepatica propria gelangt im Lig. hepatoduodenale medial vom Ductus choledochus **B21** zur Leberpforte, wo sie sich in 2 Äste aufteilt. Vom rechten entspringt meist die *A. cystica* **C22,** die Vorder- und Rückseite der Gallenblase versorgt. Die **A. gastrica sinistra C12** zieht in einer Bauchfellfalte (Plica gastropancreatica) zur Cardia. Nach Abgabe von *Rr. oesophagei* verläuft sie entlang der kleinen Kurvatur des Magens und anastomosiert mit der A. gastrica dextra *(Arterienbogen der kleinen Kurvatur)*. Die meist stark geschlängelte **A. lienalis [splenica] C13** verläuft am Oberrand von Pankreaskörper und -schwanz und schließlich im Lig. lienorenale [splenorenale] zur Milz, gibt *Rr. pancreatici* zum Pancreas sowie, über das Lig. gastrolienale *[gastrosplenicum]* die *A. gastroepiploica [gastroomentalis] sinistra* **C17** zur großen Kurvatur des Magens *(Arterienbogen der großen Kurvatur)* und *Aa. gastricae breves* **C23** zum Magenfundus.

Venen. Das venöse Blut der Oberbauchorgane fließt über die *Pfortader* **B24** zur Leber, s. S. 250.

Lymphgefäße und Lymphknoten. Die Lymphgefäße und -knoten halten sich an den Verlauf der Arterien. An der kleinen Kurvatur liegen *Nodi lymphatici gastrici dextri* und *sinistri* **D25.** Ihr Abflußweg zieht zu *Nodi lymphatici coeliaci* **D26.** Lymphe aus den der großen Kurvatur benachbarten Teilen von Magenfundus und oberen Korpusabschnitten fließt über *Nodi lymphatici gastroepiploici sinistri* **D27** gleichfalls zu den Nodi lymphatici coeliaci. Lymphe aus dem unteren Korpusabschnitt und der Pars pylorica gelangt über *Nodi lymphatici gastroepiploici dextri* **D28** und *Nodi lymphatici pylorici* **D29** teils zu den *Nodi lymphatici coeliaci* **D26,** teils stehen sie über *Nodi lymphatici hepatici* **D30** in Verbindung mit Lymphgefäßen aus der Leber. Über diese ist ein Abfluß durch das Zwerchfell zu den *Nodi lymphatici mediastinales anteriores* möglich.

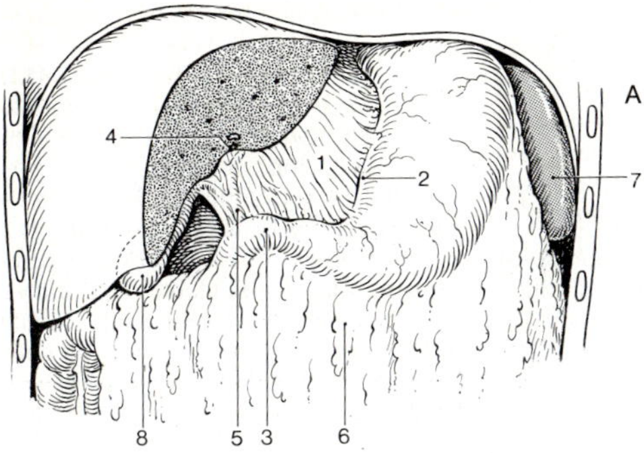

A Magen, kleines und großes Netz

B Magenarterien

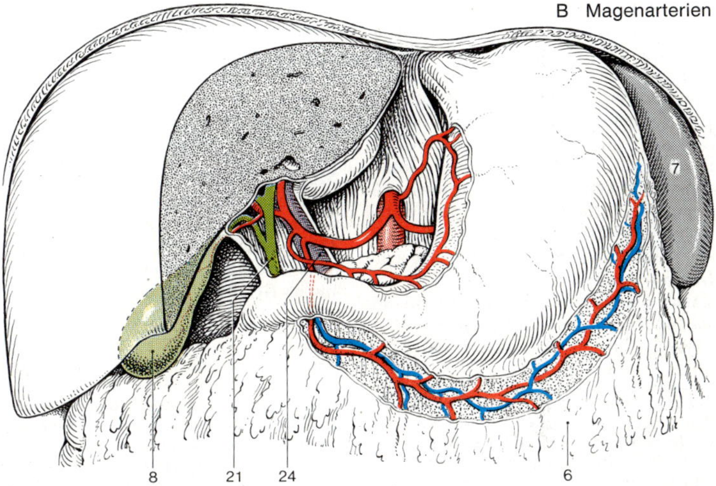

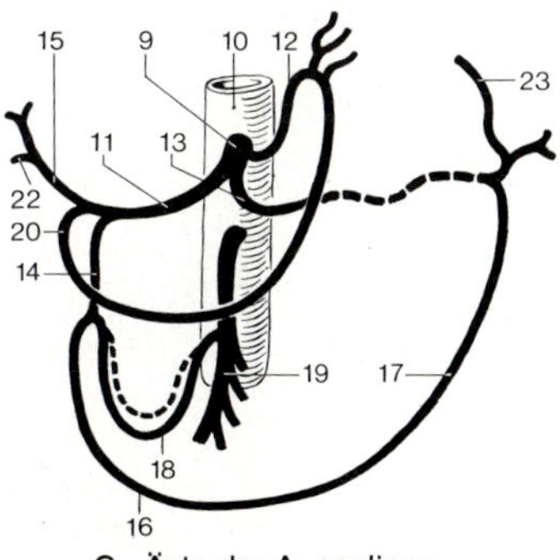

C Äste der A. coeliaca

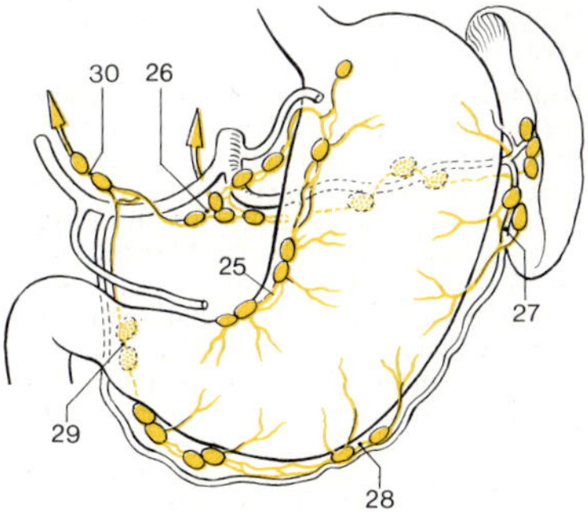

D Lymphgefäße von Magen und Milz

Bauchhöhle

Die **Bauchhöhle,** *Cavitas peritonealis,* ist der vom Peritoneum ausgekleidete Teil des Bauchraums, dahinter liegt der *Retroperitonealraum.* Querkolon und Mesocolon transversum unterteilen die Bauchhöhle in *Ober-* und *Unterbauch.*

Oberbauch. Die *Bursa omentalis* **A** ist der größte Recessus der Bauchhöhle. Das *Foramen epiploicum (omentale) (Winslowi),* Pfeil in **B,** am Unterrand des Lig. hepatoduodenale **AB1,** führt in den Vorhof, *Vestibulum,* der Bursa omentalis, der unter dem Lobus caudatus **AC2** der Leber liegt. An das Vestibulum grenzen hinten rechts die V. cava inferior, links die Aorta. Nach oben zieht der *Recessus superior omentalis* zwischen V. cava inferior und Oesophagus unter die Leber, nach unten der *Recessus inferior omentalis* zwischen Magen und Colon transversum zur Anheftung des Omentum majus **ABC3.** Das Querkolon ist mit der großen Kurvatur des Magens durch das Lig. gastrocolicum **C4** verbunden. **A5** Anheftung des großen Netzes am Colon transversum. Das große Netz verwächst über die linke Kolonflexur mit der linken Bauchwand und bildet das Lig. phrenicocolicum, den Boden der Milznische.

Die *Bursa omentalis* **C6** ist ein Gleitspalt für den Magen. Ihre vordere Wand wird von kleinem Netz **C7** und Magen **C8** gebildet. Nach deren Entfernung werden Rückwand und Ausdehnung der Bursa omentalis in **A** sichtbar. **A9** Cardia, **A10** Milz, **A11** Duodenum.

Anheftung (Wurzel) von Mesocolon transversum BC12 (Höhe 2. Lendenwirbel) **und Mesenterium BC13** an der hinteren Bauchwand. Die *Radix mesenterii* erstreckt sich von der Flexura duodenojejunalis (links vom 2. Lendenwirbel) bis zur Mündung des Ileum ins Caecum; die Mesoappendix des Wurmfortsatzes setzt das Mesenterium fort. Tuber omentale **B14** in der Hinterwand der Bursa omentalis. **BC15** Flexura duodenojejunalis, **B16** A. und V. mesenterica superior, **C17** Verlauf der Gefäße zu Pankreaskopf **C18,** Processus uncinatus **C19** und Duodenum **C15. C20** Colon transversum.

Drainageräume. Im *Oberbauch* ziehen auf der Vorderfläche der Leber, beiderseits vom Lig. falciforme hepatis **D21,** Peritonealnischen, *Recessus subphrenici,* unter das Zwerchfell. Zu diesen führt zwischen Colon ascendens bzw. Colon descendens und seitlicher Bauchwand je eine Rinne, *linker* **D22** und *rechter* **D23** *parietokolischer Spalt.* Über Colon transversum, Magen und kleines Netz hinweg erstreckt sich der *Recessus subhepaticus* **D24** unter die Leber. Er führt in einen *linken hinteren subphrenischen Recessus.* **D25** Lig. coronarium hepatis. Rechts ist der hintere Weg unter das Zwerchfell durch die breite Area nuda zum *Recessus hepatorenalis* **D26** eingeengt. Die Drainageräume (Demarkationsräume) spielen für die Strömung des Peritonealsaftes und bei der Ausbreitung und Abkapselung von Entzündungen eine Rolle.

Im **Unterbauch** gelangt man unter dem Mesocolon transversum in 2 Peritonealtaschen, über der Radix mesenterii in den *rechten* **D27,** unter ihr in den *linken* **D28** *mesenteriokolischen Spalt.* Beide stehen oberhalb der Flexura duodenojejunalis **BC15** in Verbindung.

Recessus im Unterbauch sind an Stellen ausgebildet, an denen retro- und intraperitoneale Darmteile ineinander übergehen, s. S. 218. Die laterale Rinne des Colon ascendens und die mediale und laterale Rinne des Colon descendens führen in die Peritonealnischen des kleinen Beckens, *Excavatio rectovesicalis* bzw. *rectouterina,* s. S. 314. Falten in der lateralen Rinne des Colon descendens bilden *Sulci paracolici.*

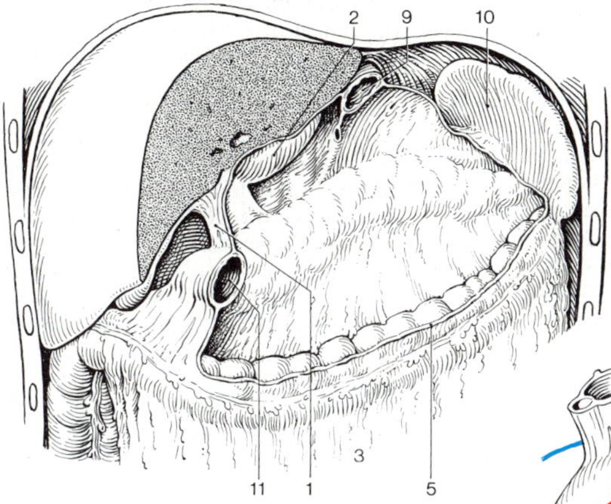

A Bursa omentalis (Magen entfernt)

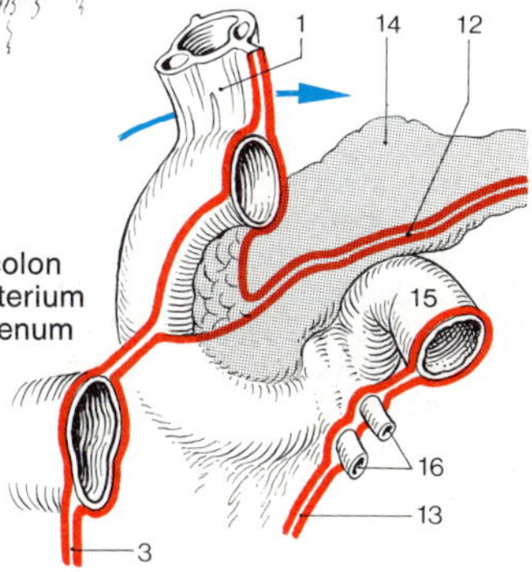

B Anheftungen von Mesocolon transversum und Mesenterium in ihrer Lage zum Duodenum

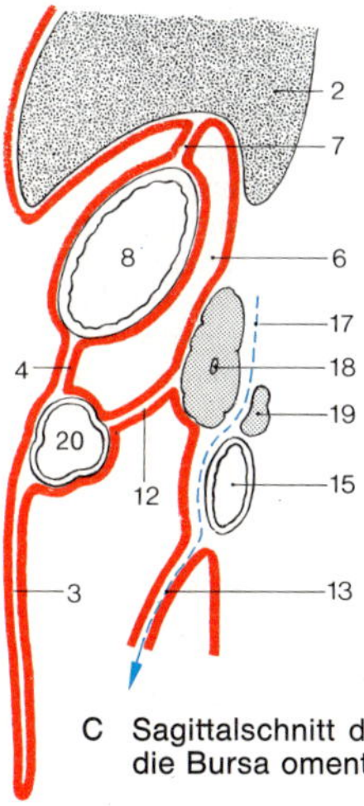

C Sagittalschnitt durch die Bursa omentalis

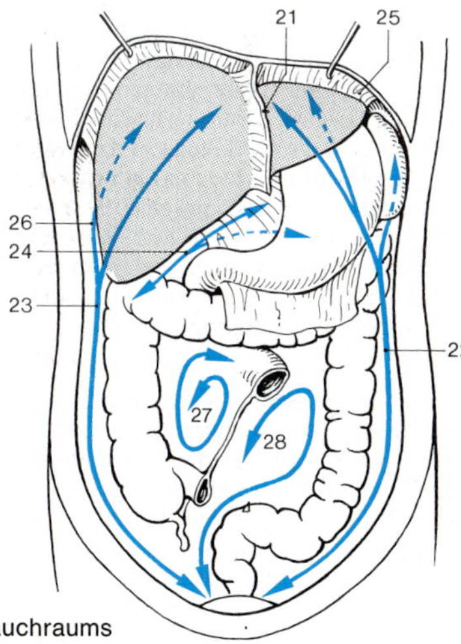

D Unterteilung des Bauchraums

Blut- und Lymphgefäße der Unterbauchorgane

Die Unterbauchorgane Jejunum, Ileum und Colon werden ganz, Duodenum und Pancreas z. T. von der *A. mesenterica superior* bzw. *A. mesenterica inferior* versorgt. Die Grenze zwischen den Versorgungsgebieten beider Arterien liegt in der linken Hälfte des Querkolons und stimmt etwa überein mit der Grenze zwischen den Innervationsgebieten des N. vagus und des sakralen Parasympathicus (s. Bd. 3).

Die **A. mesenterica superior B1** entspringt aus der Aorta unmittelbar unter dem Truncus coeliacus, verläuft hinter dem Pankreaskopf abwärts (s. S. 240) und tritt zwischen Pankreasunterrand und dem Oberrand der Pars horizontalis des Duodenum, etwa 3 cm unterhalb der Flexura duodenojejunalis, ins *Mesenterium* ein. Durch Zug am Gefäßstiel kann in seltenen Fällen ein Darmverschluß des Duodenum zustande kommen. Die Arterie wird von einem dichten Nervengeflecht, *Plexus mesentericus superior,* umgeben.

Links entspringen aus der A. mesenterica superior 10–16 *Aa. jejunales* und *Aa. ileales* **B2.** Jede von ihnen teilt sich in 2 mit den Nachbararterien verbundene Äste (Arkaden I. Ordnung). Weitere Reihen von Querverbindungen folgen (Arkaden II.–IV. Ordnung), wobei zunehmend kleinere Gefäßmaschen entstehen. Die *Arkadenbildung* ist im unteren Dünndarm stärker ausgeprägt als im oberen. Die von den äußeren Arkaden zum Darm ziehenden, parallel verlaufenden Gefäße sind Endarterien, ihr Verschluß hat eine lokale Schädigung des Darms zur Folge.

Aus der rechten Seite der A. mesenterica superior entspringen zuerst, noch hinter dem Pankreaskopf, die *Aa. pancreaticoduodenales inferiores (anterior* und *posterior)* **B3,** die sich mit dem Gefäßbogen der *Aa. pancreaticoduodenales superiores (anterior* und *posterior)* **B4** (s. S. 242) verbinden. Hierauf folgen drei Dickdarmarterien. An das Versorgungsgebiet der Aa. ileales schließt sich das der *A. ileocolica* **AB5** (Endast der A. mesenterica superior) an; sie gibt Äste zum Caecum *(Aa. caecales, anterior* und *posterior)* und unteren Colon ascendens *(R. colicus)* und die *A. appendicularis* **AB6** zum Wurmfortsatz. Darauf folgt die *A. colica dextra* **AB7,** deren Äste bis zur rechten Kolonflexur reichen, und schließlich die *A. colica media* **AB8,** die etwa ⅔ des Querkolons versorgt. Sie anastomosiert mit den anschließenden Ästen der A. colica sinistra aus der A. mesenterica inferior (s. S. 248). Die Arkaden der Dickdarmarterien bilden eine Reihe weiter Maschen. Sie haben in der Regel keine Verbindung mit den Arterien des retroperitonealen Raumes. **A9** Mesocolon transversum.

Venen. Das Venenblut aus dem Versorgungsgebiet der A. mesenterica superior fließt über die *Pfortader* ab, s. S. 250.

Lymphgefäße und Lymphknoten. Die Lymphgefäße aus dem Ausbreitungsgebiet der A. mesenterica superior ziehen mit den Arterien und gelangen über meist einen *Truncus intestinalis* **C10** zum *Truncus lumbalis sinister* oder zur *Cisterna chyli* **C11.** In ihrem Verlauf liegen teils darmnah als *Nodi lymphatici juxtamedullares* am Mesenterialansatz, teils weiter gegen die Radix mesenterii zu, 100 oder mehr kleine *Nodi lymphatici mesenterici superiores* **C12,** *ileocolici* **C13,** *colici dextri* **C14** und *colici medii* **C15. C16** *Nodi lymphatici pancreaticolienales.*

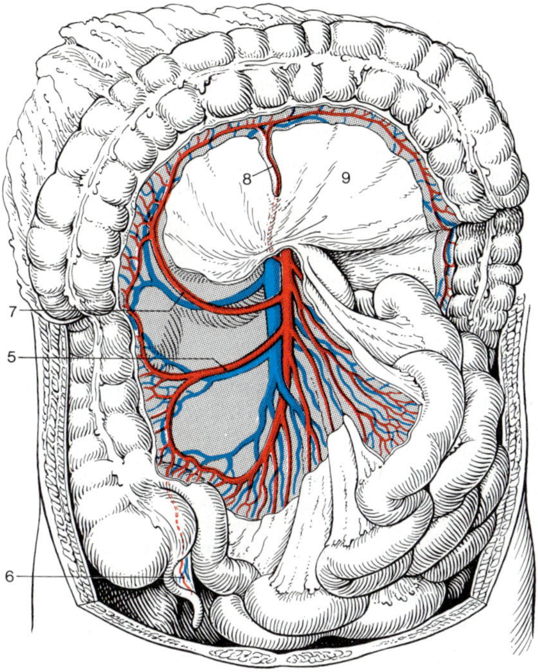

A Blutversorgung von Jejunum, Ileum, Colon ascendens und transversum (A. und V. mesenterica superior)

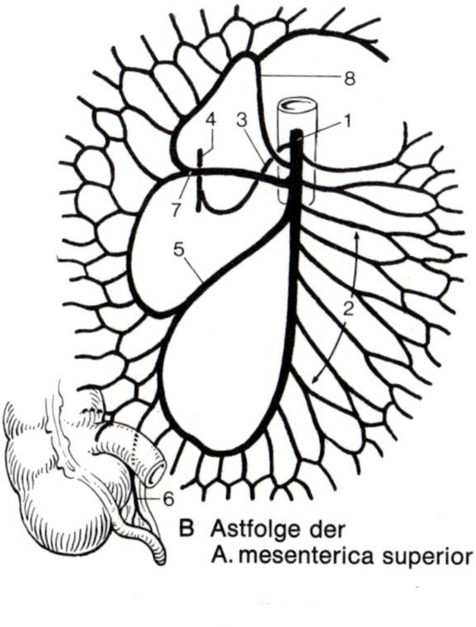

B Astfolge der A. mesenterica superior

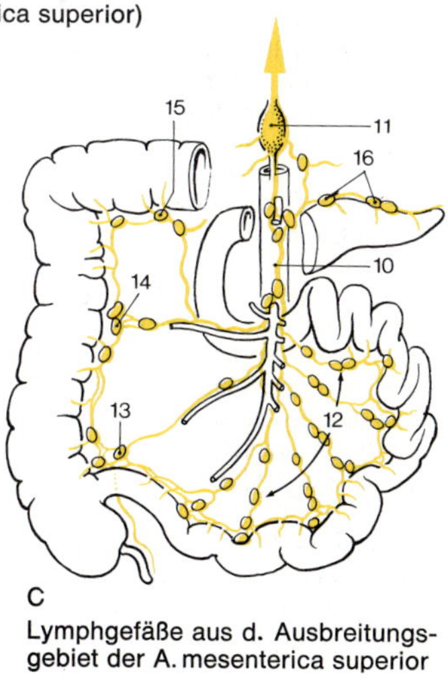

C
Lymphgefäße aus d. Ausbreitungsgebiet der A. mesenterica superior

Die **A. mesenterica inferior AB1** entspringt weit unten (Höhe 3.–4. Lendenwirbel) ventral aus der Aorta, wendet sich nach links und läuft über den M. psoas und die Linea terminalis ins kleine Becken. Häufig liegt ihre erste Strecke unter der Pars horizontalis des Duodenum. Die Arterie wird von dem vegetativen *Plexus mesentericus inferior* umsponnen. Äste: Die *A. colica sinistra* **AB2** entspringt direkt aus der A. mesenterica inferior oder mit der *A. sigmoidea* **AB3** aus einem gemeinsamen kurzen Stamm der A. mesenterica inferior. Die A. colica sinistra teilt sich in einen aufsteigenden Ast, der die Darmversorgung der A. colica media (aus der A. mesenterica superior) fortsetzt, und in einen absteigenden Ast. An dessen Versorgungsgebiet schließt sich die *A. sigmoidea,* häufig in der Mehrzahl, an. Sie gelangt im Mesosigmoideum zum Sigmoid. **A4** Flexura duodenojejunalis.

Rektumarterien. Endast der A. mesenterica inferior ist die *A. rectalis superior* **BC5.** Sie zieht über die A. iliaca interna hinweg ins kleine Becken an die Rückseite des Rectum, das sie absteigend bis zum M. sphincter ani internus versorgt. Dabei kann sie sich in zwei Äste aufteilen. Zu den Zweigen der A. rectalis superior treten oberhalb des Beckenbodens **C6** beiderseits die Aufteilungen der *A. rectalis media* **C7** aus der A. iliaca interna und unterhalb des Beckenbodens, den die Äste der A. rectalis superior durchbohren, beiderseits die Zweige der *A. rectalis inferior* **C8** aus der A. pudenda interna. Doch reichen die Verbindungen der mittleren und unteren Rektalarterien mit der oberen Rektalarterie nicht aus, um diese zu ersetzen. Da die A. rectalis superior nur eine einzige Querverbindung zur A. sigmoidea besitzt, die *A. sigmoidea ima,* darf die A. rectalis superior **C5** nicht unterhalb des Abgangs dieser Querverbindung (Kreis in **B**) unterbunden werden. **C9** Peritonealschnittrand.

Venen. Die Venen aus dem Versorgungsgebiet der A. mesenterica inferior münden in die *Pfortader,* s. S. 250. Das gilt auch für die Venen aus den oberen Rektumabschnitten. Die Venen aus den mittleren und unteren Rektumabschnitten geben ihr Blut über die Vv. iliacae internae zur *V. cava inferior.* **A10** V. mesenterica inferior.

Lymphgefäße und Lymphknoten. Die Lymphe aus dem unteren Analbereich (unterhalb der Valvulae anales) fließt subkutan zu den *Nodi lymphatici inguinales superficiales* (vgl. S. 78), aus dem oberen Analabschnitt (oberhalb der Valvulae anales) gelangt sie über Lymphknoten der Fossa ischioanalis **D11** zu den *Nodi lymphatici iliaci interni* **D12.** Die Lymphe des oberen Rectum wird zu den *Nodi lymphatici sacrales* **D13,** *iliaci communes* **D14,** aber auch zu den *Nodi lymphatici mesenterici inferiores* **D15** im Mesosigmoideum geleitet. Die Lymphe aus dem Colon descendens fließt über *Nodi lymphatici mesenterici inferiores* und *Nodi lymphatici colici sinistri* **D16** in den Truncus intestinalis **D17** und schließlich in die *Cisterna chyli.*

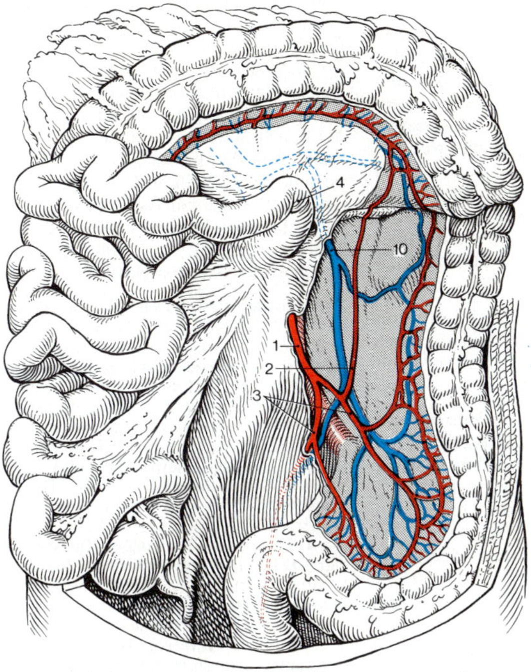

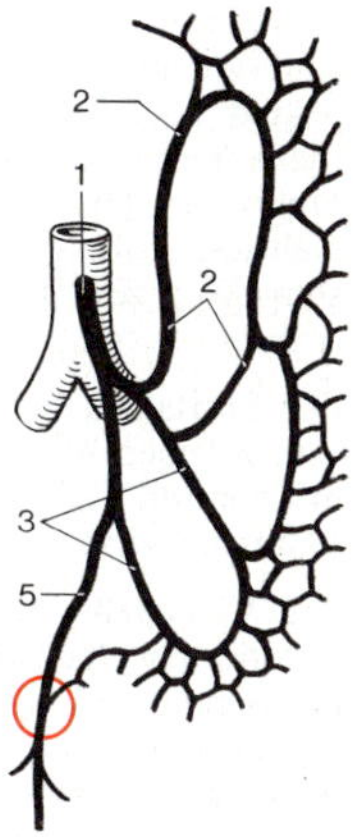

B Astfolge der A. mesenterica inf.

A Blutversorgung von Colon transversum und descendens (A. und V. mesenterica inferior)

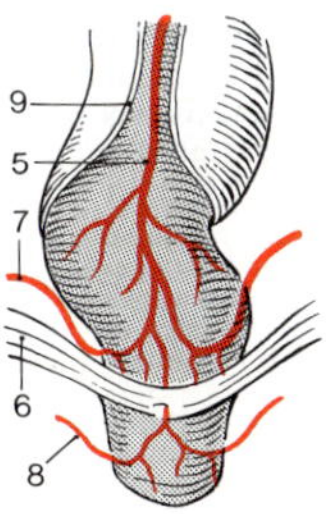

C Arterien des Enddarms von hinten

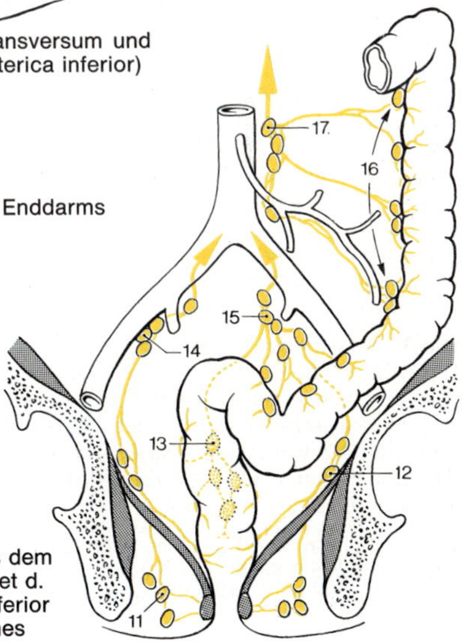

D Lymphgefäße aus dem Ausbreitungsgebiet d. A. mesenterica inferior und des Enddarmes

Pfortader

Das venöse Blut aus den unpaaren Bauchorganen (Magen-Darm-Trakt, Gallenblase, Bauchspeicheldrüse und Milz), die von den 3 unpaaren Baucharterien (Truncus coeliacus, A. mesenterica superior und inferior) gespeist werden, gelangt über die Pfortader zur Leber und fließt über die Lebervenen zur unteren Hohlvene. Die im Darm resorbierten Nahrungsstoffe gelangen also auf kürzestem Weg zum zentralen Stoffwechselorgan.

Die **Pfortader,** *V. portae,* wird aus drei Wurzelvenen, V. lienalis, V. mesenterica inferior und V. mesenterica superior, zusammengesetzt.

Die **V. lienalis ABC1** verläuft wie die Arterie am Oberrand des Pancreas **A2** und nimmt die Vv. gastricae breves **BC3,** V. gastroepiploica sinistra **BC4** und *Vv. pancreaticoduodenales* auf. Hinter dem Pankreaskörper tritt die *V. mesenterica inferior* **ABC5** hinzu, hinter dem Pankreaskopf **A2** vereinigt sie sich mit der *V. mesenterica superior* **ABC6** zur **Pfortader ABC7.**

Die **V. mesenterica inferior ABC5** führt Blut von Colon descendens, Sigmoid und oberem Rectum *(V. rectalis superior).* Ihr Verlauf unterscheidet sich von dem der A. mesenterica inferior. Beide Gefäße ziehen etwa bis zum Abgang der A. colica sinistra gemeinsam. Dann folgt die Vene diesem Arterienast und läuft anschließend in einer Bauchfellfalte, der *Plica duodenalis superior,* über die Flexura duodenojejunalis hinweg hinter das Pancreas.

Die **V. mesenterica superior** führt Blut aus Dünndarm, Caecum, Colon ascendens und transversum, begleitet die A. mesenterica superior hinter den Pankreaskopf **A2,** wobei sie *Vv. pancreaticoduodenales* und die *V. gastroepiploica dextra* aufnimmt.

In den Stamm der Pfortader münden schließlich direkt die *Vv. gastricae dextra* und *sinistra* **BC8** von der kleinen Kurvatur des Magens, die *V. cystica* **C9** von der Gallenblase und die *V. praepylorica* von der Pylorusvorderseite. Die *Vv. paraumbilicales* **C10,** die im Lig. falciforme das Lig. teres hepatis begleiten und Anastomosen zwischen subkutanen Venen der Bauchwand und Pfortader herstellen, münden in den linken Hauptast der V. portae. Blaue Pfeile in **C** = Verbindungen der Pfortaderzuflüsse mit dem Einzugsgebiet von V. cava superior und V. cava inferior; vgl. **D** = Stauung dieser portokavalen Anastomosen!

Portokavale Anastomosen. Das Einzugsgebiet der V. portae grenzt also an folgenden Stellen an das von V. cava superior bzw. inferior: *Oesophagus* (das Blut der Ösophagusvenen **ABCD11** fließt über V. azygos **D12** und V. hemiazygos zur V. cava superior **D13**), *Rectum* (das Blut der mittleren und unteren Rektalvenen **CD14** gelangt über die V. iliaca interna **D15** zur V. cava inferior **D16**), *Bauchwand* (Die Bauchwandvenen haben über die Vv. thoracoepigastricae **D17** Verbindung zur V. cava superior **D13,** über die Vv. epigastricae superficiales **D18** zur V. cava inferior **D16**). Hier kommen portokavale Anastomosen, *Verbindungen zwischen dem Einzugsgebiet von V. portae* **D7** *und V. cava superior* **D13** *bzw. V. cava inferior* **D16** vor. Weitere variable portokavale Anastomosen treten zwischen den Vv. mesentericae einerseits und retroperitonealen Venen andererseits auf.

Klinischer Hinweis: Bei Stauungen in der Pfortader (z. B. infolge Leberschrumpfung) umgeht ein Teil des Pfortaderblutes die Leber auf portokavalen Anastomosen, die krampfaderförmig hervortreten, – *Ösophagusvarizen* **D11,** „äußere Hämorrhoiden" **D14** und Schwellungen der subkutanen Bauchvenen **D10** *(„Caput Medusae")* können entstehen.

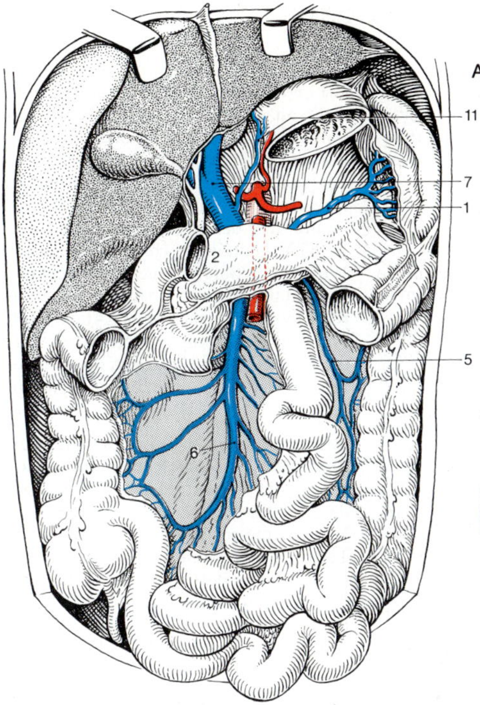

A Wurzeln der Pfortader

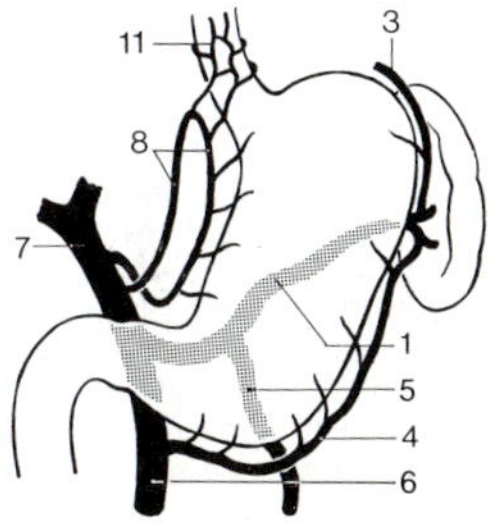

B Magenvenen

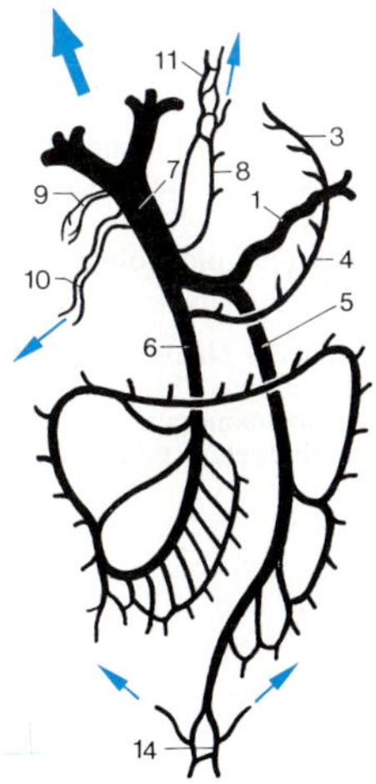

C
Wurzeln der Pfortader (Schema) und portokavale Verbindungen

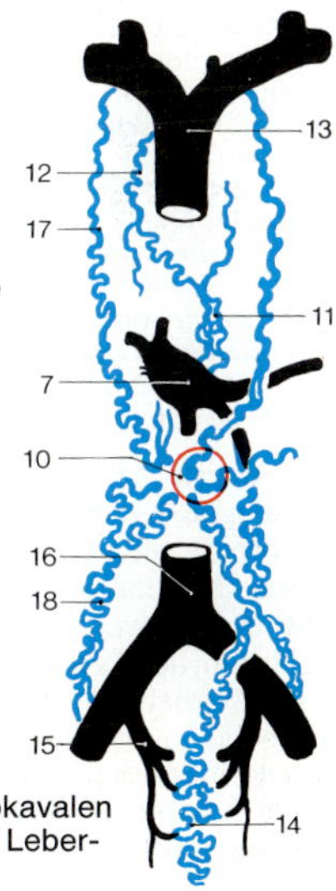

D Stauung der portokavalen Verbindungen bei Leberschrumpfung

Harn- und Geschlechtsorgane

Die Ausführungswege der Harn- und Geschlechtsorgane, Urogenitalorgane, hängen entwicklungsgeschichtlich und funktionell eng zusammen, sie werden deshalb im Zusammenhang besprochen.

Harnorgane

Die *Nieren bereiten den Harn,* indem sie schädliche Stoffwechselprodukte, die größtenteils in anderen Organen entstehen, zusammen mit Wasser ausscheiden. Dadurch wird das innere Milieu der Gewebe reguliert, der Salz-Wasser-Haushalt ausgeglichen und die Wasserstoffionenkonzentration konstant erhalten. Die Ausscheidung geschieht in zwei Schritten. Zuerst entsteht ein Ultrafiltrat des Blutplasmas, der Vorharn *(Primärharn);* er enthält die im Blut gelösten Stoffe in gleicher Konzentration wie dort, Eiweißkörper ausgenommen. Anschließend werden aus diesen täglich etwa 150 l Vorharn einige Stoffe, besonders Glukose und Wasser, wieder resorbiert, die Harnmenge wird auf etwa 1% des ursprünglichen Volumens verringert und konzentriert, *Sekundärharn.* Der Harn verläßt dann über die *harnableitenden Organe* (Nierenbecken, Harnleiter **AB1,** Harnblase **A2** und Harnröhre) den Körper. Ferner gehen von den Nieren endokrine Wirkungen auf Blutdruck und Blutbildung aus.

Weiterhin bildet die Niere *Wirkstoffe. Renin,* ein Enzym, führt über Zwischenstufen im Blut zu *Angiotensin II,* das Arteriolen kontrahiert und damit den Blutdruck steigert. *Erythropoetin* fördert die Blutbildung. Das Enzym *Kallikrein* erzeugt (über weitere Wirkstoffe) Gefäßerweiterung. Die Niere bildet *Prostaglandine* in großer Menge.

Lage. Die **Nieren AB3** sind bohnenförmig, ihre Längsachsen verlaufen etwa mit der des Körpers, sie konvergieren nach hinten oben. Die Nieren liegen retroperitoneal, im Bindegewebsraum hinter der Bauchhöhle, in der Lendengegend beiderseits der Wirbelsäule. Ihr *oberer Pol* reicht etwa bis zum Oberrand des 12. Brustwirbels, ihr *unterer* beim Erwachsenen bis zum 3. Lendenwirbel; das *Hilum* (Nierenpforte, s. S. 254) liegt in Höhe des 1. Lendenwirbels **A4.** Die 12. Rippe **A5** zieht an der Grenze vom oberen zum mittleren Drittel schräg über die Niere hinweg. Mit ihr legen sich ein Teil der Pars lumbalis des Zwerchfells **A6** und der Recessus costodiaphragmaticus **A7** der Pleura über das obere Drittel der Niere. In 65% liegt die rechte Niere etwa ½ Wirbelhöhe tiefer als die linke. Bei tiefer Einatmung und im Stehen treten die Nieren etwa 3 cm nach unten. Auch Dreh- und Kippbewegungen sind möglich. In dieser Lage wird die Niere durch einen *Fasziensack* und eine *Fettkapsel* festgehalten.

Auf dem oberen Nierenpol sitzt mützenförmig die Nebenniere **B8,** eingeschlossen in die Fettkapsel der Niere. Nahe dem Hilum der *rechten Niere* liegen die V. cava inferior **B9** und der absteigende Teil des Duodenum. Die Vorderseite der rechten Niere berührt die Leber **B10** und die rechte Kolonflexur **B11.** Nahe dem Hilum der *linken Niere* verläuft die Pars abdominalis aortae **B12.** Die Vorderseite der linken Niere berührt den Magen, das Pancreas, die linke Kolonflexur **B13** und mit dem seitlichen Rand die Milz **B14.** Hinten grenzen beide Nieren oben ans Zwerchfell, medial an den M. psoas major **B15,** lateral an den M. quadratus lumborum **B16** und den M. transversus abdominis. In gleicher Verlaufsrichtung wie die 12. Rippe kreuzen die Nn. subcostalis, iliohypogastricus und ilioinguinalis hinten die Niere.

Bei *Kindern* liegen die Nieren insgesamt tiefer als bei Erwachsenen. Ihr unterer Pol kann bis zum Darmbeinkamm reichen. Die Nieren des Kindes sind relativ größer als die des Erwachsenen.

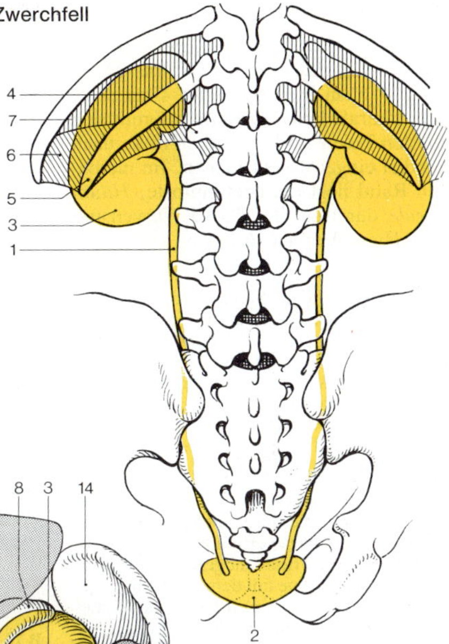

A Harnorgane, Lage zu Zwerchfell und Wirbelsäule

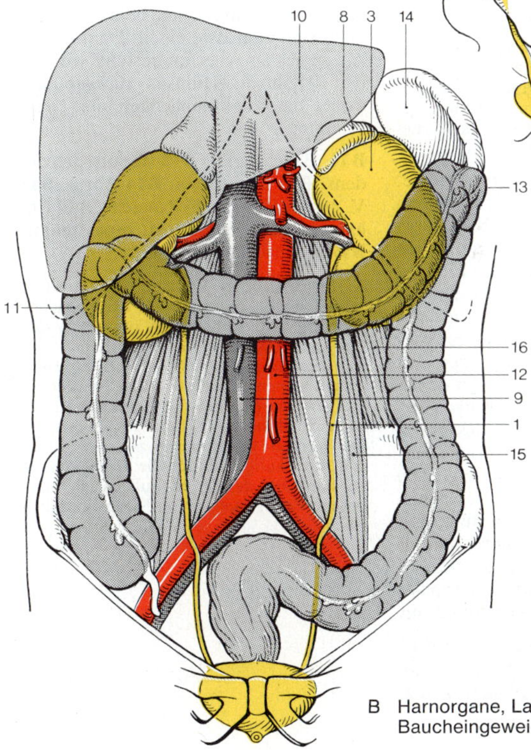

B Harnorgane, Lage zu den Baucheingeweiden

Nieren

Die **Niere,** *Ren (Nephros),* des Erwachsenen wiegt 120–300 g, ist 10 bis 12 cm lang, 5–6 cm breit und etwa 4 cm dick. Der laterale konvexe Rand krümmt sich an den Polen stark, wodurch diese nach medial eingerollt erscheinen. Im medialen Rand liegt die Nierenpforte, *Hilum renale,* durch die Gefäße **A1,** Nerven und das Nierenbecken **A2** ein- oder austreten.

Nierenkapsel. Die Niere wird von einer derben Kollagenfaserkapsel, *Capsula fibrosa renis,* überzogen, die durch lockeres Bindegewebe mit der Niere verbunden ist. Sie kann leicht bis zum Hilum abgezogen werden. Am Hilum hängt sie mit dem Gefäßbindegewebe zusammen, das in eine zentrale Vertiefung der Niere, *Sinus renalis,* eintritt.

Nierenkapsel. Die Niere wird von einer derben Kollagenfaserkapsel, *Capsula fibrosa,* überzogen, die durch lockeres Bindegewebe mit der Niere verbunden ist. Sie kann leicht bis zum Hilum abgezogen werden. Am Hilum hängt sie mit dem Gefäßbindegewebe zusammen, das in eine zentrale Vertiefung der Niere, *Sinus renalis,* eintritt.

Nierenkörper. Entfernt man Gefäße, Nerven, Nierenbecken und Fett aus dem *Sinus renalis* **A3,** so zeigt der Nierenkörper die Form einer dickwandigen, leicht abgeflachten Tasche, deren Eingang durch eine vordere und hintere Lippe des Nierenkörpers schlitzförmig eingeengt wird. Vorder- und Hinterwand des Nierenkörpers entstehen aus mehreren Teilen, Nierenlappen *(Renculi),* von denen jeder mit einer pyramidenförmigen Erhebung, *Papilla renalis* **A4,** insgesamt 5–11 Pyramiden, aus der inneren Oberfläche der Nierentasche hervorragt. Die Unterteilung der Niere in Nierenlappen stimmt aber nicht mit der Unterteilung in *Gefäßsegmente* überein, da jeder Nierenlappen von mehreren Ästen der Nierenarterie versorgt wird und jeder Ast an der Versorgung mehrerer Lappen Anteil hat.

Meist sind fünf Gefäßsegmente ausgebildet, ein oberes, vorderes oberes, vorderes unteres, unteres und hinteres Segment.

Die Niere des *Neugeborenen* läßt beim Menschen die Abgrenzung der Renculi auf der Oberfläche noch erkennen, sie ist wie manche Tiernieren gelappt. Im Laufe der ersten 4–6 Jahre verschwindet beim Menschen die *Renculi-Zeichnung* weitgehend.

Durch einen **Fasziensack,** *Fascia renalis,* und eine **Fettkapsel,** *Capsula adiposa renis* **B5,** wird die Niere **B6** in ihrer Lage gehalten. Der Fasziensack ist Bestandteil der *Fascia subperitonealis.* Man unterscheidet am Fasziensack ein vorderes Blatt, *Fascia praerenalis* **B7** und ein hinteres Blatt, *Fascia retrorenalis* **B8,** die seitlich verwachsen sind. Das vordere Blatt wird großenteils vom Peritoneum **B9** bedeckt. Nach medial (Eintritt der Gefäße **B10** und Nerven aus dem prävertebralen Bindegewebsraum zum Nierenhilum!) und unten ist der Fasziensack geöffnet. Oben reichen beide Faszienblätter bis zum Zwerchfell. Da die Fettkapsel aus Speicherfett besteht, wird sie bei Fettabbau (Hunger) rückgebildet, wobei die Verschieblichkeit der Niere zunimmt.

B11 Bauchwand, **B12** Colon descendens, **B13** Duodenum, **B14** Aorta, **B15** V. cava inferior, **B16** Pancreas, **B17** Colon transversum, **B18** M. psoas major, **B19** M. quadratus lumborum.

Klinischer Hinweis: Von den Varietäten und Mißbildungen, mit denen 2% der Menschen geboren werden, betreffen rund 30% den Urogenitaltrakt. Eine *Zystenniere* entsteht, wenn ein harnbereitender Teil der Nierenanlage keinen Anschluß an das Nierenbekken gewinnt. *Überzählige Nieren* werden auf frühe Spaltung des Ureters zurückgeführt. Oft werden *Verschmelzungsnieren* gefunden, als häufigste Form die *Hufeisenniere* vor der Mitte der Wirbelsäule. Auch angeborene *Verlagerungen* von Nieren kommen vor.

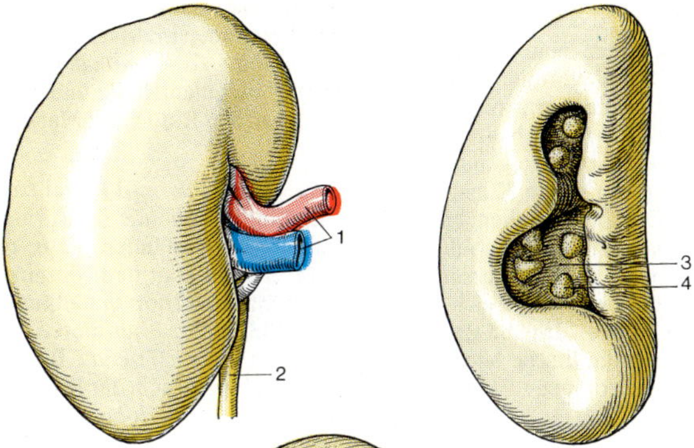

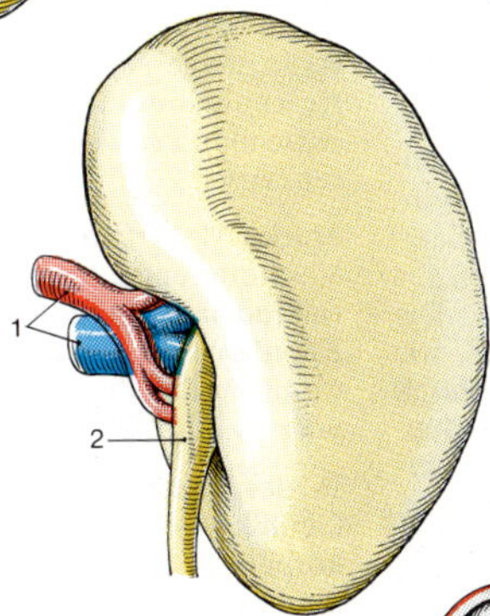

A rechte Niere

von vorn
von medial
von hinten

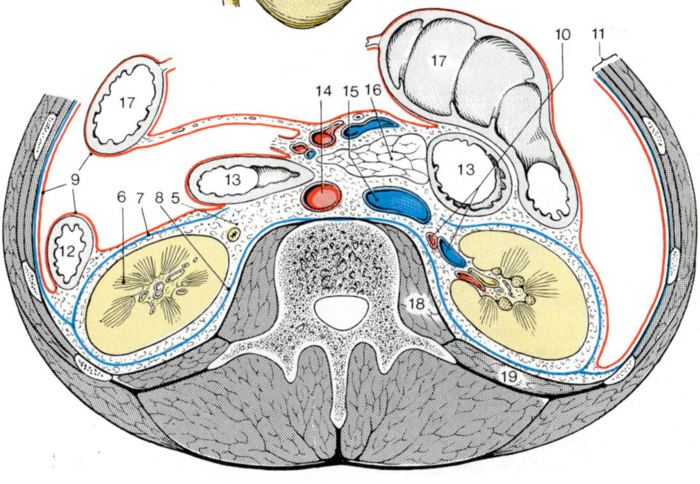

B Horizontalschnitt durch den Rumpf, Höhe 3. Lendenwirbel

Nierenschnitt

Die Nierenfunktion setzt eine starke Durchblutung des Organs voraus; etwa 20% des vom Herzen in die Aorta ausgeworfenen Blutes strömen in die Nieren. Der *Blutgefäßbaum* der Niere ist eigenartig gebaut, man kann ihn durch Kunststoffinjektion in die Gefäße darstellen, er verursacht, gemeinsam mit den Tubuli des Nierenparenchyms (s. S. 260), die mit unbewaffnetem Auge sichtbare Zeichnung des Nierenschnittes. Im Längs- oder Querschnitt durch die frische Niere wird eine Gliederung in *Rinde* und *Mark* sichtbar.

Rinde AB1: Unter der bindegewebigen Nierenkapsel liegt die etwa 1 cm breite, bräunlich gefärbte *Rinde, Cortex renalis.* Aus dem Mark (Basis der Nierenpyramiden) dringen Markstrahlen **AB2** (Bündelchen von getreckten Tubuli und Sammelrohren) in die Rinde, sie bilden die *Pars radiata* der Rindenläppchen. Die Rindenanteile zwischen ihnen sind, wie das mikroskopische Bild zeigt, die *Partes convolutae* der Rinde. In diesen sind dunkelrote Punkte, jeder ein Nierenkörperchen, *Corpusculum renale,* angehäuft. Zwischen den Markpyramiden tritt Rindensubstanz in Form von *Columnae renales* („Bertini-Säulen" **A3**) bis an das Nierenbecken heran. **AB4** Capsula fibrosa.

Mark A5: Das Mark besteht aus mehreren großen *Pyramiden,* deren Spitzen **B6** zum Nierenbecken **AB7** weisen. Die Pyramiden zeigen eine zur Spitze konvergierende Streifung, sie lassen ferner eine rötlich gefärbte *Außenzone* (mit *Außenstreifen* und *Innenstreifen*) und eine blasse *Innenzone* erkennen.

Blutgefäße der Niere

Nierenarterie, *A. renalis* **A8** und Nierenvene, *V. renalis* **A9** gelangen im Nierenhilum in das lockere, fettreiche Bindegewebe **AB10,** das zwischen Nierenparenchym und Nierenbecken liegt, ausgenommen die Pyramidenspitzen. Die Arterie teilt sich in folgende Äste auf.

Die *Aa. interlobares* **AB11** treten zwischen den Pyramiden ins Mark. Sie teilen sich und verlaufen als *Aa. arcuatae* **AB12** bogenförmig zwischen Rinde und Mark. Aus diesen werden Rinde und Mark versorgt.

Rinde: *Aa. interlobulares* **B13** ziehen radiär in die Rinde. Von ihnen entspringen in regelmäßigen Abständen *Vasa afferentia* **B14,** die das Blut den Nierenkörperchen zuführen und dort Gefäßknäuel, *Glomeruli* **B15,** bilden. Aus diesen fließt das Blut über *Vasa efferentia* **B16** ab, gelangt in das Kapillarnetz der Rinde und schließlich über *Vv. interlobulares* **B17** in die *Vv. arcuatae* **B18** und *Vv. interlobares* **B19.** Einige Aa. interlobulares schicken *Rr. capsulares,* einige Vv. interlobulares entsenden *Venulae stellatae* **B20** zur Nierenkapsel.

Mark: Als *Arteriolae rectae* **B21** ziehen Vasa efferentia aus marknahen Glomeruli radiär ins Mark. Das Blut fließt über Kapillaren in *Venulae rectae* **B22** und weiter in die *Vv. arcuatae* **B18** und *Vv. interlobares* **B19.**

In der **Rinde** liegen hauptsächlich die Gefäßknäuel, *Glomeruli,* in den Nierenkörperchen; sie dienen der Ultrafiltration von Flüssigkeit aus dem Blut (s. S. 258). Das **Mark** enthält die gestreckten Gefäße, die *Arteriolae* und *Venulae rectae,* die hauptsächlich bei der *Rückresorption* von Flüssigkeit und gelösten Stoffen aus dem in den Glomeruli ausgeschiedenen Vorharn mitwirken. Bei beiden Vorgängen sind die *Tubuli* des Nierengewebes wesentlich beteiligt (s. S. 262).

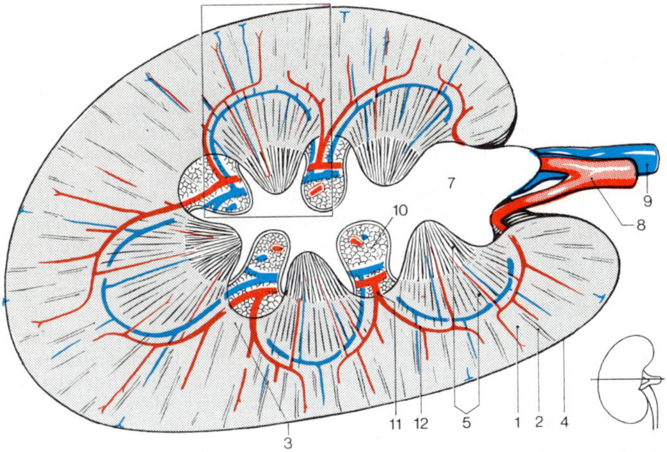

A Schnitt durch die Niere

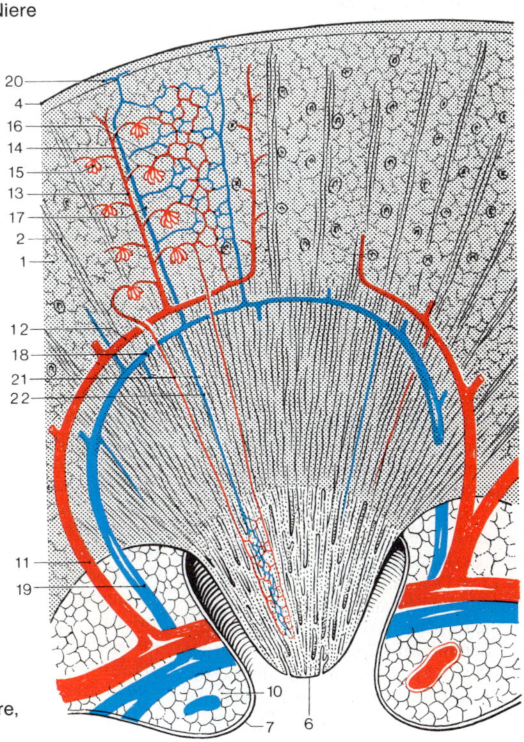

B
Schnitt durch die Niere,
Ausschnitt aus A
Schema

Feinbau der Niere

Die Niere besitzt außer Blutgefäßen ein kompliziertes Röhrchen- oder Kanälchensystem, die *Nephrone* und *Sammelrohre*. Die erwachsene Niere hat 0,9–1,6 Millionen Nephrone. Als *Nephron* bezeichnet man allgemein meist die Baueinheit aus *Nierenkörperchen* und zugehörigem *Tubulus*. Das Nierenkörperchen enthält den *Harnfilter*, durch den der *Primärharn* aus dem Blut abfiltriert wird. Im Tubulussystem wird anschließend durch *Rückresorptionsvorgänge Sekundärharn gebildet*.

Strukturen, die den Primärharn bilden

Das **Nierenkörperchen,** *Corpusculum renale (Malpighi-Körperchen)* **AB,** ist ungefähr 200 µm groß und makroskopisch noch als roter Punkt sichtbar. Es enthält den Glomerulus mit etwa 30 *Kapillarschlingen* **AB1,** die den blindsackförmigen Anfang des Tubulussystems am *Gefäßpol* einstülpen, so daß ein doppelwandiger Becher entsteht, dessen äußere Wand die *Bowman-Kapsel* **AB2** ist, während die innere Wand in Form von *Podozyten* den Glomeruluskapillaren aufsitzt. Bindegewebszellen am Gefäßpol bilden das *Mesangium* **AB3.** Der Spalt zwischen beiden Wänden nimmt den Vorharn auf und leitet ihn am *Harnpol* **AB4** in das Tubulussystem. **AB5** *Vas afferens,* **AB6** *Vas efferens,* **AB7** *Macula densa.*

Der **Harnfilter,** beim Erwachsenen etwa 1 m^2 groß, wird aus drei Strukturen gestaffelt zusammengesetzt, aus Endothel, Basalmembran und Podozyten. *Endothel* **CD8:** Die von der Basalmembran bedeckte Endothelwand ist dünn und besitzt regelmäßig offene Poren mit 70–90 nm Durchmesser. Die Endothelfenster hindern große korpuskuläre Elemente am Durchtritt. Die *Basalmembran* **CD9** ist 0,1–0,15 µm dick. Ihre Lamina densa besteht aus einem Filz von Kollagen (Typ IV), eingebettet in Glykoproteine, und wirkt als mechanischer Filter (Größenselektivität). Ihre innere und äußere Lamina rara funktionieren elektrostatisch durch stark negativ geladenes Heparansulfat, sie hindern positiv geladene Teilchen (Plasmaproteine) am Durchtritt (Ladungsselektivität). Bei verlangsamter Passage durch den Filter können zudem Makromoleküle von Mesangiumzellen und Podozyten phagozytiert werden. Die *Podozyten* **ABCD10,** deren Zellkörper ins Lumen der Bowmanschen Kapsel vorragen, geben Primärfortsätze zur Basalmembranoberfläche. Von diesen gehen zahlreiche kurze Sekundärfortsätze ab, die, mit benachbarten Podozytenfortsätzen alternierend, Schlitzporen von 40–45 nm bilden. Diese werden jeweils von einem bandförmigen Diaphragma überbrückt (Pfeil in **D**!), das rechteckige Poren von 4 × 14 nm besitzt. Die Schlitzporendiaphragmen bilden die dichteste Filterstruktur. Sie hält Substanzen mit einem Molekulargewicht über 70000 zurück. Zur Funktion des Harnfilters ist ein ausreichender Blutdruck (über 50 mmHg) erforderlich (Voraussetzung für den Filtrationsdruck).

Als **juxtaglomerulärer Apparat** werden die *Macula densa* **AB7,** die *granulierten juxtaglomerulären Zellen* des *Polkissens* (aus der Media des Vas afferens hervorgegangen) **AB5** und eine Gruppe *extraglomerulärer Mesangialzellen* (Goormaghtighsche Zellen) zwischen Macula densa und dem Winkel zwischen Vas afferens und Vas efferens zusammengefaßt, sie setzen sich in das *intraglomeruläre Mesangium* **AB3** fort. Der juxtaglomeruläre Apparat steht im Dienst der *Blutdruckregulation.* Die Granula der Polkissenzellen enthalten *Renin,* ein proteolytisches Enzym, das aus einem im Blutplasma vorhandenen Polypeptid Angiotensinogen das *Angiotensin I* abspaltet, aus dem durch weitere enzymatische Spaltung das vasokonstriktorisch hochaktive (Blutdruckerhöhung) *Angiotensin II* hervorgeht. Die Macula densa wird für ein *chemosensitives Feld* gehalten, das den Kochsalzgehalt des Harns im Tubulus mißt und die Freisetzung von Renin aus den Polkissenzellen veranlaßt. Der juxtaglomeruläre Apparat steuert auch die Durchblutung des Glomerulus. Die Zellen des juxtaglomerulären Apparates werden *adrenerg* innerviert.

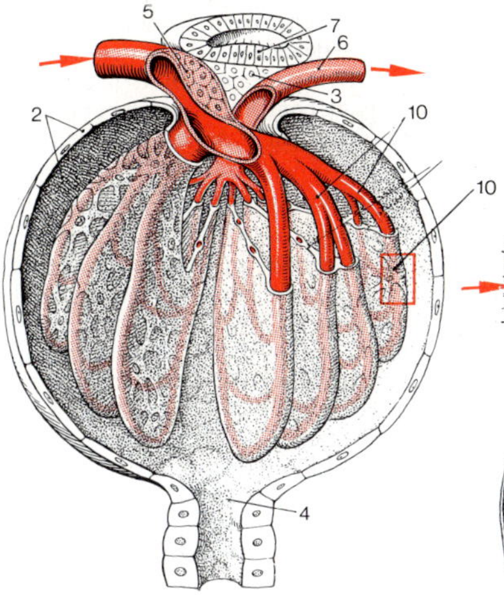

A Nierenkörperchen

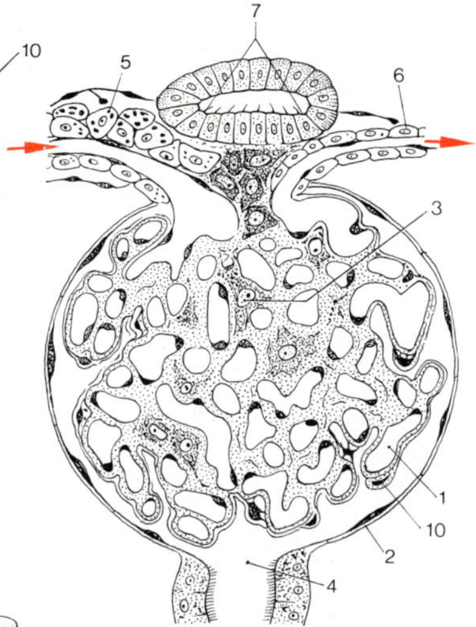

B Schnitt durch ein Nierenkörperchen

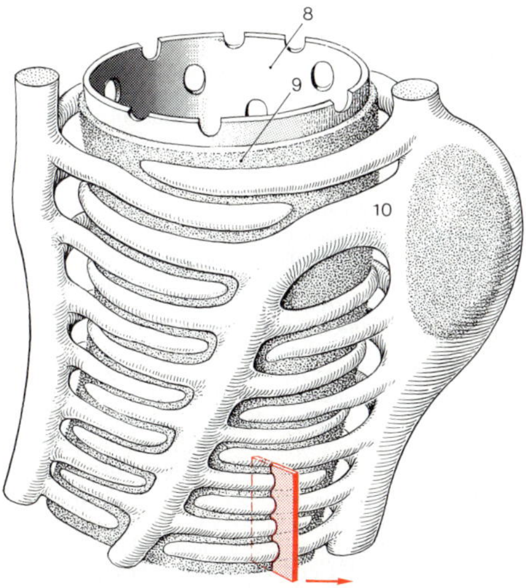

C Kapillare des Nierenkörperchens mit Podozyten, Ausschnitt aus A

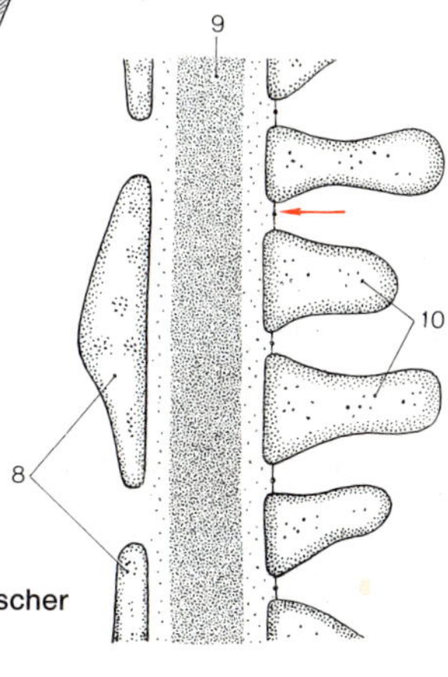

D Elektronenmikroskopischer Schnitt durch C

Strukturen, die den Sekundärharn bilden

Nierenröhrchen, *Tubuli renales,* und **Sammelrohre.** Der etwa 5 cm lange unverzweigte Tubulus renalis beginnt am Harnpol des Nierenkörperchens und mündet mit anderen gemeinsam in ein Sammelrohr. Der Nierentubulus gliedert sich in folgende Teile (**B** links elektronenmikroskopisches Bild einer Zelle aus dem rechts davon abgebildeten Querschnitt des betreffenden Tubulusabschnittes):

– Der *proximale Tubulus* **A1** knäuelt sich zunächst *(Tubulus contortus)* in der Umgebung des Glomerulus **A2** auf, um dann gestreckt *(Tubulus rectus)* markwärts zu ziehen. Er ist 40–60 µm dick und hat hohe, trübe Epithelien (hohe Mikrovilli, basale Membraneinfaltungen und zahlreiche Mitochondrien). Die freie Oberfläche besitzt Enzyme für die Glukoseresorption, Peptidasen u. a., zeigt Resorptionsvakuolen. Einige Pharmaka werden hier ausgeschieden. Die seitliche Zellmembran ist fortsatzreich, benachbarte Zellen sind über eine einreihige (durchlässige) Zonula occludens verbunden.

– Der *intermediäre Tubulus* **AB3** dringt haarnadelförmig („Henle-Schleife") mit einem *absteigenden* und *aufsteigenden Schenkel* ins Mark ein. Er besitzt niedere Epithelien und ein relativ weites Lumen. Mit ihm parallel laufen die Arteriolae und Venulae rectae **AB4** ins Mark. Der intermediäre Tubulus ist unterschiedlich lang, am längsten bei den juxtamedullären, marknahen Nephronen. Die interzelluläre Zonula occludens ist einreihig und durchlässig.

– Der *distale Tubulus* **AB5** zieht zunächst als Tubulus rectus zurück in die Rinde; in der Nähe des Ursprungsglomerulus wird er zum Tubulus contortus, der auch die Macula densa enthält. Der distale Tubulus, etwa 45 µm dick, besitzt hohe, helle, voneinander abgrenzbare Epithelien. Der distale Tubulus bildet weniger und kürzere Mikrovilli aus als der proximale. Er zeichnet sich durch mehrreihige sehr dichte Zonulae occludentes aus. In der Macula densa des juxtaglomerulären Apparates geht er in den distalen Tubulus contortus über, der eine geringere Zahl von Zonulae occludentes aufweist.

– Das *Verbindungsstück* **A6** führt in die *Sammelrohre* **AB7,** die in größere *Ductus papillares* zusammenlaufen und auf der Spitze der Nierenpapille münden **A8.** Etwa 20 bis 80 Ductus papillares bilden hier eine Siebplatte, *Area cribrosa.* Die Sammelrohre und Ductus papillares sind 200–300 µm dick. Von den Epithelzellen erscheinen zwei Drittel hell *(Hauptzellen),* während ein Drittel durch Reichtum an Zellorganellen dunkel erscheint *(Schaltzellen);* sie können, zwischen Hauptzellen eingeschaltet, unterschiedlich weit gegen das Lumen vordringen.

A9 Vas efferens, **A10** Vas afferens, **A11** R. capsularis, **A12** Venula stellata, **A13** V. interlobularis, **A14** A. und V. arcuata.

Gefäß- und Tubulusgliederung bestimmen das makroskopische Aussehen des Nierenschnittes (s. S. 254). **Rinde:** In den *Rindenlabyrinthen* (I = Pars convoluta des Lobulus corticalis) liegen die Glomeruli und die Tubuli contorti des proximalen und des distalen Tubulus. Die *Markstrahlen* der Rinde (II = Pars radialis des Lobulus corticalis) führen jeweils 4–8 Sammelrohre und Tubuli recti. Im **Mark,** Medulla renalis, endet in dem *Außenstreifen der Außenzone* (III = Zona externa, Außenstreifen) der proximale Tubulus rectus, während den *Innenstreifen der Außenzone* (IV = Zona externa, Innenstreifen) noch der distale Tubulus rectus erreicht. In die *Innenzone* (V = Zona interna) gelangen noch etwa 14% der Intermediärtubuli und die Ductus papillares.

Die *Nierenkörperchen* und die zugehörigen Tubuli contorti sind *in Etagen* angeordnet, man unterscheidet marknahe *juxtamedulläre* **A2** und kapselnahe *subkapsuläre* **A15** und zwischen diesen *intermediäre* **A16** Glomeruli. Die *subkapsulären Nephrone* besitzen *kurze Schleifen,* die nur eine kurze Strecke in die Außenzone des Marks reichen. Die *juxtamedullären Nephrone* ziehen mit sehr *langen Schleifen* in die Markinnenzone.

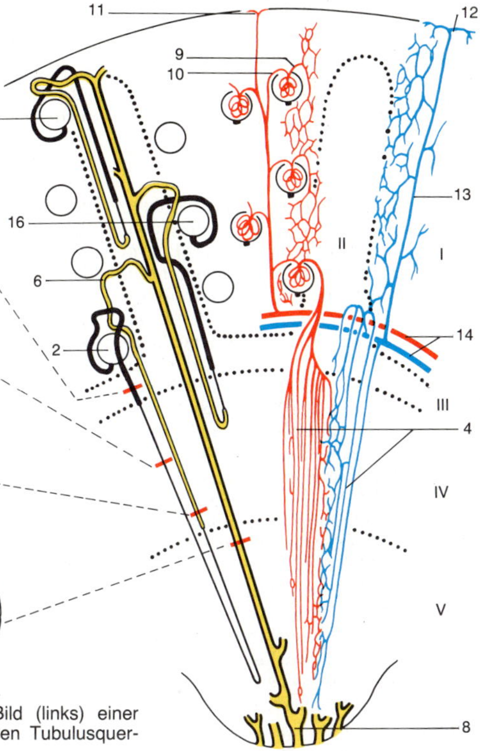

A Harnkanälchen und Blutgefäße in Rinde und Mark, Schema

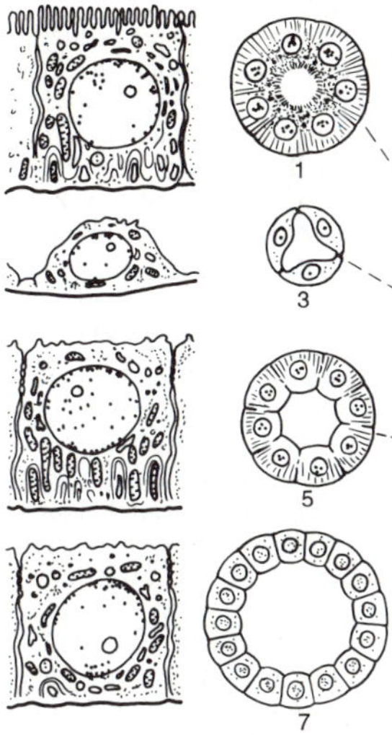

B Elektronenmikroskopisches Bild (links) einer Zelle aus dem entsprechenden Tubulusquerschnitt (rechts)

Tubulus renalis, Terminologie

Nomina histologica 6. Aufl. (1989)	Bezeichnungen der Physiologie		Mikroskop.-anatom. Bezeichnungen (alte in Klammern)
Tubulus contortus proximalis	Proximales Konvolut		Proximaler Tubulus (Hauptstück)
Tubulus rectus proximalis	Schleife	Anfangsteil	Proximaler Tubulus (Hauptstück)
Tubulus attenuatus: Pars descendens, Pars ascendens	Schleife	Mittelteil	Intermediärer Tubulus (Überleitungsstück)
Tubulus rectus distalis	Schleife	Endteil	Distaler Tubulus (Mittelstück)
Tubulus contortus distalis	Distales Konvolut		Distaler Tubulus (Mittelstück)
Tubulus renalis colligens	Verbindungsstück		Verbindungsstück

Bildung des Sekundärharns

Gegenstrom – Leitungsbündel. Die annähernd parallel angeordneten Schleifen der Nierentubuli, Sammelrohre, Arteriolae und Venulae rectae bilden im Nierenmark und in den Markstrahlen Leitungsbündel, über die der Sekundärharn entsteht.

Proximaler Tubulus 1. An der basolateralen Zellmembran der Zellen des Tubulus ist Natrium-Kalium-ATPase (Enzym des aktiven Transportes) hochkonzentriert – Ausdruck aktiver Transportvorgänge. Na^+-Ionen werden aus der Tubuluszelle in das Interstitium (Interzellularraum) gepumpt, Cl^--Ionen und osmotisch gebundenes Wasser aus dem Tubuluslumen folgen. Der Na^+-Ionen-Verlust der Zellen wird durch Na^+-Ionen, die aus dem Tubuluslumen in die Zellen eintreten, aufgefüllt (und im Austausch hierfür werden H^+-Ionen aus dem Stoffwechsel in das Tubuluslumen sezerniert) – ein permanenter Na^+-Ionen- und Wasser-Entzug sowie ein Na^+-Cotransport von Glukose und Aminosäuren aus dem Vorharn sind im Gang. Am Abtransport dieses Wassers aus dem Interstitium sind die *Kapillaren* **2** beteiligt, die Blut aus den *Arteriolae efferentes* **3** der subkapsulären und mediokortikalen Glomeruli **4** führen.

Den **intermediären Tubulus 5** charakterisiert starke Wasserdurchlässigkeit. Im dünnen Teil der Henleschen Schleife wird dem Harn Wasser entzogen, er wird hyperton wegen der hohen Osmolarität im Interstitium, die auf die Tätigkeit des distalen Tubulus rectus zurückgeht. Am Abtransport des Wassers aus dem Interstitium sind die *Venulae rectae* **6** beteiligt, die Blut aus Vasa efferentia leiten.

Am **distalen Tubulus** ist der *Tubulus rectus distalis* extrem wasser*un*durchlässig. Auch hier werden Na^+- und Cl^--Ionen aus dem Harn aktiv in das Interstitium transportiert. Wegen der Wasser*un*durchlässigkeit des distalen Tubulus rectus kann Wasser aus dem Harn nicht, den Ionen folgend, in das Interstitium nachfließen, weshalb im Interstitium die Osmolarität stark erhöht wird. Der im dünnen Teil der Schleife durch Wasserverlust stark hyperton gewordene Harn wird nach Einströmen in den distalen Tubulus rectus nun hypoton. (Die in das Interstitium ausgeschiedenen Na^+- und Cl^--Ionen sind es, die – aus dem Interstitium wirkend – den Harn zuvor im wasserdurchlässigen dünnen Teil der Schleife hyperton werden ließen, indem sie ihm Wasser entzogen haben). Der *Tubulus contortus distalis* **8** ist wieder wasserdurchlässig. Mit der Abgabe von Na^+- und Cl^--Ionen an das Interstitium ist hier wieder ein Wasserausstrom verbunden. Das in das Interstitium abgegebene Natrium wird auch hier durch K^+- und H^+-Ionen oder andere Kationen ersetzt.

Das **Sammelrohr 9** vermittelt weitere, endgültige Wasserreabsorption. Sie wird vom antidiuretischen Hormon Vasopressin bewirkt, das Sammelrohr (und Verbindungsstück **10**) „wasserdurchlässig" macht. Unter Vasopressin wird Wasser aus dem Harn aktiv in das Interstitium transportiert, der Harn wird hyperton. (Über Osmorezeptoren im Hypothalamus wird die Vasopressin-Ausschüttung geregelt). Am Ende des Sammelrohrs sind mit den Na^+- und Cl^--Ionen etwa 99,5% des im Glomerulus filtrierten Wassers reabsorbiert.

Das **Interstitium 11,** der interzelluläre Raum, ist in der Nierenrinde und im Außenstreifen **12** eng, im Innenstreifen **13** weiter und in der Innenzone **14** stark erweitert. Die Innenzone enthält spezielle lipidhaltige *interstitielle Zellen,* die – hintereinander angeordnet und quer zwischen den Tubuli und Gefäßen ausgespannt – längsgerichtete Diffusionsvorgänge erschweren und damit die zunehmende Erhöhung der Osmolarität unterstützen. Die Innenzone ist reich an Proteoglykanen und Glykoproteinen.

15 Arteriola afferens, **16** A. interlobularis, **17** A. arcuata, **18** V. arcuata, **19** Arteriolae rectae.

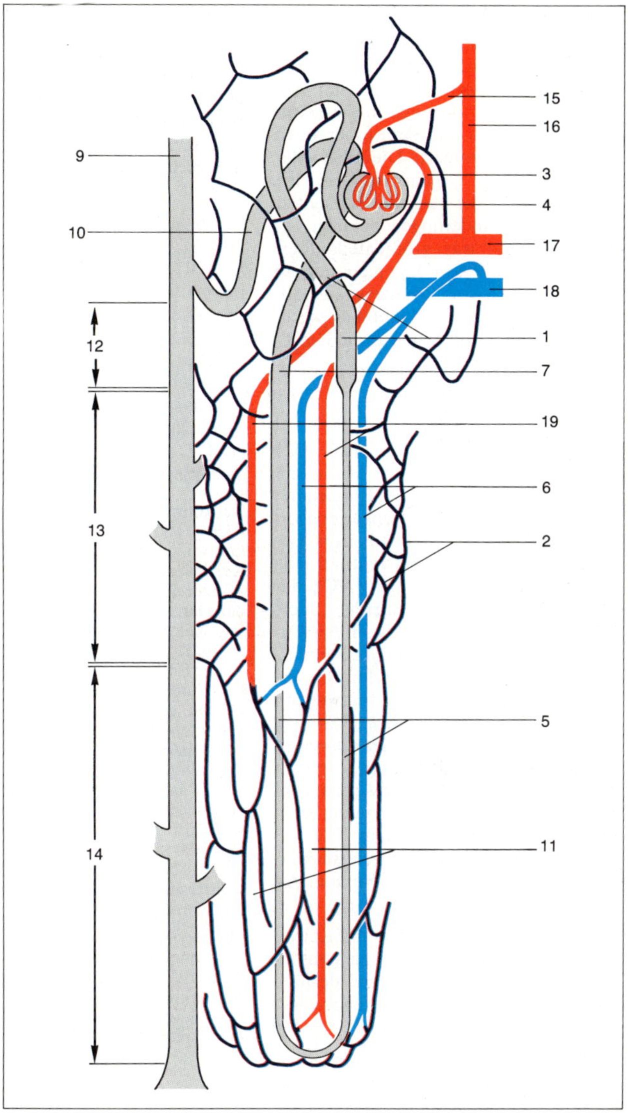
15
16
3
4
17
18
1
7
19
6
2
5
11
9
10
12
13
14

Harnableitende Organe

Das *Nierenbecken* sammelt den an den Papillenspitzen austretenden Harn. Es verjüngt sich zum *Harnleiter,* der den Harn in kleinen Portionen in die *Harnblase* befördert. Aus dieser wird er durch die *Harnröhre* entleert. Die Wand der harnableitenden Organe besitzt eine Muskelschicht, die teils zu Peristaltik, teils zu Tonusänderungen befähigt ist. Die Schleimhaut trägt größtenteils Übergangsepithel, Drüsen kommen nur an wenigen Stellen vor. Lockeres, adventitielles Bindegewebe erlaubt bei wechselnder Füllung Anpassung an die Umgebung.

Nierenbecken

Das **Nierenbecken,** *Pelvis renalis* **AC1** *(Pyelon)* kleidet als „Futter" die Nieren-„Tasche" locker aus. Nur im Bereich der Papillen ist es mit dem Nierengewebe fest verwachsen. Da sich die Papillen ins Nierenbecken vorstülpen, entsteht um jede Papille herum ein Kelch, *Calix* **AC2,** der einen kürzeren oder längeren „Stiel" **AC3** besitzt. Die 7–14 kleinen Nierenkelche, *Calices renales minores,* umfassen die Papillenspitzen, sie schließen sich vor ihrer Mündung in den unverzweigten Teil des Nierenbeckens zu 2–3 großen Nierenkelchen, *Calices renales majores,* zusammen. Das Nierenbecken wird vom lockeren Binde- und Fettgewebe umgeben, das den Raum zwischen dem nicht mit der Niere verwachsenen Teil des Nierenbeckens und der Niere ausfüllt. Hier verlaufen Gefäße und Nerven. **A4** Ureter.

Klinischer Hinweis: Papillen und Kelche werden bei Krankheit häufig gemeinsam in Mitleidenschaft gezogen und deshalb vom Kliniker *„pyelorenales Grenzgebiet"* genannt.

Die **Form** des Nierenbeckens zeigt individuelle und funktionelle Unterschiede. Meist lassen sich ein oberer und ein unterer Hauptast unterscheiden. Das Nierenbecken kann weitgehend einheitlich sein, *Pelvis renalis ampullaris* **A1,** oder trichterförmige Rohre **B5** bilden, *Pelvis renalis ramificatus;* Übergangsformen sind häufig. Der Ausbildung eines besonders großen Pelvis ampullaris können außer entwicklungsgeschichtlichen Vorgängen auch Krankheiten (Hydronephrose) zugrunde liegen. Das Nierenbecken faßt durchschnittlich ein Volumen von 3–8 ml.

Feinbau. Das Nierenbecken ist dünnwandig, es wird von *Übergangsepithel* (s. S. 270), über den Papillen von hochprismatischem Epithel ausgekleidet. In der Wand des Nierenbeckens liegt ein Muskelgeflecht, das im Fornix **C2** jedes Kelches nahe der Papillenspitze und an der Grenze von Nierenbecken und Kelch jeweils sphinkterartige Strukturen bildet, *Sphincter fornicis* **C6** und *Sphincter calicis* **C7.** Am Übergang zum Ureter besteht ein *Sphincter pelvicis* **C8.**

Bei kontrahiertem Sphincter calicis wird zunächst Harn im Kelch gesammelt. Dann kontrahieren sich die Muskelfasern der Kelchwand (Sphincter fornicis) bei gleichzeitiger Erschlaffung des Sphincter calicis; der Harn wird ins Nierenbecken getrieben. Die Kelche kontrahieren sich nicht gleichzeitig. Krankhaft erweiterte Kelche nehmen an der Entleerung nicht teil, sie sind „starr". Die Austreibung des Harns aus dem Nierenbecken erfolgt nach Erreichen eines bestimmten Füllungsgrades mit rascher Bewegung bei wechselweisem Verschluß des Sphincter calicis und Sphincter pelvicis. In den Maschen des Muskelgeflechts liegen elastische Netze, sie sollen der antagonistischen Entfaltung der Muskulatur dienen. Die Vorgänge sind unter dem Röntgenschirm nach Gaben von harnpflichtigen Kontrastmitteln oder nach retrograder Füllung von der Harnblase her zu verfolgen.

Gefäße und Nerven. Die Blutgefäße des Nierenbeckens sind Äste der Nierengefäße, doch ist der Nierenbeckenkreislauf vom Nierenkreislauf weitgehend unabhängig. Das Nierenbecken wird sensibel innerviert, seine Spannung ist schmerzhaft.

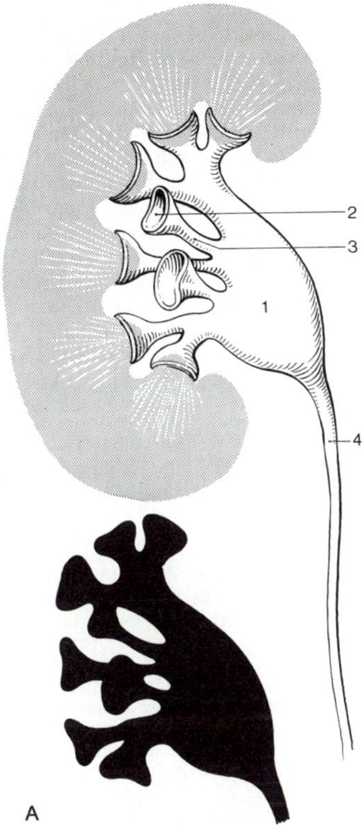

A

Weites (ampulläres) Nierenbecken
Ausguß und Röntgenbild

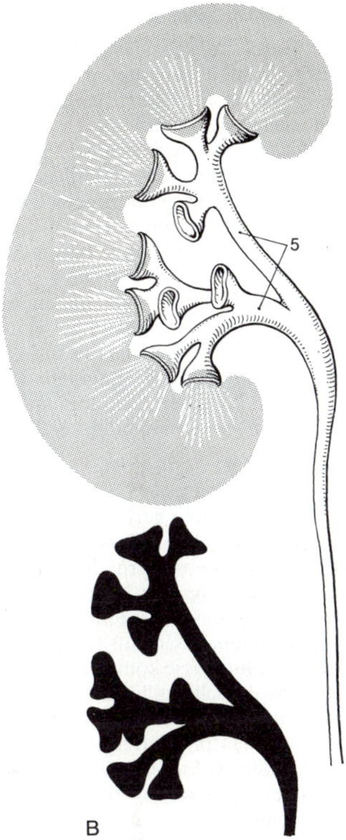

B

Röhrenförmiges (ramifiziertes)
Nierenbecken, Ausguß und Röntgenbild

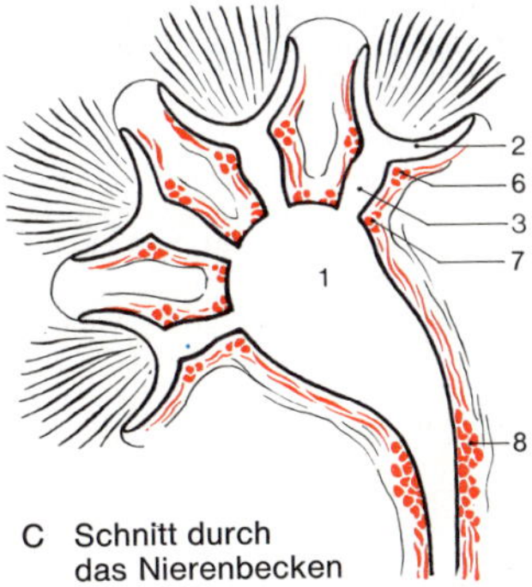

C Schnitt durch
das Nierenbecken

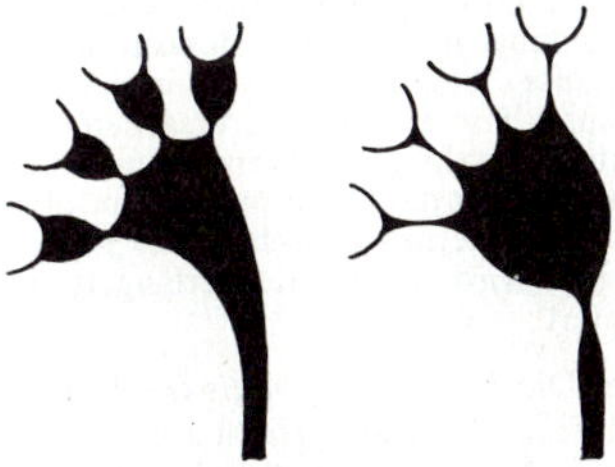

D Röntgenbild des Nierenbeckens,
links Sammel-, rechts
Entleerungsphase, Schema
(nach Narath)

Harnleiter

Der **Harnleiter,** *Ureter* **A1,** hat die Form eines leicht abgeplatteten Rohres von 4–7 mm Durchmesser. Die Länge variiert, sie beträgt beim Mann ca. 30 cm, bei der Frau etwa 1 cm weniger. Längsverlaufende Schleimhautfalten geben im Querschnitt dem spaltförmigen Ureterlumen ein sternartiges Aussehen. Im Fundus der Harnblase durchbohren die beiden Ureteren im Abstand von 4–5 cm die Blasenwand schräg von hinten lateral oben nach vorne medial unten, wobei sie etwa 2 cm durch die Blasenwand verlaufen und schlitzförmig münden, *Ostium ureteris* **A2.** Über Öffnung und Verschluß der Uretermündung s. S. 270.

Feinbau. Die *Schleimhaut* trägt Übergangsepithel **B3** (s. S. 270), ihr Bindegewebe erlaubt eine geringe Schleimhautverschiebung. Die *Muskelschicht* wird von Bindegewebsfasern durchsetzt. Im oberen Teil zeigt der Ureterquerschnitt eine spärliche innere Längs- und eine kräftige äußere Ringmuskelschicht **B4,** nahe der Harnblase kommt eine äußerste Längsmuskelschicht hinzu. Die Schichten entstehen durch wechselnden Steigungswinkel spiralförmiger Muskelzellbündel. Durch *lockeres Bindegewebe* ist der Ureter verschieblich in die Umgebung eingebaut.

Harntransport. Der Harn wird in *peristaltischen Wellen* durch den Ureter getrieben. Nach Gaben harnpflichtiger Farbstoffe kann der etwa 1- bis 4mal pro Minute ablaufende schubweise Harnausstoß aus der Uretermündung mit dem Zystoskop in der Harnblase beobachtet werden. Eingeklemmte Uretersteine verursachen verstärkte Peristaltik, bei erschwertem Abfluß hypertrophiert die Uretermuskulatur oberhalb des Hindernisses rasch. In der Schwangerschaft wird der Ureter verlängert und erweitert.

Lage. Die *Pars abdominalis* des Ureters verläuft annähernd vertikal auf der Faszie des M. psoas (vgl. S. 252), bedeckt von Peritoneum, nach unten. Der Ureter unterkreuzt dabei die Vasa testicularia bzw. ovarica. Beim Eintritt ins kleine Becken überkreuzt er die Teilungsstelle der Vasa iliaca communia **A5;** der linke Ureter tritt unter dem Mesosigmoideum hindurch. *Pars pelvina:* Im kleinen Bekken unterkreuzt der Ureter beim Mann den Ductus deferens, bei der Frau die A. uterina; er kann durch die vordere Vaginalwand hindurch tastbar werden (Uretersteine!). Physiologische *Ureterengen* entstehen: beim Austritt aus dem Nierenbecken **A6,** an der Kreuzung mit den Iliakalgefäßen **A7** und an der Einmündung in die Harnblase **A2** (Gefahr der Einklemmung von Uretersteinen!). Bei Neugeborenen und Kleinkindern besteht häufig eine Ureterschlängelung. **A8** Urethra.

Gefäße und Nerven. Die Blut- und Lymphgefäße des Ureters stammen aus denen der Nachbarschaft. Der Ureter ist sensibel innerviert.

Varietäten. Ureterverdoppelungen kommen in etwa 2% vor, dreimal häufiger partielle als totale. Die totale Verdoppelung, *Ureter duplex,* ist die Folge einer primär doppelten Anlage (doppelter Uretersproß), die partielle, *Ureter fissus,* entsteht durch frühe Aufteilung der Ureteranlage. Beim Ureter duplex mündet der weiter oben aus dem Nierenbecken entspringende Ureter weiter unten (dystope Mündung) als der tiefer entspringende in die Harnblase *(Mayer-Weigert-Regel). Dystope Mündungen* werden beim Mann in Urethra, Samenbläschen, Ductus ejaculatorius, Ductus deferens, Utriculus prostaticus – bei der Frau in Urethra, Vestibulum vaginae, Vagina, Uterus oder in einen Gartner-Gang beobachtet. Beim *Megaureter* besteht eine Erweiterung des gesamten, meist dickwandigen und gewundenen Ureters.

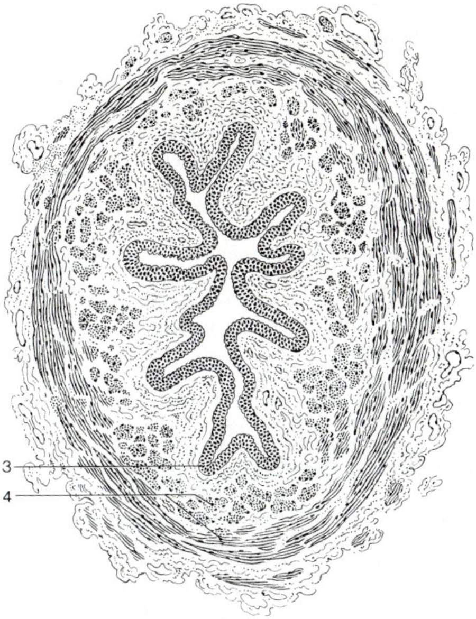

B Querschnitt durch den Harnleiter

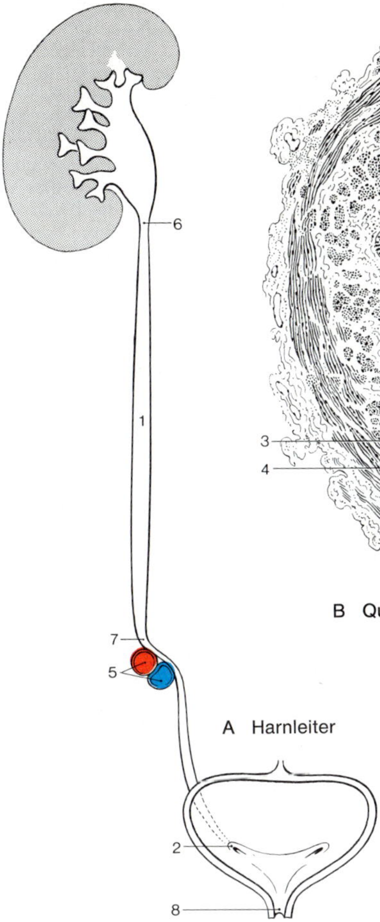

A Harnleiter

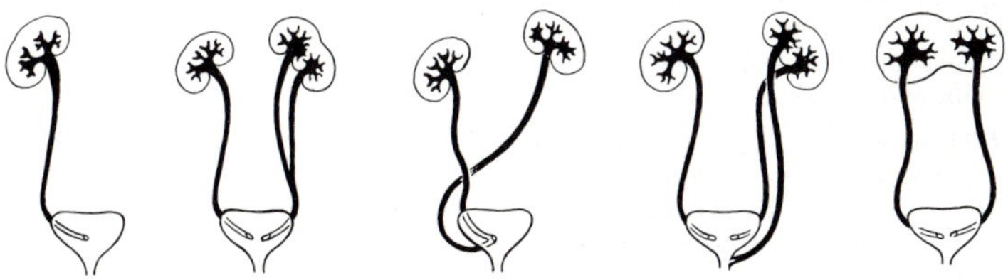

C Varietäten der Harnleiterbildung (nach Langreder)

Harnblase

Die **Harnblase,** *Vesica urinaria,* liegt beim Erwachsenen im kleinen Becken unter dem Peritoneum im subperitonealen Bindegewebsraum hinter den Schambeinen **A1.** Beim Neugeborenen überragt die Harnblase die Schambeine. Der Blasenkörper, *Corpus vesicae,* verjüngt sich nach vorne oben zur Spitze (Scheitel), *Apex vesicae,* hinten unten liegt der Blasengrund, *Fundus vesicae.* Vom Scheitel verläuft das *Lig. umbilicale medianum* **ABC2** (Rest des embryonalen Urachus), vom Corpus ziehen die *Ligg. umbilicalia medialia* **B3** (Reste der Nabelarterien) zum Nabel. Im Blasengrund münden die beiden Ureteren **BC4** und geht die Urethra ab **C5.** Bei leerer Harnblase sinken Scheitel und obere Wand napfförmig ein, bei Füllung werden sie gehoben, es entsteht die Form eines flach-ovalen Kissens, das sich über den Oberrand der Symphyse erheben kann. Erst bei Kontraktion der Blasenmuskulatur zur Entleerung, Miktion, wird die Harnblase kugelrund. Bei etwa 350 ml Inhalt entsteht Harndrang, doch können willkürlich 700 ml oder mehr Harn zurückgehalten werden. Bei Blasenlähmung kann der Inhalt noch erheblich steigen.

Das **Peritoneum** deckt verschieblich die Harnblase vom Scheitel bis etwa zur Einmündung der Ureteren, es bildet über der leeren Harnblase eine quere Reservefalte **B6,** die bei gefüllter Blase verstreicht. Bei starker Füllung steigt der Blasenscheitel zwischen Bauchwand und Peritoneum hoch, die Harnblase kann dann ohne Verletzung des Bauchfells durch die Bauchwand punktiert werden. Die Harnblase wird seitlich und vorne von lockerem Bindegewebe, dem *Paracystium,* umgeben, vgl. S. 315, es führt Gefäße und Nerven.

AB7 Ductus deferens, **AC8** Prostata, **B9** A. epigastrica inferior, **B10** N. femoralis, **B11** A. und V. iliaca externa, **B12** M. iliopsoas, **B13** Schnittrand des Peritoneum, **B14** Vesicula seminalis.

Innere Oberfläche. Die Schleimhaut ist beim Lebenden weich und rötlich, zwei Abschnitte werden unterschieden. Im Fundus liegt zwischen den Mündungen der Ureteren **BC4** und dem Ausgang der Urethra **A15, C5** das Blasendreieck, *Trigonum vesicae* **C16.** Die quere *Ureterleiste* **C17** verbindet beide Uretermündungen. Der untere verdickte Winkel des Dreiecks ragt als Zäpfchen, *Uvula vesicae* **C5,** von hinten in die innere Harnröhrenmündung. Ein wulstförmiger Ring engt diese ein, *Ostium urethrae internum,* – Venengeflechte bilden hier ein kompressibles, dem Verschluß dienendes Polster. Das Blasendreieck ist faltenlos, es zeigt Gefäßzeichnung. Die übrige Innenwand trägt Falten, die bei kontrahierter Blase ins Lumen vorspringen **A18.** Bei verengter Harnröhre (Prostahypertrophie im Alter, s. S. 284) treten die Falten durch Arbeitshypertrophie der Blasenmuskulatur balkenförmig hervor *(Balkenblase).* **C19** Colliculus seminalis.

Gefäße. Arterien s. S. 70. Die A. vesicalis superior entspringt aus der Nabelarterie, nach der Geburt verödet deren distaler Teil (= Lig. umbilicale mediale). Die *Venen* bilden unter der Blase ein starkes Geflecht **A20.** *Lymphgefäße* ziehen zu Lymphknoten längs der A. umbilicalis und im prävesikalen Bindegewebe. Nerven s. Bd. 3.

Weibliche Harnröhre s. S. 306, *männliche Harnröhre* s. S. 288.

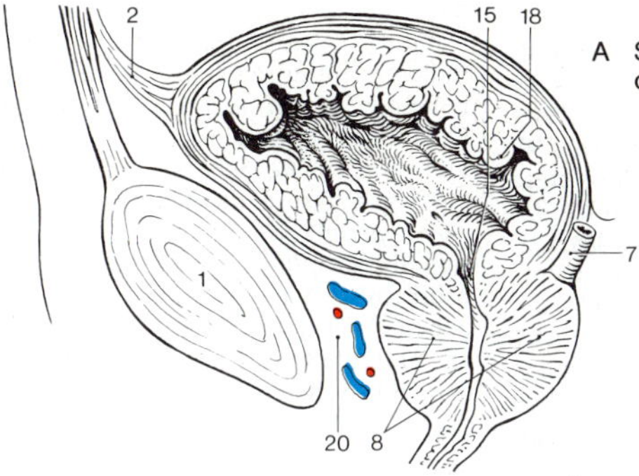

A Sagittalschnitt durch die Harnblase des Mannes

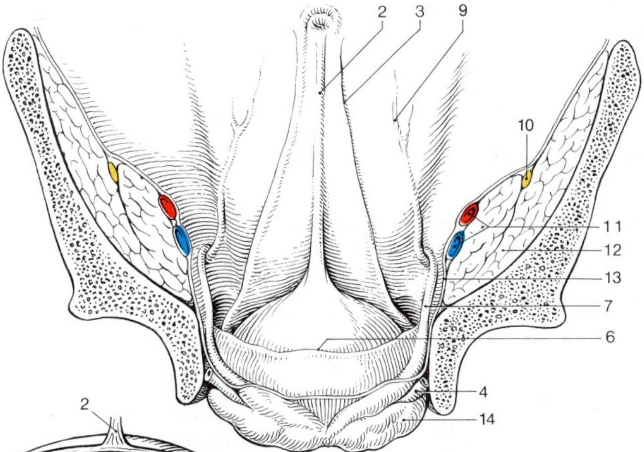

B Harnblase und vordere Bauchwand

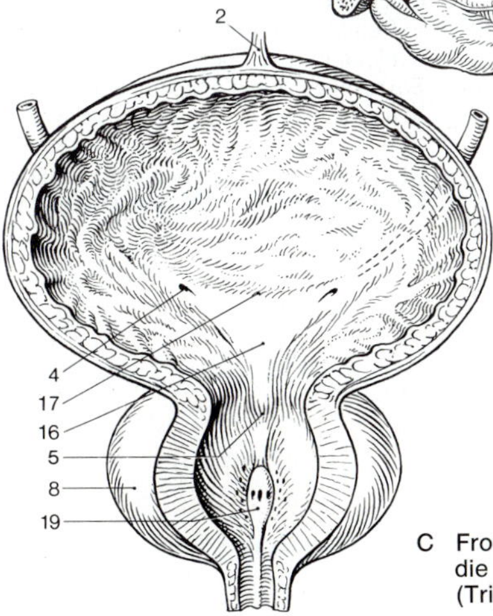

C Frontalschnitt durch die Harnblase des Mannes (Trigonum vesicae)

Feinbau der Harnblase

Die **Muskulatur der Harnblasenwand** ist, ausgenommen die des Trigonum vesicae, netzförmig gebaut. Äußere Bündel ziehen, ventral vom Blasenhals und vom M. pubovesicalis kommend, über die hintere obere Wand zum Blasenscheitel. Von diesem gelangen Muskelbündel ins Lig. umbilicale medianum, zur Prostata bzw. zur vorderen Scheidenwand und zum Mastdarm. Die äußeren Bündel **A1** strahlen in die mittlere mehr ringförmige Schicht ein. Aus dieser gehen innere Längsbündel hervor, die das Relief der Blaseninnenfläche bestimmen. Bei *Blasenfüllung* wird die zunächst tonusarme Muskulatur gedehnt (bei Lähmung der Blasenmuskulatur können bruchsackartige Ausstülpungen entstehen). Bei der *Harnentleerung* nimmt der Muskeltonus zu, die Harnblase wird kugelförmig. **A2** Ductus deferens, **AB3** Ureter, **A4** Vesicula seminalis, **A5** Prostata.

Muskulatur der inneren Harnröhrenmündung, *Ostium urethrae internum. Verschluß:* Um den vorderen Umfang der inneren Harnröhrenmündung verlaufen Muskelschlingen **B6,** die aus der Längsmuskulatur **A1** der Harnblase stammen, sie ziehen die vordere Harnröhrenwand nach hinten. Gemeinsam mit mehr ringförmigen Muskelzügen bilden sie den *unwillkürlichen Schließmuskel* des Blasenausgangs. Am Verschluß haben ferner Muskelbündel aus dem M. pubovesicalis **B7** teil, die um den hinteren Umfang der Harnröhrenmündung laufen. Auch die in der Uvula (s. S. 268) gelegene Muskulatur **B8** trägt gemeinsam mit Venen der Schleimhaut zum Verschluß bei. *Öffnung:* Bei der aktiven unwillkürlichen Öffnung der Urethra wirken folgende Muskelzüge: Von den Verschlußschlingen der Ureterostien strahlen Muskelbündel **C9** in den unwillkürlichen Blasenschließmuskel ein. Bei ihrer Kontraktion entsteht eine Rinne am Blasengrund, die zur Öffnung des Blasenausgangs beiträgt. Der Muskelzug in der Uvula **B8** kann diese bei Kontraktion zurückziehen. Ferner tragen Bündelchen des M. pubovesicalis, die an der Vorderwand der Harnröhre ansetzen, wie auch in deren Hinterwand einstrahlende Muskelbündel des M. rectovesicalis **B10** zur Öffnung des Blasenausgangs bei.
Der *willkürliche Schließmuskel* besteht aus Muskelfasern, die sich vom *M. transversus perinei profundus* **B11** abspalten und als *M. sphincter urethrae* die Harnröhre aufsteigend in Spiralschlingen umgeben. Auch der M. levator ani **B12** kann am Verschluß der Harnröhre Anteil haben. **B13** Schambein, **B14** M. pubococcygeus, **B15** Rectum, **B16** Steißbein.

Muskulatur des Trigonum vesicae und der Uretermündungen. Den Ureter begleitet im unteren Drittel eine äußere Muskelschicht **C17,** die Ureterscheide; sie umgibt schlingenförmig die Uretermündung. Bei Verkürzung der Muskelbündel (Dehnungsreiz durch den Harn) wird die Mündung angehoben und geöffnet – *Öffnungsschlinge.* Zwischen beiden Uretermündungen verlaufende Muskelschlingen **C18** ziehen die Mündung nach unten und verschließen sie – *Verschlußschlinge.*

Die **Schleimhaut** trägt mehrreihiges *Übergangsepithel* **D,** das bei Volumenänderungen rasch von einer hohen Form in eine niedere durch Zellverschiebung und Faltungen der Zellmembranen „übergehen" kann. Die oberste Zellart besitzt in Form einer „Crusta" einen Schutz gegen den Harn. An der inneren Harnröhrenöffnung liegen Schleimdrüsen. Über dem Blasendreieck ist die Schleimhaut straff, sonst locker mit der Muskulatur verbunden.

A Harnblase des Mannes
v. hinten, Muskulatur

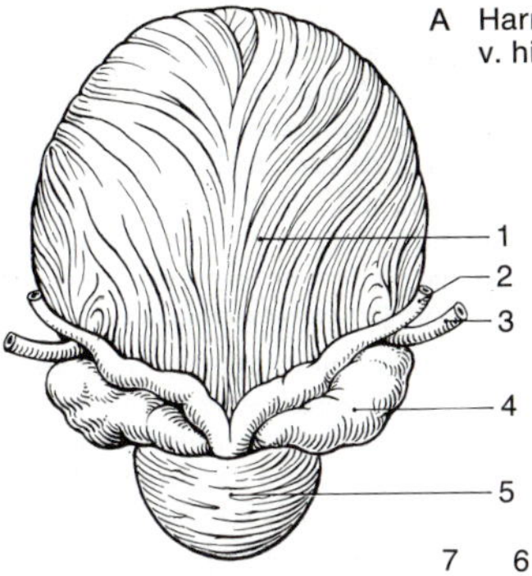

B Harnblasenausgang und
Beckenbodenmuskulatur
Schema

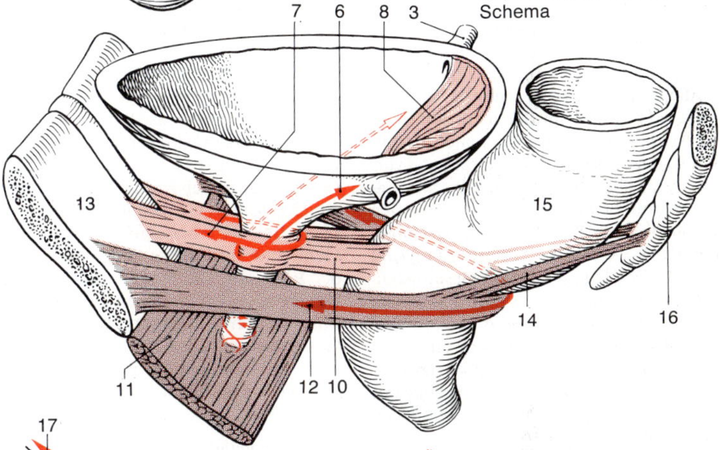

C Harnleitermündung,
li. Öffnungsschlinge kontrahiert,
re. Verschlußschlinge kontrahiert

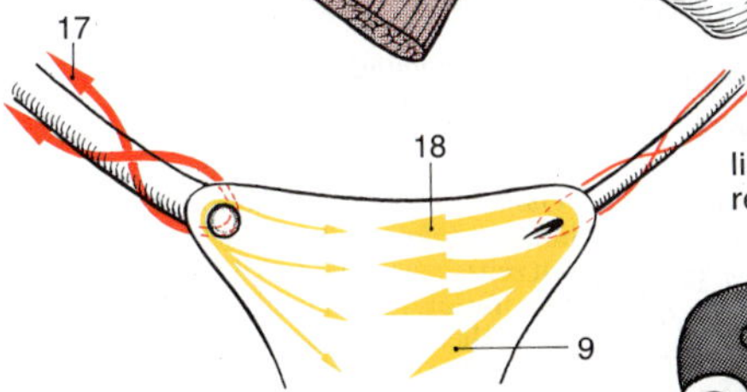

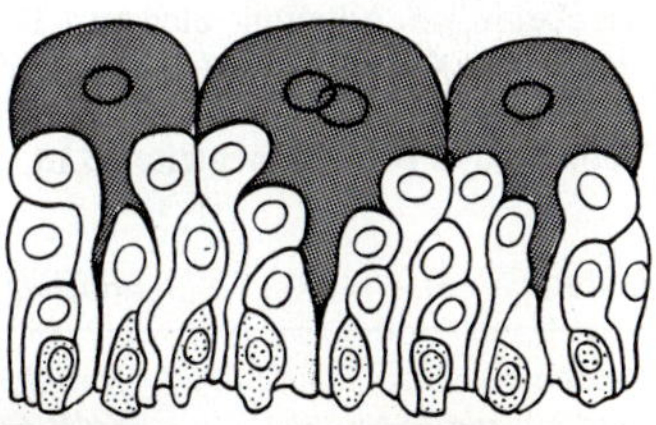

D Übergangsepithel, oben bei
entleerter, unten bei gefüllter
Harnblase, elektronenmikroskop.
Schema

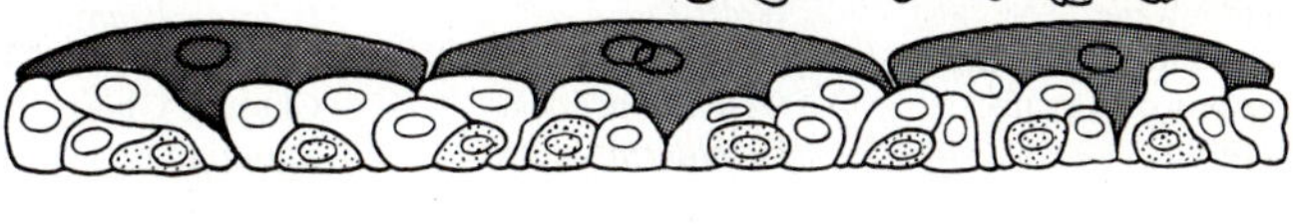

Geschlechtsorgane

Die Produktion der Geschlechtszellen (Ei- bzw. Samenzellen), deren Vereinigung und die Pflege des Keimes setzen eine spezifische Differenzierung der Geschlechtsorgane, *Organa genitalia,* voraus. Zu den Geschlechtsorganen gehören: die *Keimdrüsen,* Gonaden, die Geschlechtszellen und -hormone produzieren; die *Geschlechtswege* für den Transport der Geschlechtszellen; die *Geschlechtsdrüsen,* deren Sekrete die Vereinigung der Geschlechtszellen begünstigen und die *äußeren Geschlechtsorgane,* die der geschlechtlichen Vereinigung dienen.

Entwicklung. *Weibliche und männliche Geschlechtsorgane gehen aus der gleichen, indifferenten Anlage hervor.* Die **Anlage des inneren Genitales** sind die *Genitalfalten* **A1** an der medialen Seite der Urnierenfalte. In diese wandern frühembryonal *Geschlechtszellen* ein und vermehren sich, beim Ovar **C2** in der Rindenregion, beim Hoden **B3** im zentralen Bereich. Zwei Paar Ausführungsgänge, der *Wolff-Gang* **A4** (Urnierengang) und der *Müller-Gang* **A5** verlaufen seitlich in der Genitalfalte abwärts zur *Kloake* **A6.** Die *Müller-Gänge* kreuzen nach medial und vereinigen sich zu einem unpaaren Gang, der vor seinem Durchbruch in die Kloake deren dorsale Wand vorbuckelt (= *Müller-Hügel* **A7**). Beim *weiblichen Geschlecht* gehen aus den *Müller-Gängen* Tuben **C8,** Uterus und der obere Teil der Vagina **C9** hervor, die *Wolff-Gänge* und der Rest der Urnierenanlage verkümmern zum Epoophoron **C10.** Der Urnierengang kann als *Gartner-Gang* **C11** streckenweise erhalten bleiben. Beim *männlichen Geschlecht* entstehen aus den *Wolff-Gängen* und einem Urnierenrest Nebenhoden **B12,** Samenleiter **B13,** Samenbläschen **B14** und die Ductus ejaculatorii **B15,** – die *Müller-Gänge* verkümmern zur Appendix testis **B16** und zum Utriculus prostaticus **B17.** Das *untere Keimdrüsenband* **A18** wird zum Gubernaculum testis **B19** bzw. zu Lig. ovarii proprium **C20** und Lig. teres uteri **C21.** Anlage **A22** der *Cowper-Drüsen* **B23** bzw. *Bartholin-Drüsen* **C24.**

Die **Anlage des äußeren Genitales** umfaßt den *Genitalhöcker* **D25,** zwei *Genitalfalten* **D26** und zwei *Genitalwülste* **D27,** ferner den *Sinus urogenitalis* **D28** (vorderer Teil der Kloake). Beim *Mann* entstehen aus dem Genitalhöcker die Penisschwellkörper **E29,** die Genitalfalten schließen sich über dem Sinus urogenitalis zum Corpus spongiosum penis mit Glans penis **E30.** In die vereinigten Genitalwülste, den Hodensack **E31,** wandern die Keimdrüsen kurz vor der Geburt ein. Die Mündung der vereinigten *Müller-Gänge* liegt in der Harnröhre verborgen (Rechteck in **B,** s. Colliculus seminalis, S. 284). Bei der *Frau* entstehen aus dem Genitalhöcker Clitoris und Glans clitoridis **F32,** aus den getrennt bleibenden Genitalfalten die kleinen Schamlippen **F33** und der Bulbus vestibuli, aus den Genitalwülsten die großen Schamlippen **F34;** die Mündung der vereinigten *Müller-Gänge* liegt in der Scheide (Rechteck in **C**).

Zur **Ausbildung der Keimdrüse** treffen in der Keimdrüsenanlage des drei Wochen alten Embryo bei beiden Geschlechtern zwei Zellarten zusammen: Urgeschlechtszellen *(Ganozyten)* und Epithelzellen der Leibeshöhle *(Zölomepithelien).* Beide kooperieren zeitlebens, im *Ovar* als Zellen der Oogenese und als Follikelepithelzellen, im *Hoden* als Zellen der Spermatogenese und als Stützzellen (Sertoli-Zellen).

männlich	*indifferente Anlage*	weiblich
Hoden	*Gonadenanlage*	Ovar
Samenwege	*Wolff-Gang*	*(Gartner-Gang)*
(Utriculus prostaticus)	*Müller-Gang*	Tube, Uterus, Vagina
Corpus cav. penis	*Geschlechtshöcker*	Clitoris, Glans clitoridis
Scrotum	*Geschlechtswülste*	Labia majora

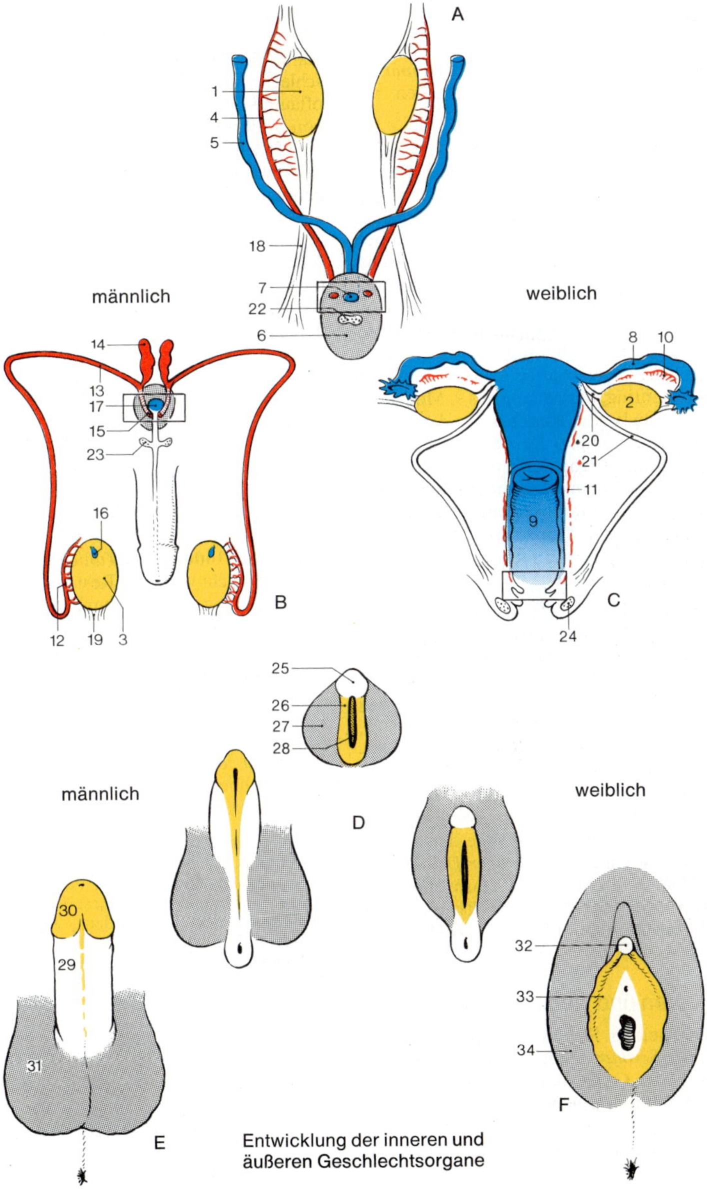

Entwicklung der inneren und äußeren Geschlechtsorgane

Männliche Geschlechtsorgane

Die *inneren männlichen Geschlechtsorgane* sind Hoden mit Nebenhoden, Samenleiter und Prostata. Die *äußeren männlichen Geschlechtsorgane* bestehen aus dem Penis und dem Hodensack.

Descensus testis. Die *Hoden,* die Keimdrüsen des Mannes, treten am Ende der Fetalentwicklung in den *Hodensack,* geleitet vom unteren Keimdrüsenband, *Gubernaculum testis;* sie werden dadurch der intraabdominalen Körperwärme entzogen, die 2–5 °C über der im Hodensack liegt und die Bildung der Samenzellen, nicht aber die Hormonbildung unterdrückt. Die Hoden sollen am Beginn des 8. Schwangerschaftsmonats im äußeren Leistenring, am Anfang des 9. Monats im Scrotum liegen (Reifezeichen des Neugeborenen!). Dieser *Descensus testis* nimmt den Weg entlang der hinteren Wand des Processus vaginalis peritonei, einer Peritonealausstülpung, die in den Hodensack hineinreicht und eine *Hodenhöhle* bildet, deren Verbindung mit dem Bauchraum in der Regel verödet.

Übersicht. Der *Hoden* **A1** produziert Samenzellen und Hormone. Die Samenzellen gelangen über Kanälchen in den *Nebenhoden* **A2,** ihren Aufbewahrungsort. Über den *Samenleiter* **A3,** der durch den Leistenkanal ins kleine Becken zieht, werden sie in die *Harnröhre* **A4** ausgestoßen. Das *Samenbläschen* **A5** gibt sein Sekret in den Samenleiter, dessen Ende als *Spritzkanälchen* die *Vorsteherdrüse* **A6** durchbohrt. Die Gänge der Vorsteherdrüse und die *Cowper-Drüsen* **A7** münden direkt in die Harnröhre. **A8** *Harnleiter,* **A9** *Penisschwellkörper,* **A10** *Harnröhrenschwellkörper,* **A11** *Harnblase.*

Hoden und Nebenhoden

Die beiden Hoden hängen im Hodensack, *Scrotum,* jeder an einem bindegewebigen Gefäßstiel, dem *Samenstrang,* der den Leistenkanal durch den äußeren Leistenring **B12** verläßt. Der linke Hoden hängt häufig tiefer als der rechte. Der Hodensack dient der Temperaturregulierung. Seine Herkunft aus den beiden Geschlechtswülsten zeigt eine mittlere Naht, *Raphe scroti* **B13,** an. Der geschlechtsreife **Hoden,** *Testis,* ist etwa pflaumenförmig, 4,0 bis 5,5 cm lang und von praller Konsistenz. Er liegt meist so im Hodensack, daß ein schmaler Rand nach vorne, ein breiterer nach hinten gerichtet ist. Oberer und unterer Pol, mediale und laterale Fläche werden unterschieden. Am hinteren Rand, dem *Mediastinum testis,* treten mit dem Samenstrang, *Funiculus spermaticus* **C14** (s. S. 282) Gefäße **C15** und Nerven und der Samenleiter, *Ductus deferens* **AC3,** ein bzw. aus.

Dem Hoden sitzt der **Nebenhoden,** *Epididymis* **AC2,** schweifartig auf. An diesem unterscheidet man den Kopf, *Caput,* der sich über den oberen Pol des Hodens erhebt, den Körper, *Corpus,* und den Nebenhodenschweif, *Cauda epididymidis.*

Die **seröse Hodenhülle,** *Tunica vaginalis testis,* der nicht verödete Rest des fetalen Processus vaginalis peritonei, bedeckt Hoden und Nebenhoden mit dem viszeralen Blatt (*Epiorchium* **C16**), das am Mediastinum testis und Nebenhoden ins parietale Blatt (*Periorchium* **C17**) übergeht. Seitlich bildet das Epiorchium zwischen Hoden und Nebenhoden eine Rinne, *Bursa testicularis* **C18.** Die beiden Blätter schließen die seröse Hodenhöhle, *Cavum scroti,* ein.

Am Nebenhodenkopf und oberen Hodenpol findet man häufig zwei kleine Bläschen, die *Hydatiden.* Die Hydatide des Hodens, *Appendix testis* **C19,** ist ein Rest des *Müller-Ganges,* die des Nebenhodens, *Appendix epididymidis* **C20,** ein Rest der Urniere. **C21** Schnittrand der Hodenhüllen.

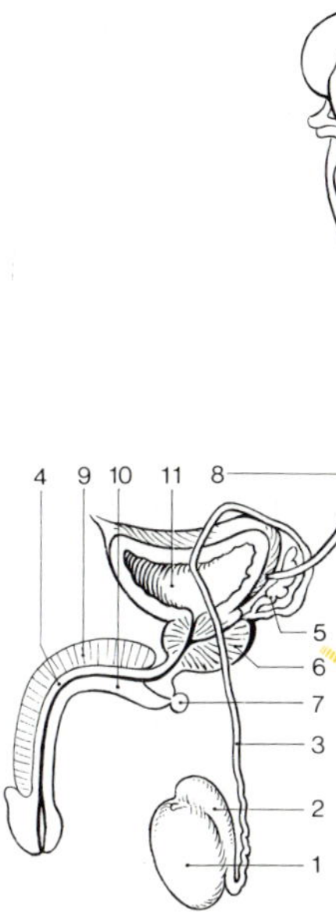

A Männliche Geschlechtsorgane, Übersicht

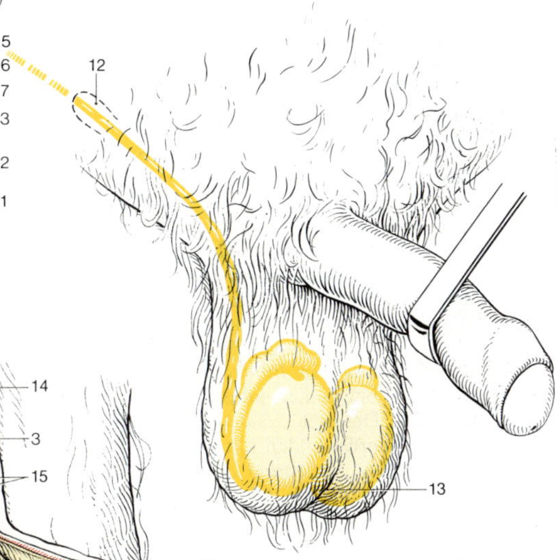

B Lage des rechten Hodens im Scrotum

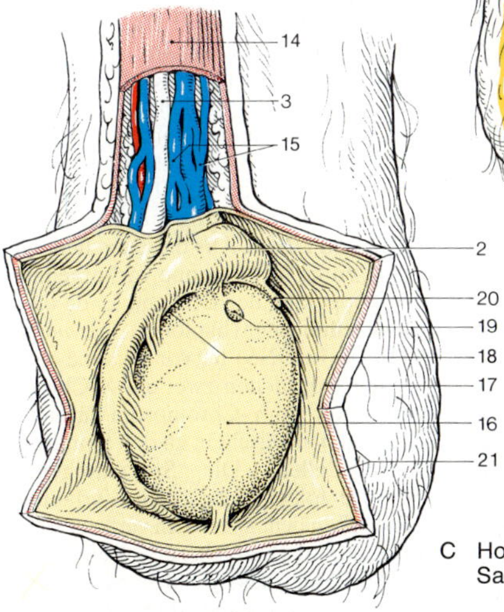

C Hodenhüllen und Samenstrang eröffnet

Feinbau des Hodens

Der Hoden wird von einer etwa 1 mm dicken, weißlichen Bindegewebskapsel, der *Tunica albuginea* **A1,** straff umschlossen. Von ihr ziehen Bindegewebssepten, *Septula testis,* radiär auf das Mediastinum testis zu. Sie unterteilen das Hodengewebe in 200 bis 300 Läppchen, *Lobuli testis.* Jedes von diesen enthält mehrere gewundene schleifenförmige Samenkanälchen, *Tubuli seminiferi contorti* **B2,** von denen jedes beim geschlechtsreifen Hoden 140–300 µm dick und im gestreckten Zustand 30–60 cm lang ist. Die Tubuli contorti münden mit geraden Endstrecken, *Tubuli recti,* im Mediastinum testis in das Hodennetz, *Rete testis* **B3,** – weite, miteinander verbundene spaltförmige Kanäle, aus denen *Ductuli efferentes* **B4** die Spermatozoen zum Nebenhodengang, *Ductus epididymidis* **B5,** leiten, der in den Samenleiter, *Ductus deferens* **B6** übergeht. **B7** Paradidymis, **B8** Ductulus aberrans. Vgl. **A** und **B!**

Die **Samenkanälchen,** *Tubuli seminiferi contorti* des geschlechtsreifen Hodens werden vom umgebenden Bindegewebe durch eine Basalmembran **C9** (Glashaut) getrennt. In ihrer vielschichtigen Wand entstehen *Spermatozoen.* Im *Bindegewebe* zwischen den Tubuli liegen endokrine Zellen, s. S. 278. Das schützende und ernährende Wandgerüst bilden mit verzweigten Fortsätzen die *Sertoli-Zellen* **D10** (Fußzellen), kenntlich an ihrem chromatinarmen Kern mit großem Nucleolus. **Sertoli-Zellen** sind bis etwa 50 µm hoch. Sie sezernieren die Samenflüssigkeit in die Lumina der Tubuli seminiferi und produzieren das für die Spermatogenese notwendige Lactat und Pyruvat. Sie sind auf halber Höhe durch dichte Zellkontakte, Tight junctions, verbunden, die zwei Kompartimente trennen. Aus dem basalen Blutmilieu-Kompartiment entnehmen Spermatogonien die Bausteine für Mitosen, im apikalen Kompartiment erwerben primäre Spermatozyten antigene Eigenschaften, geschützt vor Abwehr aus dem Blut (= *Blut-Hoden-Schranke*). In seinen Maschen reifen die *Spermatozoen* (Spermien) heran.

Die Sertoli-Zellen bilden das Zentrum der Steuerung der Spermatogenese durch die Ausbildung der Blut-Hoden-Schranke und der Samenflüssigkeit sowie des „androgenbindenden Proteins“, mit dem sie das in den Zwischenzellen gebildete Testosteron in das von ihnen geschaffene Kompartiment holen. Schließlich bilden sie *Inhibin,* das die FSH-Ausschüttung der Adenohypophyse hemmt und damit an der Steuerung der Samenzellbildung wesentlich beteiligt ist.

Die **Samenzellbildung,** *Spermatogenese,* beginnt in der Pubertät, sie läuft in drei Perioden (Schritten) ab, die Zellen wandern dabei von der Peripherie zum Zentrum des Tubulus. 1. Die *Vermehrungsperiode* betrifft die Spermatogonien **D11.** *Typ-A-Spermatogonien* sind Stammzellen, die ruhen oder mitotisch weitere Stammzellen bilden. Von ihnen unterscheidet man *Typ-B-Spermatogonien,* die weiter entwickelt sind (mehrere Nukleolen!) und sich weiter mitotisch teilen und *Spermatozyten I* (primäre Spermatozyten) hervorbringen. Diese und alle folgenden Zellen bleiben durch Zytoplasmabrücken verbunden (bilden einen Klon). 2. *Reifungsperiode.* Der *Spermatozyt I* **D12** tritt nach Verdoppelung seiner DNS (= 4n DNS) in die verschiedenen Stadien der *Prophase der 1. Reifeteilung* ein (Meiose, s. S. 318), die etwa 3 Wochen benötigt (größte Zellen des Keimepithels). Mit der 1. Reifeteilung entstehen zwei kleinere *Spermatozyten II* **D13** (sekundäre Spermatozyten; je 2n DNS). Aus diesen gehen dann rasch durch Mitose ohne vorhergehende Verdoppelung der DNS am Ende der 2. Reifeteilung vier (haploide) *Spermatiden* **D14** (je 1n DNS) hervor – kleine dichte Zellen, von denen zwei ein X-Chromosom, zwei ein Y-Chromosom enthalten. Sie liegen in Büscheln an den Spitzen der Sertoli-Zellen. Die Spermatogenese-Schritte folgen dabei dem Verlauf des Hodenkanälchens zeitlich versetzt so aufeinander, daß gleichartige Reifestadien in der Wand des Kanälchens in Spiralform angeordnet sind. **D15** Spermatozyt.

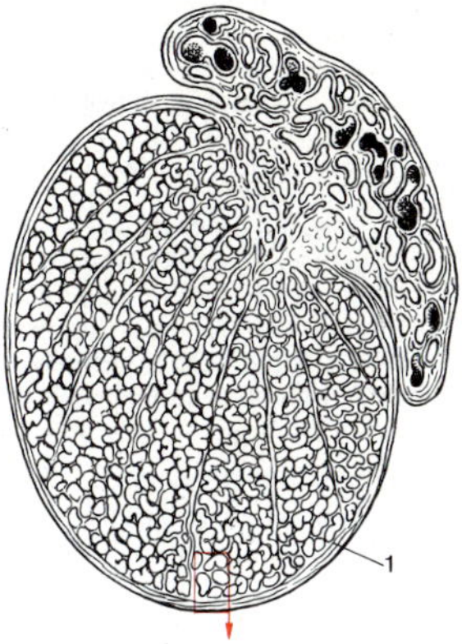

A Schnitt durch den Hoden u. Nebenhoden

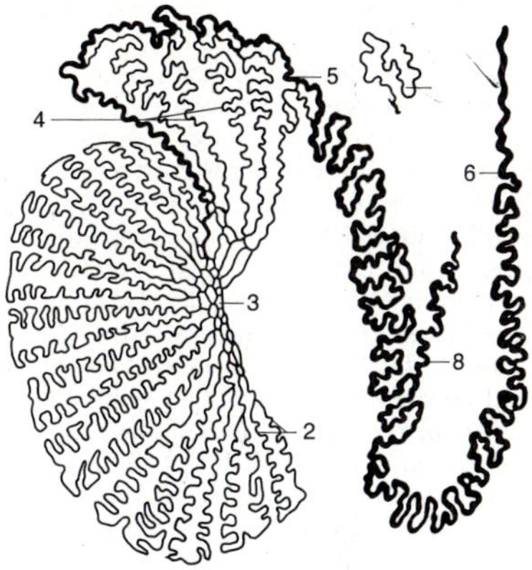

B Kanälchensystem von Hoden und Nebenhoden, Schema (nach Rauber-Kopsch)

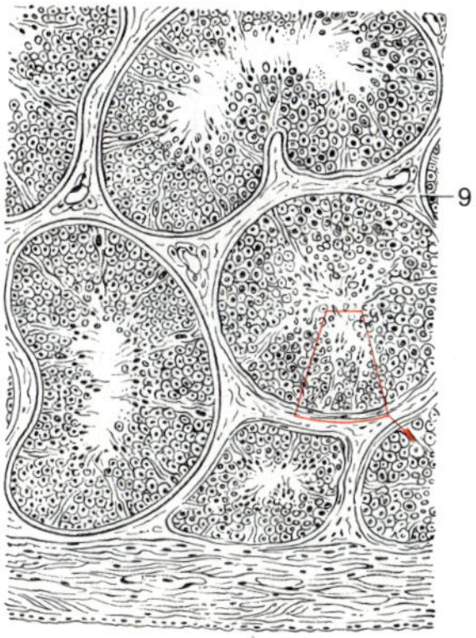

C

Tubuli seminiferi contorti, Übersicht, Ausschnitt aus A

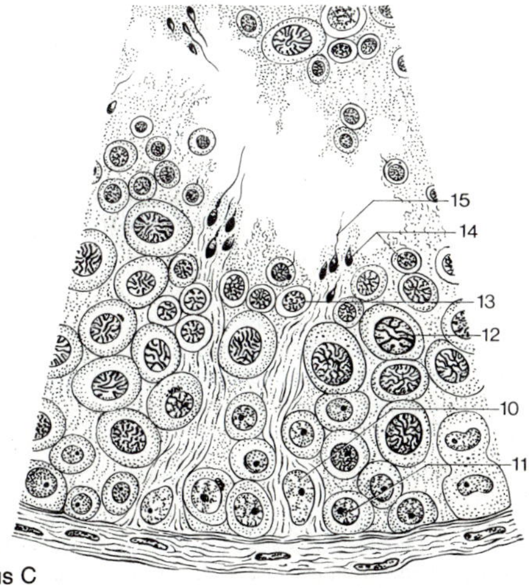

D

Tubulus seminiferus, starke Vergrößerung, Ausschnitt aus C

3. *Differenzierungsperiode (Spermiogenese)* (Vermehrungs- und Reifungsperiode s. S. 276). Die Spermatiden lösen ihre zwischenzelligen Protoplasmabrücken und bilden sich in *Spermatozoen* (Spermien) um – in eine Transportform der Keimzellen, die es ihnen ermöglicht, die Eizelle aufzusuchen und in sie einzudringen. Die Umbauvorgänge betreffen hauptsächlich die *Bildung des Akrosoms* (modifizierter Golgi-Apparat mit Lysosomen), die *Kondensation des Zellkerns* und die *Schwanzbildung.* Die Spermienschwänze ragen in das Lumen des Tubulus seminiferus. Die schließlich freigesetzte Samenzelle gelangt über das Rete testis, den im Hoden liegenden Anfangsteil des Ausführungsganges, in den Nebenhoden. Ein Residualkörper **B1** – Cytoplasma, das vom Spermatozoon nicht mehr benötigt wird – verbleibt in den Sertoli-Zellen.

Ein geschlechtsreifer Hoden enthält etwa 1000 Millionen Spermatogonien, er kann täglich etwa 200 Millionen Spermien produzieren.

Am **Spermatozoon (Spermium),** insgesamt etwa 60 µm lang, werden folgende Teile unterschieden. 1. Der *Kopf* **BC2** enthält den haploiden Zellkern, ist 3–5 µm lang, in der Aufsicht oval und von der Seite betrachtet birnenförmig. Sein zugespitzter Teil trägt kappenartig das Akrosom **C3.** 2. Im *Hals* **BC4,** der kurzen Verbindung zwischen Kopf und Mittelstück, sind die folgenden Teile gelenkartig gegen den Kopf beweglich; mit dem Hals beginnt der Schwanzfaden. 3. Das relativ dicke *Mittelstück,* **BC5,** etwa 6 µm lang, enthält bereits die Geißel und, um diese gewunden, einen „Spiralfaden". 4. Das folgende *Hauptstück* **BC6,** der längste Teil des Schwanzfadens, ist dünner als das Mittelstück. 5. Das *Endstück* schließt sich als dünnster Teil des Schwanzfadens an.

Das gesamte Spermatozoon wird vom Plasmalemm umschlossen. Das *Akrosom* ist aus den Lamellen des Golgi-Apparates aufgebaut, er enthält u. a. Hyaluronidase zur Perforation der Eihülle. Der *Hals* schließt mit einer „Basalplatte" an den Zellkern und enthält das *proximale Zentriol,* das für die Bildung der Teilungsspindel nach Eindringen des Spermiums in die Eizelle bereitsteht. Die Achse des *Mittelstücks* bildet die aus dem *distalen Zentriol* ausgewachsene *Geißel,* eine „9×2+2"-Struktur. Den Tubuli lagern sich außen neun weitere, wesentlich dickere „Außenfibrillen" an. Um diese sind spiralig („Spiralfaden") die *Mitochondrien* dicht gepackt. Im *Hauptstück* wird die Geißel von einer „Faserscheide" umgeben – zwei längsverlaufenden „Leisten", die miteinander durch „Ringfasern" verbunden sind. Im *Endstück* findet man nur noch die Geißel.

Zwischenzellen *(Interstitialzellen, Leydig-Zellen)* liegen als Hormonbildner an Blutgefäßen **D7** in Gruppen **D8** zwischen den Tubuli seminiferi. LH und FSH (ICSH) der Adenohypophyse stimulieren die Bildung der Keimdrüsenhormone und der Samenzellen. *LH* veranlaßt die Leydig-Zellen zur Bildung der *Androgene* (Testosteron), die die Samenzellbildung fördern (auch Östrogene entstehen in geringem Umfang). *FSH* stimuliert die Sertoli-Zellen zur Sekretion des „androgenbindenden Proteins", das den Androgen-Transport in die Samenflüssigkeit und damit die Differenzierung der Spermatiden vermittelt, begünstigt durch die diffuse Verteilung der Leydig-Zellgruppen. *FSH* induziert zugleich LH-Rezeptoren an Leydig-Zellen (Gegensteuerung durch *Inhibin,* s. S. 276). Unter dem Einfluß der Androgene reifen auch die primären und sekundären Geschlechtsmerkmale.

Altersunterschiede. Der Hoden wächst in der Kindheit ständig, er erreicht zwischen dem 20. und 30. Lebensjahr seine stärkste Entwicklung. Im Alter wird er wieder kleiner. Der neugeborene Hoden besitzt kurze Zeit, durch Hormone der Placenta stimuliert, stark entwickelte Zwischenzellen. Sie nehmen rasch ab und treten erst wieder in der Pubertät vermehrt auf. Im kindlichen Hoden sind die „Samenkanälchen" noch Epithelstränge ohne Lumen, sie enthalten nur Sertoli-Zellen und Stammzellen der Spermatogenese. Spermatogenese entsteht mit der Pubertät, sie hält meist bis ins hohe Alter an. Spermatogenese und Zwischenzellen können durch Ernährungsschäden, Krankheiten und im Alter reduziert werden.

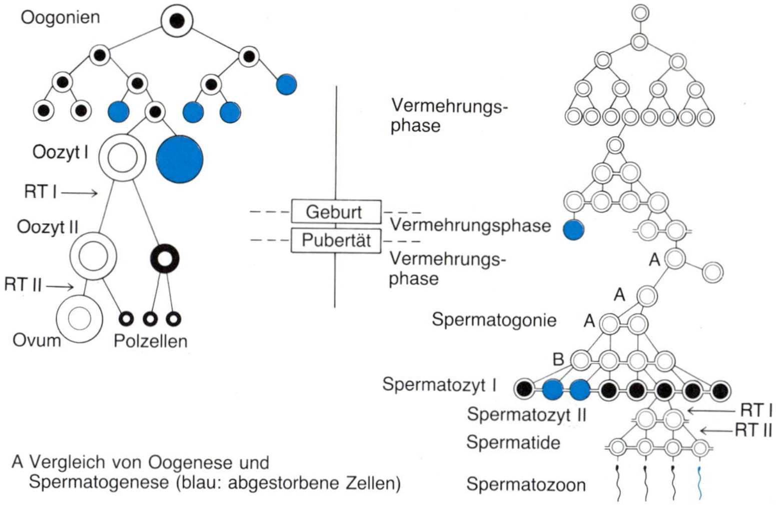

A Vergleich von Oogenese und Spermatogenese (blau: abgestorbene Zellen)

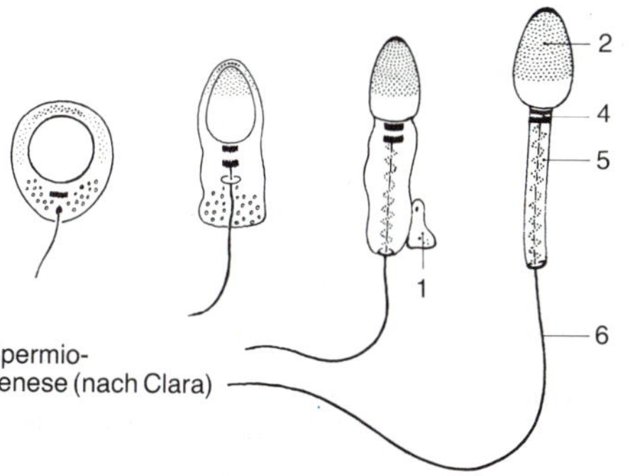

B Spermio-
genese (nach Clara)

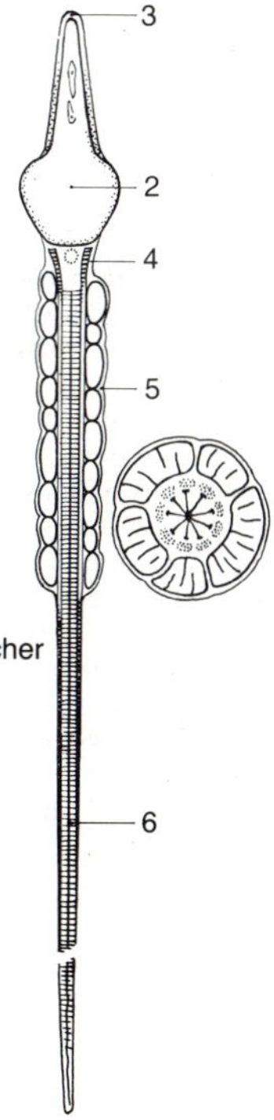

C Samenzelle in elektronenmikroskopischer Vergrößerung (nach Ånberg)

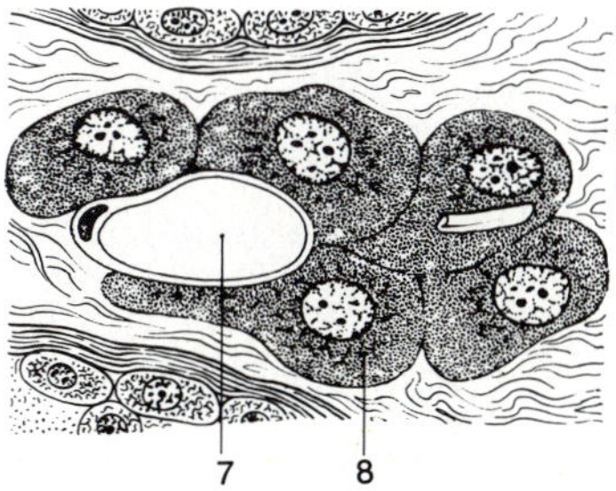

D Leydigsche Zwischenzellen

Feinbau des Nebenhodens

Im **Nebenhoden,** *Epididymis,* verbirgt sich ein Kanälchensystem (Röhrchensystem), das von Bindegewebe umschlossen wird. Die Spermatozoen (Spermien) gelangen über das *Rete testis* **Ab,** das noch im Hoden liegt, in 12–20 ausführende Kanälchen, *Ductuli efferentes* **Ac,** die den größten Teil des Nebenhodenkopfes **A1** ausmachen. Jeder Ductulus efferens ist etwa 20 cm lang, aber zu einem kleinen, 2 cm hohen konischen Knäuel, *Lobulus epididymidis,* gewunden, dessen Spitze am Rete testis beginnt und an dessen Basis der Ductulus efferens in den Nebenhodengang mündet.

Der Nebenhodengang, *Ductus epididymidis* **Ad,** etwa 5 m lang, ist ebenfalls stark gewunden. Seine Lichtung nimmt von 150 µm bis 400 µm zu. Er reicht vom *Caput* bis zur *Cauda epididymidis* **A2,** in der die Spermatozoen aufbewahrt werden und die sich in den *Ductus deferens* **Ae** fortsetzt. Die im Hoden noch unbeweglichen Spermatozoen gelangen in einem Flüssigkeitsstrom in den Nebenhoden.

Feinbau. Die Lage der Schnitte **B–D** ist in **A** durch **b–d** angegeben. Im Nebenhoden reifen die Spermatozoen vollends aus. Sie werden von einem kolloidalen Sekretmantel umgeben, der sie vor saurem Milieu schützt. Im Nebenhoden herrscht ein pH von 6,48–6,61, das die Spermatozoen ruhig stellt. Das Hodennetz, *Rete testis* **B,** ist ein mit Plattenepithel ausgekleidetes Spaltensystem im Mediastinum testis. Die *Ductuli efferentes* **C** sind dünnwandig, sie tragen ein Epithel, in dem Gruppen von mehrschichtigem Flimmerepithel mit solchen niedriger einschichtiger Zellen abwechseln, wodurch ein sternförmiges Lumen entsteht. Die hohen Flimmerzellen erzeugen einen Flüssigkeitsstrom, während die niedrigen Epithelien Flüssigkeit resorbieren können. Der *Ductus epididymidis* **D** besitzt eine spärliche Muskelwand und ein zweireihiges hochprismatisches Epithel mit *Stereozilien,* haarbüschelähnlichen Fortsätzen, ein Zeichen von Sekretion.

Samenleiter

Der **Samenleiter,** *Ductus deferens* **A3,** setzt den Nebenhodengang fort. Er ist Transportorgan, 50–60 cm lang, und verläuft, gemeinsam mit Gefäßen und Nerven, im Samenstrang durch den Leistenkanal, s. S. 282. Gegen das Ende hin erweitert er sich spindelförmig, *Ampulla ductus deferentis,* nimmt die Mündung des Samenbläschens auf und setzt sich ins Spritzkanälchen, *Ductus ejaculatorius,* fort, das die Prostata durchbohrt, s. S. 284.

Feinbau. Der Ductus deferens hat einen Durchmesser von 3,0–3,5 mm, aber eine lichte Weite von nur 0,5 mm. Er besitzt eine *starke Muskelwand* und fühlt sich deshalb knorpelhart an. Die Muskelzellbündel laufen in links oder rechts gewundenen Spiralen, deren Steigungswinkel wechselt – außen mehr in Längsrichtung **E4,** in der mittleren Wandschicht mehr zirkulär **E5,** und innen wieder mehr längsgerichtet **E6.** Im Querschnitt ergibt sich hierdurch eine Dreischichtung der Muskelwand. Beim raschen Transport der Spermatozoen sollen Saug- und Druckmechanismen eine Rolle spielen. Die dünne *Schleimhaut* hat 3–4 längs verlaufende Reservefalten. Sie ist von einem hochprismatischen, am Beginn noch *Stereozilien* tragenden zweireihigen Epithel **E7** bedeckt. Eine bindegewebige *Adventitia* ist ausgebildet. In der Ampulle wird die Muskelwand dünner, die Schleimhaut bildet netzförmig angeordnete Fältchen, es entstehen kleine Nischen.

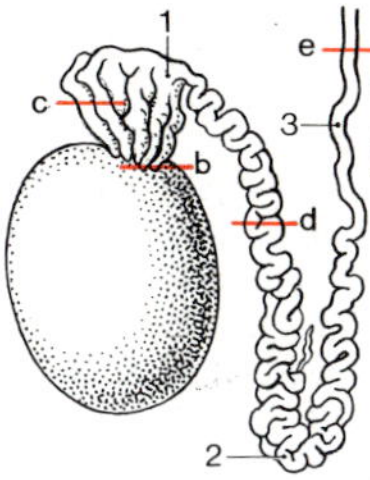

A Ableitende Samenwege

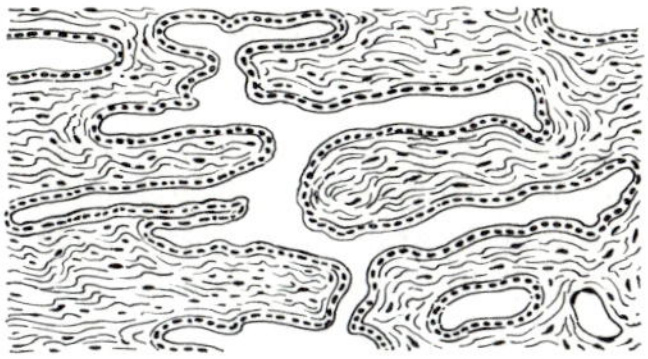

B Rete testis

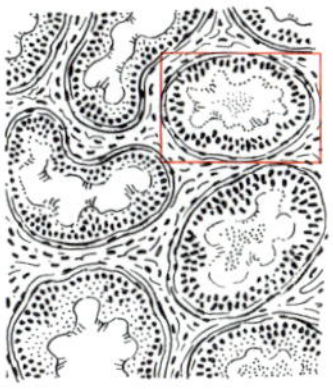

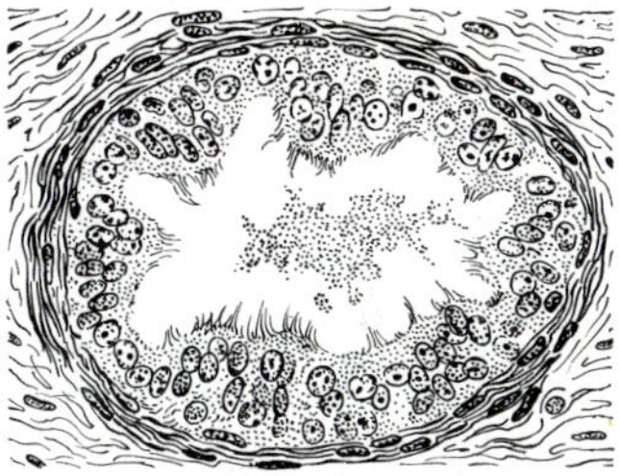

C Ductuli efferentes

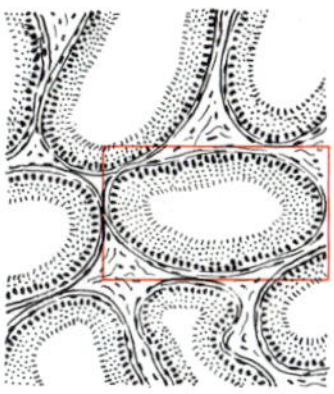

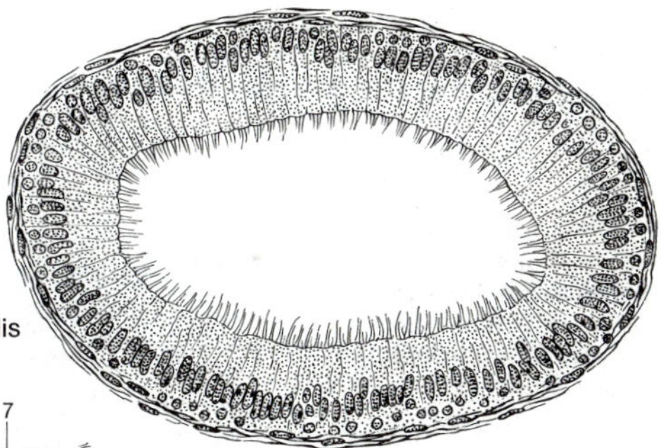

D Ductus epididymidis

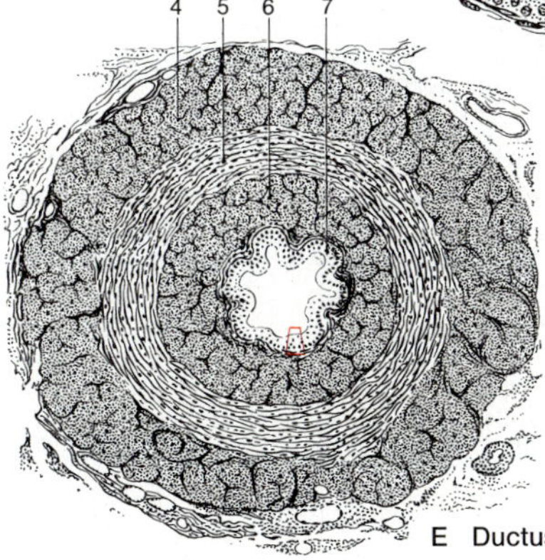

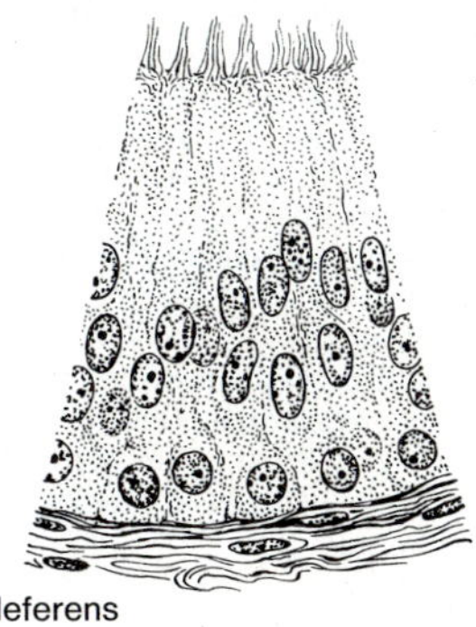

E Ductus deferens

Samenstrang, Hodensack und Hodenhüllen

Samenstrang, *Gefäße und Nerven des Hodens.* Beim Descensus des Hodens „zieht" dieser auf seinem Weg durch den Leistenkanal in den Hodensack alle Leitungsbahnen hinter sich her. Die *Aa. testiculares* **A1** entspringen aus der Aorta **A2** unterhalb der Nierenarterien, die *rechte V. testicularis* **A3** mündet in die untere Hohlvene **A4,**die *linke* in die linke Nierenvene **A5.** Die Vv. testiculares bilden ein langgestrecktes, ausgeprägtes Geflecht, *Plexus pampiniformis.* Bei Stauungen in diesem können variköse Erweiterungen entstehen. *Lymphgefäße* des Hodens ziehen zu Nodi lymphatici lumbales an unterer Hohlvene und Bauchaorta. Vegetative *Nerven* stammen aus dem Plexus coeliacus, s. Bd. 3. Das Bündel dieser Leitungsbahnen einschließlich des M. cremaster und des zugehörigen Bindegewebes umgibt den Samenleiter, *Ductus deferens* **A–D6,** und wird einschließlich des Samenleiters Samenstrang, *Funiculus spermaticus,* genannt. **A7** Leistenband, **A8** innerer Leistenring, **A9** äußerer Leistenring.

Hodensack und Hodenhüllen. Am Aufbau des Hodensackes, *Scrotum,* und der Hodenhüllen haben die Bauchwandschichten Anteil, *jeder Hodenhülle läßt sich eine Bauchwandschicht zuordnen,* in die sie übergeht.

Innere Schicht *(Bauchfell).* Die *Tunica vaginalis testis* **C10** (Epiorchium, Periorchium, s. S. 274) stammt vom Bauchfell **B11** ab und umschließt das *Cavum scroti* **B12,** einen serösen Spalt. Ein bandartiger Rest **B13** kann als *Vestigium processus vaginalis* die frühere Verbindung zur Bauchhöhle anzeigen. Bleibt diese Verbindung, der *Processus vaginalis peritonei,* ausnahmsweise offen, so können Dünndarmschlingen in das Scrotum gelangen – *angeborene* (indirekte) *Leistenhernie.* Ein krankhafter seröser Erguß, *Hydrozele,* kann das Cavum scroti füllen und vergrößern.

Mittlere Schicht *(Bauchwandmuskeln und Faszien).* Dem Periorchium liegt als Ausstülpung der Fascia transversalis **B14** der Bauchwand die bindegewebige *Fascia spermatica interna* **CD15** auf. Diese wird vom *M. cremaster* **DC16** bedeckt, von einem dünnen quergestreiften Muskel, der von den Mm. obliquus internus **B17** und obliquus transversus abdominis kommt und den Hoden schleuderförmig umfaßt. Der M. cremaster kann den Hoden willkürlich oder bei der Ejakulation reflektorisch heben. Der M. cremaster wird von der dünnen *Fascia cremasterica* **CD18** eingehüllt und von der *Fascia spermatica externa* **C19** bedeckt, die mit der Aponeurose des M. obliquus abdominis externus **B20** der Bauchwand zusammenhängt.

BC Äußere Schicht *(Bauchhaut).* Die *Skrotalhaut* **C21** ist eine Fortsetzung der Bauchhaut **B22.** Sie ist dünn, pigmentiert, besitzt Talgdrüsen und Haare, deren Bälge meist kleine Erhebungen bilden. Das Unterhautbindegewebe enthält anstatt Fettgewebe eine Schicht glatter Muskelzellen, die Fleischhaut, *Tunica dartos.* Sie steht über elastische Sehnen in Verbindung mit der Adventitia subkutaner Blutgefäße. Bei reflektorischer Kontraktion der Tunica dartos wird die Skrotalhaut gerunzelt, ihre Oberfläche verringert, dabei sollen die Blutgefäße enger gestellt werden, die Wärmeabgabe sinkt; bei Entspannung der Tunica dartos steigt die Wärmeabstrahlung. Die Skrotalhaut bildet mit der Tunica dartos das Scrotum. Es ist durch eine bindegewebige Scheidewand, *Septum scroti* **C23,** in zwei Abteilungen für die beiden Hoden geteilt.

B24 Stelle des inneren Leistenrings, **B25** A. epigastrica inferior, **BC26** Nebenhoden, **BC27** Hoden:

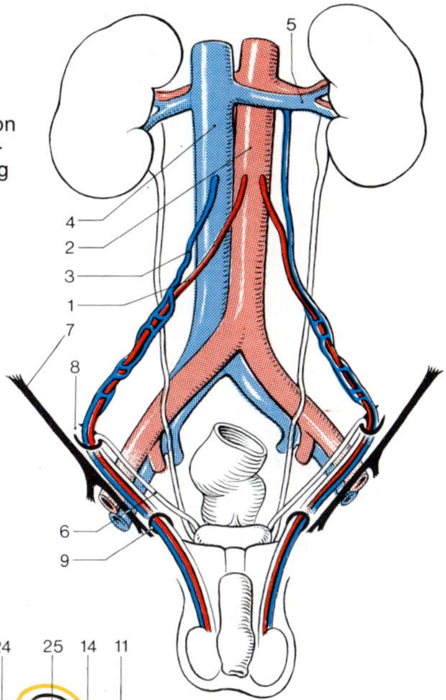

A Übersicht. Bündelung von Samenleiter und Hodengefäßen im Samenstrang

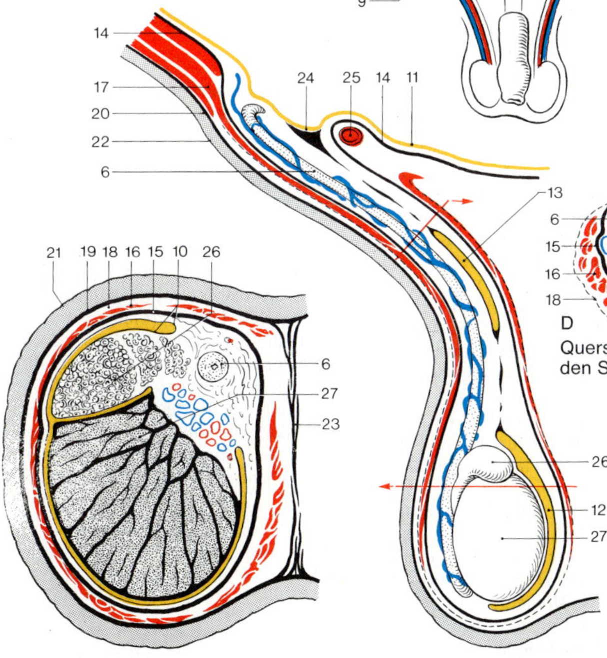

C Querschnitt durch Hoden, Nebenhoden u. ihre Hüllen

B Längsschnitt durch d. Samenstrang und seine Hüllen (nach Töndury)

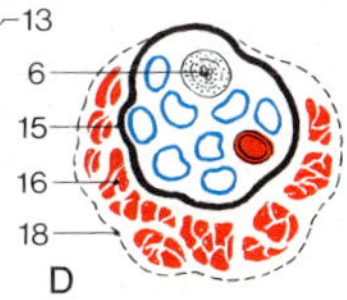

D Querschnitt durch den Samenstrang

Samenbläschen

Das **Samenbläschen** (Bläschendrüse), *Vesicula seminalis* **A1,** ist eine 5–10 cm lange sackartige, S-förmig gewundene Drüse. Ihr alkalisches Sekret (pH 7,29), das mit dem der Prostata die Hauptmasse des Spermas ausmacht, enthält Fruktose, aus der die Spermatozoen Energie gewinnen. Das Samenbläschen mündet in den Ductus deferens **AE2** kurz vor seinem Eintritt in die Prostata **A3. Feinbau:** Die dünne Wand enthält Muskulatur, die Schleimhaut ist durch Primär-, Sekundär- und Tertiärfalten in Kammern und Nischen unterteilt, die im Schnitt das Bild von „Schleimhautbrücken" ergeben.

Vorsteherdrüse

Die **Vorsteherdrüse,** *Prostata* **A3,** produziert ein dünnflüssiges, trübes schwach saures Sekret (pH 6,45) das u. a. Proteasen (Verflüssigung des Ejakulates), Zitronensäure (Pufferwirkung), Spermin und Spermidin (beeinflußt Befruchtungsfähigkeit der Spermatozoen), Prostaglandine (stimulieren Uterus) enthält. Die Prostata, nach Gestalt und Größe einer Eßkastanie ähnlich, liegt zwischen Harnblasengrund **ACE4** und M. transversus perinei profundus **CE5,** 1–1½ cm hinter der Symphyse und vor dem Rectum, von wo aus sie getastet werden kann. Sie wird von der Harnröhre (*Pars prostatica urethrae* **CDE6**) und den beiden *Ductus ejaculatorii* **ACD7** durchbohrt. **Feinbau:** Die Prostata besteht aus etwa 40 tubuloalveolären Einzeldrüsen **F8,** die mit ihren Ausführungsgängen z. T. gemeinsam in etwa 15 kleinen Öffnungen um den Samenhügel, *Colliculus seminalis,* in die Harnröhre münden. Der *dorsale* Drüsenteil **E9** umfaßt einen *rechten* und *linken Drüsenlappen.* Der *ventral* der Harnröhre gelegene Teil **DE10** ist drüsenarmer Isthmus. Man unterscheidet drei konzentrisch die Urethra umgebende Zonen (in **C, D, E** rot abgegrenzt): Die *periurethrale Mantelzone* ist der Mukosa der Urethra zuzurechnen. Die anschließende *Innenzone* ist Submukosa. Auf sie folgt der eigentliche Drüsenkörper als *Außenzone.* Die Höhe des *zweireihigen Epithels* spiegelt die sekretorische Aktivität wider, die – wie auch das Wachstum – von Testosteron stimuliert wird. Als Ursache der *Prostatahypertrophie* im Alter (Vergrößerung der periurethralen Mantelzone und der Innenzone) nimmt man heute die nachlassende Fähigkeit an, überschüssige Androgene abzubauen. In den Drüsenlumina kommen ca. 1 mm große „Prostatasteine" **F11** vor, eingedicktes Sekret. Zwischen den Einzeldrüsen und um das gesamte Organ verlaufen starke Züge glatter Muskulatur. Die Organoberfläche ist von Bindegewebe umhüllt und von der Eingeweidefaszie bedeckt, zwischen beiden Hüllen liegt ein starker *periprostatischer Venenplexus.*

A12 Peritoneum, **A13** Ureter, **ACE14** Pars membranacea urethrae, **ACE15** Glandula bulbourethralis, **AC16** Pars spongiosa urethrae, **CE17** Ostium urethrae internum, **CDE18** Utriculus prostaticus.

Samen

Der **Samen,** *Sperma,* hat ein pH von etwa 7,19. Er besteht hauptsächlich aus den Sekreten der Prostata (Vorfraktion), des Nebenhodens mit den Spermatozoen (Hauptfraktion) und des Samenbläschens (Schlußfraktion). Das Volumen des Ejakulats beträgt nach 5tägiger Karenz etwa 5 ml mit einem Gehalt von etwa 40 Millionen Spermatozoen pro ml, von denen etwa 30% unbeweglich sind *(Normospermie).* Die Spermatozoen werden durch ihr alkalisches Milieu vor dem sauren Milieu der Scheide (etwa pH 4) geschützt; der Zervixschleim und höhere Regionen des weiblichen Genitaltraktes sind alkalisch. Die Spermatozoen gelangen in 1–3 Stunden in die Ampulla tubae; sie sind im weiblichen Geschlechtstrakt 24–72 Stunden befruchtungsfähig.

Ein schwerwiegender Spermatozoenmangel *(Oligozoospermie)* besteht bei weniger als 20 Millionen Spermatozoen/ml. *Azoospermie* heißt der völlige Mangel an Spermatozoen. Nach wiederholter Ejakulation sinkt die Spermatozoenzahl rasch ab. Unter den Spermatozoen **G** sind regelmäßig 10–20% nicht voll entwickelt, überaltert oder mißgestaltet.

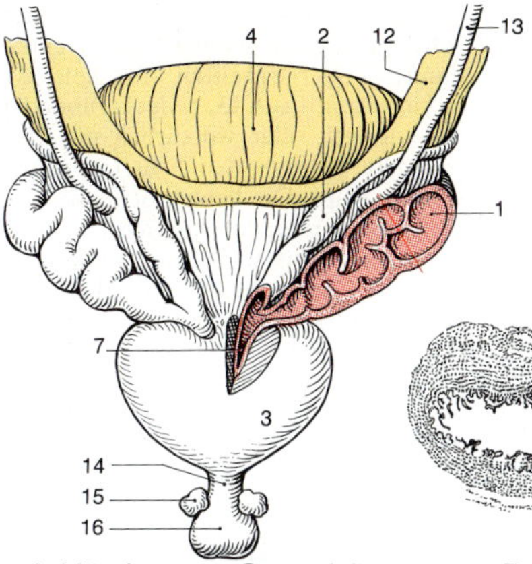

A Mündung von Samenleiter
und Samenbläschen

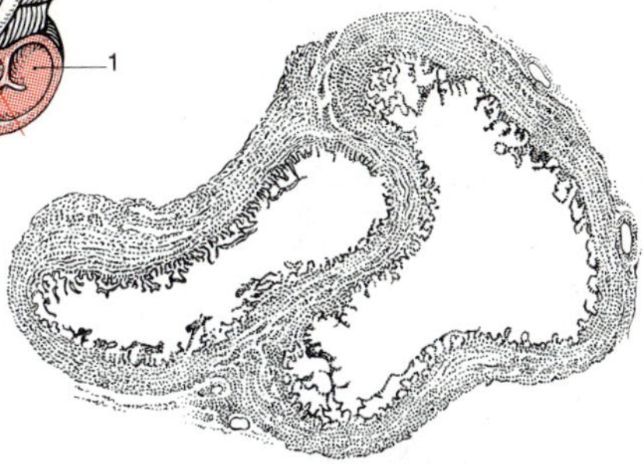

B Mikroskopischer Schnitt
durch d. Samenbläschen

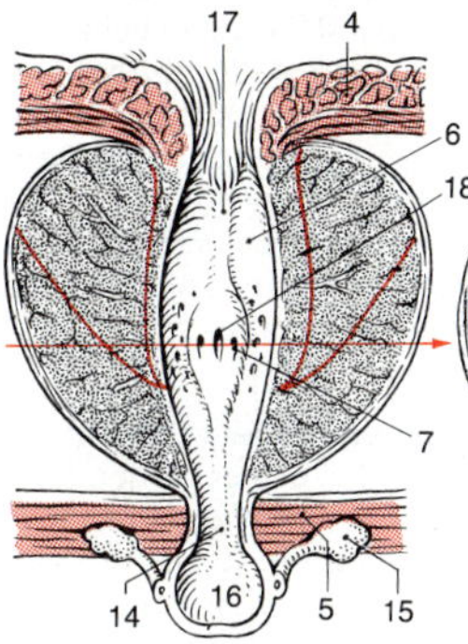

C frontal

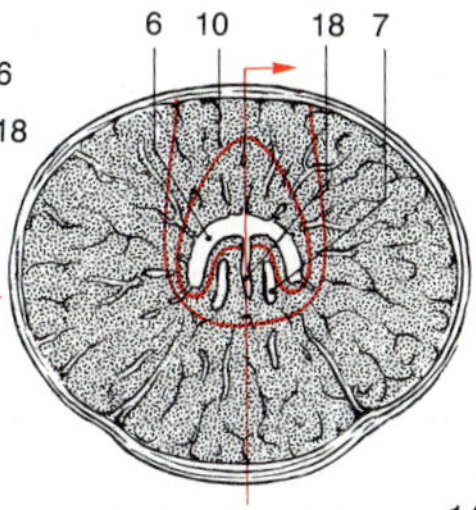

D horizontal

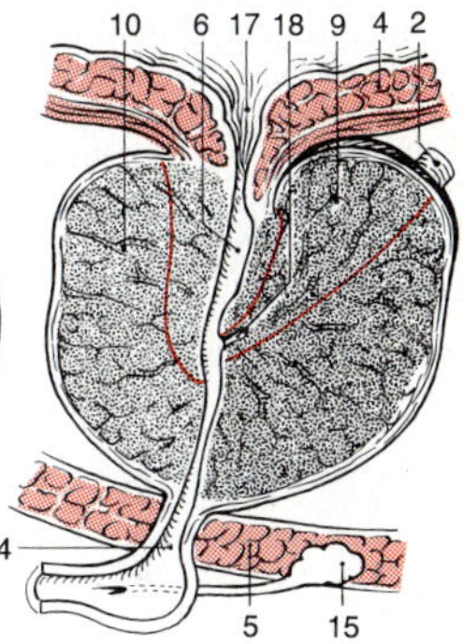

E sagittal

Schnitte durch die Prostata

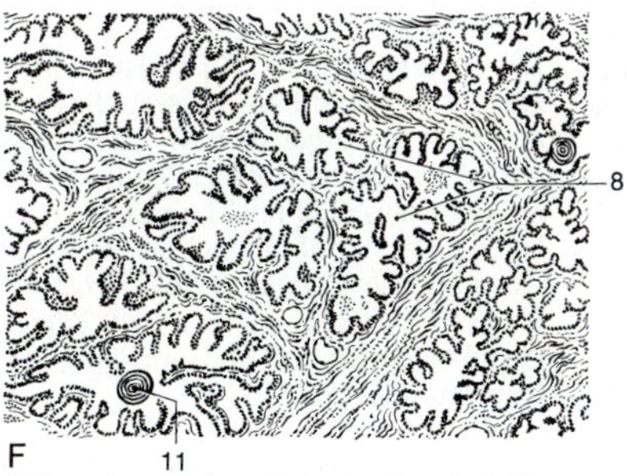

F
Mikroskopischer Schnitt durch d. Prostata

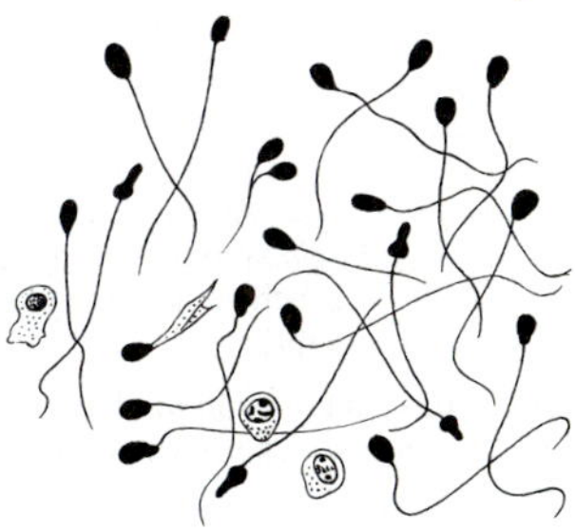

G Menschliche Spermatozoen

Penis

Die *Peniswurzel* ist, bedeckt von Muskeln und Haut, an die Unterseite des Diaphragma urogenitale (M. transversus perinei profundus **ABC1** mit Faszien) und an die Schambeinäste **AB2** fixiert. Der bewegliche *Penisschaft* tritt unterhalb der Symphyse **C3** hervor. Man unterscheidet weiter *Penisrücken* **C4** und Eichel, *Glans penis* **ABC5.** An ihrer Spitze mündet schlitzförmig die Harnröhre. Der stumpfe Rand an der Basis der Glans, die *Corona glandis* **AB6,** ist vom Penisschaft durch eine Furche getrennt. Der Penis wird von einer dünnen Haut überzogen, die über dem Schaft verschieblich, mit der Glans aber fest verwachsen ist. Als Vorhaut, *Praeputium* **C7,** legt sich über die Glans eine Hautduplikatur des Penisschaftes, eine Reservefalte. An der Unterfläche ist sie durch ein Bändchen, *Frenulum praeputii* **A8,** an die Glans gerafft. Aus abschilfernden Zellen des mehrschichtigen unverhornten Plattenepithels von Glans und innerem Vorhautblatt entsteht der Vorhauttalg, *Smegma.*

Eine Verklebung zwischen Vorhaut und Glans ist bei Neugeborenen normal; noch bei 20% der Zweijährigen kann die Vorhaut nicht zurückgestreift werden. Die Verklebung löst sich während der Kindheit. Hiervon unterscheidet man eine regelwidrige Enge der Vorhaut, Phimose, die operative Behandlung erfordert.

Der **Penis** besitzt zwei Schwellkörper; der obere, *Corpus cavernosum penis* **ABC9,** dient nur der Erektion, der an der Unterseite befestigte, *Corpus spongiosum penis* **ABC10,** umgibt die Harnröhre **C11** und endigt mit der *Glans penis* **ABC5.** Jeder Schwellkörper ist von einer derben, wenig elastischen, 1–3 mm dikken *Tunica albuginea* umgeben, gemeinsam werden die Schwellkörper von der *Fascia penis* umfaßt.

Das **Corpus cavernosum penis** entspringt mit zwei spitzen Schenkeln, *Crura* **B12,** an den absteigenden Schambeinästen **AB2.** Jeder Schenkel wird von einem dünnen quergestreiften Muskel, *M. ischiocavernosus* **A13,** bedeckt, über den reflektorisch oder willkürlich das Blut aus dem Crus in den Schaft gedrückt werden kann. Die beiden Schenkel vereinigen sich unter der Symphyse zu einem unpaaren Körper, dessen zugespitztes Ende **B14** unter die kappenförmige Corona glandis reicht. Auf der unteren Seite läuft eine Längsfurche für den Harnröhrenschwellkörper. Median enthält der Penisschwellkörper in ganzer Länge eine unvollständige bindegewebige Scheidewand, *Septum penis* **C9.** Subfasziale und epifasziale Gefäße und Nerven s. S. 288.

Das **Corpus spongiosum penis,** 12–15 cm lang, beginnt unter dem M. transversus perinei profundus mit einer Anschwellung, *Bulbus penis* **BC15.** Die beiden in der Mitte verwachsenen *Mm. bulbospongiosi* **A16** bedecken den Bulbus, sie helfen, den Harnröhreninhalt auszupressen. In etwa 1 cm Entfernung vom Ende des Bulbus tritt die Harnröhre, *Pars spongiosa urethrae,* in diesen ein, sie wird im ganzen Verlauf vom Corpus spongiosum penis umschlossen.

Glandulae bulbourethrales (Cowpersche Drüsen). Die beiden erbsengroßen Drüsen liegen im *M. transversus perinei profundus* und münden mit je einem zentimeterlangen Gang in den *Anfangsteil der Pars spongiosa urethrae.* Die verzweigten tubuloalveolären mukösen Drüsen bilden ein fadenziehendes, schwach alkalisches Sekret.

Das *Samenbläschen* **C17** ist an die hintere Harnblasenwand **C18** geheftet, die *Prostata* **C19** liegt über dem M. transversus perinei profundus **ABC1.** Die Excavatio rectovesicalis **C20** reicht meist unter die Ebene der *Kohlrausch-Falte* **C21** des Rectum. Die *Glandulae bulbourethrales Cowperi* **ABC22** münden mit langem Ausführungsgang in die Harnröhre. **C23** Nebenhoden, **C24** Hoden.

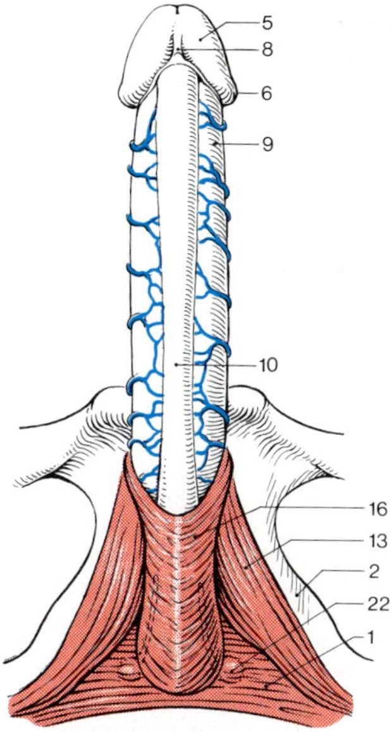

A Penisschwellkörper und Muskeln der Peniswurzel

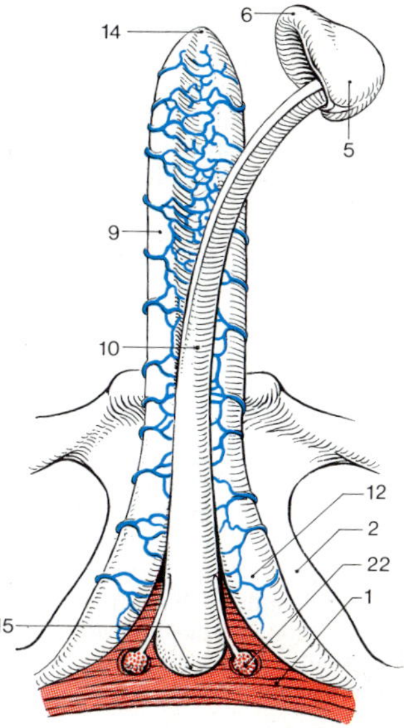

B Penisschwellkörper. Corpus spongiosum teilweise vom Corpus cavernosum entfernt

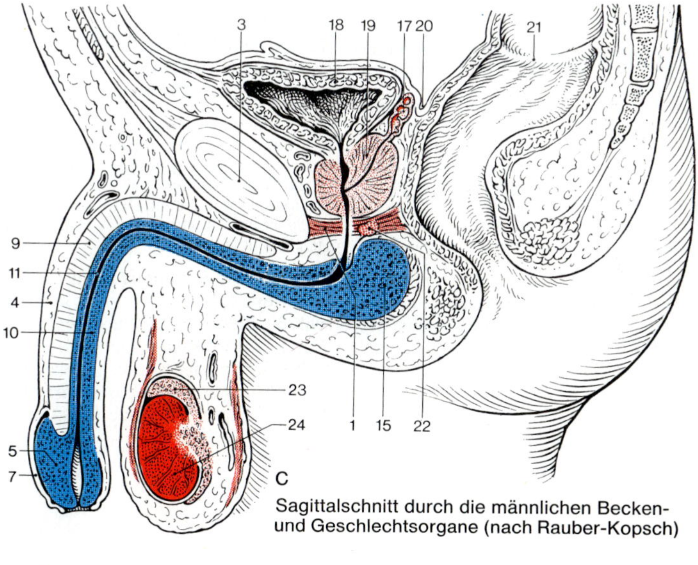

C

Sagittalschnitt durch die männlichen Becken- und Geschlechtsorgane (nach Rauber-Kopsch)

Feinbau des Penis

Das **Corpus cavernosum penis ABC1** ist ein von Endothel ausgekleidetes Schwammwerk aus kollagenen und elastischen Fasern und glatten Muskelzellen. Im leeren Zustand sind die *Kavernen* spaltförmig, nach Blutfüllung erreicht jede einen Durchmesser von mehreren Millimetern. Inmitten von ihnen verläuft die *A. profunda penis* **A2.** Ihre Äste, *Aa. helicinae,* sind am Ende meist durch Intimapolster verschlossen. Aus den Kavernen führen Venen das Blut durch die *Tunica albuginea* **A3** in sub- und epifasziale Venen. Arteriovenöse Anastomosen sind vorhanden.

Die Bluträume des **Corpus spongiosum penis A4** ähneln im Bulbus denen des Corpus cavernosum, in Schaft und Glans sind es *Venengeflechte,* deren Füllung zu einer weichen Schwellung führt, die den Transport von Sperma durch die Urethra **AC5** erlaubt. **A6** Fascia penis, **A7** Penishaut, **A8** Septum penis.

Gefäße und Nerven des Penis. In der schmalen dorsalen Längsfurche liegen subfaszial in der Mitte die *V. dorsalis penis profunda* **A9,** seitlich je eine *A. dorsalis penis* und weiter lateral je ein *N. dorsalis penis* **A10.** Epifaszial verlaufen *Vv. dorsales penis superficiales* **A11.**

Erektion. Die *Versteifung* wird nervös gesteuert (s. Bd. 3). Im Corpus cavernosum werden die Aa. helicinae geöffnet, Blut strömt in die Kavernen und spannt die Tunica albuginea; die Venen, die durch diese treten, werden komprimiert. Zugleich erschlafft die Bälkchenmuskulatur, die arteriovenösen Anastomosen werden geschlossen. *Es herrscht also Blutzufuhr bei gedrosseltem Abfluß,* vgl. **E.** Auch die Venengeflechte des Corpus spongiosum erweitern sich. Die *Erschlaffung* des Penis beginnt mit dem Verschluß der Aa. helicinae.

Männliche Harnröhre

Die **männliche Harnröhre,** *Urethra masculina,* ist 20–25 cm lang. *Verengungen* und *Erweiterungen* wechseln ab.

Der enge Anfangsteil mit dem Ostium urethrae internum liegt in der Blasenwand. Die weite *Pars prostatica* (vgl. S. 284), 3–5 cm lang, mißt ca. 1 cm im Querschnitt. In Verlängerung der Uvula vesicae liegt der spindelförmige, 2 cm lange Samenhügel mit den Öffnungen der Ductus ejaculatorii. Beiderseits verlaufen Furchen, in die Prostatadrüsen münden. Die *Pars membranacea,* engste Stelle, liegt im M. transversus perinei profundus (willkürlicher Schließmuskel), etwa 2 cm vom Schambeinwinkel entfernt. Ihr Umfang mißt 1,2 bis 1,5 cm, kann aber passiv erweitert werden. Die *Pars spongiosa* **C5** beginnt unterhalb des Muskels mit einer Erweiterung, in die beiderseits die erbsengroße *Glandula bulbourethralis (Cowperi)* **C12** mündet. Sie gibt ein fadenziehendes alkalisches Sekret ab. Die Glans penis enthält die weite, 2 cm lange *Fossa navicularis* **D13,** die sich zur Harnröhrenmündung, *Ostium urethrae externum* **D14** verengt.

Im Dach der Fossa navicularis liegt häufig eine Falte **B15,** unter die ein Katheter geraten kann. **BCD16** Glans penis, **D17** Septum penis, **D18** Praeputium penis.

Zur *Katheterisierung* kann die bei erschlafftem Penis S-förmige Krümmung aufgehoben werden. Die Krümmung unter der Symphyse verschwindet bei Erhebung, die Krümmung unter dem Diaphragma urogenitale beim Rückführen des Penis, wenngleich nicht vollständig, vgl. **E.**

Feinbau. Die Schleimhaut hat Längsfalten, Reservefalten, die auch dem Verschluß dienen. Ausbuchtungen der Wand, *Lacunae urethrales (Morgagni)* **B19** münden nach vorne, tubuläre Drüsen, *Glandulae urethrales (Littre)* kommen in der ganzen Pars spongiosa vor.

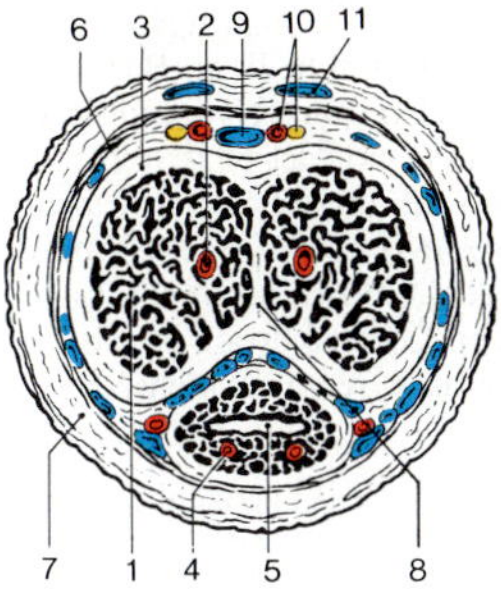

A Querschnitt durch den Penisschaft

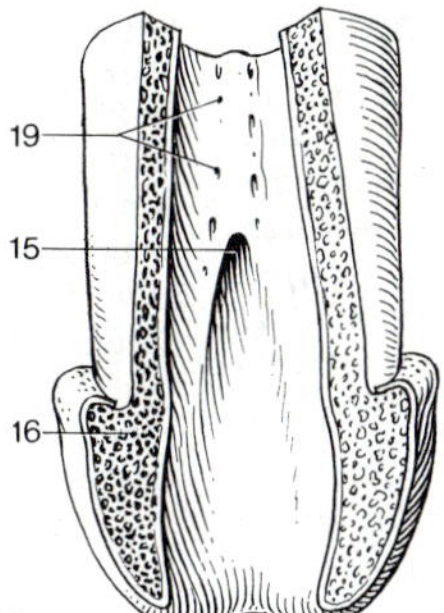

B
Mündung d. männl. Harnröhre, von unten eröffnet

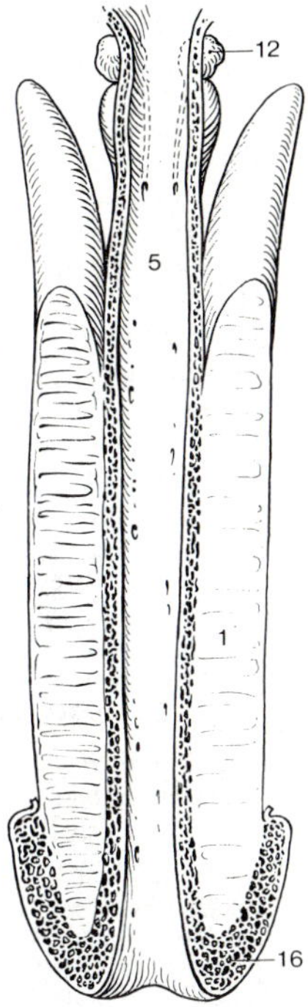

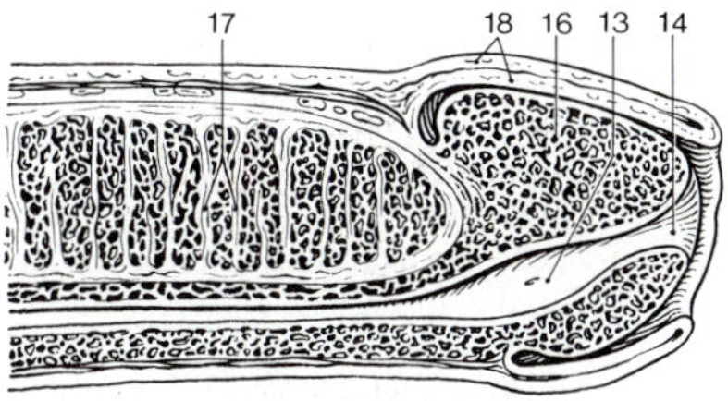

D Längsschnitt durch die Penisspitze (nach Feneis)

C Männliche Harnröhre, von oben eröffnet

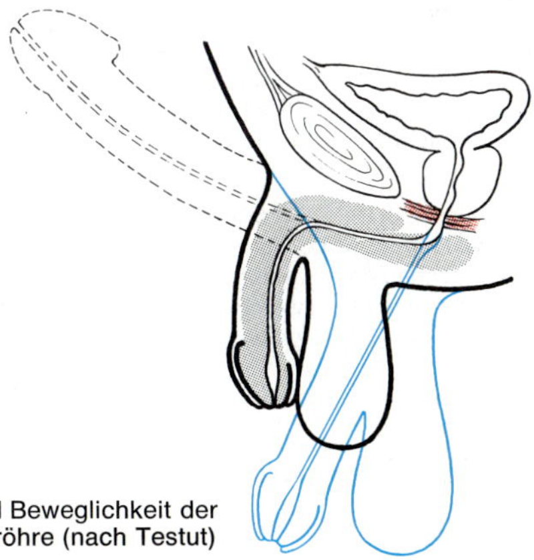

E Krümmungen und Beweglichkeit der männlichen Harnröhre (nach Testut)

Weibliche Geschlechtsorgane

Man unterscheidet die **inneren** weiblichen Geschlechtsorgane *Eierstock* **ABC1,** *Eileiter* **ABC2,** *Gebärmutter* **ABC3** und *Scheide* **AB4** und die **äußeren** Geschlechtsorgane, die *großen* **A5** und *kleinen* **A6** *Schamlippen,* die *Clitoris* **A7,** den *Scheidenvorhof* und die *Vorhofsdrüsen.* Die inneren weiblichen Geschlechtsorgane liegen im kleinen Becken.

Der **Eierstock,** *Ovarium* **ABC1,** ist an *Mesovarium, Lig. suspensorium ovarii* **ABC8** (Gefäßstiel) und *Lig. ovarii proprium* **AC9** mit Abschluß des Deszensus am Eingang zum kleinen Becken schräg hängend befestigt. Das *Lig. ovarii proprium* enthält glatte Muskelzüge, durch die das Ovar, besonders um die Zeit des Follikelsprungs, als Folge von Seit- und Drehbewegungen seine Lage verändern kann.

Das Ovar wird lateral oben und vorne vom Eileiter umfaßt, es liegt intraperitoneal in einer Grube zwischen A. iliaca interna und externa.

Ausnahmsweise kann der Deszensus des Ovars das Ausmaß des Descensus testis erreichen, so daß das Ovar durch den Leistenkanal in die große Schamlippe (Homologon einer Skrotumhälfte) eintritt.

Der **Eileiter,** *Tuba uterina* **ABC2,** zieht beiderseits intraperitoneal von der oberen Begrenzung des kleinen Beckens medianwärts zum „Tubenwinkel“ des Uterus. Der Eileiter ist über die *Mesosalpinx* (Bauchfellduplikatur) beweglich fixiert. Das abdominale Tubenende greift auf die Oberfläche des Ovars.

Die **Gebärmutter,** *Uterus* **ABC3,** ist zwischen Harnblase **ABC10** und Mastdarm **BC11** im subperitonealen Bindegewebsraum (s. S. 314) durch bindegewebig-muskuläre *Retinacula* (s. S. 298) verankert. Zu diesen gehört der *M. rectouterinus,* der jederseits eine Bauchfellfalte aufwirft, *Plica rectouterina* **C12.**

Zur Befestigung des Uterus dient ferner das *Lig. teres uteri* **ABC13,** es hält den Uterus nach vorne geneigt – *Anterversio uteri.* Das Lig. teres entspringt am Tubenwinkel, zieht unter dem Bauchfell zum inneren Leistenring **C14** und durch den Leistenkanal und ist in den großen Schamlippen und am Schamberg, *Mons pubis* **C15,** verankert. Der Beckenboden unterstützt den Uterus in seiner Lage, s. S. 308. Der Uteruskörper ist vorne, oben und hinten vom Bauchfell bekleidet.

Wegen der starken Beweglichkeit der inneren Geschlechtsorgane kann eher von einer typischen Ausgangslage und normalen Beweglichkeit dieser Organe gesprochen werden als von einer Normallage.

Lig. latum uteri wird die von Uterus und Eileitern abgehobene Bauchfellplatte genannt (Schnittrand **B16**). Das Lig. latum zieht von der Seitenkante des Uterus zur lateralen Beckenwand, ist frontal gestellt und mit dem Uterus etwas nach vorne geneigt und geht vorne in die Bauchfelldecke der Harnblase, hinten in die der Rektumvorderfläche über. Vom Lig. latum sind die *Mesosalpinx* und das *Mesovar* abgefaltet. Durch das Lig. latum wird der Peritonealraum des Beckens in eine vordere und eine hintere Bauchfelltasche, *Excavatio vesicouterina* **B17** und *Excavatio rectouterina (Douglas)* **BC18** unterteilt. Die Excavatio rectouterina ist der tiefste Punkt der Peritonealhöhle.

AB19 Harnleiter, **A20** Glandula vestibularis major *(Bartholin),* **B21** Symphysis pubica, **B22** M. transversus perinei profundus, **B23** M. sphincter ani externus, **C24** A. epigastrica inferior, **C25** Plica umbilicalis medialis, **C26** Plica umbilicalis mediana.

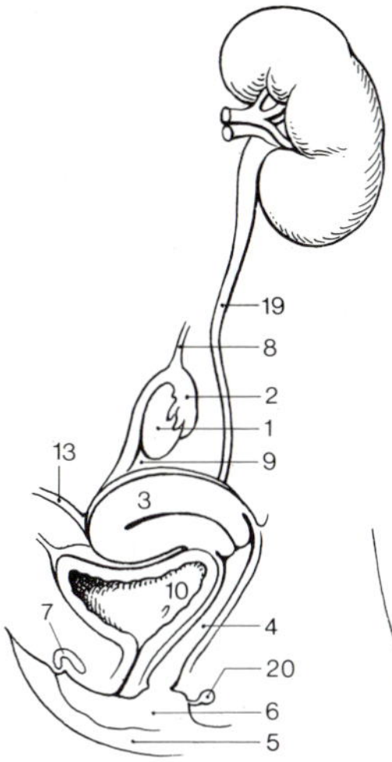

A Weibliche Harn- und Geschlechtsorgane, Übersicht

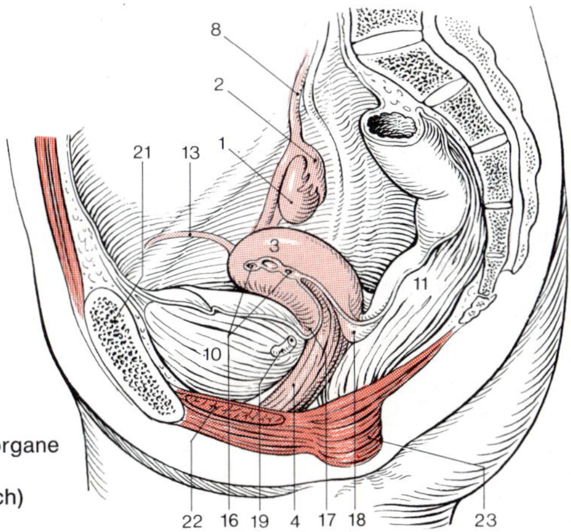

B Lage der inneren weibl. Geschlechtsorgane zum Bauchfell (nach Rauber-Kopsch)

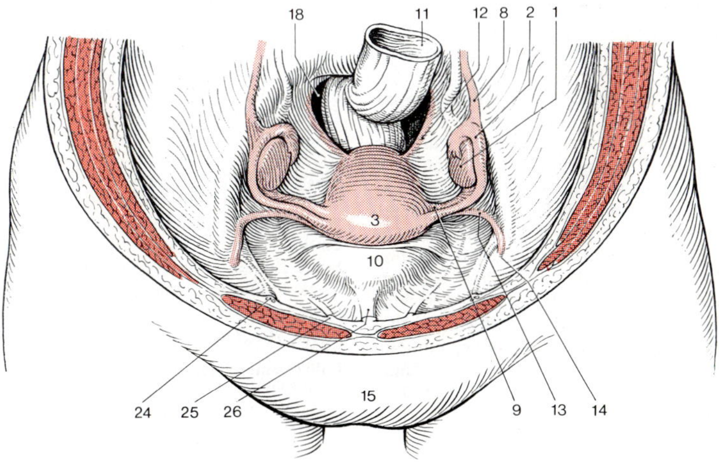

C Lage der inneren weiblichen Geschlechtsorgane im kleinen Becken

Eierstock

Der **Eierstock,** *Ovarium* **A1,** ist mandelförmig, 2,5–5 cm lang und 0,5–1 cm dick. Das Ovar ist am *Mesovar* **A2,** einer Abfaltung des Lig. latum uteri **A3,** angeheftet, durch das Lig. suspensorium ovarii **A4** mit der seitlichen Beckenwand, durch das Lig. ovarii proprium **A5** mit dem Uterus **A6** verbunden. **A7** Ureter, **A8** Plica rectouterina, **A9** Schnittrand des Peritoneum, **A10** Tuba uterina. Das *kindliche* Ovar ist glatt und klein, die Oberfläche des *geschlechtsreifen* Ovars durch Follikel **AB11** vorgebuckelt, von Gelbkörpern zerklüftet und durch Narben eingezogen. Das kleine *senile* Ovar ist mit Narben übersät.

Feinbau. Man unterscheidet *Rinde* und *Mark.* Im Mark verlaufen größere Blutgefäße **B12,** die durch das Mesovar eintreten. Die Oberfläche ist von einem platten einschichtigen Epithel **B13** bedeckt. Unter diesem und einer Faserschicht **B14** liegen in der zellreichen Rinde beim reifen Ovar verschiedene Stadien von *Eifollikeln,* darunter große *Bläschenfollikel* **AB11,** sowie *Gelbkörper* **B15** und narbige Reste von diesen.

Bei der **Eizellbildung,** *Oogenese,* kann man, wie bei der Spermatogenese, Vermehrungs- u. Reifungsperiode unterscheiden, eine Differenzierungsperiode fehlt aber. 1. Die *Vermehrungsperiode* wird während der Fetalentwicklung abgeschlossen. Die aus Urkeimzellen entstandenen *Oogonien* haben mit der Geburt ihre endgültige Zahl von etwa 1 Million erreicht und sind als *primäre Oozyten* in die Prophase der 1. Reifeteilung eingetreten. 2. *Reifungsperiode:* Die einzelne Eizelle beendet die 1. Reifeteilung (Bildung des *sekundären Oozyten* und eines „Polkörperchens“) erst kurz vor ihrer Ovulation, sie tritt während der Ovulation in die 2. Reifeteilung ein. Nur bei Befruchtung wird auch die 2. Reifeteilung beendet (Bildung des Reifeis, *Ovum,* und eines weiteren „Polkörperchens“).

Follikelreifung. *Primärfollikel* **C:** Der *primäre Oozyt* **C16** ist von einem *einschichtigen* Kranz von *Follikelepithelien* **C17** umgeben. Im *Sekundärfollikel* **D** liegt der *primäre Oozyt* **D16** in einem *mehrschichtigen* Kranz von Follikelepithelien **D17.** Zwischen Eizelle und Follikelepithel entsteht die homogene *Zona pellucida.* Das umgebende Bindegewebe bildet die *Theca folliculi* **D18.** Der *Tertiärfollikel* (Bläschenfollikel) **E** mit einem ∅ von 0,5–1 cm, entsteht durch Höhlenbildung, *Antrum folliculi,* im Follikelepithel **E17.** Deren Wand wird von „Granulosazellen“ (Follikelepithelien) ausgekleidet. Der *primäre Oozyt* **E16** liegt exzentrisch im *Cumulus oophorus,* die *Theca folliculi* **E18** ist ausgeprägt. *Sprungreifer (Graafscher) Follikel* **F:** In jedem Zyklus vergrößert sich ein Tertiärfollikel in wenigen Tagen zum *sprungreifen Follikel* (∅ 1,5–2 cm; Eizelle ∅ 0,11–0,14 mm), seine Höhle ist mit *Liquor folliculi* **F19** angefüllt. Zum endokrinen **Thekaorgan** wächst die *Theca interna* **D–F18** heran. Unter *FSH* produzieren die Zellen weibliche Geschlechtshormone *(Follikelhormone, Östrogene)* sowie *Inhibin,* das in der Hypophyse (Rückmeldung!) die Synthese von FSH aber nicht die von LH inhibiert.

Follikelsprung *(Ovulation)* **G:** Aus dem sprungreifen Follikel wird im *Follikelsprung* (beim 28-Tage-Zyklus um den 15. Tag) die Eizelle freigesetzt, umgeben von Follikelepithelien, der *Corona radiata,* und gelangt in die Tubenöffnung. *Vgl. Oogenese/Spermatogenese* s. S. 279. Hormonelle Steuerung s. S. 153.

Der **Gelbkörper,** *Corpus luteum* **H** entsteht nach dem Follikelsprung als dickwandiges Organ **H15** aus dem Follikelepithel und der Theca interna **D–F18.** Seine Zellen, Granulosaluteinzellen und Thekaluteinzellen, produzieren, stimuliert durch das *LH (ICSH)* der Hypophyse, *Progesteron* und *Östrogene.*

Follikeluntergang, *Atresie.* Nur etwa 400 aller Follikel kommen zur Ovulation, die übrigen gehen vorher zugrunde (= Follikelatresie). Doch entsteht auch in ihrer Umgebung vorübergehend eine endokrin funktionstüchtige Theca interna.

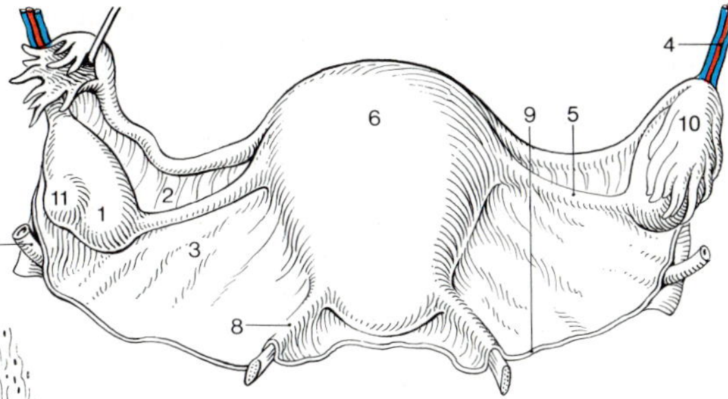

A Uterus, Tuben und Eierstöcke von hinten

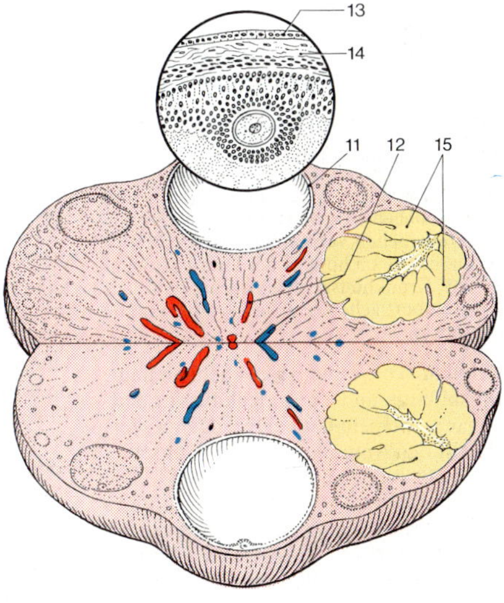

B Eierstock, aufgeschnitten

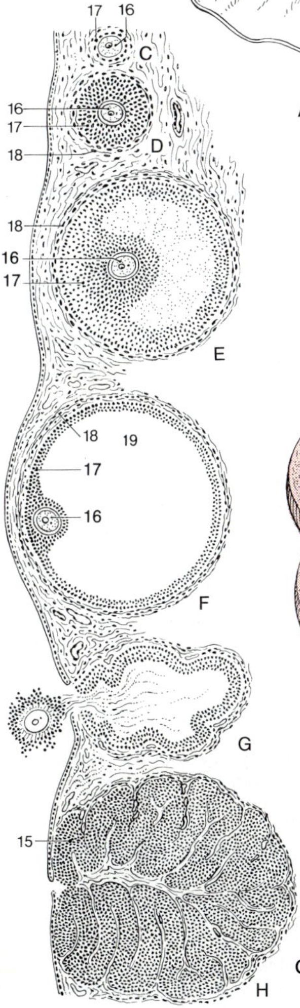

C–H Follikelreifung, Follikelsprung und Gelbkörper (Schema)

Eileiter

Der **Eileiter,** *Tuba uterina,* ist 8 bis 20 cm lang. Er liegt intraperitoneal in der *Mesosalpinx,* der oberen Ausziehung des Lig. latum. Das abdominale Ende des Eileiters öffnet sich mit dem *Ostium abdominale* als *Infundibulum* trichterförmig in die Bauchhöhle und endet in 1–2 cm langen Fransen, den *Fimbrien* **AC1,** von denen eine, die *Fimbria ovarica* am Ovar **A2** haftet und den Kontakt des stark beweglichen abdominalen Tubenendes mit dem Ovar sichert. Dieser Trichter setzt sich fort in eine durch Schnürfurchen unterkammerte Erweiterung, *Ampulla tubae uterinae* **C3.** Uteruswärts verengt sich das Lumen im medialen Drittel zum *Isthmus,* die folgende kurze *Pars uterina* **C4** durchsetzt die Uteruswand und mündet mit dem *Ostium uterinum tubae* ins Uteruslumen. Der Eileiter **C** besitzt auf seiner Innenfläche längsverlaufende *Falten,* Gleitschienen für die Eizelle, die gegen den Isthmus zu niedriger werden und verstreichen.

Durch die abdominale Tubenöffnung sind die weiblichen Geschlechtswege anatomisch ununterbrochen verbunden mit der Peritonealhöhle, doch hindert der Uterusschleimpfropf Krankheitserreger daran, von der Körperoberfläche bis in die Peritonealhöhle vorzudringen.

Feinbau. Die Tube ist aus Schleimhaut, Muskulatur und Peritonealüberzug aufgebaut. **Schleimhaut D5:** Der Querschnitt der Ampulle zeigt die Gleitschienen als verästelte *Falten* **D5.** Die Schleimhaut trägt einschichtiges hohes Epithel mit *Flimmer-* **E6** und *Drüsenzellen* **E7.** In der 1. Zyklushälfte überwiegen die Flimmerzellen, in der 2. Hälfte, nach der Ovulation, die Drüsenzellen, am Zyklusende werden auch Epithelien abgestoßen **E8.** Die Tubenflüssigkeit besteht aus angesaugter Peritonealflüssigkeit und aus dem Sekret der Drüsenzellen, es soll u. a. der Ernährung der befruchteten Eizelle dienen. Die Kinozilien erzeugen einen hauptsächlich uteruswärts gerichteten Flüssigkeitsstrom, der bei der Spermatozoenwanderung und -verteilung eine Rolle spielt. Die **Muskelschicht D9** dient der Bewegung von Ei, Samen und Tubensekret. Man unterscheidet 1. die dichte, schleimhautnahe, spiralförmige, *tubeneigene Muskelschicht,* die uteruswärts gerichtete Peristaltik (Flüssigkeitstransport) und Antiperistaltik (Spermatozoenbeförderung) erzeugen kann, 2. *Muskelzüge, die die Gefäße* **B10** *begleiten,* und deren Kontraktion Schnürfurchen der Ampulle und Krümmung der gesamten Tube erzeugt, 3. eine *subperitoneale Muskelschicht,* die gitterartige Züge und einen Längszug entlang der oberen Kante der Tube vom Uterus bis zum Tubentrichter bildet; diese Muskelzüge dienen der Tuben- und Fimbrienbewegung. Der **Peritonealüberzug D11** ermöglicht Verschiebungen gegen die Umgebung.

Eiabnahme und Eitransport. Beobachtungen bei Gelegenheit von Bauchoperationen zeigen folgendes. Zur Zeit der Ovulation bewegen sich die Fimbrien **A1** rhythmisch. Das Ovar **A2** wird vermittels der in den Ligg. suspensorium ovarii **A12** und ovarii proprium **A13** enthaltenen glatten Muskulatur auf- und abwärts bewegt und in der Längsachse gedreht. Dabei gleitet die Fimbria ovarica auf die Stelle des sprungreifen Follikels, – vermutlich durch lokale Wirkstoffeinflüsse. Über die Fimbria ovarica gerät das aus dem Follikel **A14** entlassene Ei **A15** in 3–6 min zum Fimbrientrichter **A16.** Dabei wirken der Flüssigkeitsstrom, den die Kinozilien erzeugen, und ein durch rhythmische Kontraktion der Tube entstehender Sog. Da die Eizelle bis zum Uterus 4–5 Tage benötigt, aber nur 6–12 Stunden befruchtungsfähig ist, muß sie spätestens in der Ampulle befruchtet werden. Pendelbewegungen der Tube durchmischen Ei, Spermatozoen und Sekret. Schub und Sog befördern das Ei in Pendelbewegungen schrittweise durch die Kammern der Ampulle. Am 4.–5. Tag kommt der Keim im Uterus an, am 6. Tag beginnt die Implantation in die Uterusschleimhaut, am 12. Tag nach dem Follikelsprung ist sie beendet.

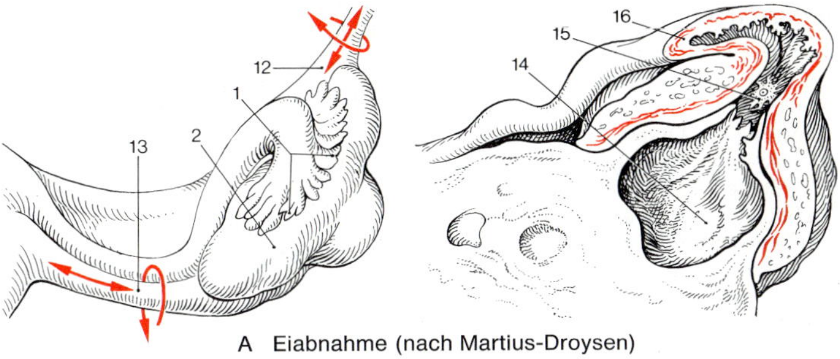

A Eiabnahme (nach Martius-Droysen)

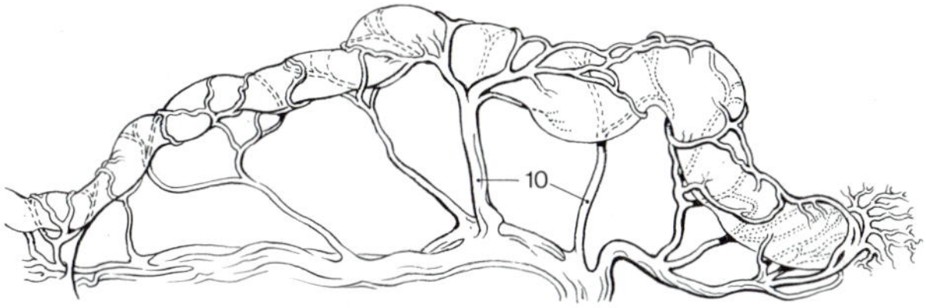

B Gefäßmuskelstränge einer Tube (nach Horstmann)

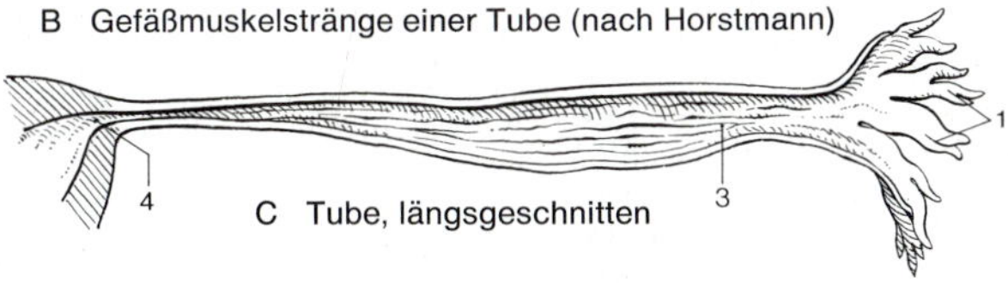

C Tube, längsgeschnitten

D Tube, quergeschnitten

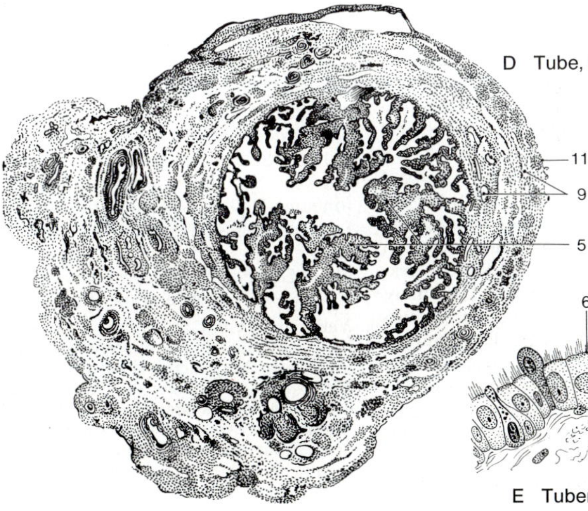

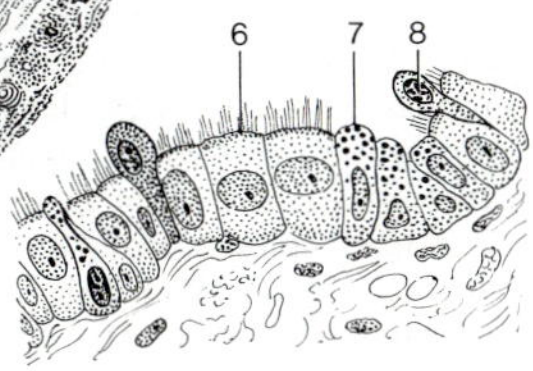

E Tubenschleimhaut

Gebärmutter

Die *Gebärmutter* ist in der Schwangerschaft der *Fruchthalter.* Die *Uterusschleimhaut* bereitet sich zyklisch auf die Einnistung des Keims vor und hat Anteil am Aufbau der Plazenta. Der *Uterusmuskel* paßt sich der Vergrößerung an und wirkt bei der Geburt als *Motor.*

Die **Gebärmutter,** *Uterus,* hat die Gestalt einer Birne, man unterscheidet Körper und Hals. Der *Uteruskörper, Corpus uteri* **AC1,** der dicke (und querverbreiterte) Teil der „Birne" steht nach vorn oben, er besitzt eine vordere untere und eine hintere obere Fläche. Der *Fundus uteri* **AC2** überragt bei der geschlechtsreifen Frau oberhalb der „Tubenwinkel" **A3** als Kuppe den Uteruskörper. Der *Uterushals, Cervix uteri* **C4,** der dünnere Teil der „Birne" nimmt beim nichtschwangeren Uterus etwa das untere Drittel der Gesamtlänge ein, ist drehrund und nach hinten unten in das Scheidengewölbe gerichtet. Die *Portio vaginalis* des Uterushalses **C5,** vom Gynäkologen kurz „Portio" genannt, ist der in die Scheide **C6** vorragende und von Scheidenepithel überkleidete, etwa 1 cm lange Zervixteil. Die *Portio supravaginalis* **C7** des Uterushalses dagegen ist weitgehend von subperitonealem Bindegewebe eingeschlossen und in diesem verankert. Die *Uterusenge, Isthmus uteri* **C8,** bildet den Übergang zwischen Uteruskörper und Uterushals. Der in der Schwangerschaft entfaltete Isthmus uteri wird vom Geburtshelfer „unteres Uterinsegment" genannt. **C9** Harnblase. Die Uterushöhle, Cavitas uteri **A10** ist spaltförmig und hat in Fundus und Corpus die Gestalt eines auf die Spitze gestellten, frontal ausgerichteten Dreiecks. An den beiden oberen „Ekken" münden die Tuben **A3.** Die untere „Ecke" leitet über zum Kanal der Uterusenge, *Canalis isthmi* **A11,** dem „inneren Muttermund" der Gynäkologen. Der abwärts folgende Zervixkanal, *Canalis cervicis* **A12** ist spindelförmig erweitert. Er wird von einem *Schleimpfropf* ausgefüllt, der den Uterus vor aufsteigenden Krankheitskeimen schützt und durch seine alkalische Beschaffenheit den Spermien den Weg in das Uteruslumen erleichtert. Der Canalis cervicis öffnet sich mit dem *Ostium uteri* **A13,** dem „äußeren Muttermund" der Gynäkologen, in der Höhe der Portio vaginalis cervicis in das Scheidengewölbe. Der *„äußere Muttermund"* ist bei Frauen, die nicht geboren haben, ein rundes Grübchen **D14.** Man unterscheidet *vordere* und *hintere Muttermundslippe.* Nach der ersten Geburt wird der „äußere Muttermund" zu einem quergestellten Spalt **D15.**

Die Portio vaginalis cervicis ist von dem mehrschichtigen unverhornten Plattenepithel der Scheide bedeckt und deshalb bei der kolposkopischen Untersuchung glatt und blaßrosa gefärbt. Purpurrote, scharf begrenzte Flecken, „Pseudoerosionen" (Ektropium) werden durch Inseln von – aus der Cervix ausgewachsenem – einschichtigem prismatischem Epithel verursacht. **A16** Scheidenwand.

Die **Uteruswand** ist aus Endometrium (Schleimhaut), Myometrium (Muskelwand), Perimetrium (Peritoneum, Tunica serosa) aufgebaut. Das *Endometrium* **B17** ist 2–8 mm dick, in der Cavitas uteri glatt und weich und seicht gefeldert, im Zervixkanal **A12** derber, mit palmblattartigen Falten, *Plicae palmatae,* und Schleimdrüsen, *Glandulae cervicales uteri,* versehen, die den Schleimpfropf des äußeren Muttermundes bilden. Menstruationszyklus s. S. 302. Das *Myometrium* **B18** des nichtgraviden Uterus fühlt sich hart an, ist etwa 2 cm dick und zeigt eine undeutliche Dreischichtung; die mittlere Schicht ist gefäßreich. Uterusmuskel s. S. 300. Das *Perimetrium* (Peritoneum) **B19** ist fest mit dem Myometrium verwachsen. Am seitlichen Uterusrand geht es in das *Lig. latum uteri* **B20** über. Die Portio supravaginalis cervicis **C7** liegt weitgehend extraperitoneal.

Varietäten im Bau des Uterus **E** entstehen bei mangelhafter (symmetrischer oder asymmetrischer) Vereinigung der beiden *Müller-Gänge.* Es sind alle Stadien, vom doppelten Uterus mit doppelter Scheide, *Uterus duplex separatus vagina duplex,* über den Uterus mit zwei Hörnern, *Uterus bicornis,* bis zum *Uterus arcuatus* mit unvollständigem Septum möglich.

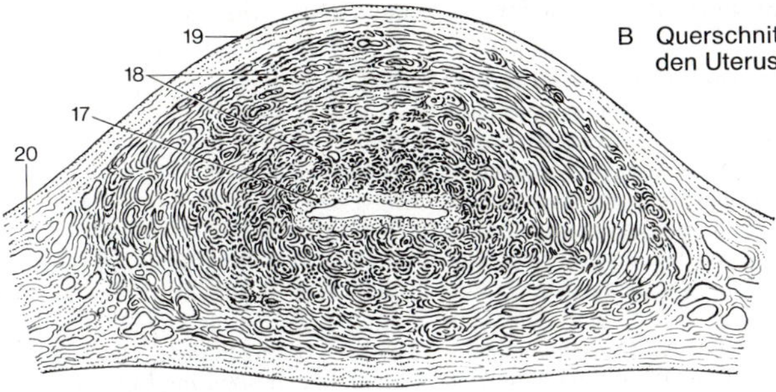

B Querschnitt durch den Uteruskörper

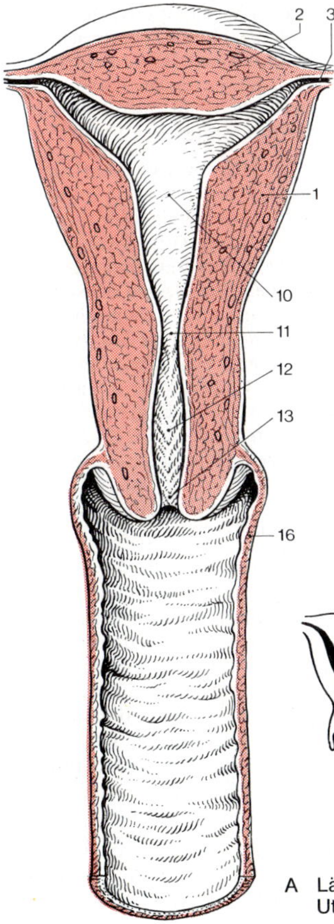

A Längsschnitt durch Uterus und Scheide

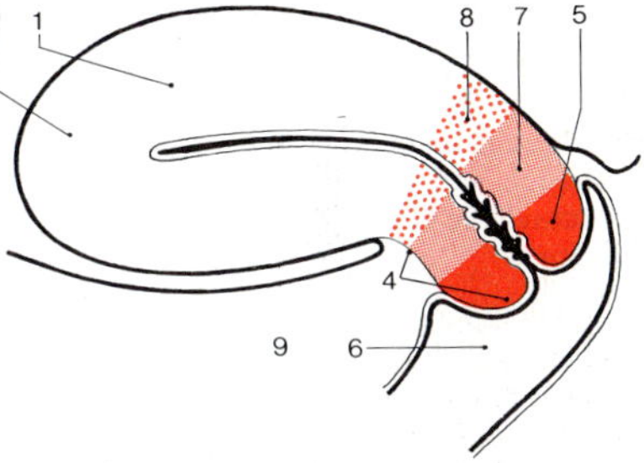

C Längsschnitt durch den Uterus

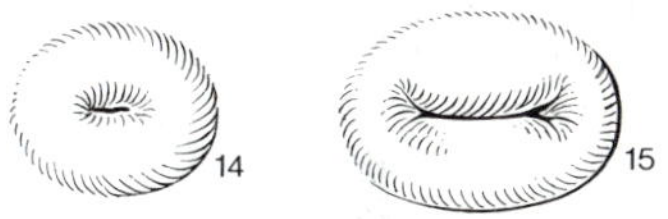

D Äußerer Muttermund

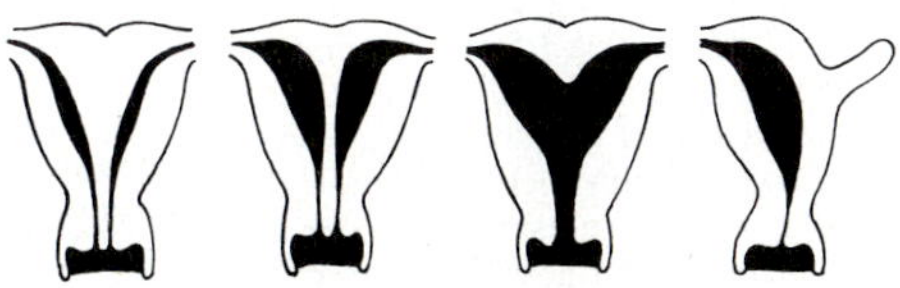

E Uterusmißbildungen

Lage, Größe und Halteapparat des Uterus

Lage und Beweglichkeit des Uterus. Der Uterus ist normalerweise nach vorne abgeknickt, *Anteflexio,* und nach vorne über die Harnblase geneigt, *Anteversio* **A1.** Die Längsachse von Uterus und Scheide ist nach vorne konkav gekrümmt und verläuft etwa in der Führungslinie des Beckens, die durch die Mitte aller Ebenen des Beckens parallel mit dem nach vorne konkaven Kreuzbein gedacht wird. Unter *Positio* versteht man die Lage mit Bezug auf die mediane Sagittalebene (Rechts-Links-Verlagerung).

Die Lage des Uteruskörpers über der Harnblase führt zur Verteilung des Bauchraum-Innendrucks auf den Beckenboden und bewahrt den Uterus davor, durch die Genitalöffnung gepreßt zu werden.

Der Haltapparat erlaubt eine physiologische Beweglichkeit des Uterus. Bei Füllung der Harnblase wird der Uterus aufgerichtet **A2,** bei Füllung des Rectum nach vorne gedrängt, Füllung beider Organe hebt den Uterus **A3.** Abknickung und Neigung des Uterus nach hinten, *Retroflexio* und *Retroversio* uteri **A4,** sind häufig mit krankhaften Erscheinungen verbunden. Durch Verkürzung der Ligg. teretia uteri kann operativ eine physiologische Lage hergestellt werden.

Größe des Uterus. Zur Bestimmung von Größe und Lage des Uterus werden verschiedene Untersuchungsmethoden angewandt, häufig die in **B** gezeigte bimanuelle Untersuchung. Der Uterus ist bei Neugeborenen etwa 3,5 cm lang und walzenförmig. Bei Kindern ist der Uterushals noch länger als der Uteruskörper, der Fundus wölbt sich nicht vor. Die typische Gestalt entsteht mit der Geschlechtsreife. Der geschlechtsreife Uterus ist 6 bis 7,5 cm lang und wiegt 80–120 g. Das Uteruslumen mißt vom äußeren Muttermund bis zum Fundus ca. 5,5 cm. Im Alter tritt eine Atrophie ein, der Körper bleibt verhältnismäßig groß, die Cervix wird stark rückgebildet. **B5** Harnblase, **B6** Uterus, **B7** Rectum.

Halteapparat des Uterus. Der Uterus wird hauptsächlich im Zervixbereich **C8** fixiert. Von diesem gehen *„Retinacula"* aus, kollagene und elastische Bindegewebszüge, die auch glatte Muskelzüge enthalten. Dadurch wird eine aktive und passive Einstellung des Uterus möglich; durch Zug dieser Strukturen an Gefäßwänden werden die Gefäße in allen Uteruslagen offengehalten. Die Muskelzüge reichen nach oben ins Lig. latum hinein und erhalten hier Zuzug von Muskelbündeln aus dem Myometrium. Die Retinacula halten den Uterus in einer Schwebelage, die durch den Beckenboden gesichert wird. Sie liegen im Parametrium, dem uterusnahen Teil des subperitonealen Bindegewebsraumes (s. S. 314).

Retinacula: Nach vorne zieht an der Harnblase **C9** vorbei das *Lig. pubovesicale* **C10** zum Schambein, es wirkt gleichzeitig der Senkung von Harnblase und vorderer Scheidenwand entgegen. Zur seitlichen Wand des kleinen Beckens verläuft fächerförmig im Parametrium eine Faserplatte, insgesamt als *Lig. cardinale* **C11** bezeichnet; zum Kreuzbein zieht, am Rectum **C12** vorbei, in der Plica rectouterina als Bündel glatter Muskelzüge der *M. rectouterinus* **C13.** Zwischen beiden Plicae rectouterinae erstreckt sich die *Excavatio rectouterina* **C14,** eine Bauchfelltasche, nach unten. *Lig. teres uteri* s. S. 290.

Klinischer Hinweis: Bei der Erschlaffung des Uterus-Halteapparates (z. B. nach mehreren Geburten oder bei einer Bindegewebsschwäche, etwa im höheren Alter) kann der Uterus tiefertreten (Descensus uteri) und dabei die Scheidenwand vorstülpen. Beim Vorfall des Uterus, Uterusprolaps, tritt die Portio vaginalis (cervicis) aus der Scheidenöffnung hervor.

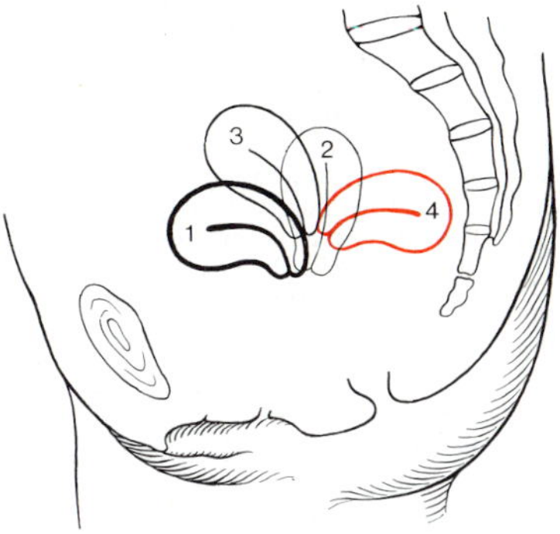

A Lagevariabilität des Uterus (nach Merkel)

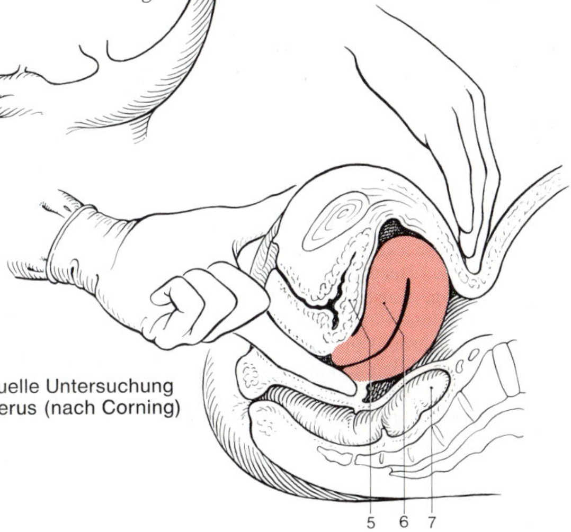

B Bimanuelle Untersuchung des Uterus (nach Corning)

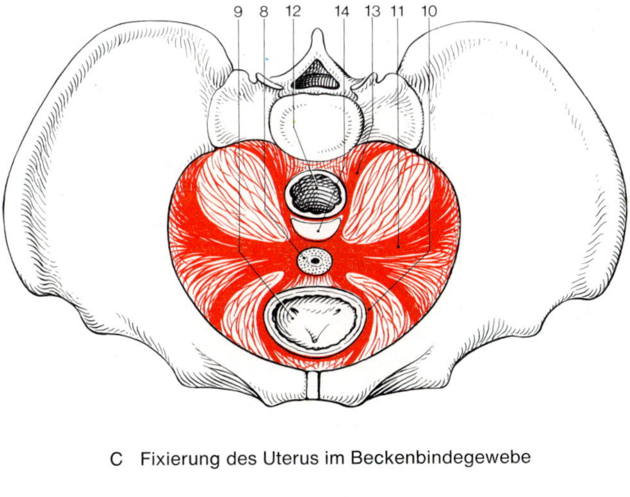

C Fixierung des Uterus im Beckenbindegewebe

Uterusmuskulatur

Das **Myometrium,** die *Muskelwand* des Uterus, besteht aus glatten Muskelzügen, Gefäßen und Bindegewebe. Das Muskelgewebe macht im Uteruskörper etwa 28 Vol.% aus, in Isthmus und Cervix ist es schwächer entwickelt. Man unterscheidet in *Uteruskörper* und *Fundus* eine dicke *mittlere,* und eine dünne *innere* und *äußere Schicht* des Myometrium. Die Schichten sind unscharf abgegrenzt.

Die *mittlere,* weitaus dickste *Schicht* **A1** ist besonders gefäßreich (*Stratum vasculosum* **A1**). Ihre Muskelzellzüge bilden im Corpus ein dreidimensionales Netzwerk, das sich vorwiegend parallel zur Uterusoberfläche ausdehnt und an den Blutgefäßen verankert ist. In Isthmus und Cervix überwiegen flach ansteigende zirkuläre Züge. Bei der Schnittentbindung (dem sog. Kaiserschnitt) im Isthmusbereich können die Muskelbündel nach einem queren Einschnitt deshalb weitgehend nach oben und unten auseinander gedrängt werden. Die mittlere Schicht ist der hauptsächliche Motor bei der Geburt.

Die dünne *innere Schicht,* unter der Schleimhaut gelegen, ist vorwiegend von zirkulären Muskelzügen aufgebaut (*Stratum subvasculosum* **A2**). Sie soll nach der Geburt die bei der Plazentalösung eröffneten Gefäße zusammenziehen helfen. Die ebenfalls dünne, *äußere Schicht* besteht aus 4 Lamellen, die im Wechsel längs verlaufende und ringförmig verlaufende Muskelzüge enthalten (*Stratum supravasculosum* **A3**). Hierdurch wird vermutlich die Oberfläche des in der Schwangerschaft wachsenden Uterus stabilisiert.

In der **Schwangerschaft** wächst der Uterus rasch durch Vergrößerung, *Hypertrophie,* der glatten Muskelzellen auf das 7- bis 10fache der ursprünglichen Größe an. Die Einlagerung von Flüssigkeit in das Bindegewebe ermöglicht Verschiebungen im inneren Gefüge der Uteruswand. Der Isthmus uteri wird stark verlängert und in den „Fruchthalter" einbezogen. Er fühlt sich nun bei bimanueller Untersuchung, im Unterschied zur Cervix, weich an *(Hegar-Schwangerschaftszeichen).* **A4** Portio vaginalis cervicis.

Das Uteruswachstum in der Schwangerschaft wird durch Östrogene und Progesteron sowie durch den Dehnungsreiz stimuliert. Bei nichtschwangerem Uterus wird die Inaktivitätsatrophie durch die Hormone verhindert.

Cervix uteri. Besonderes Interesse beanspruchen die Strukturen des Uterushalses, *Cervix uteri.* Dieser bleibt während der Gravidität verschlossen, er muß aber unter der *Geburt* rasch bis zur Weite des kindlichen Kopfes eröffnet werden. Dabei wirken passive und aktive Mechanismen. Eine *passive Vergrößerung* wird durch Vermehrung der flüssigen Bestandteile im Uterushals vorbereitet, die dann unter der Geburt durch Verdrängung dem kindlichen Kopf Raum geben: Flüssigkeitseinlagerung ins Bindegewebe, Vergrößerung der Venenplexus und der Zervixdrüsen, s. S. 314. Ein *aktiver Öffnungsmechanismus* entsteht durch Umbau von Muskelzügen und Bindegewebsfasern. Diese schleimhautnahen, im nichtschwangeren Uterus mehr zirkulär angeordneten Strukturen verlaufen im 7. Schwangerschaftsmonat steiler als im nichtschwangeren Uterushals und gehen teils in Längsmuskelbündel des Uterus (zur Cervix „absteigende" Züge **B5**), teils in solche der Vagina („aufsteigende" Züge **B6**) über. Durch Zug dieser Längsmuskelbündel kommt es unter der Geburt zur Eröffnung des inneren und äußeren Muttermundes. **B7** *Fruchtwasserblase (Eröffnungsphase der Geburt).*

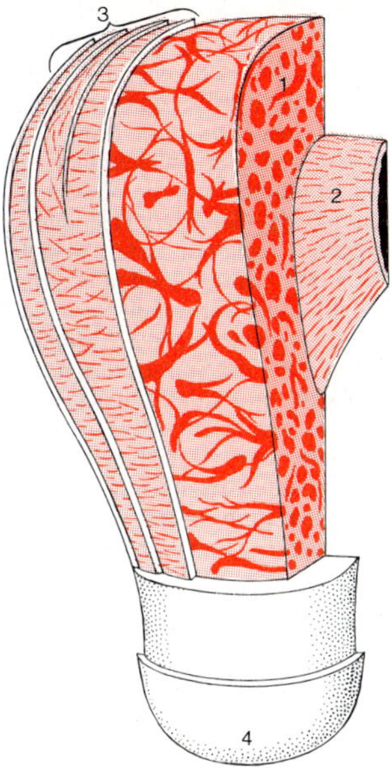

A
Modell der Muskelarchitektur in Corpus und Isthmus des Uterus (nach Wetzstein u. Meinel)

B Längsmuskelzüge der Cervix des graviden Uterus. Schema

Links: Cervix geschlossen
Rechts: Cervix in der Eröffnungsphase der Geburt (nach Lierse)

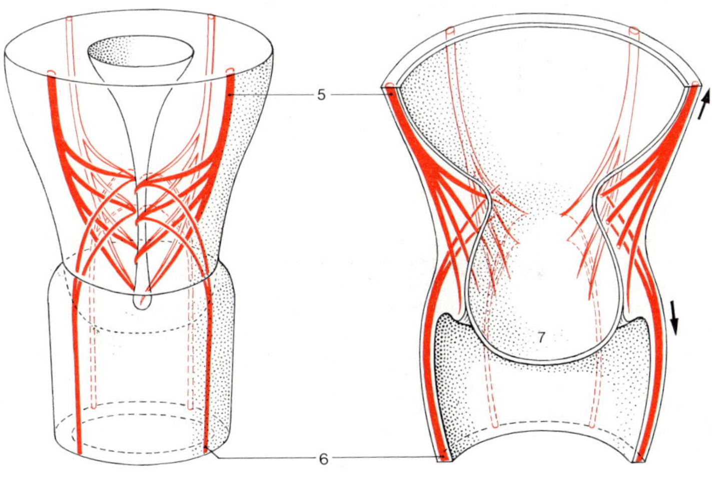

Uterusschleimhaut

Das **Endometrium,** die *Uterusschleimhaut,* sitzt dem Muskel **D1** unmittelbar auf. Sie trägt einschichtiges hohes Epithel, z. T. auch Flimmerzellen und enthält schlauchförmige Drüsen, *Glandulae uterinae.* Das Schleimhautbindegewebe ist zellreich und faserarm. Man unterscheidet ein etwa 1 mm hohes *Stratum basale* **D2,** das bei der Menstruation nicht abgestoßen wird, von dem bis 8 mm hohen *Stratum functionale* („Funktionalis") **D3, D4.**

Im geschlechtsreifen Lebensalter bewirken die Hormone des Ovars (s. S. 170) an der Uterusschleimhaut *Menstruationszyklen.* Sie beginnen *(Menarche)* im 10.–15. Jahr mit zunächst unvollständigen Zyklen und enden *(Klimakterium)* meist um das 45. Jahr *(Menopause).* Übergeordnete hormonelle Steuerung s. S. 153.

Menstruationszyklus. Der Zyklus wird in *Phasen* eingeteilt, dem folgenden wird der (häufigste) 28-Tage-Zyklus zugrundegelegt. Die Rechnung beginnt mit dem 1. Tag der Regelblutung, vgl. **B.**

Desquamations- und *Regenerationsphase* **A,** 1.–4. Tag (hauptsächlich durch den Ausfall des Progesterons und den Anstieg der Östrogene bestimmt). Die Funktionalis wird abgestoßen, Enzyme und Verminderung der Thrombozyten wirken dabei der Gerinnung entgegen. Aus der Basalis regenerieren Epithel und Bindegewebe der Functionalis, die Wunde wird geschlossen.

Proliferationsphase **B, C** 5.–15. Tag (Ovulation), „östrogene Phase" (hauptsächlich von Östrogenen bestimmt). Die Funktionalis wächst heran, die Drüsen werden vergrößert, Spiralarterien entstehen. Nach der Ovulation steigt die Körpertemperatur um 0,5–1°C an *(prämenstruelle Hyperthermie).*

Sekretionsphase **DE,** 15.–28. Tag, *„gestagene Phase"* (hauptsächlich von Progesteron bestimmt). Die Drüsen schlängeln sich und bilden ein schleimiges Sekret, Blutgefäße werden vermehrt, Spiralarterien verlängert **D.** Gegen den 28. Tag wandeln sich die oberflächennahen Bindegewebszellen in große, epithelähnliche *„Pseudodeziduazellen"* um, – ähnlich denen der graviden Uterusschleimhaut, der Decidua. Dadurch kann die oberflächliche dichte Zone, *Compacta* **D3,** von der drüsenreichen lockeren tiefen Schicht, *Spongiosa* **D4,** unterschieden werden. Gegen Zyklusende verliert die Spongiosa Flüssigkeit *(prämenstruelle Schleimhautschrumpfung* **E**), die Spiralarterien kontrahieren sich, durch das Versiegen des Progesterons verursacht. Eine *Ischämie* (Blutmangel) mit Gewebsschädigung entsteht. Erneute Erweiterung der Blutgefäße führt zu Blutung und Abstoßung, *Desquamation,* der Functionalis.

Auch bei Zyklen mit anderen als 28 Tage Intervallen liegt die Ovulation meist 13–14 Tage vor dem 1. Tag der neuen Menstruation *(= konstante Länge der gestagenen Phase).*

Bei **Schwangerschaft** erzeugt der Trophoblast (= ernährende Hülle des Keimes, s. S. 322) *Choriongonadotropine,* – Hormone, die den Fortbestand des Corpus luteum sichern. Das Corpus luteum menstruationis wird zum *Corpus luteum graviditatis,* die Menstruation unterbleibt.

Die *Schleimhaut der Portio vaginalis uteri* (Umgebung äußerer Muttermund), beim Kind weißlich schimmernd, wird mit der Geschlechtsreife häufig zirkulär gerötet als Ausdruck der *Ektropionierung des Drüsenfeldes* des Zervikalkanals (Erleichterung der Spermatozoenwanderung). In späteren Jahren wird das Drüsenfeld wieder von weißlichem Plattenepithel überwachsen. Die Drüsen des Zervikalkanals bilden ein alkalisches Sekret, dessen Viskosität zyklusabhängig wechselt.

Menopause. Mit dem *Klimakterium* hören die Zyklen allmählich auf, Schleimhaut und Uterusmuskel atrophieren, die Portio vaginalis wird verkleinert.

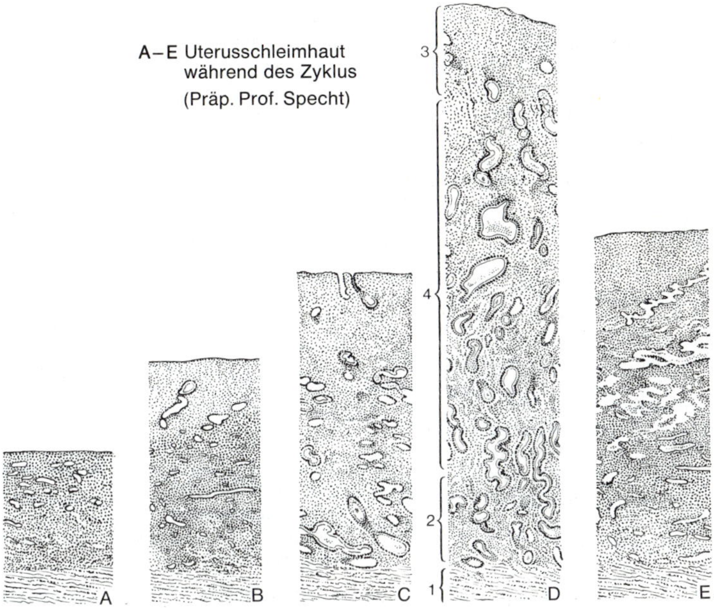

A–E Uterusschleimhaut während des Zyklus (Präp. Prof. Specht)

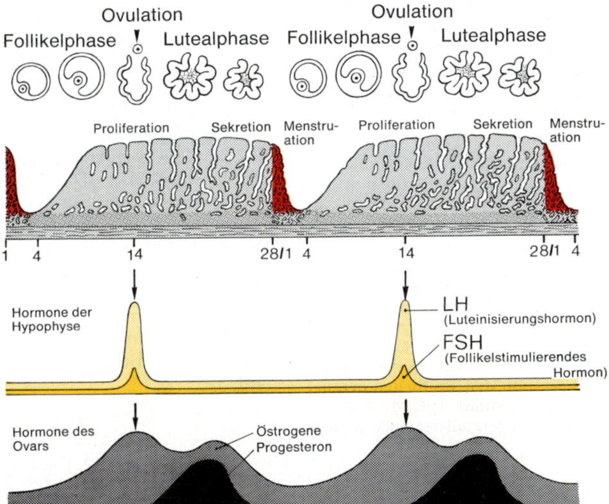

F
Oben: Ovarialzyklus (n. Starck); Mitte: Zyklische Änderungen d. Uterusschleimhaut
Unten: Blutspiegel d. Hypophysenhormone (gelb) u. d. Ovarialhormone (grau und schwarz) (nach Taubert)

Scheide

Die **Scheide,** *Vagina* **A1,** ein 8 bis 10 cm langes dünnwandiges, häutig-muskuläres Rohr, umfaßt oben die Portio vaginalis cervicis und öffnet sich mit dem Scheideneingang, *Ostium vaginae,* in den Scheidenvorhof. Die Scheide liegt etwa in der Beckenachse und ist frontal abgeplattet, vordere und rückwärtige Wand berühren einander, sie umschließen einen H-förmigen Spalt, der eine Entfaltung ohne große Spannung ermöglicht. Scheideneingang s. S. 306. Das *Scheidengewölbe, Fornix vaginae,* umgibt die Portio vaginalis uteri ringförmig mit dem *vorderen* **A2,** flachen und dem *hinteren* **A3,** tiefen *Scheidengewölbe.* Dieses grenzt an die Excavatio rectouterina (Douglas) **A4** (Perforationsgefahr bei instrumenteller Manipulation!). Vorder- und Rückwand tragen querverlaufende Falten, die den mittleren Wandteil als Längswulst vorwölben, *Carina urethralis vaginae,* s. S. 306.

Feinbau. Die *Schleimhaut* trägt ein glykogenreiches vielschichtiges unverhorntes Plattenepithel, Drüsen fehlen meist völlig. Das Epithel und das Scheidensekret erleiden *zyklische Veränderungen,* die im Abstrichpräparat untersucht werden können. Die *Muskelschicht* ist dünn und gitterartig gebaut. Venenplexus sind am Verschluß des Vaginalrohres beteiligt. Das adventitielle Bindegewebe, *Parakolpium,* stellt die Verbindung zu den Nachbarorganen her, – mit der Harnröhre **A5** eine feste, mit der Mastdarmwand **A6** eine lockere Verbindung.

Das **Scheidensekret** stammt aus Drüsen der Cervix uteri, aus einem Transsudat der Vaginalwand und aus abgestoßenen Epithelien. Es enthält etwa 0,5% Milchsäure, die durch Milchsäurebakterien aus dem Glykogen der abgeschilferten Epithelien erzeugt wird. Das saure Milieu (pH 4–4,5) der Scheide schützt gegen aufsteigende Krankheitskeime.

Gefäße der inneren weiblichen Geschlechtsorgane

Ovar ABC7. Die *Aa. ovaricae* **B8** entspringen aus der Aorta **B9.** Sie verlaufen retroperitoneal auf dem M. psoas major vor dem Ureter **B10** zum Lig. suspensorium ovarii. Die *linke V. ovarica* **B11** mündet in die V. renalis sinistra, die *rechte* **B12** in die V. cava inferior **B13.** Die Gefäße verlaufen im Bindegewebe des Lig. suspensorium ovarii **ABC14.** An der arteriellen Versorgung des Ovars hat ferner der *R. ovaricus* **C15** der *A. uterina* Anteil. **C16** V. uterina. Nach dem 45. Lebensjahr wird das Ovar hauptsächlich über die A. uterina versorgt. Die *Lymphgefäße* ziehen zu *Nodi lymphatici lumbales. Nerven* s. Bd. 3. **B17** Leistenband, **B18** Lig. teres uteri, **AB19** Uterus.

Tube A20. Die Arterien stammen aus A. uterina (*R. tubarius* **C21**) und *A. ovarica* **BC14** *(R. tubarius).* Sie ziehen in 6–9 Ästen zur Tube, die sie arkaden- und schlingenförmig umgeben.

Uterus, Vagina. Die *A. uterina* entspringt als stärkster Eingeweideast aus der A. iliaca interna, s. S. 70. Sie zieht im subperitonealen Bindegewebe über den Ureter **C22** zur Basis des Lig. latum und in diesem zum Uterus in Höhe der Cervix. Hier teilt sie sich in den aufsteigenden geschlängelten *Hauptast* **C23** und die absteigende *A. vaginalis* **C24** auf, die zur Scheidenwand tritt. Die Schlängelung der Blutgefäße trägt der Uterusbeweglichkeit Rechnung. Die *Venen* bilden um Corpus und Cervix uteri und Vagina große *Plexus,* s. S. 316. *Lymphgefäße* führen Lymphe zu den die A. iliaca communis begleitenden Lymphknoten, zu den *Nodi lymphatici inguinales* und den Lymphknoten der Beckenwände. *Nerven* s. Bd. 3.

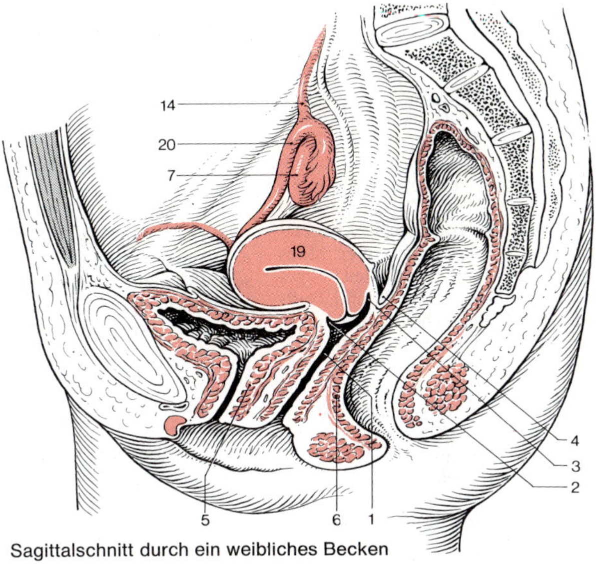

A Sagittalschnitt durch ein weibliches Becken

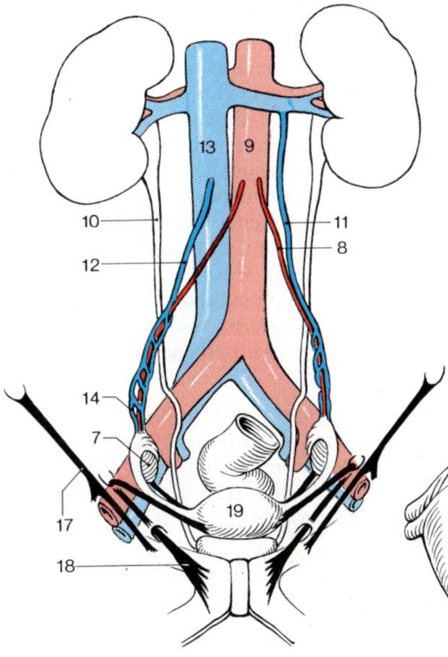

B Eierstockgefäße

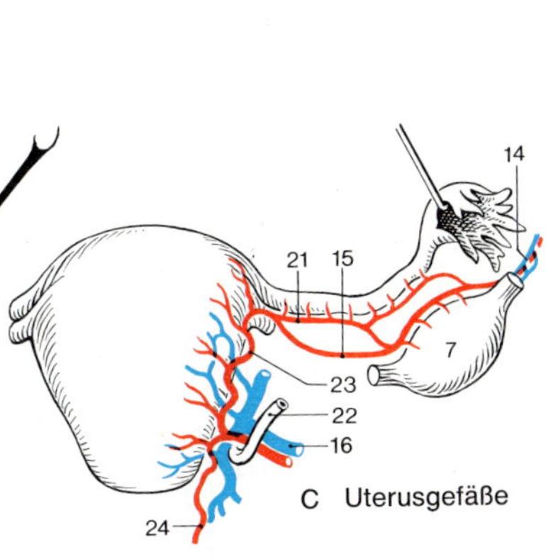

C Uterusgefäße

Äußere weibliche Geschlechtsorgane (Vulva) und Harnröhre

Die **großen Schamlippen,** linkes und rechtes *Labium majus pudendi* **C1** sind Hautfalten, die die Schamspalte, *Rima pudendi,* begrenzen. Sie bilden zusammen mit dem Schamberg, *Mons pubis* **C2,** ein Dreieck. Ihre Terminalbehaarung geht am Mons pubis in die dreieckige Schambehaarung, *Pubes,* über. Mons pubis und Labia majora enthalten Fettgewebe, Talgdrüsen, Schweiß- und Duftdrüsen. Die **kleinen Schamlippen,** linkes und rechtes *Labium minus pudendi* **C3,** dünne Hautfalten, umschließen den Scheidenvorhof, *Vestibulum vaginae.* Sie sind hinten durch ein Hautbändchen, *Frenulum* **C4,** verbunden, das mit der ersten Geburt verschwindet. Vorne laufen sie in je zwei Falten aus, von denen die beiden inneren ein Bändchen zur Glans clitoridis **AC5** bilden, während die beiden äußeren Falten sich vor dieser zum *Praeputium clitoridis* **C6** vereinigen. Die Labia minora enthalten fettloses Bindegewebe und Talgdrüsen. Der **Kitzler,** *Clitoris,* entspringt mit 2 Schenkeln, *Crura clitoridis* **C7,** von den unteren Schambeinästen. Die Crura bilden unter der Symphyse den 3–4 cm langen Schaft, *Corpus clitoridis* **C8,** der nach hinten umbiegt und mit der *Glans clitoridis* **AC5** *endigt.* Er wird von einer Faszie umgeben und ist an der Symphyse befestigt. Jeder Klitorisschenkel wird von einem *M. ischiocavernosus* **C9** bedeckt. Die Clitoris enthält kavernöse Schwellkörper (vgl. Corpus cavernosum penis, S. 288) und ist sensibel reich innerviert. Die **Scheidenmündung,** *Ostium vaginae* **C10,** kann durch die Scheidenklappe, den *Hymen,* teilweise verschlossen sein. Bei der 1. Kohabitation reißt dieser ein, seine narbigen Reste werden nach einer Geburt zu warzenförmigen *Carunculae hymenales.* Beiderseits der Scheidenmündung können, selten, *Gartner-Gänge,* s. S. 272 enden. *Kleine Vorhofsdrüsen* liegen zwischen Harnröhre und Vaginalmündung. Die **große Vorhofsdrüse,** *Glandula vestibularis major (Bartholini)* **C11** mündet **C12** jederseits der Scheidenmündung. Die erbsengroße Drüse liegt hinter der Scheidenmündung, medial vom M. bulbospongiosus hinter dem Bulbus vestibuli unter dem M. transversus perinei profundus. Ihr Ausführungsgang ist 1,5 bis 2 cm lang. **Kleine Vorhofsdrüsen,** tubuloalveoläre *Glandulae vestibulares minores,* sind mehrfach – besonders in der Umgebung der Clitoris und der Harnröhrenöffnung – ausgebildet. Die **Vorhofschwellkörper,** *Bulbi vestibuli* **C13,** sind Venengeflechte, die von den *Mm. bulbospongiosi* **C14** bedeckt werden. **C15** Centrum tendineum perinei, **C16** M. sphincter ani externus, **C17** Anus.

Die **weibliche Harnröhre,** *Urethra feminina,* 2,5–4 cm lang, verläuft in nach vorne konkavem Bogen zwischen Symphyse und vorderer Scheidenwand, in die sie sich als Sporn, *Carina urethralis vaginae* **A18,** vorbuckelt. Die Harnröhre beginnt unter dem Trigonum vesicae, *Ostium urethrae internum,* sie endigt stern- oder schlitzförmig 2–3 cm hinter der Glans clitoridis, *Ostium urethrae externum* **AC19.** In ihrer Umgebung münden 1–2 cm lange Drüsenschläuche, *Ductus paraurethrales (Skene-Gänge).* Ihre Lichtung **B20** ist durch Längsfalten eingeengt, aufgeworfen durch ein Venennetz, Tunica spongiosa (zwischen Schleimhaut und Muskelhaut der Harnröhre gelegen); die Venen dienen dem Verschluß. Eine Dehnung der Lichtung auf 7–8 mm ist möglich. Die *Muskelwand,* eine Fortsetzung des Blasenmuskels, wird von Fasern aus dem *M. transversus perinei profundus* **B21,** dem willkürlichen Schließmuskel umgeben.

Querschnitt von Harnröhre **B20,** Scheide **B22** und Mastdarm **B23** in Höhe des Beckenbodens, vgl. S. 302. **B24** unterer Schambeinast, **B25** M. levator ani, **B26** Steißbeinspitze.

Gefäße und Nerven s. S. 304.

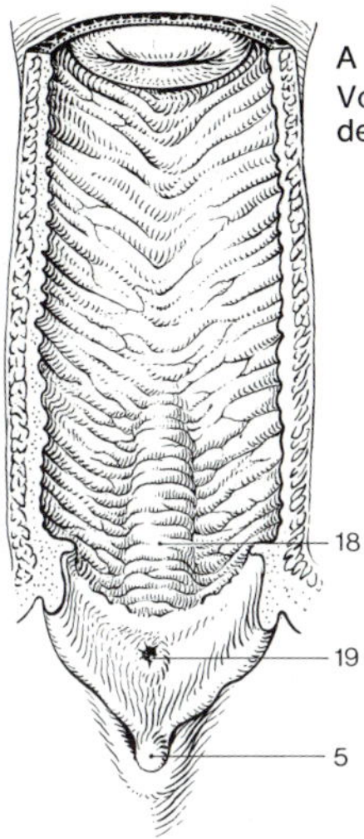

A
Vorderwand der Scheide

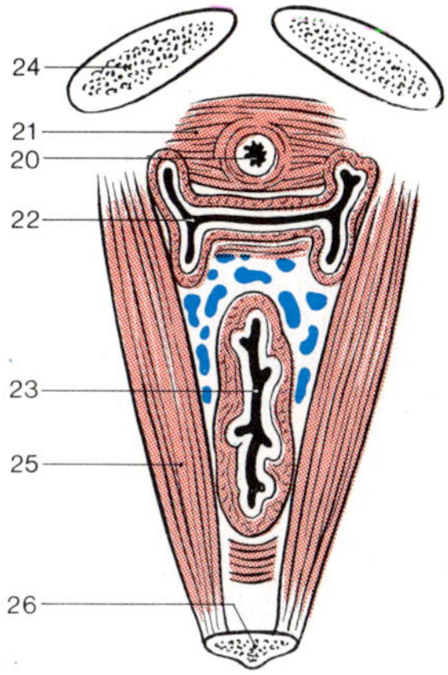

B
Horizontalschnitt durch d. Ausführungswege der Beckenorgane der Frau (nach Nagel)

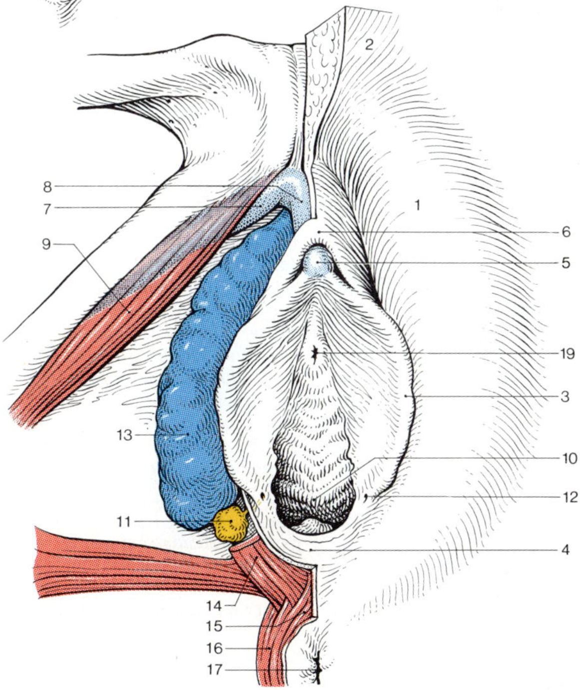

C Äußere weibliche Geschlechtsorgane, rechte Seite präpariert

Beckenboden

Der Beckenausgang wird durch die quergestreiften Muskeln und die Faszien des **Beckenbodens** verschlossen. Dieser hat Öffnungen für Urogenitaltrakt und Enddarm. Die Muskeln und Faszien sind in drei Etagen, z. T. kulissenartig, angeordnet, von oben nach unten folgen aufeinander, bei beiden Geschlechtern weitgehend gleichartig ausgebildet, 1. das **Diaphragma pelvis,** und 2. das **Diaphragma urogenitale,** sowie 3. die bei beiden Geschlechtern z. T. unterschiedlich angeordneten **Schließmuskeln der Ausgänge von Darm und Urogenitaltrakt.** *Jedes Diaphragma besteht aus einer durch Faszie verstärkten Muskelplatte.*

Muskeln des **Diaphragma pelvis.** Der **M. levator ani A1** entspringt mit 2 flügelförmigen Platten beiderseits von der Innenwand des kleinen Beckens. Die Ursprungssehne jeder Platte, *Arcus tendineus* **ABC2,** reicht vom Os pubis seitlich der Symphyse quer über die Faszie **C3** des M. obturator internus **ABC4** bis zur Spina ischiadica **ABC5.** Der Eingang in den Canalis obturatorius **AB6** liegt oberhalb davon. Jede der beiden Muskelplatten besteht aus folgenden Teilen. Am Schambein entspringt beiderseits der *M. puborectalis* **C7,** beide Muskeln bilden hinter dem Rectum eine Schlinge; ihre medialen Züge, *Levatorschenkel,* begrenzen des *Levatortor* **C8.** Es ist am Schambein etwa 3 cm breit. Einige Bündel kreuzen **C9** vor dem Rectum **C10** (s. M. levator prostatae und M. pubovaginalis, S. 312). Hinten schließt sich der *M. iliococcygeus* **C11** an, er zieht zu Steißbein und Lig. anococcygeum **AC12.** Ein 3. Zug, der *M. pubococcygeus* **C13,** verläuft mehr gestreckt über die beiden anderen Teile hinweg vom Schambein zum Steißbein.

Der **M. coccygeus AC14** schließt hinten an den M. levator ani an. Er kommt von der Spina ischiadica **ABC5** und inseriert fächerförmig unten seitlich an Kreuz- und Steißbein. Der Muskel liegt über dem *Lig. sacrospinale* **B15,** mit dem er verwachsen ist; er kann durch Bindegewebe ersetzt sein. Zwischen M. levator ani und M. coccygeus kommt ein dreieckiges muskelfreies Feld vor, entstanden durch Reduktion des M. iliococcygeus und nur verschlossen durch die Beckenfaszie. Durch dieses Feld können Abszesse aus der Fossa ischioanalis in das Spatium retroperitoneale gelangen.

Der **M. piriformis ABC16** bildet gemeinsam mit dem Kreuzbein die *hintere Wand* des Raumes oberhalb des Beckenbodens. **AB17** Foramen suprapiriforme, **AB18** Foramen infrapiriforme, **B19** Foramen ischiadicum minus, **B20** Lig. sacrotuberale, **C21** Arcus tendineus der Beckenfaszie, **C22** Foramen ischiadicum majus.

Muskeln des **Diaphragma urogenitale.** Der **M. transversus perinei profundus ABD23** verläuft als dünne Muskelplatte im Winkel zwischen den unteren Schambeinästen quer zum Levatortor und verschließt dieses von unten weitgehend. Während die hinteren (unteren) Fasern des Muskels annähernd quer verlaufen, ziehen die vorne (oben) gelegenen halbkreisförmig und zirkulär als willkürlicher Schließmuskel, **M. sphincter urethrae,** um die Harnröhre **D24,** bei der Frau als *M. sphincter urethrovaginalis* großenteils gemeinsam um Harnröhre und Scheide; spiralförmige Fasern steigen in der Scheidenwand bzw. zur Prostata auf. Der Winkel unmittelbar unter der Symphyse wird nur von Bindegewebe verschlossen, *Lig. transversum perinei* **D25.** Zwischen Symphyse und Lig. transversum perinei zieht die V. dorsalis penis profunda, zwischen Lig. transversum perinei und M. transversus perinei profundus gelangen A. und N. dorsalis penis durch das Diaphragma urogenitale, vgl. S. 312.

Der **M. transversus perinei superficialis** kann die hintere Kante des M. transversus perinei profundus mit queren, oberflächlichen dünnen Fasern, die vom Sitzbein kommen, verstärken, s. S. 312.

Centrum tendineum perinei s. S. 312.

Muskeln des Beckenbodens

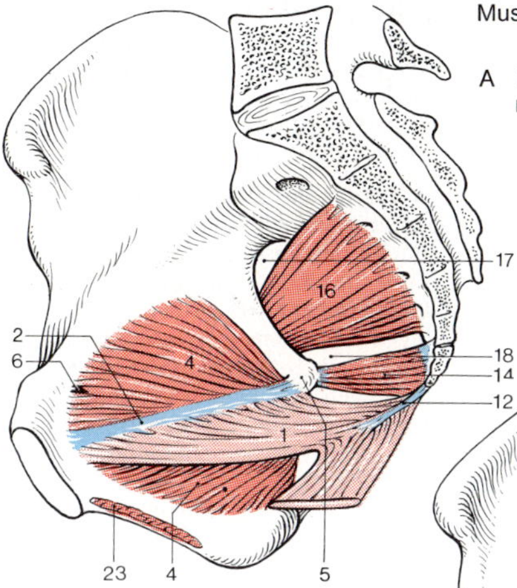

A M. levator ani rechts erhalten

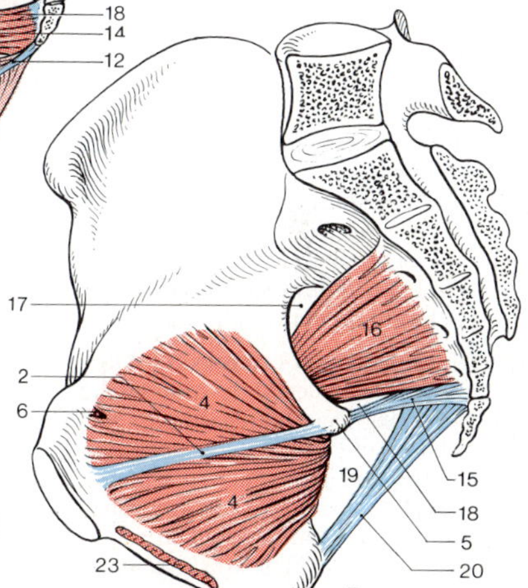

B M. levator ani entfernt

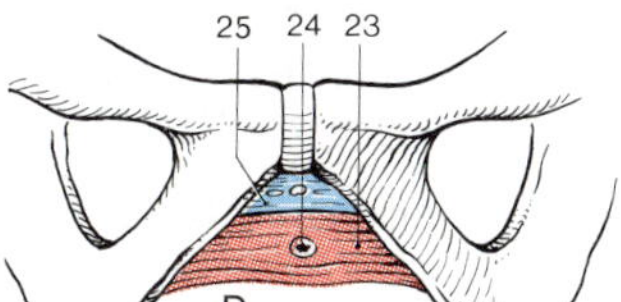

D M. transversus perinei profundus

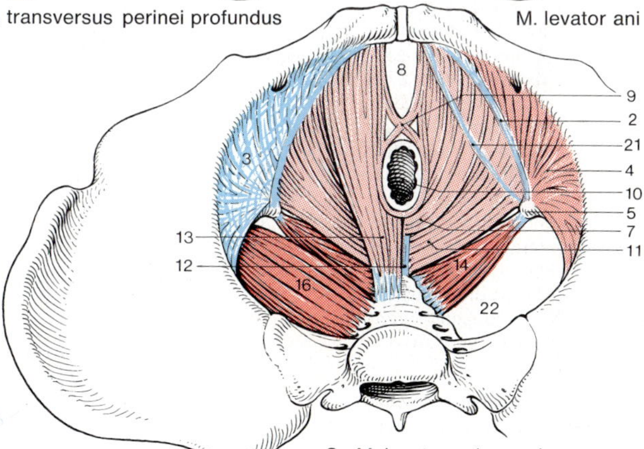

C M. levator ani von oben

Schließmuskeln beim Mann. Die **Mm. bulbospongiosi AB1,** an der Unterseite des Diaphragma urogenitale gelegen, sind beim Mann durch eine mediane Raphe vereinigt. Der Muskel bedeckt das Corpus spongiosum penis **B2** von unten und kann das Blut aus diesem in die Glans penis pressen und bei der Ausstoßung des Harnröhreninhalts mitwirken, indem er die Urethra verengt und verkürzt.

Die **Mm. ischiocavernosi AB3** lassen keine Schließmuskelfunktion mehr erkennen. Sie entspringen jederseits vom Sitzbeinast, indem sie das Crus penis (bzw. Crus clitoridis bei der Frau) bedecken (Insertion an der Tunica albuginea der Schwellkörper). Ein oberes Bündel zieht über den Rücken der Wurzel von Crus penis (bzw. Crus clitoridis) und vereinigt sich mit dem der anderen Seite. Die Muskeln können das Blut aus den Crura in die Schwellkörper pressen.

Der **M. sphincter ani externus AB4** umschließt unterhalb des M. levator ani **A5** das Darmende manschettenartig. Er gliedert sich in eine *Pars profunda,* eine *Pars superficialis* und eine *Pars subcutanea.* Die zwei Hälften des Muskels kreuzen in der Mitte vor und hinter dem Darmrohr, die Fasern ziehen z. T. in das Lig. anococcygeum **B6,** in die Raphe des M. bulbospongiosus, in den Unterrand des M. levator ani sowie in die Haut des Anus, die sie zur Mitbewegung veranlassen. Der M. sphincter ani externus reicht 3 bis 4 cm am Mastdarm empor, als willkürlicher Schließmuskel des Darmes verharrt er ständig in Kontraktion, er wird zur Defäkation entspannt. Während der M. sphincter ani externus den Darm in einem sagittal gestellten Spalt verschließt, erzeugt der M. puborectalis, s. S. 308, der wichtigste Darmschließmuskel, einen mehr quer gestellten Spalt; die kreuzförmige Stellung der Verengungen begünstigt den Darmschluß. **AB7** M. transversus perinei superficialis.

Faszien des **Diaphragma pelvis.** Die *obere* Faszie hat Beziehungen zur Fascia pelvis visceralis, der bindegewebigen Bedeckung der Beckeneingeweide. Die *untere* Faszie kleidet z. T. die Fossa ischioanalis aus, sie geht seitlich in die Faszie des M. obturator internus über. Vgl. Beckenräume, S. 314.

A Faszien des Diaphragma urogenitale. An der oberen Fläche des Muskels ist, am Boden der Fossa ischioanalis, Bindegewebe der Leitungsbahnen ausgebildet. Unten ist der Muskel von der bindegewebigen *Membrana perinei (Fascia diaphragmatis urogenitalis inferior)* bedeckt, die gegen den Damm gerichtet ist. Im Bindegewebsraum zwischen dieser und der oberflächlichen Dammfaszie, *Fascia perinei superficialis* **A8,** im *Spatium perinei superficiale,* liegt beim Mann die Peniswurzel.

A9 Scrotum, **AB10** M. obturator internus, **AB11** Lig. sacrotuberale, **AB12** Hüftgelenkspfanne, **AB13** Sehne des M. obturator internus, **AB14** Kreuzbein, **AB15** M. glutaeus maximus, **AB16** Sehne des M. piriformis, **B17** Rr. scrotales posteriores, **B18** Nn. scrotales posteriores, **B19** A. perinealis, **B20** N. pudendus, **B21** A. rectalis inferior, **B22** A. pudenda interna, **B23** Nn. rectales inferiores, **B24** V. dorsalis profunda penis, **B25** Urethra, **B26** Glandula bulbourethralis.

Äste der A. pudenda interna, vgl. A. pudenda interna S. 71 und A. rectalis inferior S. 248. Äste der V. pudenda interna, vgl. V. pudenda interna S. 317, Äste des N. pudendus, vgl. N. pudendus S. 70 und Bd. 3.

Männl. Beckenboden und Damm von unten

A

Oberfl. Schicht links Faszie erhalten, rechts Faszie entfernt

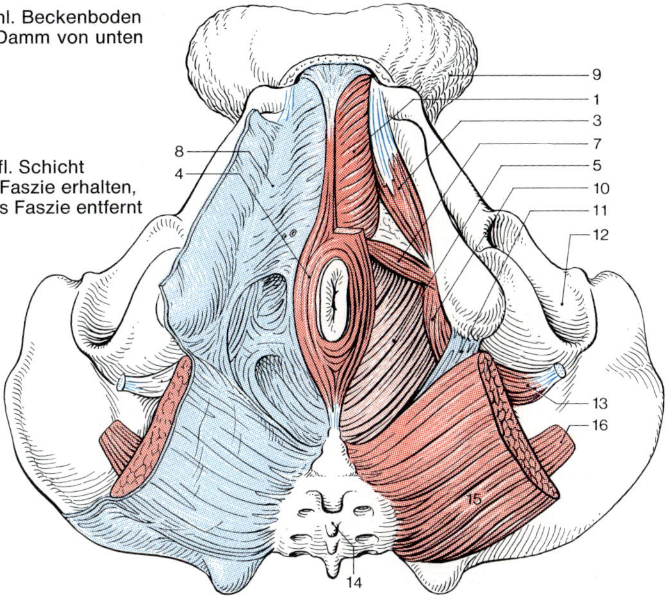

B

Faszie u. Anfang des Corpus spongiosum penis entfernt

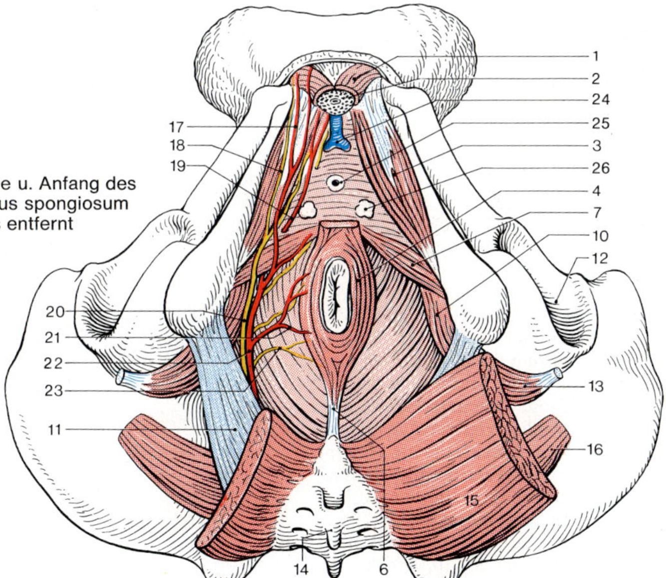

Schließmuskeln bei der Frau. Die **Mm. bulbospongiosi A1** bedecken beiderseits den Bulbus vestibuli **A2,** Fasern ziehen an die Unterfläche der Clitoris **A3** und in die Schleimhaut des Vestibulum vaginae. Die Muskeln sind vor und hinter dem Vestibulum vaginae durch eine *Raphe perinei* verbunden. Einzelne Bündel gelangen jenseits der dorsalen Raphe in den M. sphincter ani externus **AB4** der Gegenseite hinein, so daß eine Brillenform entsteht. **Mm. ischiocavernosi A5,** vgl. S. 310.

AB6 M. levator ani, **B7** M. coccygeus, von unten sichtbar gemacht nach Durchtrennung des Lig. sacrospinale **B8; B9** M. transversus perinei profundus, rechts teilweise entfernt, **A10** M. transversus perinei superficialis.

Damm, *Perineum,* wird die erhabene Weichteilbrücke zwischen After und der hinteren Kommissur der großen Schamlippen (bzw. dem Abgang des Hodensacks) genannt. Im Zentrum des Dammes liegt eine sehnige Platte, *Centrum tendineum perinei* **A11,** sie entsteht durch sehnige, auch muskuläre Ausstrahlungen der Mm. levator ani **AB6,** transversus perinei profundus **B9** und superficialis **A10,** bulbospongiosus **A1** und sphincter ani externus **AB4.** Eine muskuläre Grundlage des Centrum tendineum perinei bilden quer zwischen den beiden Levatorschenkeln verlaufende glatte Muskelzellzüge, die das Levatortor in einen vorderen „Hiatus urogenitalis" und in einen hinteren „Hiatus analis" unterteilen. Sie werden beim Mann als *M. levator prostatae,* bei der Frau als *M. pubovaginalis* bezeichnet; er umgibt die Vagina hinten und seitlich. Die Zerstörung des Centrum tendineum zieht also die Funktion vieler Muskeln in Mitleidenschaft. Diese Dammuskeln werden unten oberflächlich von der *Fascia perinei superficialis* bedeckt, die am Hinterrand des M. transversus perinei profundus angeheftet, seitlich mit dem Periost des Sitz- und Schambeinastes verwachsen ist und vorne in die oberflächliche Bauchfaszie einstrahlt, vgl. S. 310. Krankhafte Prozesse können sich unter und über dieser Faszie vom Damm zur unteren Bauchwandgegend ausbreiten.

Belastung des Beckenbodens

Bei Vierfüßern wird das Eingeweidepaket von der Bauchwand wie von einer Hängematte getragen, der Beckenboden nach innen gezogen. Beim aufrechten Gang des Menschen dagegen lasten die Eingeweide auf dem Beckenboden. Erhöhung des intraabdominalen Drucks (Husten, Pressen), Erschlaffung der Bauchdecken und Verminderung der Lungenzugwirkung im Alter führen zu stärkerer Belastung des Beckenbodens. Der Verschluß des Beckenausgangs muß dieser Belastung standhalten, gleichzeitig aber die Öffnungen der Eingeweideausgänge ermöglichen. Dabei entsteht die Gefahr, daß der Binnendruck die Beckenorgane durch die besonderen Öffnungen treibt (Prolaps, Vorfall, einzelner Organe bei Insuffizienz des Beckenbodens).

AB12 Lig. sacrotuberale, **A13** Nn. labiales posteriores, **A14** A. bulbi vestibuli, **AB15** Scheidenmündung, **AB16** Harnröhrenmündung, **AB17** Glandula vestibularis major, **A18** A. perinealis, **AB19** Hüftgelenkspfanne, **AB20** Sehne des M. obturatorius internus, **A21** N. pudendus, **A22** A. pudenda interna, **A23** A. rectalis inferior, **A24** Nn. rectales inferiores, **AB25** Sehne des M. piriformis, **A26** M. glutaeus maximus, **B27** Lig. transversum perinei, **B28** Anus, **B29** Lig. anococcygeum.

Äste der A. pudenda interna, vgl. A. pudenda interna S. 71 und A. rectalis inferior S. 248. Äste der V. pudenda interna, vgl. V. pudenda interna S. 317. Äste des N. pudendus, vgl. N. pudendus S. 71 und Bd. III.

Harnblasen-Schließmuskel s. S. 270.

Weiblicher Beckenboden und Damm von unten

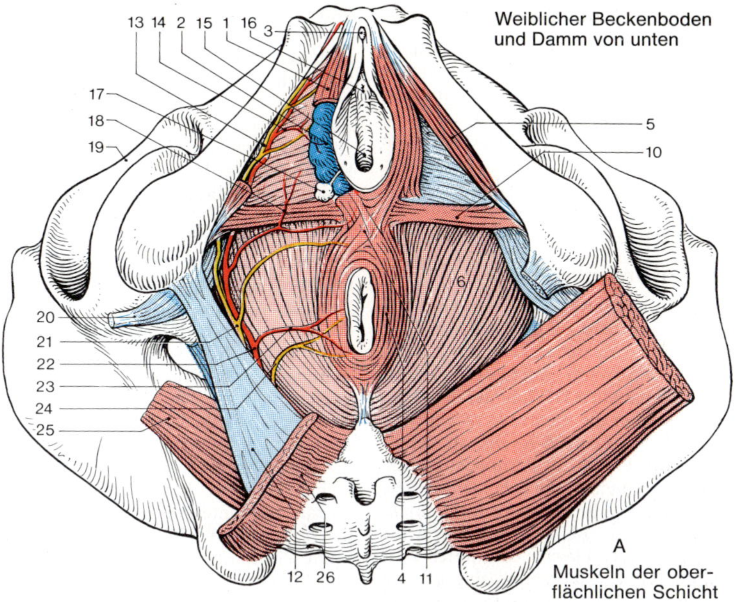

A
Muskeln der oberflächlichen Schicht

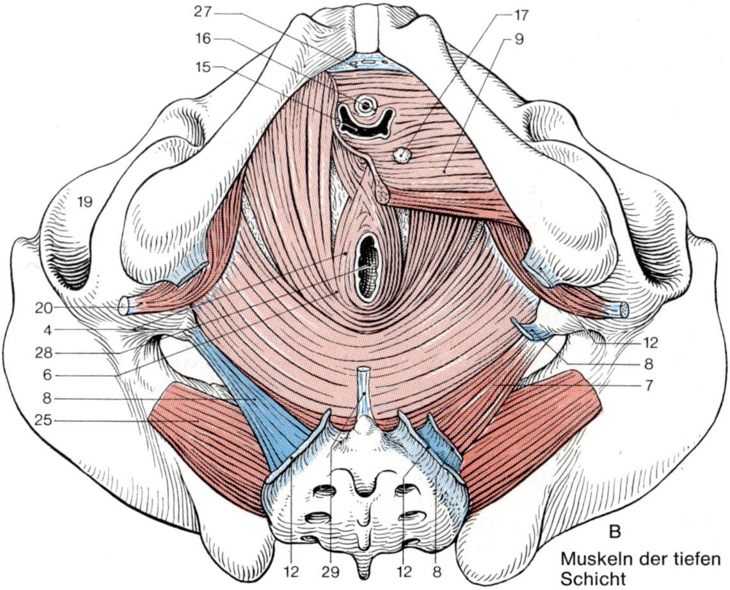

B
Muskeln der tiefen Schicht

Räume des kleinen Beckens

Drei Räume sind im kleinen Becken zu unterscheiden. Der *Peritonealraum* grenzt an den *subperitonealen Bindegewebsraum* oberhalb des Beckenbodens. Der subperitoneale Bindegewebsraum wird durch den M. levator ani von der *Fossa ischioanalis,* einem Bindegewebsraum unterhalb des Beckenbodens, geschieden.

Peritonealraum bei der Frau

Das Peritoneum **ACE1** der vorderen Bauchwand zieht auf die Oberfläche der Harnblase. Zwischen Harnblase und Uterusvorderwand bildet es die *Excavatio vesicouterina* **ADE2,** hinter dem Uterus fällt es in die *Excavatio rectouterina* **ADE3,** den *Douglas-Raum,* ab. Er ist der tiefste Punkt des Peritonealraumes, reicht bis zum hinteren Scheidengewölbe und liegt etwa in Höhe der *Kohlrausch-Falte* des Rectum. Der Eingang in die Excavatio rectouterina wird durch zwei Falten, *Plicae rectouterinae,* eingeengt, in denen die Mm. rectouterini verlaufen, s. S. 298. Seitlich des Uterus erhebt sich das *Lig. latum* **E4** mit *Mesosalpinx* für die Tube **ED5** und *Mesovar* für das Ovar **E6.** Das Lig. latum ist quer gestellt und nach vorne geneigt, wodurch beiderseits vor dem Ligament eine Bauchfelltasche entsteht.

Subperitonealer Bindegewebsraum bei der Frau

Der *Subperitonealraum* **CDE7** ist Teil des Retroperitonealraums, reicht von der Symphyse, *Spatium retropubicum* **AD8,** bis zum Kreuzbein **DE9** und wird neben der Harnblase *Paracystium,* neben dem Uterus *Parametrium,* neben der Scheide *Paracolpium,* neben dem Rectum *Paraproctium* genannt. Der Raum wird von der Beckenfaszie, *Fascia pelvis,* ausgekleidet, die die Beckeneingeweide bedeckt. Sie haftet an der ventralen, seitlichen und dorsalen knöchernen Wand des kleinen Beckens. Am Ursprung des M. levator ani **ACD10** sind obere und untere Faszie des Diaphragma pelvis einander genähert. Medial davon ist das viszerale Blatt der Beckenfaszie mit der oberen Faszie des Diaphragma pelvis verwachsen. Die *Ligg. pubovesicalia* sind verstärkte Züge der Beckenfaszie. Oberhalb von dieser liegt die Öffnung in den Canalis obturatorius, der den Vasa obturatoria und dem N. obturatorius zum Austritt aus dem kleinen Becken dient. Hinten bildet die Beckenfaszie bindegewebige Bögen um die vorderen Kreuzbeinlöcher und überkleidet den M. piriformis **DE11.** Zwischen rückwärtiger Wand und Boden des kleinen Beckens bleibt eine Lücke für den Durchtritt von Nerven und Gefäßen, *Foramen infrapiriforme.* Eine kleinere Lücke oberhalb des M. piriformis bezeichnet die Stelle des *Foramen suprapiriforme.* Im Subperitonealraum liegen die Befestigungsbänder der Organe des kleinen Beckens, hauptsächlich die des Uterus. Hier unterkreuzt der Ureter **D12** die A. uterina **D13.** Im Subperitonealraum teilen sich die Vasa iliaca interna und die Äste des Plexus sacralis auf. **C14** Anheftung des Lig. cardinale an der seitlichen Beckenwand.

Aus dem subperitonealen Bindegewebslager, *Fascia peritoneoperinealis,* schiebt sich als frontal gestelltes Bindegewebsseptum beim Mann das *Septum rectovesicale* zwischen Rectum und Harnblase bzw. Prostata, bei der Frau das *Septum rectovaginale* zwischen Rectum und Vagina gegen das Centrum tendineum vor.

A15 „Septum urethrovaginale" (vesikozervikovaginaler Bindegewebsspalt), **A16** Septum rectovaginale, **CDE17** M. obturator externus, **CDE18** M. obturator internus, **C19** Fossa ischioanalis, **C20** M. transversus perinei profundus, **C21** subkutaner Bindegewebsraum unter dem M. transversus perinei profundus, **D22** Lig. ovarii proprium, **DE23** unterer Schambeinast.

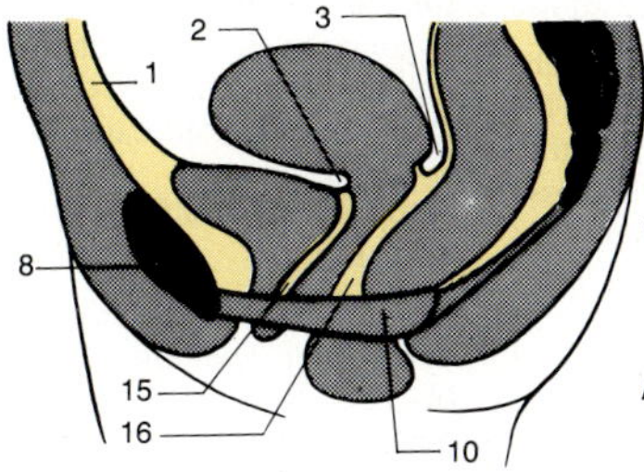

Bindegewebsräume des weiblichen Beckens

A Medianer Sagittalschnitt Schema

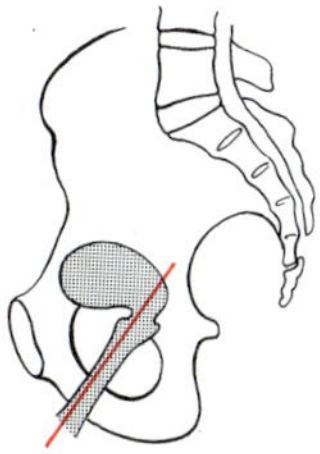

B Schnittebene von C

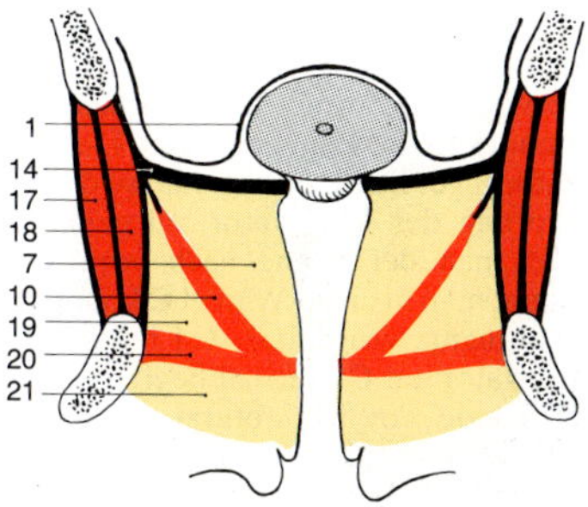

C Geneigter Frontalschnitt Schema

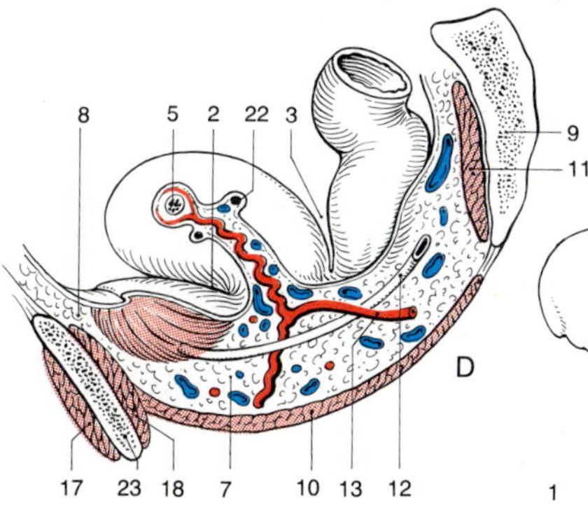

D, E Paramediane Sagittalschnitte (Spatium subperitoneale)

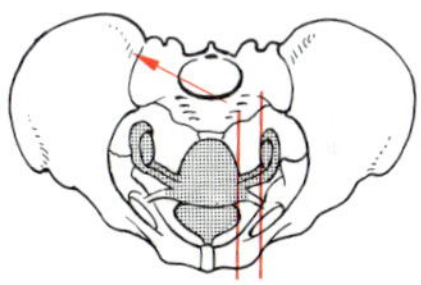

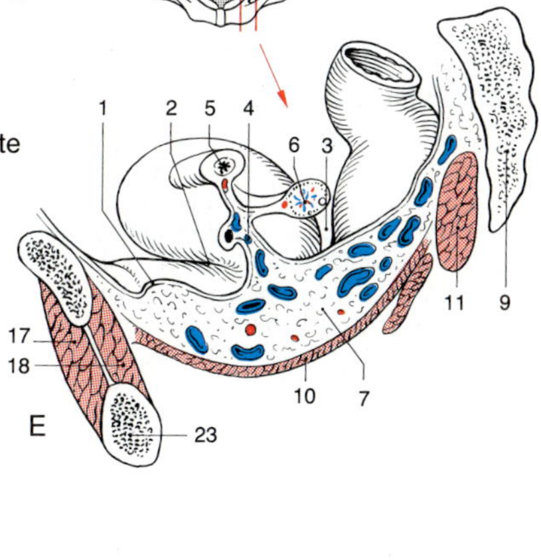

Fossa ischioanalis bei Frau und Mann

Der Raum unterhalb des Beckenbodens wird durch den M. levator ani und den M. sphincter ani externus in eine rechte und linke, von Fettgewebe ausgefüllte **Fossa ischioanalis CD1** geteilt. Das Fettgewebe ist ein Verschiebepolster, es weicht bei Defäkation und Geburt nach unten seitlich aus. Mediale Wand jeder Fossa sind die Unterfläche des M. levator ani **CD2** und der M. sphincter ani externus **D3,** bedeckt von der unteren Faszie des Diaphragma pelvis. Die laterale Wand bildet der untere Teil des M. obturator internus, bedeckt von seiner Faszie und umgeben vom knöchernen Rahmen des Sitzbeinhöckers und Sitzbeinastes. Das rinnenförmige Dach der Fossa wird vom Ursprung des M. levator ani gebildet. Folgt man der Rinne nach vorne, so gelangt man in einen Winkel **C1,** den das Diaphragma urogenitale **C4** unten, der M. levator ani **C2** medial begrenzen. In der Faszie des M. obturator internus **CD5,** nahe am Sitzbein, liegt der *Canalis pudendalis (Alcock)* **D5a,** in dem die Vasa pudenda interna und der N. pudendus symphysenwärts ziehen, nachdem sie zuvor durch das Foramen infrapiriforme den Subperitonealraum verlassen haben und, um Spina ischiadica und Lig. sacrospinale herumlaufend, durch das Foramen ischiadicum minus in die Fossa ischioanalis eingetreten sind. Weiterer Verlauf s. S. 310 und 312. **C6** Subkutaner Bindegewebsraum, Spatium perinei superficiale, beim Mann unterhalb des M. transversus perinei profundus. **C7** Fascia perinei superficialis.

Peritonealraum beim Mann

Das Peritoneum kleidet hinter der Harnblase die *Excavatio rectovesicalis* **A8** aus, den tiefsten Punkt des Peritonealraums beim Mann. Sie reicht bis zum Fundus der Samenbläschen und liegt in Höhe der *Kohlrausch-Falte* des Rectum. Ausnahmsweise kann sich die Excavatio rectovesicalis hinter den Samenbläschen bis zur Prostata ausdehnen. Seitlich der Organe des kleinen Beckens wird das Peritoneum durch den Ductus deferens etwas abgehoben. Der Eingang in die Excavatio rectoversicalis wird durch zwei Falten, *Plicae rectovesicales,* eingeengt.

Subperitonealer Bindegewebsraum beim Mann

Der Subperitonealraum reicht von der Symphyse, *Spatium retropubicum* **A9,** bis zum Retroperitonealraum **A10** vor dem Kreuzbein. Man unterscheidet *Paracystium* **C11,** neben der Harnblase gelegen, und *Paraproctium* **D12,** neben dem Rectum. Im Subperitonealraum liegen Prostata und Samenbläschen. Der Ureter unterkreuzt den Samenleiter. Die *Ligg. puboprostatica,* verstärkte Züge der Fascia pelvis, fesseln die Prostata ans Schambein, in den *Plicae rectovesicales* verlaufen die Mm. rectovesicales. **A13** Septum urorectale, **C14** M. obturator externus.

Venen des kleinen Beckens. Der subperitoneale Bindegewebsraum enthält bei beiden Geschlechtern ausgedehnte *Venenplexus,* die hauptsächlich um die inneren weiblichen Geschlechtsorgane sowie um Prostata und Rectum liegen. Ihr Hauptabflußweg ist die V. iliaca interna **E15,** sie haben über die V. rectalis superior **E16** Verbindung zum Einzugsgebiet der Pfortader und über die V. epigastrica inferior **E17** Beziehungen zu den Venen der Bauchwand. **E18** V. iliaca externa, **E19** V. pudenda interna, **E20** M. levator ani.

Arterien des kleinen Beckens s. S. 70 u. 72.

Bindegewebsräume des männlichen Beckens

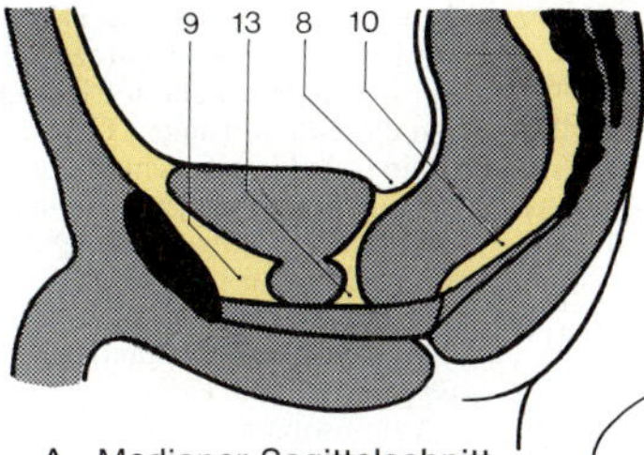

A Medianer Sagittalschnitt Schema

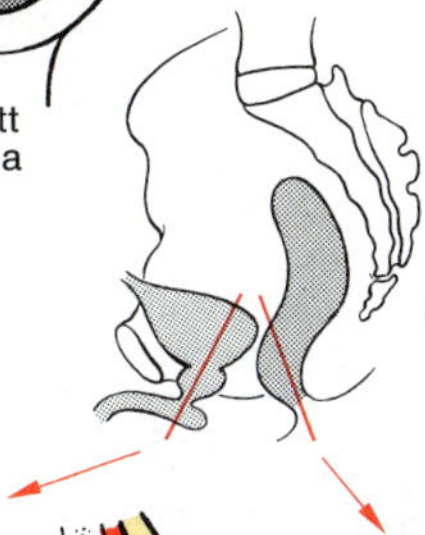

B Schnittebenen von C und D

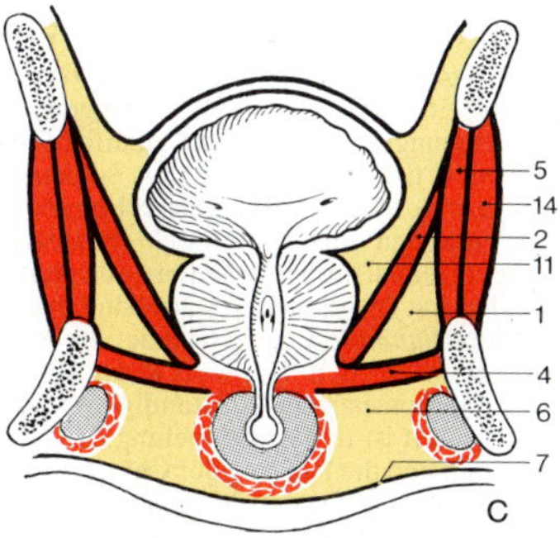

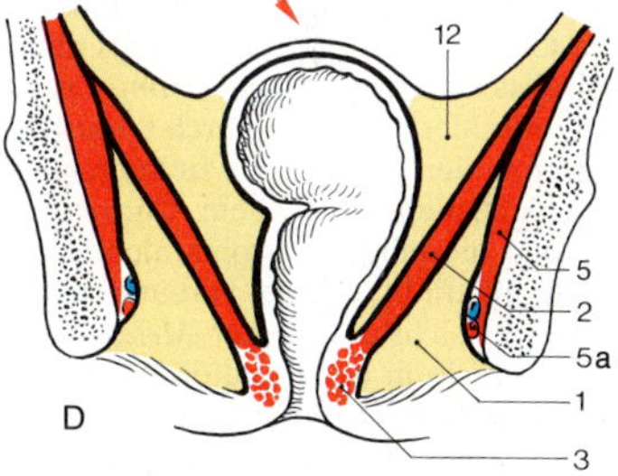

C, D Geneigte Frontalschnitte Schema

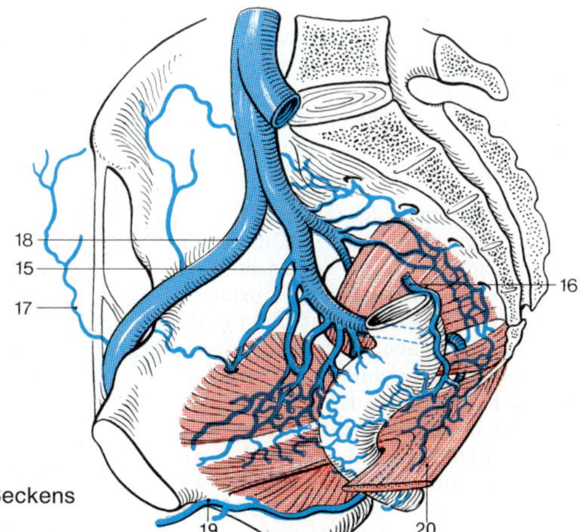

E Venen des Beckens

Mitose und Meiose

Die *Körperzellen* vermehren sich durch *Mitose,* aus der immer diploide Zellen mit 46 Chromosomen hervorgehen, 44 Autosomen und 2 Geschlechtschromosomen (XX beim weiblichen und XY beim männlichen Geschlecht). Die *Geschlechtszellen* bereiten sich auf die Befruchtung durch *Meiose* (zwei Reifeteilungen) vor, die zu haploiden Zellen mit 23 Chromosomen führen. Die *Chromosomen* **A 1** enthalten die genetische Information in Form der fadenförmigen Desoxyribonukleinsäure-(DNS-)Moleküle, von denen jedes aus einem gewundenen Doppelstrang besteht. Es wird vor jeder Mitose und vor der 1. Reifeteilung verdoppelt (identische Reduplikation).

Die **Mitose** beginnt mit der *Prophase* **A,** die Chromosomen erscheinen als dünne spiralisierte Fäden. In der *Prometaphase* **B** kontrahieren sie sich durch Überspiralisierung der DNS weiter zu kurzen dikken Stäbchen. An jedem Chromosom werden die beiden Chromatiden (DNS-Reduplikation!) und das verbindende Kinetochor sichtbar. In der *Metaphase* **C** wandern sie in die Äquatorialebene. In der *Anaphase* **D** trennen sich die Chromatiden, gezogen von Spindelfasern, und die jeweils homologen Chromatiden streben in entgegengesetzte Richtungen den Zentriolen an den Polen der Mitosespindel zu. In der *Telophase* **E** entspiralisieren sich die Chromosomen wieder und die Zellkerne der Tochterzellen **F** rekonstruieren sich. Sie sind *diploid* wie die Mutterzelle.

In der **Meiose** legen sich (anders als in der Mitose) die homologen (mütterlichen und väterlichen) Chromosomen aneinander als Voraussetzung für den Austausch homologer Chromosomenabschnitte. Da in jedem einzelnen Chromosom schon der Teilungsspalt sichtbar wird, liegen je vier Teile (Chromatiden) beieinander, sie werden anschließend in zwei Teilungsschritten auf vier Tochterzellen verteilt. Danach besitzt jede von diesen einen *haploiden* Chromosomensatz. Im einzelnen geschieht folgendes.

1. Reifeteilung (RT I). Die *Prophase* der RT I benötigt (Spermatozoon) etwa 24 Tage. Bei noch erhaltener Kernmembran treten die fadenförmigen Chromosomen in diploider Zahl in Erscheinung (**G** *Leptotän*). Sie lagern sich paarweise aneinander *(Chromosomenpaarung, Konjugation),* und zwar so, daß je zwei nach Größe und Struktur zusammengehörige, homologe Chromosomen genau nebeneinander liegen (**H** *Zygotän*). Da aber jedes von zwei gepaarten Chromosomen nach DNS-Reduplikation aus zwei Chromatiden (Spalthälften) besteht, weisen die Chromosomenpaare *(Bivalente)* insgesamt vier (zwei väterliche und zwei mütterliche) Chromatiden auf: diese Vierergruppen *(Tetraden)* treten bei Verkürzung und Verdickung der Chromosomen deutlicher in Erscheinung (**I** *Pachytän*): Wenn nun im folgenden *Diplotän* **K** die gepaarten Chromosomen sich zu trennen beginnen, wird an Überkreuzungen und Verklebungen *(Chiasmata)* deutlich, daß während der vorangegangenen Stadien innerhalb der Tetraden zwischen homologen Chromatiden ein Austausch homologer Stücke, ein Chromosomenumbau, stattgefunden hat (zytologisches „crossing over“). In der *Diakinese* **L** verschwindet die Kernmembran. In den Tetraden lösen sich die Konjugationspartner vollständig voneinander. Damit ist die Verdoppelung der Chromatiden und die Paarung der Chromosomen abgeschlossen. In der *Metaphase* der RT I ordnen sich die Chromosomenpaare in die Äquatorialplatte ein. In der *Anaphase* **M** wandert aus jeder Tetrade ein homologes Chromosom mit seinen beiden Chromatiden, die noch im Kinetochor verbunden sind, unter Vermittlung der Spindelfasern zu den entgegengesetzten Polen. In der *Telophase* **N** besitzt jede der beiden Tochterzellen die Hälfte der Chromosomenzahl der Mutterzelle (jeweils eines der homologen Chromosomen) und in jedem Chromosom sind die beiden Chromatiden noch durch das Kinetochor verbunden. **2. Reifeteilung (RT II).** Nach einer kurzen Pause, in der aber die DNS nicht verdoppelt wird, läuft eine weitere Kern- und Zellteilung, die RT II, ab, vergleichbar einer Mitose. Dabei wird die bis dahin aufgeschobene Spaltung der Kinetochoren nachgeholt, d. h. in der *Anaphase* **O** der RT II werden, wie bei einer gewöhnlichen Mitose, einzelne Chromatiden des in der RT I haploid gewordenen Satzes auf die Tochterzellen verteilt.

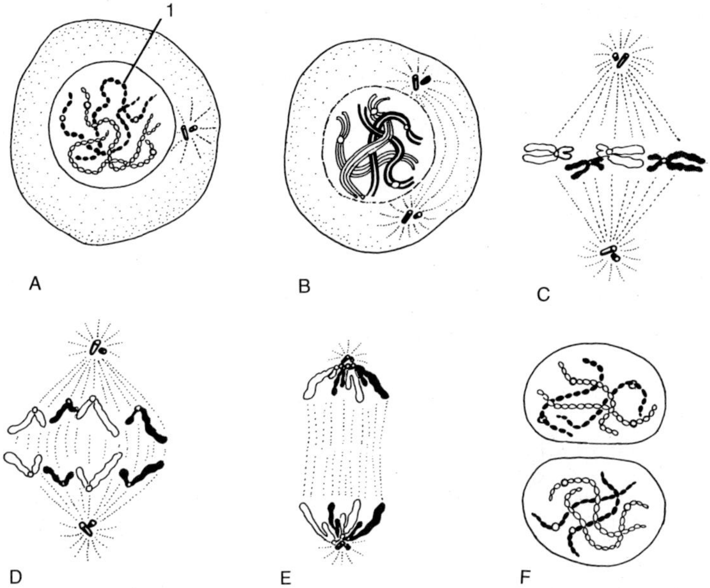

A–F Mitose-Schritte, Schema

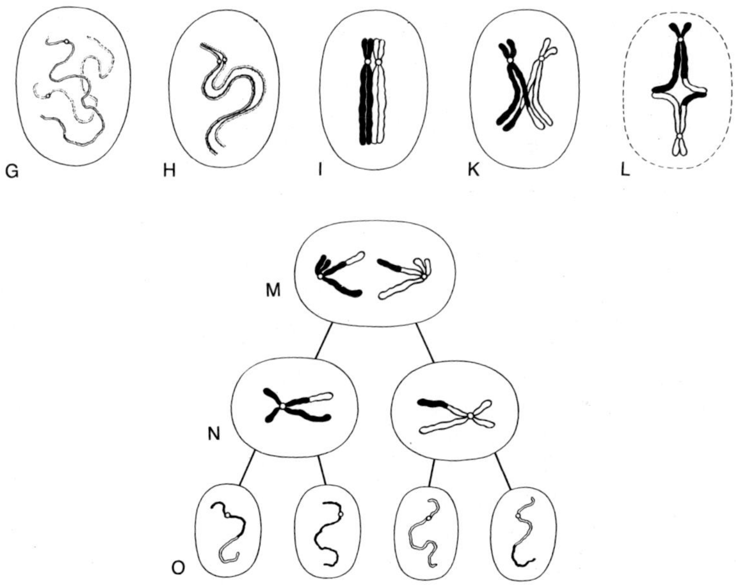

G–O Zwei homologe Chromosomen in der 1. und 2. Reifeteilung, Schema
(aus Langman, J.: Medizinische Embryologie, 8. Aufl. Thieme, Stuttgart 1989)

Befruchtung

Aus den beiden Teilungsschritten der Meiose (s. S. 318) gehen vier reife Geschlechtszellen *(Gameten)* hervor. In deren Kernen ist sowohl die Zahl der Chromosomen als auch der DNS-Bestand auf die Hälfte reduziert. Ferner sind die Chromosomen aufgrund der Vorgänge in der Prophase von RT I umgebaut und durch zufällige Verteilung bei RT I und RT II neu kombiniert. Eine DNS-Reduplikation erfolgt erst wieder im Zusammenhang mit der *Befruchtung*. Diese beruht auf der Vereinigung der haploiden weiblichen und männlichen Gamete zu einer diploiden, mitotisch teilungsfähigen Zelle *(Zygote)*, deren Zellkern gleichermaßen aus mütterlichen und väterlichen Chromosomen zusammengesetzt ist. Zum Zeitpunkt der *Imprägnation* (Eindringen des Spermatozoon in die Eizelle) ist die Eizelle noch in der 2. Reifeteilung **1;** sie beendet diese, veranlaßt durch die Besamung. Auch das Polkörperchen **2** hat sich geteilt und ein weiteres Polkörperchen **3** gebildet.

Vor der Befruchtung liegt die Wanderung der Spermatozoen, die wesentlich bestimmt wird durch das hormonell gesteuerte Milieu im weiblichen Genitaltrakt. Östrogeneinfluß macht den Schleimpfropf im äußeren Muttermund durchgängig und aktiviert Stoffwechselprozesse. Die Samenzellen machen am Ende ihres Weges einen gleichfalls durch Östrogene geförderten etwa siebenstündigen Prozeß der „Kapazitation" durch. Hemmfaktoren, die den Samenzellen aufsitzen, werden hierbei beseitigt. Durch Perforation des akrosomalen Plasmalemms der Samenzelle werden Enzyme (Hyaluronidase, Proteasen) freigesetzt, die es der Samenzelle erlauben, die Corona radiata **4** und die Zona pellucida **5** zu durchdringen. Als *Akrosomreaktion* bezeichnet man die Auflösung des akrosomalen Plasmalemms, das in das gleichfalls eröffnete Plasmalemm der Eizelle eingebaut wird **6**. Die eindringende Samenzelle **7** ist vom Plasmalemm befreit.

Die Eizelle reagiert auf die Berührung durch die Samenzelle und auf ihr Eindringen mehrfach. Über Membranrezeptoren wird eine *kortikale Reaktion* ausgelöst: Kortikale Vesikel der Eizelle werden zur Ausschüttung ihres Inhalts in den perivitellinen Spaltraum **8** zwischen Eizelle und Zona pellucida und diese zu einer Änderung der Struktur veranlaßt (Ausbildung einer Befruchtungsmembran: weitere Samenzellen **9** können nicht eindringen). Die mit der Ovulation begonnene 2. Reifeteilung wird beendet, der haploide Kern schwillt an zum „weiblichen Vorkern" **10.**

Der Kontakt zwischen Samen- und Eizelle führt in Sekunden zur Depolarisation der Eizellmembran und zur Aktivierung des Stoffwechsels. Die Translation präformierter RNS setzt ein, neue RNS wird gebildet, die Proteinsynthese gesteigert. Die unter Verlust des Schwanzfadens mit den Zetriolen voraus zum „weiblichen Vorkern" vorgedrungene Samenzelle schwillt gleichfalls an zum „männlichen Vorkern" **11.** Die folgende Reduplikation der DNS läuft in den beiden Vorkernen getrennt ab. Anschließend ordnen sich die reduplizierten Chromosomen in eine Kernspindel ein, die auf die von der Samenzelle eingebrachten Zentriolen zurückgeht. Mitosen **12** sind in Gang gesetzt und das genetische Geschlecht ist festgelegt. Mit der Befruchtung wird die genetisch programmierte Entwicklung ausgelöst.

Das genetische Geschlecht wird mit der Befruchtung durch die Chromosomenkombination festgelegt, die Heterosomen XX kennzeichnen einen weiblichen, die Heterosomen XY einen männlichen Zellkern. Nach der Halbierung des Chromosomensatzes in der Meiose muß die „reife" (haploide) Eizelle demnach immer ein X-Chromosom, die „reife" Spermatide entweder ein X- oder ein Y-Chromosom besitzen. Bei der Befruchtung bestimmt mithin die Samenzelle das genetische Geschlecht des Keimes.

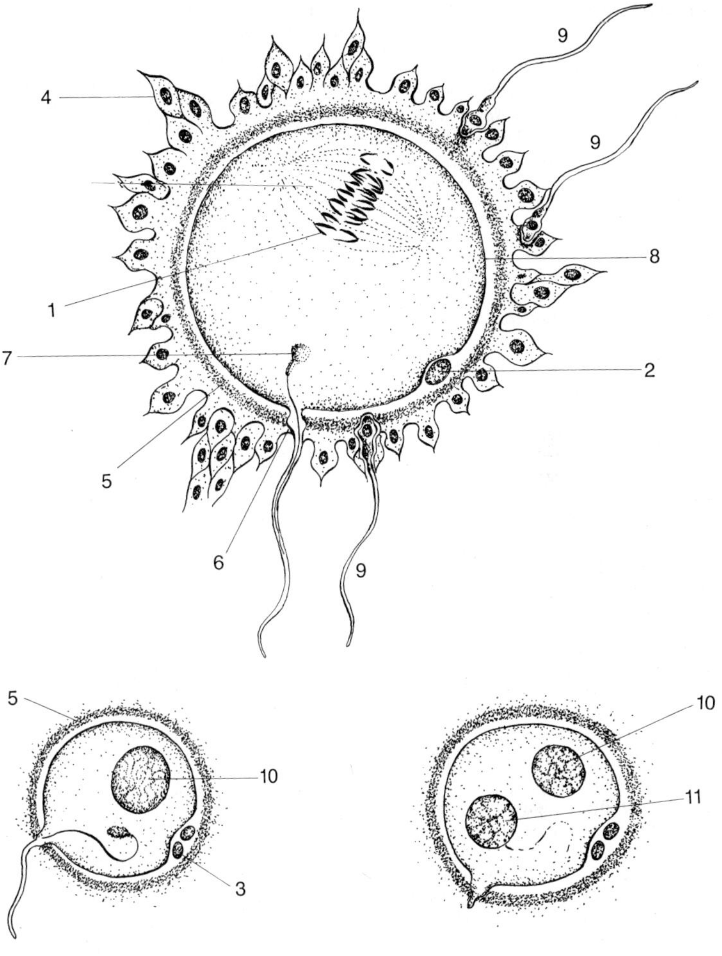

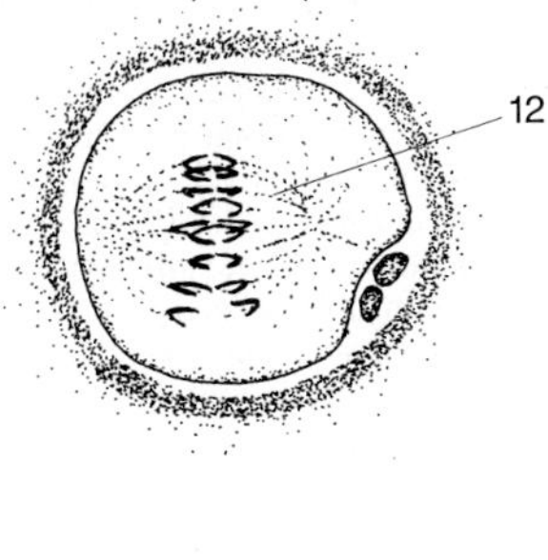

Befruchtungsvorgänge
(aus Hirsch-Kauffmann, M., M. Schweiger: Biologie für Mediziner, Pharmazeuten und Chemiker. Stuttgart, Thieme 1987)

Schwangerschaft

Die beim Follikelsprung freigesetzte Eizelle muß innerhalb von 6–12 Stunden befruchtet werden, sonst bleibt sie unfruchtbar. Eine **Befruchtung** findet deshalb meist in der Ampulle der Tube oder gar nicht statt. Der Keim wandert danach in 4–5 Tagen zum Uterus. Dabei gliedert er sich in einen zentralen Zellhaufen, den *Embryoblasten* (Anlage des Embryos) und in eine umhüllende Zellschicht, den *Trophoblasten.* Die humorale Information der Hypophyse über die stattgefundene Befruchtung geht vom frühen Keim noch vor der Implantation aus. Die Zyklusvorgänge (s. S. 302) führen zu einer für die Einnistung des Keimes optimalen Bereitstellung der Uterusschleimhaut. Sie ist hoch aufgebaut, gefäßreich, aufgelockert, der Keim kann in sie eindringen und Nahrung (Histiotrophe) finden. Der Keim senkt sich mit Hilfe von Enzymen in die Uterusschleimhaut **AB1** ein, meist in die der Hinter- **D2** oder Vorderwand **D3** der Uterushöhle.

Der **Trophoblast** (später *„Chorion“*) **AB4** bildet *Zotten,* von denen nur die basalen weiterwachsen *(kindlicher Plazentaanteil)* **C4.** Sie verlöten sich mit dem basalen Teil der Uterusschleimhaut, jetzt *„Decidua“* genannt, und bilden mit diesem *(mütterlichen Plazentaanteil)* **C5** gemeinsam die scheibenförmige **Placenta** *(Mutterkuchen)* – ein Organ, mit dem der Embryo durch die Nabelschnur verbunden ist, für Gas- und Stoffaustausch zwischen mütterlichem und embryonalem Blut. Nach Einnistung des Keimes unterscheidet man *Decidua basalis, Decidua capsularis* und *Decidua parietalis.* **ABC6** Uterushöhle, **ABC7** Uterusmuskel.

Im **Embryoblasten** entsteht unter und über dem Keim je eine Höhle, Dottersack und Amnionhöhle. Während der *Dottersack* **C8** zu einem Bläschen rückgebildet wird, wächst die *Amnionhöhle* **BC9** mit dem *Embryo* **AB10,** der ab dem 3. Monat *Fetus* **C10** genannt wird. Die Amnionhöhle enthält die *Amnionflüssigkeit* (Fruchtwasser), am Ende der Gravidität etwa 1 Liter. In ihm schwimmt der Fetus am Zügel der Nabelschnur. Die Amnionflüssigkeit verhindert Verwachsungen des Keimes mit dem Amnion, fängt mechanische Einwirkungen auf und ermöglicht dem Feten, sich zu bewegen. Während der Geburt füllt sie die Fruchtblase (S. 329, C1).

Längenwachstum des Embryo bzw. Feten:
(Scheitel-Steiß-, Scheitel-Fersen-Länge)

1. Lunarmonat		0,8 cm	S-Steiß-L.
2. Lunarmonat		3 cm	S-Steiß-L.
3. Lunarmonat		7 cm	S-Fersen-L.
4. L.-monat	(4 × 4)	16 cm	S-Fersen-L.
5. L.-monat	(5 × 5)	25 cm	S-Fersen-L.
6. L.-monat	(6 × 5)	30 cm	S-Fersen-L.
7. L.-monat	(7 × 5)	35 cm	S-Fersen-L.
8. L.-monat	(8 × 5)	40 cm	S-Fersen-L.
9. L.-monat	(9 × 5)	45 cm	S-Fersen-L.
10. L.-monat	(10 × 5)	50 cm	S-Fersen-L.

Hormone. Der Keim bildet *Choriongonadotropine,* die u. a. die Wirkung von LH entfalten. Damit wird der Ausfall des Hypophysen-LH am Zyklusende kompensiert, der Fortbestand von Corpus luteum und Schleimhaut gesichert; die Menstruation unterbleibt. Das *Corpus luteum graviditatis* stellt den Uterus bis zum 5. Monat ruhig, danach übernehmen die Hormone der Placenta diese Aufgabe, das Corpus luteum wird rückgebildet.

Schwangerschaftstest: Die starke Vermehrung der Choriongonadotropine im Urin und Serum ist die Grundlage der meisten (chemischen, biologischen oder immunologischen) Schwangerschaftstests. Im *biologischen Test* z. B. werden infantile weibliche Tiere durch Injektion von Schwangerenharn geschlechtsreif.

Klinischer Hinweis: Extrauteringraviditäten im *Bauchraum* **D11** oder *Ovar* **D12** zeigen, daß die Spermatozoen bis in die Bauchhöhle wandern und hier bereits ein Ei befruchten können. Die fehlimplantierte Schwangerschaft kann mütterliche Gefäße arrodieren und zu bedrohlicher Blutung führen. **D13** *Tubargravidität.* **D14** Implantation im Isthmus führt zur *Placenta praevia* (Placenta vor dem Geburtsweg).

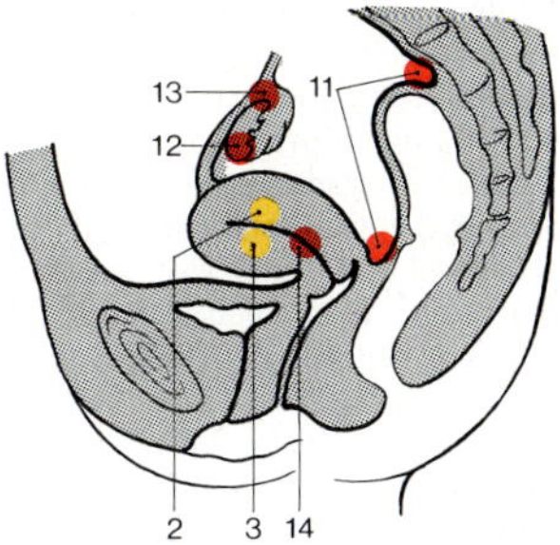

D Implantationsorte bei Extrauteringravidität und Placenta praevia

Schwangerschaft

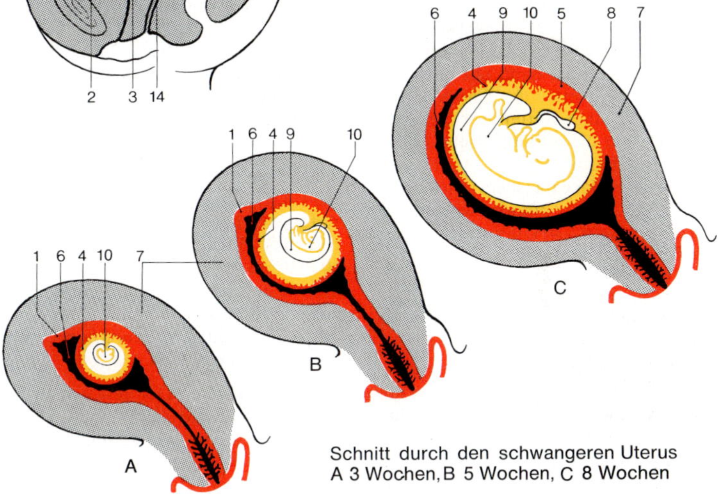

Schnitt durch den schwangeren Uterus
A 3 Wochen, B 5 Wochen, C 8 Wochen

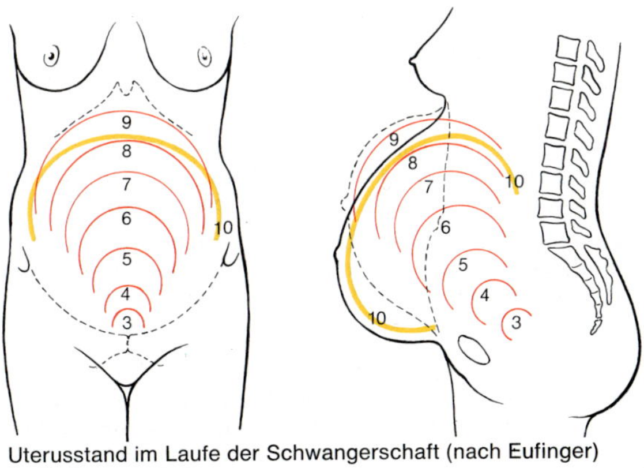

E Uterusstand im Laufe der Schwangerschaft (nach Eufinger)
1.–10. Lunarmonat

Placenta

Die Placenta wird aus einem fetalen Teil, dem Chorion frondosum, und aus einem maternen Teil, der Decidua basalis, aufgebaut.

Bau der Placenta **A1.** Die Placenta reift allmählich im 3.–6. Schwangerschaftsmonat heran, sie wächst etwa proportional mit dem Feten. Das zunächst noch im ganzen Umfang von Zotten bedeckte Chorion **BC2** trägt dann nur noch eine basale Zottenplatte, das Chorion frondosum, mit einer Zottenoberfläche von 9–14 m^2, die übrige Oberfläche ist zottenfrei (Chorion laeve). Die reife menschliche Placenta ist ein scheibenförmiger Topf. Der Topfboden wird von der *Decidua basalis* (= Uterusschleimhaut) **CD3** gebildet, der Deckel des Topfes von der Chorionplatte *(Chorion frondosum)*. Der gesamte Innenraum des Topfes wird vom Chorionepithel ausgekleidet. Die vom Boden des Topfes gegen die Chorionplatte ragenden Plazentarsepten *(Deziduasepten)* **C4** unterteilen den großen Topf in kleinere Töpfe, in *Plazentome.* Da die Septen aber nicht bis zur Chorionplatte reichen, bleibt ein *subchorialer Raum* ungeteilt; er verbindet die kleinen Töpfe über ihren Rand hinweg. Von der Chorionplatte ragen 15–20 Zottenbäume **BC5** in die kleinen Töpfe hinein, durch Haftzotten sind sie mit den Topfböden verwachsen. Die (fetalen) Plazentazotten flottieren im mütterlichen Blut; die menschliche Placenta ist eine *Placenta haemochorialis.* Die Zotten werden bis zum Ende des 4. Monats von einem *zweischichtigen* Epithel bedeckt, dem *Synzytiotrophoblasten* und dem *Zytotrophoblasten.*

Der *Synzytiotrophoblast* **BD6,** dessen freie Oberfläche von mütterlichem Blut des intervillösen Raumes **BC7** umspült wird, ist eine Schicht ohne Zellgrenzen, in der die Zellkerne ungleichmäßig verteilt sind, hervorgegangen aus Verschmelzungen von Zellen des darunter gelegenen Zytotrophoblasten. Der Synzytiotrophoblast nimmt Nährstoffe, Hormone u.a. aus dem mütterlichen Blut auf und sondert Schlackenstoffe und Hormone ins mütterliche Blut ab. In der Placenta geht der von den mütterlichen Gefäßen herangeführte Sauerstoff (**BC** rote Gefäße) an das fetale Blut, das Kohlendioxid (**BC** blaue Gefäße) an das mütterliche Blut abgibt. Der *Zytotrophoblast* (Langhanssche Zellschicht) **BD8** aus deutlich abgegrenzten Zellen wird in der 2. Hälfte der Gravidität lückenhaft und nimmt gegen Ende bis auf etwa 20% ab. Synzytiotrophoblast und Zytotrophoblast sind unterschiedliche Formen der Trophoblastreifung.

Die Reste der *Decidua basalis* **BC3** bilden die Basalplatte und die Plazentarsepten **C4.** Durch die düsenartigen etwa 200 Arterienöffnungen **BC9** der Basalplatten tritt das Blut mit einem Druck von 60–80 mm Hg in die intervillösen Räume, steigt rasch gegen die Chorionplatte auf und flutet zwischen den Zotten wieder zu den weiten Venenöffnungen **C10** der Basalplatte zurück.

Plazentaschranke. Der fetale Kreislauf ist durch die *Plazentaschranke* **D11** vom mütterlichen Kreislauf getrennt (Mutter und Fetus können verschiedene Blutgruppen haben!). Sie ist Bestandteil des *fetalen* Anteiles der Placenta; alle Nährstoffe, Atemgase, Hormone, IgG-Antikörper sowie Abbauprodukte, die zwischen mütterlichem und fetalem Blut ausgetauscht werden, durchqueren die Plazentaschranke. Sie besteht in der frühen Placenta aus dem Synzytiotrophoblasten **BD6,** dem Zytotrophoblasten **BD8,** dem fetalen Zottenbindegewebe **D12** und dem Endothel der fetalen Kapillaren **D13,** später nur noch aus dem Synzytiotrophoblasten und dem Endothel.

Durch Makro- oder Mikroläsionen der Placenta kann es zum *Übertritt von fetalem Blut ins mütterliche Blut* kommen. Bei Rh-negativer Mutter und Rh-positivem Feten entsteht eine Sensibilisierung der Mutter, die in folgenden Rh-positiven Schwangerschaften durch Rh-Antikörper den Feten bedroht. **A14** Amnionhöhle, **C15** Amnionepithel, **C16** Nabelgefäße (Nabelvene rot).

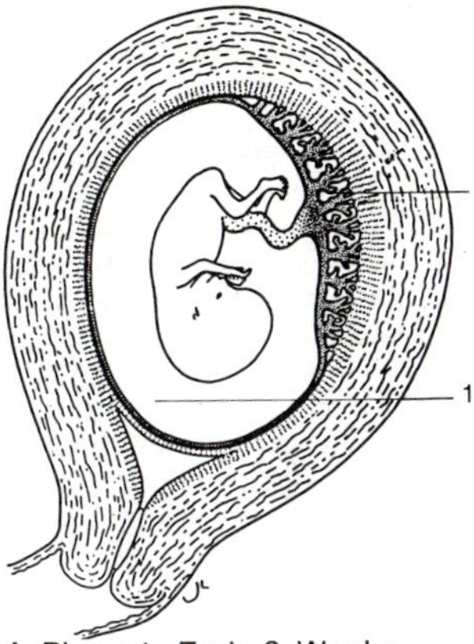

A Placenta Ende 3. Woche

B Zottenaufbau 4. Woche

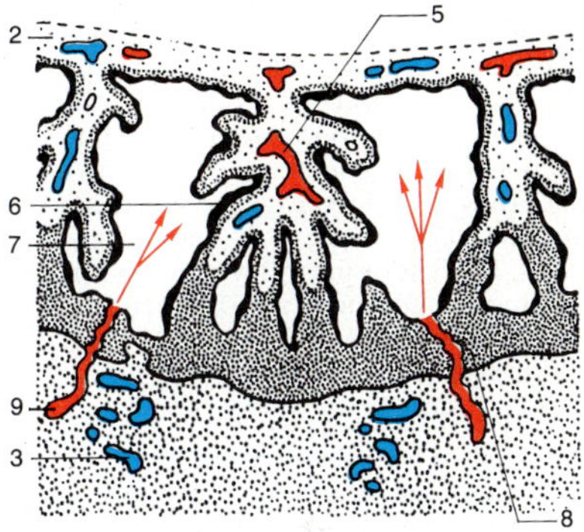

C Placenta 2. Hälfte Schwangerschaft

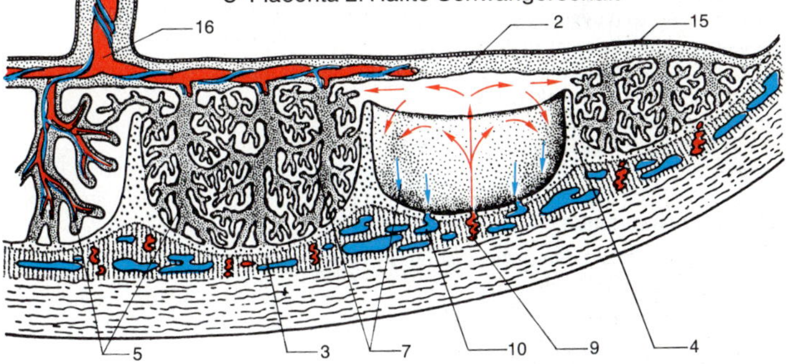

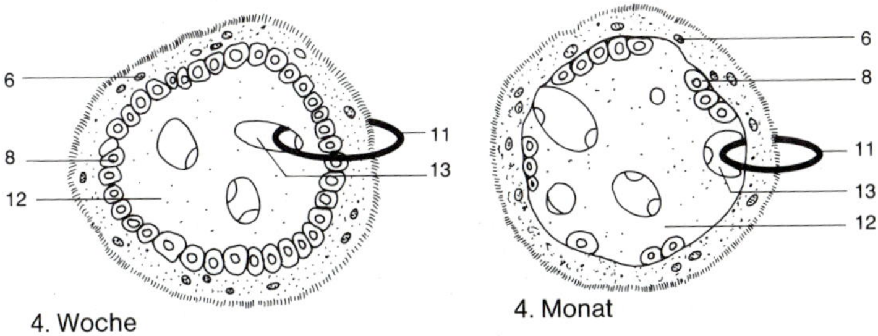

4. Woche

4. Monat

D Plazentaschranke

Geburt

Der Geburt geht ein Abfall des Corpus-luteum-Hormonspiegels und ein Anstieg des Follikelhormons unmittelbar voraus. Der zunächst vom Corpus luteum graviditatis, dann von der Placenta aufrecht erhaltene Progesteronspiegel sowie ein Hormon *Relaxin* verhindern die Kontraktion des Uterusmuskels. Eine Sensibilisierung des Muskels gegen Oxytocin entsteht gegen Ende der Schwangerschaft. Der Uterusmuskel wird dabei für das Hormon Oxytocin (s. S. 154) sensibilisiert, das jetzt Kontraktionen des Uterusmuskels, *Wehen,* in regelmäßigen Abständen auslöst.

Das Kind ist bei gebeugtem Körper und gekreuzten Armen und Beinen geburtsgerecht „verpackt", der kindliche Kopf hat den größten Durchmesser des kindlichen Körpers, so daß sich an die Geburt des Kopfes die der übrigen Körperteile leicht anschließt. **A 1** Uterus, **A 2** Placenta (Nabelschnur ist verdeckt), **A 3** innerer Muttermund, **A 4** äußerer Muttermund, **A 5** Harnblase, **A 6** Mastdarm, **A 7** Scheide.

Geburtsmechanismus

Die **Geburt aus Hinterhauptslage** ist die häufigste Geburtsform: Gegen Ende der Schwangerschaft (Erstgebärende) oder mit Beginn der Wehen (Mehrgebärende) tritt der Kopf in den Beckeneingang. Der *Geburtskanal* wird vom knöchernen Bekken und den Weichteilen Uterushals, Vagina und Beckenboden gebildet. Beim normal entwickelten weiblichen Becken ist der *Beckeneingangsraum* (Übergang von großem zu kleinem Becken, Linea terminalis **B 8,** s. Bd. 1) queroval, der *Beckenausgangsraum* (zwischen Symphyse **C 9,** den Sitzbeinhöckern **B 10** und dem zurückgebogenen Steißbein **C 11,** s. Bd. 1) längsoval. In den größten Durchmesser jedes dieser Ovale stellt sich der kindliche Kopf mit seinem größten, dem sagittalen Durchmesser ein, d. h. der Kopf muß auf seinem Weg durch das Becken eine schraubenartige Drehung um 90 Grad durchführen. Ferner folgt der Kopf der nach vorne konkaven *Führungslinie* des Beckens und seiner *Weichteile* **C 12,** wobei der Kopf vor seinem Durchtritt unter der Symphyse **C 9** aus der Beuge- in die Streckstellung geführt wird. Anschließend stellt sich auch die Schulterbreite zuerst in den queren Durchmesser des Beckeneingangs, dann in den sagittalen Durchmesser des Bekkenausgangs ein, wobei der schon geborene Kopf erneut eine Drehung um 90 Grad in der eingeschlagenen Richtung durchführt, gehalten und unterstützt vom Geburtshelfer, der durch Senken und Heben des Kopfes nacheinander die vordere und hintere Schulter „entwickelt", d. h. austreten läßt.

Die *Weichteile,* Uterushals, Scheide und Beckenboden, werden unter der Geburt zum „Weichteilansatzrohr" umgestaltet. Eröffnungsphase und Austreibungsphase der Geburt, s. S. 328 und 330.

A Schnitt durch den Uterus mit geburtsreifem Kind

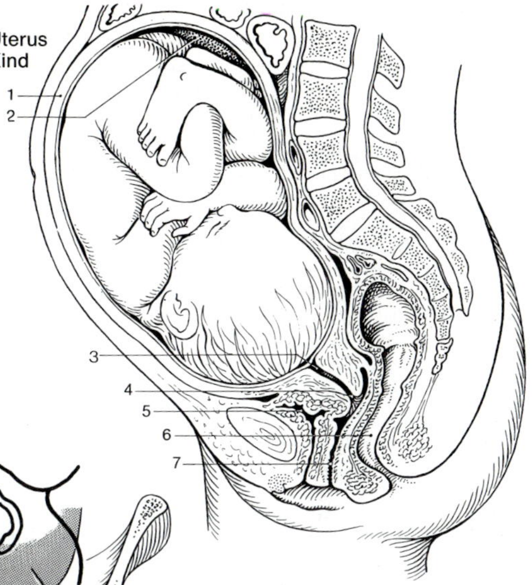

Geburt

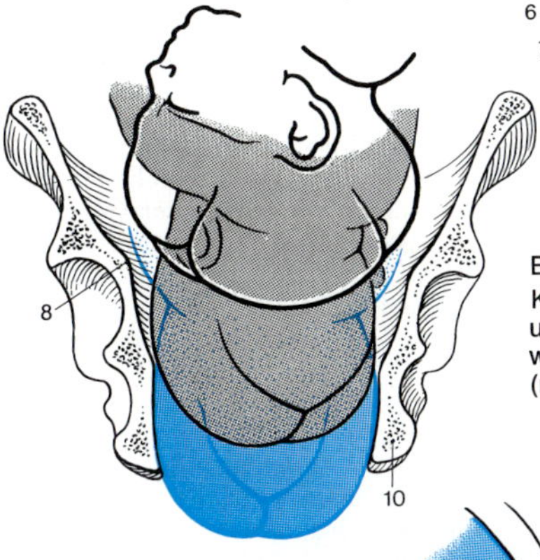

B
Knöchernes Becken
u. kindlicher Kopf
während der Geburt
(nach Bumm)

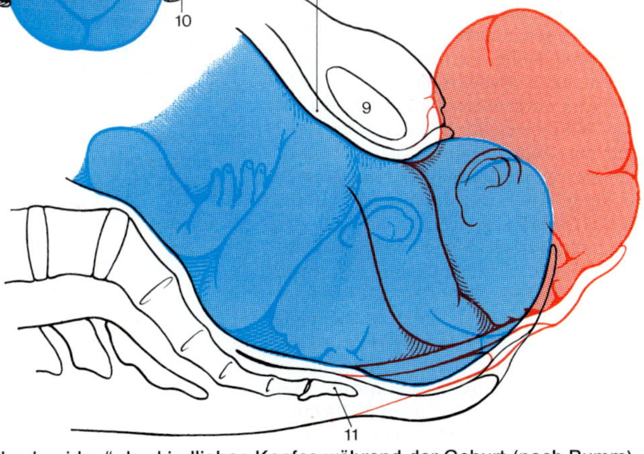

C „Durchschneiden“ des kindlichen Kopfes während der Geburt (nach Bumm)

Eröffnungsphase der Geburt

Die Geburt läuft in zwei Phasen ab, *Eröffnungsphase (Eröffnungsperiode)* und Austreibungsphase *(Austreibungsperiode).*

In der **Eröffnungsphase** werden die bisher dem Verschluß dienenden Weichteile Uterushals, Vagina und Beckenboden, zum *„Weichteilansatzrohr“,* einem gleichmäßig weiten Schlauch umgebaut. Die Eröffnungsphase geht einher mit Wehen, die in größeren Abständen aufeinander folgen und die keiner Hilfe durch Pressen der Gebärenden bedürfen. Unter der Wirkung der Wehen wird die *„Fruchtblase“* **C1** gebildet, eine Vorstülpung der *„Fruchthüllen“* (Chorion und Amnion), vor dem kindlichen Kopf **BCD2** gelegen, in die Fruchtwasser hineingepreßt wird. Die „stehende Fruchtblase“ geht also den Kindsteilen voraus und führt zu einer elastischen Eröffnung der Weichteile, die während der Schwangerschaft durch Flüssigkeitseinlagerung aufgelockert wurden. Gegen Ende der Eröffnung des Uterushalses kommt es zum *„Blasensprung“,* das Fruchtwasser fließt ab, die Gebärende „zeichnet“, die Wehen folgen in kürzeren Abständen, die Austreibungsphase beginnt. Im einzelnen geschieht folgendes.

Uterushals. Bei der Eröffnung des Uterushalses spielen aktive und passive Faktoren eine Rolle. *Passiv* wird der Uterushals dadurch erweitert, daß der Inhalt **C3** der stark vergrößerten Zervixdrüsen **B4** (vgl. **A4** Drüsen der Nichtschwangeren!) und der Venenplexus ausgepreßt wird. Zur *aktiven* Umformung kommt es unter anderem durch Zug der aus dem Uterus in die Cervix absteigenden und aus der Vaginalwand aufsteigenden Muskelbündel (s. Bau der Cervix uteri S. 300) sowie durch Verschiebungen im Gefüge der mehr zirkulär verlaufenden Muskelbündel. Raum zur Erweiterung steht im Parametrium bereit. Bei der *Erstgebärenden* wird der Uterushals schrittweise vom inneren **CDE5** zum äußeren **BCDE6** Muttermund hin eröffnet, bei der *Mehrgebärenden* klafft früh auch der äußere Muttermund.

Die **Scheide,** deren Lichtung wesentlich größer als die des Uterushalses ist, wird hauptsächlich *passiv* geweitet. Dabei spielen die Verdrängung der Flüssigkeiten aus den Geweben und Gefäßen und die Umlagerung von ringförmigen Muskel- und Bindegewebsstrukturen eine Rolle. **AB7** Excavatio rectouterina, **ABCDE8** hinteres Scheidengewölbe.

Der während der Gravidität durch Flüssigkeitseinlagerung aufgelockerte **Beckenboden** wird *passiv* geweitet (*„Durchschneiden“* des kindlichen Kopfes). Die Dehnung ist besonders beim M. levator ani **F9** mit einer Änderung im Verlauf der Muskelbündel verbunden. Während sonst die Levatorplatte beiderseits mit ihrer Kante (Levatorschenkel) das Levatortor begrenzt, wird unter der Geburt die Levatorplatte nach abwärts gedrängt und um etwa 90 Grad gedreht und dabei ihre obere Fläche gegen den Geburtskanal gestellt. Auch die quere Muskelplatte des M. transversus perinei profundus **F10** wird auf ähnliche Weise umgeformt, die sagittal gestellten Mm. bulbospongiosi **F11** weiten sich zu einem Ring. Dabei kommt es zu erheblichem Zug im Damm (Centrum tendineum perinei **F12**). Zum Schutz vor Zerreißung des Muskelgefüges im Damm wirkt der Geburtshelfer mit zwei Fingern diesem Zug entgegen *(Dammschutz),* äußerstenfalls kann ein Entlastungsschnitt *(Episiotomie)* den *„Dammriß“* verhindern. Nach der Geburt kommt es zur Rückordnung der Beckenbodenstrukturen. **F2** Kindlicher Kopf. **F13** M. sphincter ani externus.

Schnitt durch den Uterushals

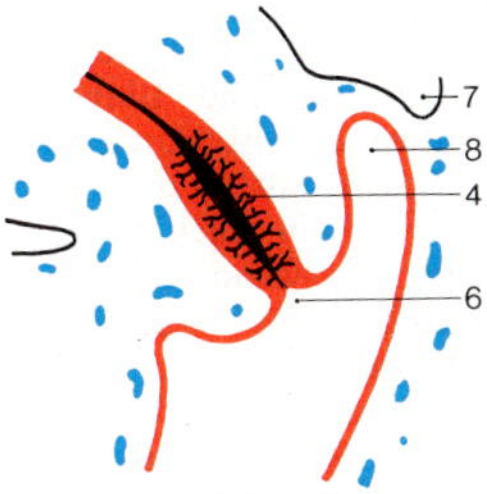

A bei der Nichtschwangeren

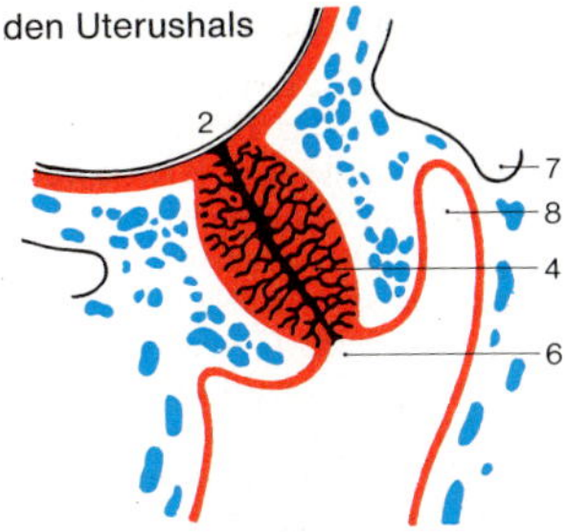

B bei der Schwangeren

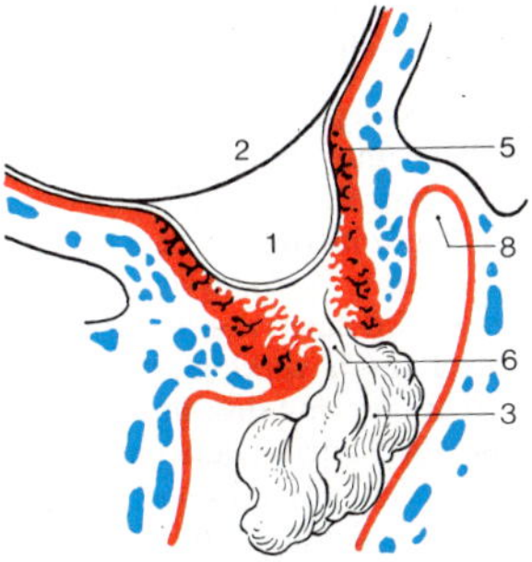

C unter der Geburt (Eröffnungsphase)

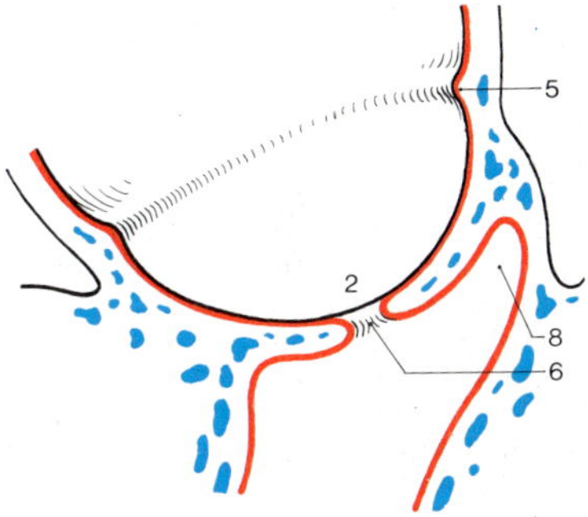

D unter der Geburt, Cervix entfaltet

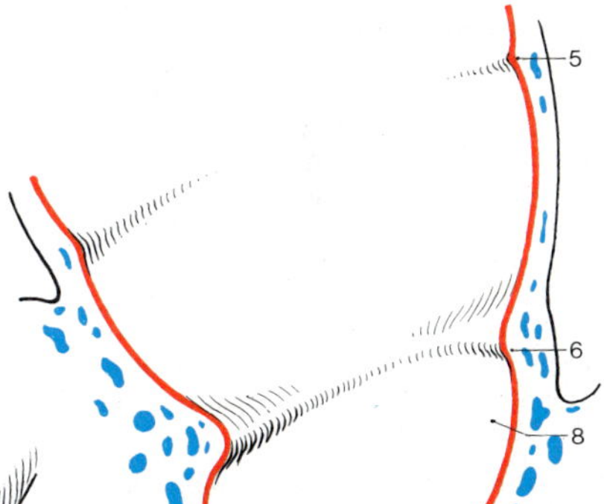

E unter der Geburt, äußerer Muttermund eröffnet

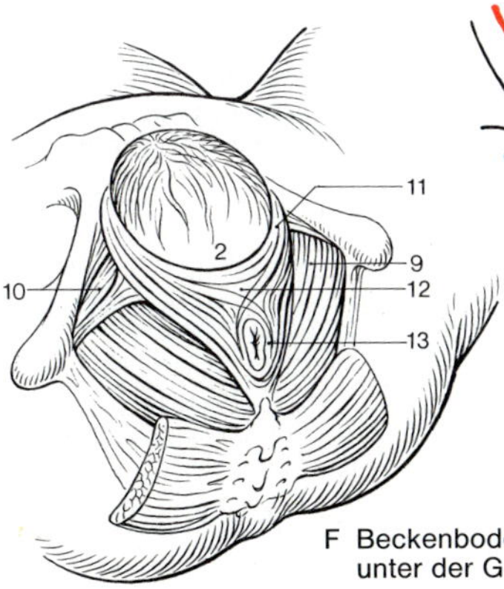

F Beckenbodenmuskulatur unter der Geburt

Austreibungsphase der Geburt

Die **Austreibungsphase** *(Austreibungsperiode)* beginnt nach der Eröffnung des äußeren Muttermundes. Die *Wehen* werden stärker und folgen rascher aufeinander. Die Gebärende unterstützt durch *Pressen* (Bauchpresse) im Rhythmus der Wehen die Austreibung *(Preßwehen)*. In der Austreibungsphase wird die Uterusmuskulatur stark verkürzt, wobei sie sich über das Kind (die „Fruchtwalze") zum Uterusfundus hin verschiebt (Retraktion). Den Widerhalt (Punctum fixum) findet der Uterusmuskel in der Verankerung des Uterushalses und im Lig. teres uteri **A1** jeder Seite. **A2** Tube, **B3** Harnröhre, **B4** Vulva, **B5** Anus, **B6** äußerer Muttermund, **B7** innerer Muttermund, **B8** Placenta.

Auf die *Geburt des Kopfes* folgen rasch die „Entwicklung" der vorderen und hinteren Schulter und die Geburt des übrigen Körpers. Nun wird die *Nabelschnur,* die das Neugeborene mit der noch ungeborenen Placenta verbindet, unterbunden und durchtrennt. Im Blut des Neugeborenen reichert sich Kohlensäure an, die das Atemzentrum im Gehirn aktiviert. Das Neugeborene beginnt mit dem *„ersten Schrei"* zu atmen. Gleichzeitig wird der fetale Kreislauf auf den postfetalen umgestellt, s. S. 332. Der Geburtshelfer prüft die *„Reifezeichen"* des Neugeborenen (Körperlänge mindestens 48 cm, Gewicht mindestens 2500 g, guter Hautturgor, Kopfhaare 2 cm, Nägel bedecken die Fingerkuppen, vollständiger Abstieg der Hoden, die großen Schamlippen bedecken die kleinen, u. a.) und überzeugt sich davon, daß keine Mißbildungen vorliegen, die das Leben des Neugeborenen gefährden (z. B. Rachenspalte, Verschluß des Darmendes).

Geburt der Placenta, *Nachgeburt.* Nach der Geburt des Kindes retrahiert sich der Uterus auf ca. 15 cm Länge, der Fundus steht in Nabelhöhe. Dabei löst sich die rigide Placenta von der Uteruswand ab, sie gelangt ins untere Uterinsegment. Der kontrahierte Uterus fühlt sich hart an, er *„steigt auf"*. Unter Pressen der Gebärenden und mit manueller Hilfe des Geburtshelfers wird die Placenta 1–2 Stunden nach der Geburt des Kindes ebenfalls geboren. Die Blutung der Schleimhautwunde wird durch die Uteruskontraktion gestillt; ist diese unzureichend, z. B. weil ein Stück der Placenta noch an der Uteruswand haftet oder wegen allgemeiner Atonie, so droht Verbluten. Der Geburtshelfer überzeugt sich deshalb davon, daß die mütterliche Seite der Placenta vollständig ist und entfernt andernfalls zurückgebliebene Plazentateile aus dem Uterus. An der Placenta hängen die durch den „Blasensprung" zerrissenen Fruchthüllen („Eihäute").

Rückbildungsvorgänge *(Involution).* Rückbildung und Heilung erfolgt während des *„Wochenbetts" (Puerperium).* Die Dammuskeln treten innerhalb von Stunden in ihre Ausgangslage zurück. Der Uterus wird durch degenerative Veränderungen rasch verkleinert, nach 10 Tagen steht der Fundus in Höhe der Symphyse, die Schleimhautwunde ist epithelialisiert, der innere Muttermund geschlossen. Bis dahin wird Wundsekret abgeschieden, sog. *Lochien,* die erst blutig, dann heller gefärbt sind. Gegen aufsteigende Infektionen, die zu *Kindbettfieber* führen können, mobilisiert der Körper lokale und allgemeine Abwehrfunktionen. Die Blutgefäße des Uterus passen sich z. T. durch Wandverdickung dem verminderten Blutbedarf an, z. T. gehen sie zugrunde.

Größe des Uterus. *Rot* = unmittelbar nach der Entbindung; *blau* = 5 Tage, *Schwarz* = 12 Tage nach der Entbindung.

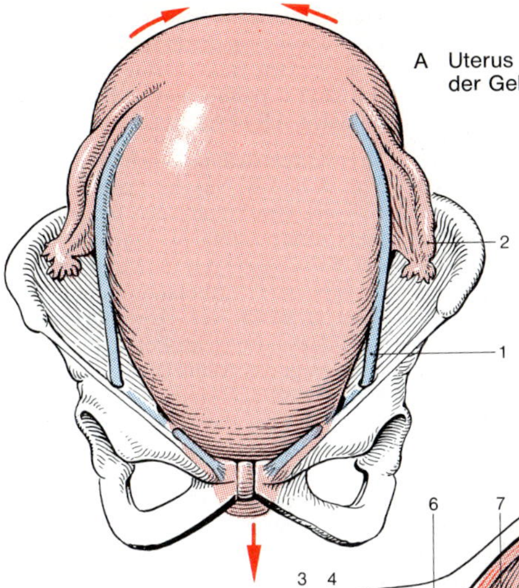

A Uterus in der Austreibungsphase der Geburt

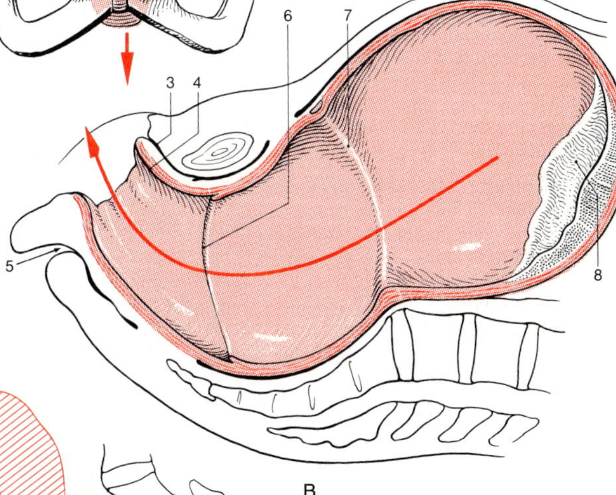

B
Schnitt durch den Geburtskanal, Austreibungsphase (nach Bumm)

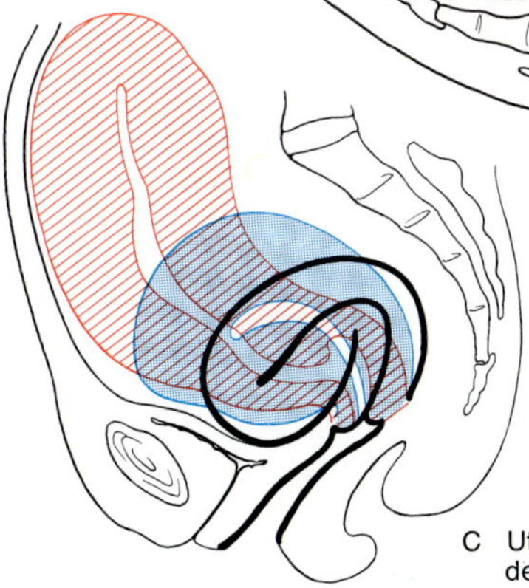

C Uterusrückbildung nach der Geburt (nach Bumm)

Vorgeburtlicher Kreislauf

Placenta. Der Fetus erhält Sauerstoff, Nahrungsstoffe u. a. aus dem mütterlichen Blut, in das er CO_2 und Stoffwechselabbauprodukte gibt. Auch Proteine können zwischen fetalem und mütterlichem Organismus ausgetauscht werden (z. B. Immunglobuline, Insulin). Verbindendes Stoffaustauschorgan ist die *Placenta* **A1.** In ihren topfförmigen, von mütterlichem Blut erfüllten Kammern flottieren die vom Keim hervorgebrachten *Plazentazotten* (Gesamt-Oberfläche etwa 7 m^2). Der Gas- und Stofftransport muß die Epithelzellschicht *(Synzytiotrophoblast* und *Zytotrophoblast),* das Bindegewebe und die Kapillarwand der Zotten durchqueren (= „Plazentaschranke“). Eine Vermischung von mütterlichem und fetalem Blut findet in der Regel nicht statt, Mutter und Kind können unterschiedliche Blutgruppen besitzen. Tatsächlich kommen aber Blutverluste des Keims aus fetalen Plazentagefäßen ins mütterliche Blut vor (vgl. S. 324).

Fetaler Kreislauf. Das in der Placenta mit Sauerstoff angereicherte fetale Blut gelangt in der *V. umbilicalis* **A2** unter die Leber, durchfließt diese zum geringen Teil, während der größere Teil über einen 1. Kurzschlußweg, *Ductus venosus (Arantii)* **A3** an der Leber vorbei zur *V. cava inferior* **A4** strömt. Hier vermischt es sich mit dem stark sauerstoffarmen Blut aus der V. cava inferior **A5.** Im rechten Vorhof wird das Blut durch die Valvula venae cavae inferioris an die Vorhofsscheidewand geleitet und fließt durch einen 2. Kurzschlußweg, das „offene“ *Foramen ovale* **A6,** in den linken Vorhof. Über linke Kammer und Aorta **A7** gelangt das Blut teils in den fetalen Körper, teils über die beiden *Aa. umbilicales* **A8** zur Placenta zurück. Das aus Kopf und Armen über die *V. cava superior* **A9** in den rechten Vorhof fließende sauerstoffarme Blut kreuzt vor dem aus der V. cava inferior kommenden Blutstrom und gelangt in den rechten Ventrikel. Es fließt über den *Truncus pulmonalis* **A10** und einen 3. Kurzschlußweg, den *Ductus arteriosus (Botalli)* **A11,** zur Aorta und weiter in die Peripherie; die Lungen werden nur gering durchblutet. **AB12** Aa. pulmonales, **AB13** Vv. pulmonales, **AB14** Aa. vesicales superiores.

Kreislaufumstellung nach der Geburt. Vgl. **A** und **B!** Mit der Geburt vollzieht sich die Umstellung des fetalen Kreislaufs zum postfetalen. Durch *Verschluß der Nabelgefäße* **AB15** (Kontraktion der Gefäßwände, Abbinden des Nabelstrangs) steigt der Aortendruck. Der CO_2-Partialdruck im Fetalblut steigt an und erregt das Atemzentrum im Gehirn. Mit Beginn der Lungenatmung („erster Schrei“) wird die Lunge entfaltet, der Widerstand im kleinen Kreislauf sinkt, das Druckgefälle bewirkt die Umkehr der Strömung im Ductus arteriosus, der kleine Kreislauf wird aufgefüllt. Der Rückstrom des Blutes aus den Lungen erhöht den Druck im linken Vorhof und führt zum *mechanischen Verschluß des Foramen ovale,* indem dessen kulissenartige Begrenzungen aneinandergelegt werden. *Ductus arteriosus* und Ductus *venosus verschließen sich* hauptsächlich durch *Kontraktion ihrer Wandmuskulatur.*

Die V. umbilicalis **A2** wird zum Lig. teres hepatis **B2,** der Ductus venosus zum Lig. venosum **B3,** der Ductus arteriosus **A11** zum Lig arteriosum **B11,** die Aa. umbilicales **A8** veröden zu den Ligg. umbilicalia medialia **B8.**

B4, 5 V. cava inferior, **B7** Aorta, **B9** V. cava superior, **B10** Truncus pulmonalis.

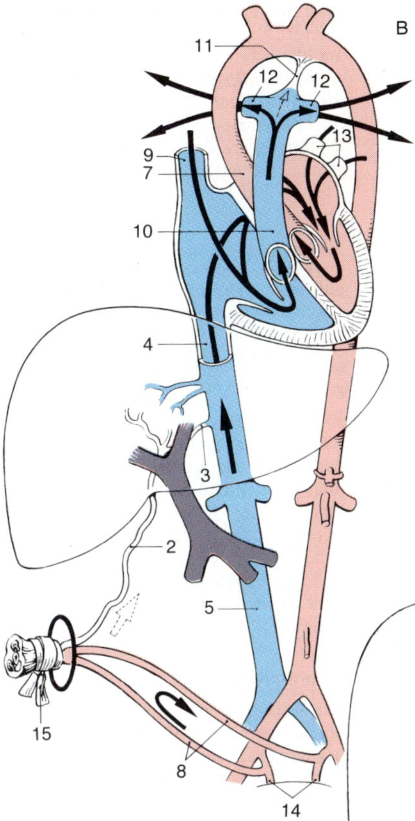

B Umstellung des fetalen Blutkreislaufs nach der Geburt

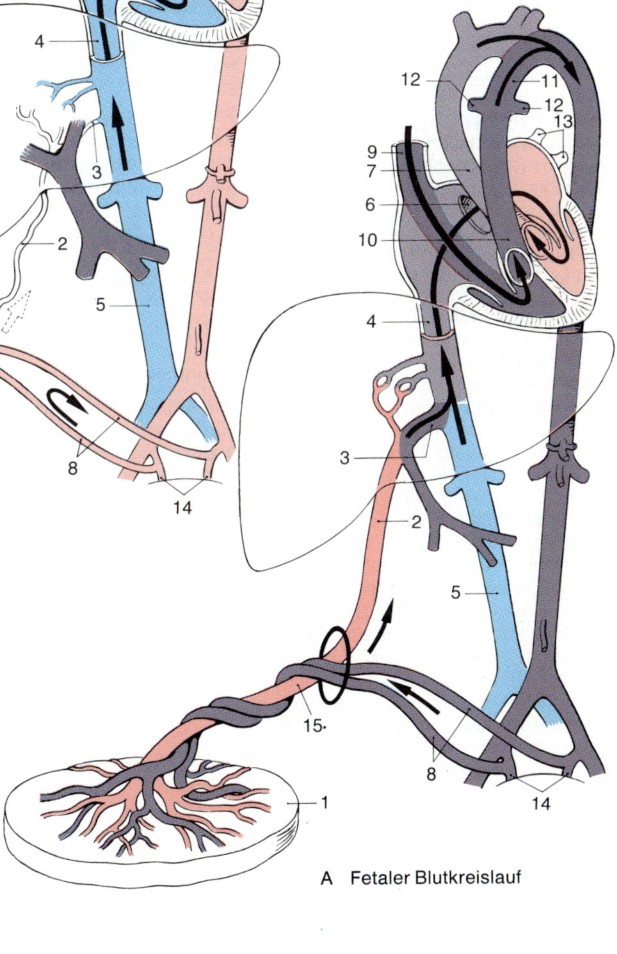

A Fetaler Blutkreislauf

Weibliche Brust und Brustdrüse (Milchdrüse)

Brust, *Mamma,* und **Brustdrüse,** *Glandula mammaria,* sind Bildungen der Haut. Die Brustdrüse steht bei der Frau aber in enger funktioneller Beziehung zu den Geschlechtsorganen, sie wird deshalb im Zusammenhang mit diesen besprochen.

Die *Brustdrüse* ist unter dem Einfluß der mütterlichen Hormone beim Neugeborenen (auch beim Knaben) noch etwa 3 Wochen lang relativ groß und kann einige Tropfen Sekret abgeben („Hexenmilch"). In der Kindheit wächst die Drüse nur langsam, mit Eintritt der Pubertät aber rascher – es entsteht zuerst eine *Knospenbrust,* zur typischen Brustform führt später vermehrte Fetteinlagerung. In der Schwangerschaft setzt ein starkes Wachstum der Drüse ein, die gegen Ende der Schwangerschaft beginnt, Milch hervorzubringen. Beim Abstillen kommt es zur Rückbildung der Drüsen und verstärkter Bindegewebsbildung.

Die **geschlechtsreifen Brüste** haben die Gestalt von verformten Halbkugeln (Schalen-, Halbkugel- oder Kegelbrust; häufig rasseneigentümlich). Sie liegen in Höhe der 3. bis 7. Rippe, beiderseits in der Mitte zwischen Brustbein und Achselhöhle, sind auf der Rumpfwand gegen die Fascia pectoralis *verschieblich,* s. **D** und annähernd *symmetrisch* in Lage und Bau. Häufig ragt ein Fortsatz, *Processus lateralis [axillaris]* über den Rand des Brustmuskels in die Achselhöhle, s. **C.** Die Rinne zwischen beiden Brüsten heißt *Busen, „Sinus mammarum".* Etwa unterhalb der Mitte der Brust erhebt sich die 10–12 mm hohe **Brustwarze,** *Papilla mammae (Mamille)* **A,** sie ist leicht nach außen und oben gerichtet, auf ihr münden die Milchgänge mit 12–20 porenförmigen Öffnungen. Bei flacher oder eingezogener Brustwarze *(Flachwarze, Hohlwarze)* kann der Saugakt beeinträchtigt sein. Die gerunzelte Haut der Brustwarze und ein umgebendes, rundes Feld, der **Warzenhof,** *Areola mammae,* sind meist etwas dunkler gefärbt als die weitere Umgebung – besonders bei Frauen, die geboren haben. Die Papillenspitze bleibt unpigmentiert. In der Peripherie des Warzenhofs liegen im Kreis 10–15 kleine knötchenförmige Drüsen, *Glandulae areolares* (Montgomery-Knötchen). Sie enthalten apokrine, ekkrine Drüsen und Talgdrüsen, die während der Laktation vermehrt sezernieren.

Varietäten. Es können mehr oder weniger stark entwickelte zusätzliche Brustdrüsen auftreten, *Mammae accessoriae, „Hypermastie"* (wenn nur zusätzliche Brustwarzen entwickelt sind – *„Hyperthelie"*). Akzessorische Drüsen nehmen an den Veränderungen während der Geschlechtsreife und Schwangerschaft teil. Über Vorkommen s. **E.**

Klinischer Hinweis: Störungen der Verschieblichkeit und erhebliche Störungen der Symmetrie der Brüste (auch in der Stellung der Brustwarzen) können ihre Ursache in Krankheiten der Brust (Krebs!) oder des Bewegungsapparates haben. Über die *Häufigkeit von Brustkrebs* in den Quadranten der Brust geben die Zahlen in **C** Auskunft (Angaben nach Bailey).

Männliche Brust

Die Anlage der männlichen Brust, *Mamma masculina,* und Brustdrüse entspricht der der Frau, sie bleibt unterentwickelt. Der Drüsenkörper ist etwa 1,5 cm breit und 0,5 cm dick. Durch Gaben weiblicher Geschlechtshormone könnte die Brustdrüse des Mannes entwickelt werden. In der *Pubertät* kann, meist nur vorübergehend, eine Entwicklung einsetzen, die zur stärkeren Ausbildung der Brust führt, *Gynäkomastie.* Überzählige Brustdrüsenanlagen kommen auch beim Mann vor.

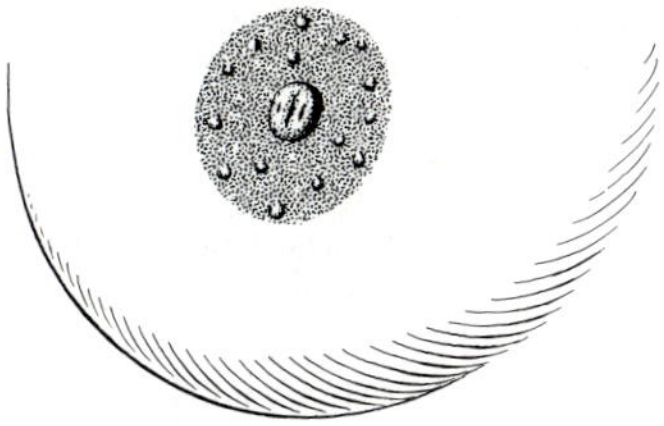

A Weibliche Brustwarze

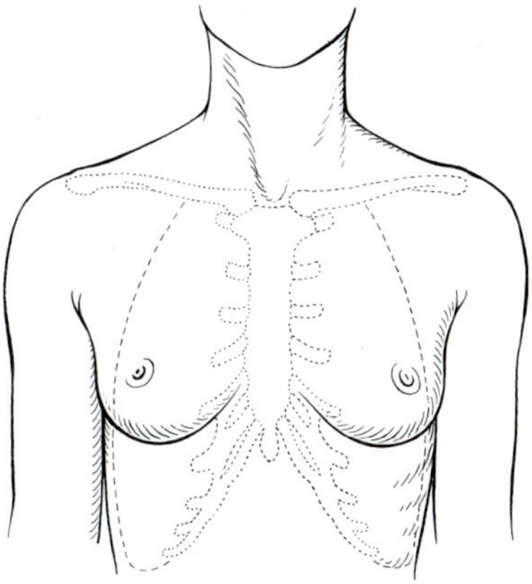

B Weibl. Brust, bezogen auf den Brustkorb

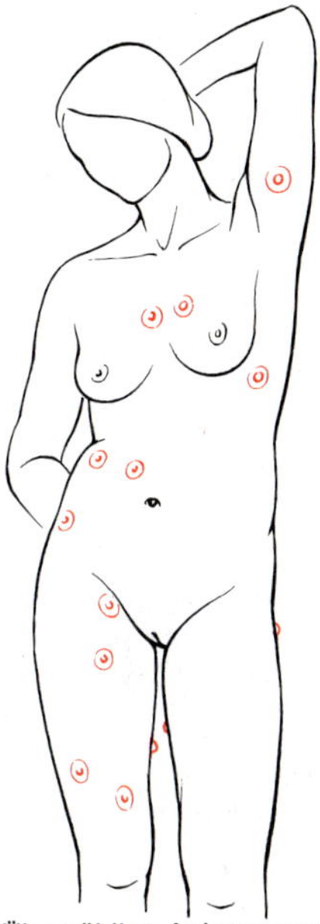

E Überzählige Anlagen von Brustdrüsen u. Brustwarzen

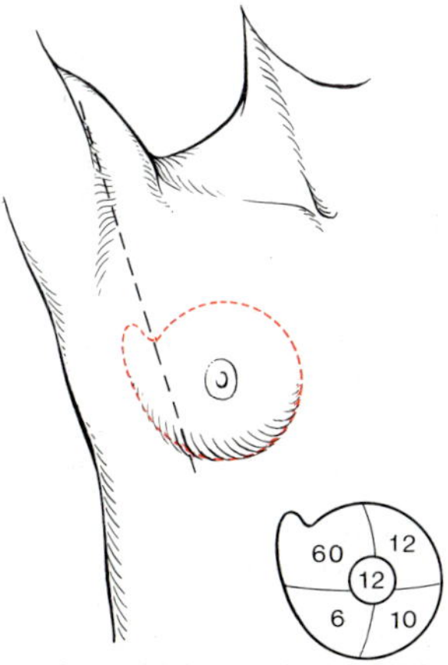

C Ausdehnung der weiblichen Brustdrüse in die Achselhöhle (Krebshäufigkeit nach Bailey)

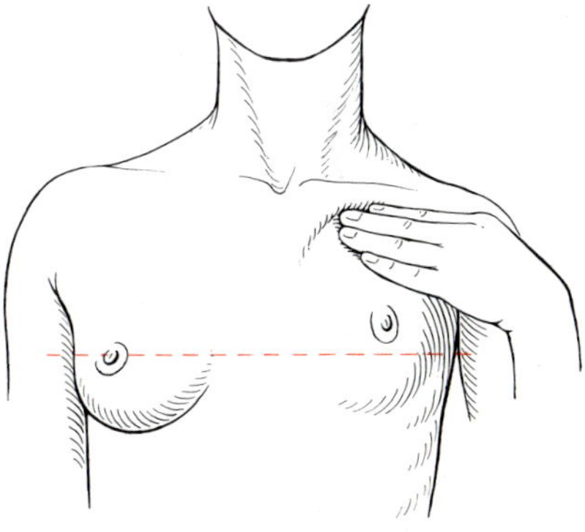

D Verschieblichkeit der weiblichen Brust

Feinbau und Funktion der weiblichen Brust und Brustdrüse

Drüsenkörper und Fettkörper. Die Größe des *Drüsenkörpers* **A1** variiert weniger als die der Gesamtbrust, die weitgehend vom *Fettkörper* **A2** der Brust bestimmt wird. Der Drüsenkörper sitzt auf der *Fascia pectoralis* **A3** und ist unten seitlich verdickt. Er wird aus 12–20 kegelförmigen *Lappen, Lobi glandulae mammariae,* zusammengesetzt. Bindegewebszüge, *Ligamenta suspensoria mamaria,* die von der Haut zur Faszie ziehen, unterkammern das Fettgewebe. Die *Straffheit* der Brust hängt von der Beschaffenheit des Bindegewebes und von der Füllung dieser Kammern ab. **A4** M. pectoralis major.

Nichtlaktierende geschlechtsreife Brustdrüse. Jeder Drüsenlappen hat einen Milchgang, *Ductus lactifer colligens* **AB5,** ein epitheliales verästeltes Röhrchen mit geringer Lichtung, die z. T. fehlt. Seine Zweige, *Ductus lactiferi* **AB1** sind durch Bindegewebe **B6** voneinander getrennt und an den Enden knospenförmig verdickt. Unterhalb der Brustwarze erweitert sich der Milchgang zu dem 1–2 mm weiten spindelförmigen Milchsäckchen, *Sinus lactifer* **A7,** das in Höhe der Brustwarzenbasis in den Ausführungsgang übergeht. Während des *Zyklus* erleidet die Brust nach der Ovulation durch Sprossung der Milchgänge eine Vergrößerung um 15–45 ml, die prämenstruell ihren Höhepunkt erreicht, bis zum 7. Tag des folgenden Zyklus aber wieder zurückgeht.

Laktierende Brustdrüse. In der Schwangerschaft sprossen die Milchgänge aus, das Bindegewebe wird zurückgedrängt, die Brust schwillt weich an. Im 5. Monat werden die endständigen Knospen zu Bläschen, *Alveolen,* umgeformt. Die Drüse wird stark vaskularisiert. Im 9. Monat beginnt die Bildung von gelblicher Vormilch, *Colostrum,* die Fetttröpfchen und Zelltrümmer enthält. Etwa 3 Tage nach der Geburt „schießt“ die Milch „ein“. Die von einer Eiweißmembran umgebenen, apokrin sezernierten Fettkügelchen der Milch messen 2–5 μm. Sie dehnen die Alveolen **B8** bis auf 1,2 mm Durchmesser. Die Milchsäckchen werden auf 5 bis 8 mm erweitert. Die Wand der Alveolen und der Milchgänge wird von glatten Muskelzellen, *Myoepithelien,* umfaßt, die zur Entleerung beitragen.

Die *Milchmenge* beträgt täglich etwa 500 g. Die Milch enthält etwa 4,5% Fett, 7–8% Kohlenhydrate, 0,9% Proteine, 0,2% Mineralstoffe, Immunglobulin A (IgA) und weitere spezifische Stoffe.

Rückbildung. Beim **Abstillen** kommt es zu Milchstauung, Dehnung, zum Zerreißen von Alveolen, die Milchproduktion versiegt. Es treten Phagozyten auf, die bei der Beseitigung der Milchreste tätig werden, das Drüsengewebe wird z. T. rückgebildet.

Brustwarze. Unter der Brustwarze, *Papilla mammaria,* und dem Warzenhof, *Areola mammae,* liegt ein System von ringförmigen und radiären glatten Muskelbündeln **A9,** die über elastische Sehnen in der Haut, an Milchgängen und Venen verankert sind. Die Muskelbündel bewirken die Erektion der Brustwarze, indem sie den Warzenhof zusammenziehen und Venen und Milchgänge erweitern. Beim *Stillen* entleert der Säugling durch alternierenden Druck von Lippen und Kiefer die Milchsäckchen, die anschließend wieder vollaufen.

Galaktogramm. Diagnostisch wichtige Röntgendarstellung der Brustdrüsengänge nach Injektion eines Kontrastmittels **C.**

Hormonwirkung. *Östrogene* führen zum Wachstum des Gangsystems und bereiten die *Progesteronwirkung* vor. Diese führt zur Ausbildung der Milchalveolen. Östrogene und Progesteron, auch von der *Placenta* gebildet, unterdrücken zugleich die Milchbildung. Nach Abfall dieser Hormone am Ende der Gravidität führt das *Prolactin* zur Milchbildung. Die Milchabgabe wird durch *Oxytocin* gesteuert, das die Myoepithelien der Drüse zur Kontraktion bringt. Die Ausschüttung von Prolactin und Oxytocin wird durch taktile Reizung der Brustwarze unterhalten *(neurohormonaler Reflex).* Gefäße s. S. 53f, 77, 81.

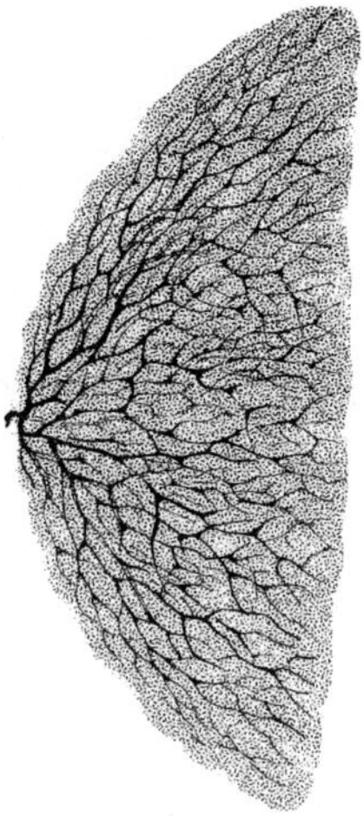

C Röntgenbild der Brustdrüsengänge

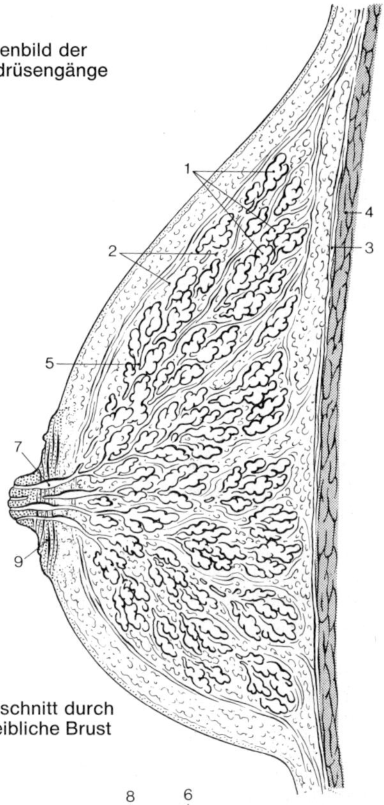

A Längsschnitt durch die weibliche Brust

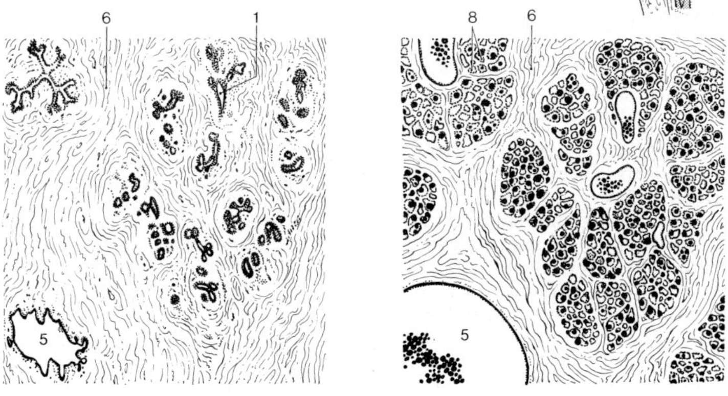

B Mikroskopisches Bild der Brustdrüse, links ruhend, rechts laktierend

Haut

Die **äußere Haut, Hautdecke,** *Integumentum commune,* beim Erwachsenen etwa 1,6 m^2, bildet die äußere Körperoberfläche. Sie ist aus *Haut* und *Unterhaut* zusammengesetzt und macht etwa 16% des Körpergewichtes aus. Spezifische Bildungen der Haut sind die *„Hautanhangsgebilde“ – Hautdrüsen, Haare* und *Nägel.* An den Körperöffnungen setzt sie sich in die Schleimhäute fort. Die äußere Haut ist ein Organ mit vielfältigen Aufgaben.

– Sie *schützt* den Körper vor *mechanischen, chemischen, thermischen Schäden* und vor vielen Krankheitserregern durch ihr Epithel und durch Drüsensekrete.

– Sie ist durch ihren Anteil an immunologischen Zellen bei *Abwehrvorgängen* beteiligt.

– Sie dient der *Temperaturregulierung* mit Hilfe veränderlicher Durchblutung und Flüssigkeitsabgabe durch Drüsen.

– Sie hat Anteil am *Wasserhaushalt,* indem sie einerseits den Körper vor Austrocknung schützt, andererseits über Drüsensekrete Flüssigkeit und Salze abgibt.

– Sie besitzt nervöse Strukturen, die sie zu einem *Druck-, Temperatur-* und *Schmerzsinnesorgan* machen.

– Sie wirkt durch Erröten, Erblassen, „Haarsträuben“ und anderes als *Kommunikationsorgan* (Organ für Mitteilungen des vegetativen Nervensystems).

Die Haut besitzt ferner einen elektrischen Widerstand, der bei seelischer Belastung (wobei die Sekretion der Hautdrüsen mitspielt) eine Änderung erfährt – Grundlage für den sog. *„Lügendetektor“.* Da die äußere Haut der Beobachtung mehr als jedes andere Organ zugänglich ist und zur Symptomatik zahlreicher Allgemeinerkrankungen beiträgt (z. B. bläuliche Verfärbung Zyanose, bei Herzkrankheiten, umschriebene Rötungen bei Infektionskrankheiten u. a.), beansprucht sie besonderes ärztliches Interesse.

Die Haut kann sich, besonders beim Tragen von Kunststoffwäsche und bei trockener Luft, elektrostatisch aufladen, wobei Spannungen von mehreren 1000 Volt entstehen.

Die Haut ist elastisch dehnbar, durch Hornbildung ihres Epithels charakterisiert, aber an verschiedenen Körperpartien unterschiedlich beschaffen. Über Gelenken bildet sie *Reservefalten,* an mechanisch stark beanspruchten Stellen (Handteller, Fußsohlen, Rücken) ist sie dicker als an mechanisch weniger beanspruchten (Augenlid).

Hautoberfläche. *Felderhaut:* Der größte Teil der Haut zeigt eine polygonale Felderung, auf der Höhe der Felder münden Schweißdrüsen, in den Furchen stehen die Haare mit ihren Talgdrüsen. Duftdrüsen kommen stellenweise vor. *Leistenhaut:* An Handteller und Fußsohle besitzt die Hautoberfläche parallele Leisten, getrennt durch Furchen. In den Leisten münden Schweißdrüsen; Haare, Talg- und Duftdrüsen fehlen, s. S. 344.

Die **Hautfarbe** wird u. a. hauptsächlich von vier Komponenten bestimmt, **A** von einem braunschwarzen Farbstoff, dem *Melanin* der Melanozyten, **B** von Karotin aus der Nahrung, **C** von *oxygeniertem* (sauerstoffreichem) *Blut,* **D** von *desoxygeniertem* (sauerstoffarmem) Blut der Hautgefäße.

Diese Komponenten zeigen unterschiedliche, aber örtlich charakteristische Anhäufungen, die in einzelnen Fällen durch äußere Einflüsse (Sonnenbestrahlung, Nahrung), in der Regel aber genetisch bedingt, also z. B. auch geschlechts- oder rasseneigentümlich sind. Die *Melaninpigmentation* tritt verstärkt in der Haut der Achselhöhle, der äußeren Geschlechtsorgane, der Innenseite der Oberschenkel sowie in der perianalen Haut auf. *Karotin* erzeugt einen gelblichen Farbton hauptsächlich in Gesicht, Handteller und Fußsohle. Die *rote Farbe* des arteriellen Bluts bestimmt die Hautfarbe von Gesicht, Handteller, Fußsohle, oberer Rumpfhälfte und Gesäßbacken. Die *bläuliche Farbe* des venösen Blutes überwiegt in der unteren Rumpfhälfte und auf Hand- und Fußrücken.

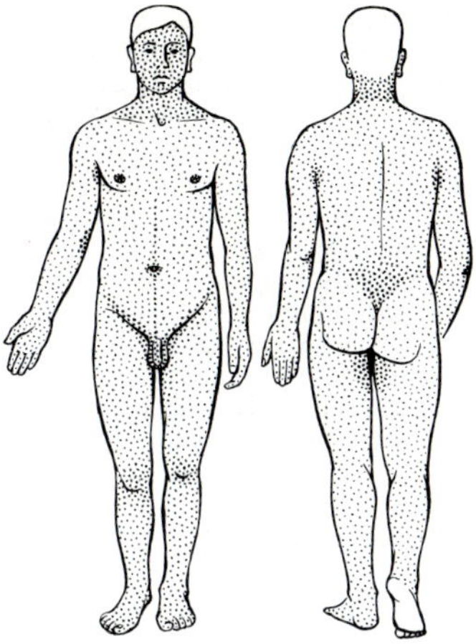

A Melanin

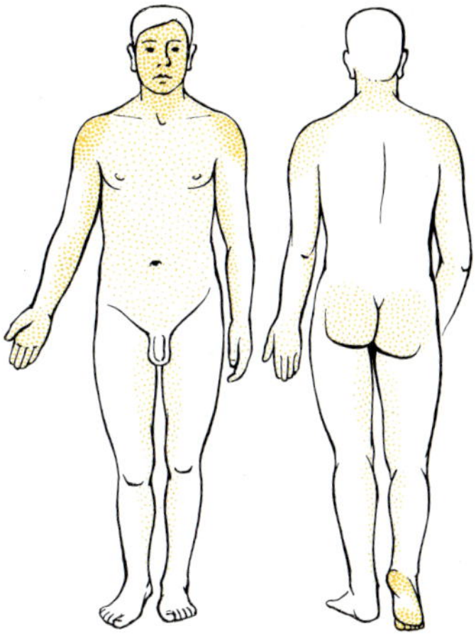

B Karotin

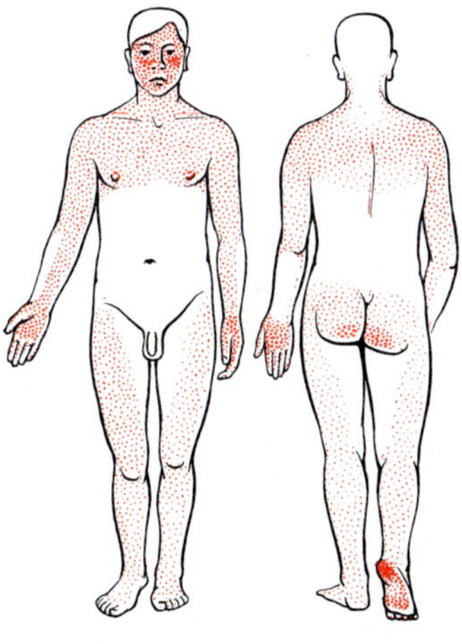

C Arterielles Blut

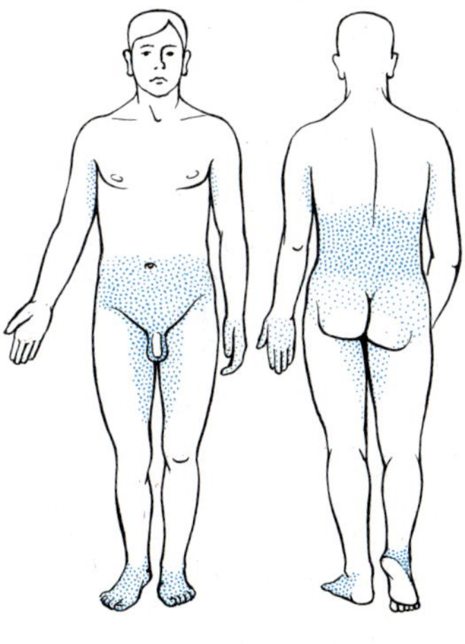

D Venöses Blut

Verteilung der Farbkomponenten der Haut beim Lebenden (nach Edwards und Duntley)

Hautschichten

Die **Haut,** *Cutis,* besteht aus **Oberhaut,** *Epidermis* **AC1,** einem mehrschichtigen verhornenden Plattenepithel, und aus **Lederhaut,** *Dermis (Corium)* **ACF2,** einer Bindegewebsschicht. In der Dermis unterscheidet man die Papillarschicht, *Stratum papillare,* die zapfenförmig mit der Epidermis verzahnt ist, und die Geflechtschicht, *Stratum reticulare,* die hauptsächlich der Reißfestigkeit dient.

Die **Unterhaut,** *Tela subcutanea (Subcutis)* **A3,** stellt die Verbindung mit den unter der Haut gelegenen Strukturen (Faszien, Knochenhaut) her, enthält häufig Fett, führt die größeren Gefäße und Nerven der Haut (s. S. 344).

Oberhaut

Die **Oberhaut,** *Epidermis,* ist 0,04–0,2 mm dick, in Hohlhand und Fußsohle (Leistenhaut!) mißt sie 0,75–1,2 mm, in Schwielen 2 mm und mehr. Das Feinrelief der Oberhaut erlaubt die Unterscheidung von *Leistenhaut* (Handteller, Fußsohle) und *Felderhaut* (übrige Haut).

Leistenhaut: A4 merokrine Schweißdrüse, **A5** nervöses Lamellenkörperchen.

Felderhaut: B6 Haar, **B7** Talgdrüse, **B8** Haarmuskel, **B9** apokrine Duftdrüse.

Die basal aus Mitosen mit tageszeitlichen Schwankungen entstehenden Zellen erleiden, zur Oberfläche aufsteigend, eine schrittweise Umwandlung, die zur Verhornung, dabei zur Schichtenbildung des Epithels führt. Die Wanderung der hornbildenden Zellen, der *Keratozyten,* zur Oberfläche dauert etwa 30 Tage. Man unterscheidet *Regenerationsschicht, Hornbildungsschicht* und *Hornschicht.*

Die Epidermisschichtung ist in der Leistenhaut ausgeprägt, in der Felderhaut häufig aber nur angedeutet.

Die *Regenerationsschicht, Stratum germinativum,* besteht aus basalen, hochprismatischen Zellen (*Stratum basale* **F10**) und aus mehreren, darauf folgenden Lagen größerer runder oder polygonaler Zellen, die durch stachelförmige Desmosomen zusammenhängen (*„Stachelzellschicht", Stratum spinosum* **F13**). Zwischen den „Stacheln" werden Interzellularspalten sichtbar. Im Bereich der unteren Zellschichten liegen *Melanozyten* **F11** und *Langerhans-Zellen* **F12** sowie *Merkelsche Tastscheiben* (s. Bd. 3). *Melanozyten* produzieren Pigmente, *Melanin,* das sie an die basalen Epithelien abgeben. Auf 4–12 Basalzellen kommt ein Melanozyt. Melanin schützt das Stratum basale (Mitosen!) vor den schädlichen UV-Strahlen. Die stark verzweigten *Langerhans-Zellen* **F12** des Immunsystems können Antigene binden. Im *Stratum spinosum* **F13** sind die intrazellulären Tonofibrillen in den *Desmosomen* verankert **E.**

Die *Hornbildungsschicht* umfaßt *Stratum granulosum* **F14** und *Stratum lucidum* **F15.** Die Epithelzellen des schmalen Stratum granulosum enthalten zahlreiche *lamellierte Granula* und basophile *Keratohyalinkörner,* die Zellen im gleichfalls schmalen Stratum lucidum sind von einer azidophilen Substanz, dem *Eleidin,* durchtränkt. Die Lipide der *lamellierten Granula,* in den Interzellularraum ausgeschieden, bilden eine Barrière zum Schutz vor Flüssigkeitsverlust, in der sich zugleich von der Hautoberfläche her Lipide (Salben!) ausbreiten können. Keratohyalinkörner und Eleidin sind Stadien der Hornbildung.

In der *Hornschicht, Stratum corneum* **F16** verbacken die Epithelzellen und die Hornsubstanzen zu Platten, die schließlich als Hornschuppen abgestoßen werden. Sie sind widerstandsfähig gegen Säuren, quellen aber in Alkalien (Seifenlauge). Die Hornbildung wird durch Vitamin A gesteuert, bei Vitamin-A-Mangel kommt es zu überschießender Hornbildung (Hyperkeratose).

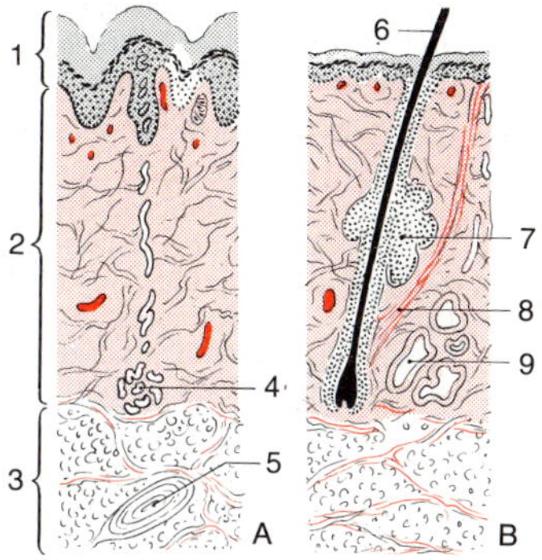

A Schnitt durch die Leistenhaut
B Schnitt durch die Felderhaut

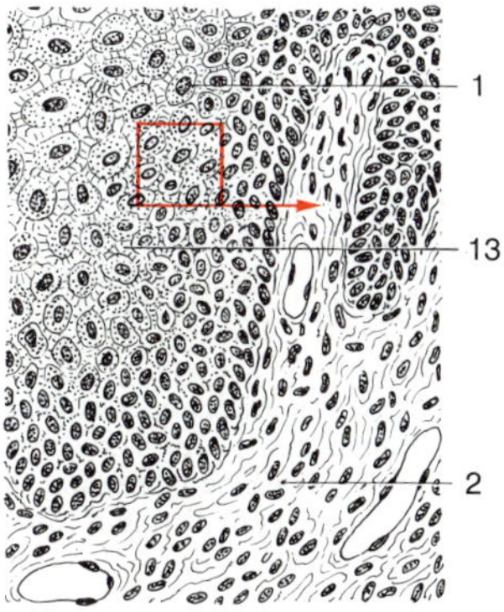

C Stachelzellschicht d. Epidermis

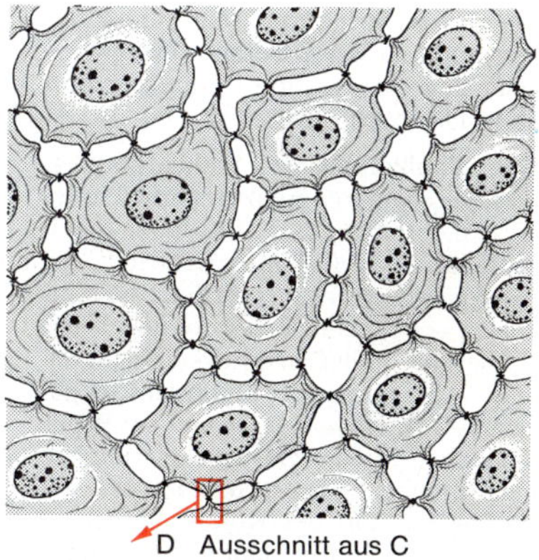

D Ausschnitt aus C

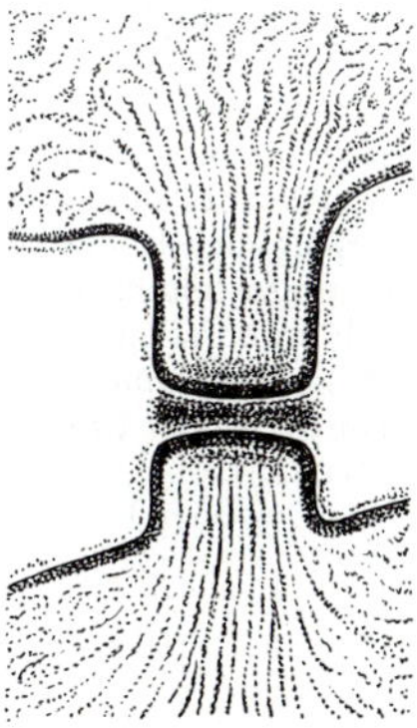

E Ausschnitt aus D
elektronenmikroskop.: Desmosom

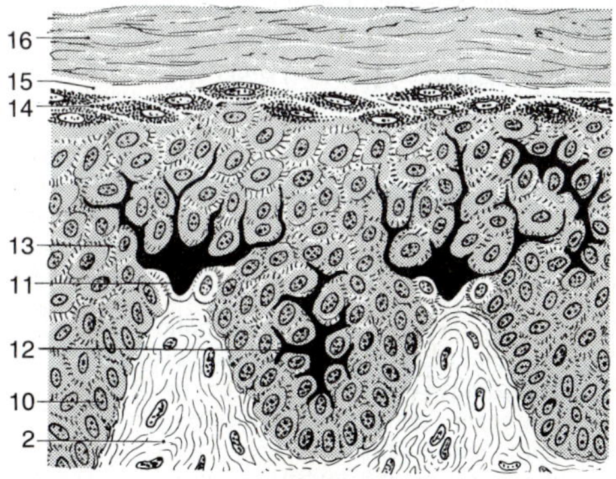

F Pigmentzellen (Melanozyten) und
Langerhans-Zellen der Epidermis

Lederhaut

Die **Lederhaut,** *Dermis (Corium),* ist ein dichtes Geflecht aus Kollagenfasern, durchsetzt von elastischen Netzen. Es verleiht der Haut Reißfestigkeit und reversible Verformbarkeit; aus der Dermis tierischer Häute wird durch Gerben Leder gewonnen (»Lederhaut«). Die Dehnbarkeit der Haut geht hauptsächlich auf Winkelverstellungen in den Maschen des Kollagenfasergeflechts zurück. Elastische Netze sorgen für die Rückordnung der Faserschichten bei Deformation. In der Dermis liegen ferner Haarwurzeln, Drüsen, Blutgefäße, Bindegewebszellen und freie Zellen des Immunsystems sowie nervöse Strukturen. Man unterscheidet aufgrund der Faseranordnung zwei Schichten der Dermis, *Papillarschicht* und *Geflechtschicht.*

Die **Papillarschicht** (Papillarkörper), *Stratum papillare,* grenzt unmittelbar an die Epidermis und ist mit dieser durch zapfenartige Kollagenfaserschleifen, die *Bindegewebspapillen,* verzahnt; diese ragen in entsprechende Vertiefungen der Epidermis hinein und wirken dadurch einer Abscherung der Epidermis entgegen, vgl. **B.** Höhe und Anzahl der Papillen stehen in Übereinstimmung mit der mechanischen Beanspruchung des betreffenden Teils der Körperoberfläche, sie sind z. B. in der Haut des Augenlids gering, über Knie und Ellenbogen stark entwickelt.

In der *Felderhaut* (vgl. S. 340) sind Papillen oft nur schwach entwickelt. In der behaarten Felderhaut bilden Papillen im Zusammenhang mit Haarbälgen und Schweißdrüsenausführungsgängen in der Hautoberfläche gruppenartige Figuren (kokardenförmige Epithelleisten, rosettenförmige Epithelwälle).

Die *Leistenhaut* (vgl. S. 340) enthält hohe Papillen. Im Querschnitt durch eine Leiste sieht man jeweils zwei Bindegewebspapillen gegen das Epithel vordringen, die Epitheleinsenkung zwischen ihnen nimmt den Ausführungsgang einer Schweißdrüse auf. Die Leistenhaut besitzt weder Haare noch Talg- oder Duftdrüsen. Die Schweißdrüsen münden in der Höhe der Leisten.

Die **Geflechtschicht,** *Stratum reticulare,* setzt die Papillarschicht zur Unterhaut hin fort. Die Geflechtschicht enthält durchflochtene starke Kollagenfaserbündel; auf ihnen beruht die Reißfestigkeit der Haut. Das Kollagenfasergeflecht ist örtlich unterschiedlich ausgerichtet; der Nadelstich in die Haut hinterläßt einen Spalt, kein kreisrundes Loch. Die Richtung dieser Spaltlinien geht mit Spannungsunterschieden in der Haut einher. Systematische Untersuchungen haben ein *Spaltliniensystem* sichtbar gemacht, vgl. **A,** das gleichzeitig Spannungsunterschiede in der Haut anzeigt.

Klinischer Hinweis: Schneidet man senkrecht zum Verlauf der Spaltlinien, so klafft die Haut. Der Chirurg legt die Hautschnitte möglichst in Richtung der Spaltlinien, damit wird die Heilung beschleunigt und das kosmetische Resultat verbessert.

Bei erheblicher Überdehnung der Haut, z. B. der Bauchhaut in der Schwangerschaft, entstehen Einrisse im Gefüge der Lederhaut, die als helle Streifen, *Striae distensae,* sichtbar werden.

Hautleisten. Die Leisten der *Leistenhaut* werden durch die reihenförmige Anordnung der Papillen des Stratum papillare bedingt. Diese ist genetisch festgelegt, also für das betreffende Individuum charakteristisch. Hierauf beruht die Anwendung des *Fingerabdrucks* (Daktylogramm) im Erkennungsdienst. Vier Typen von Leistenmustern, die selbst variabel sind, werden an der Fingerbeere hervorgehoben, *Bogen* **CI,** *Schleife* **CII,** *Wirbel* **CIII** und *Doppelschleife* **CIV.**

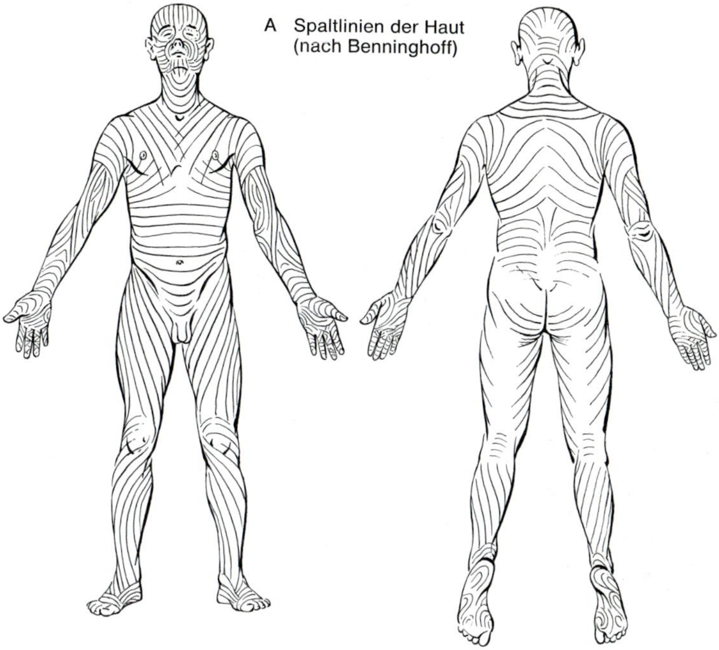

A Spaltlinien der Haut (nach Benninghoff)

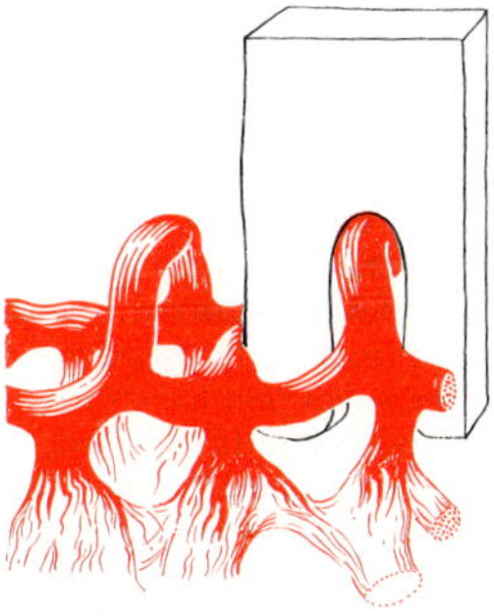

B Verzahnung der Epidermis mit den Lederhautpapillen (nach W. Schmidt)

C Papillarleisten der Fingerkuppe (nach Wendt)

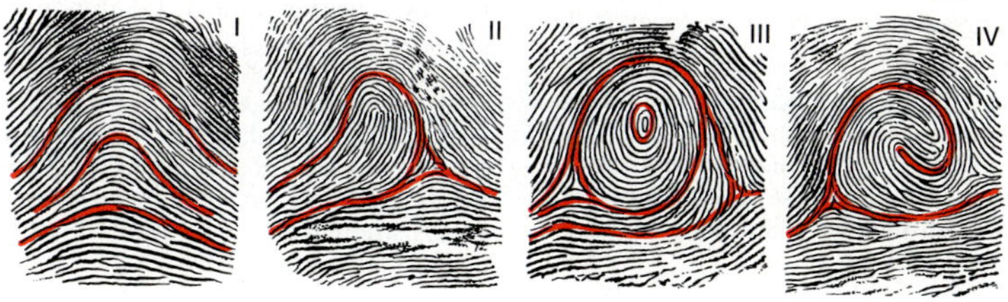

Unterhaut

Die **Unterhaut,** *Tela subcutanea* (Subcutis), fest mit der Unterhaut verwachsen, stellt die Verbindung zwischen Haut und oberflächlicher Körperfaszie her und ermöglicht die Verschieblichkeit der Haut.

Die Subcutis ist Fettspeicher und Isolator. Das Fettgewebe kommt – durch straffe Bindegewebsfaserzüge steppkissenartig in Druckkammern unterteilt – als »Baufett« vor (z. B. auf der Fußsohle). Häufiger tritt Fettgewebe als »Depotfett« auf (z. B. als Fettpolster, Panniculus adiposus, unter der Haut des Rumpfes). Die Fettverteilung ist genetisch bestimmt und u. a. hormonell gesteuert (Geschlechtsunterschiede in der lokalen Ausbildung des Panniculus adiposus!). Die Subcutis kann die Haut durch straffe Bindegewebszügel, *Retinacula cutis,* mit der Unterlage verbinden. Stellenweise ist die Subcutis locker und fettfrei (Augenlid, Ohrmuschel, Lippe, Penis, Scrotum u. a.). Im Gesicht und auf der Kopfschwarte ist die Haut fest mit Muskulatur und Sehne verbunden (Grundlage der Mimik).

Blutgefäße der Haut und Unterhaut

Die **Arterien A1** bilden zwischen Cutis und Subcutis ein Geflecht, aus dem Äste zu den Haarwurzeln und Schweißdrüsen **A2** ab- und in den Papillarkörper aufsteigen. Die aufsteigenden Äste bilden einen *subpapillären Plexus,* aus dem *Kapillarschlingen* **A3** in die Papillen ziehen. Die Schlingendichte schwankt um 20 bis 60/mm^2. Da der Gewebsdruck geringer als der Blutdruck in den Kapillaren ist, werden diese offengehalten.

Klinischer Hinweis: Bei äußerem Druck von 60–80 mm Hg und mehr, der z. B. bei Bettlägerigen zwischen Haut und Bettunterlage entsteht, werden die Hautkapillaren gedrosselt. Bei längerdauernder Drosselung erleidet die Haut Ernährungsstörungen, die zu Geschwüren, Dekubitus, führen.

Die **Venen A4** bilden Netze unter den Papillen, im Corium und zwischen Cutis und Subcutis *(kutaner Venenplexus* **A5**) Durch **arteriovenöse Anastomosen** kann die Strömungsgeschwindigkeit beeinflußt werden, an Akren (Fingerspitzen) kommen kleine arteriovenöse Organe (s. S. 42) vor. Auch die **Lymphgefäße** bilden drei Plexus.

Die Blutgefäße dienen der **Hauternährung** und der **Temperaturregulierung.** Die hauptsächlich in Muskeln und Leber erzeugte Wärme strömt mit dem Blut in die Peripherie, es entsteht ein Temperaturgefälle, das u. a. durch die Arteriolen und arteriovenösen Anastomosen der Haut reguliert wird. Bei starker Durchblutung wird mehr Wärme abgegeben, die Temperatur der *„Körperschale"* steigt, bei geringer Durchblutung sinken Wärmeabgabe und Temperatur der *„Körperschale"*. Ein *„Körperkern"*, Rumpf und Kopf, bleibt temperaturkonstant.

Drüsen der Haut

Hautdrüsen **C** sind, wie Haare und Nägel, Anhangsgebilde der Haut, sie liegen im Corium (vgl. Drüsen, S. 150). Die **merokrinen (ekkrinen) Schweißdrüsen D** *(Knäueldrüsen),* etwa 2 Millionen, kommen nahezu überall vor, vermehrt an Stirn, Handteller und Fußsohle. Es sind am Ende aufgeknäuelte Röhrchen. Ihr saures Sekret (pH 4,5) hemmt das Bakterienwachstum *(Säureschutzmantel),* dient (durch Verdunstung) der Wärmeregulation sowie der Ausscheidung von Stoffen (Kochsalzgehalt etwa 0,4% bis zu 0,03% absinkend). Die **apokrinen Schweißdrüsen E** *(Duftdrüsen)* treten an umschriebenen behaarten Stellen (Achselhöhle, Mons pubis, Scrotum, Labia majora, perianal) und an der Brustdrüse auf. Sie sind verzweigt und haben weite sezernierende Endstücke. Ihr alkalisches Sekret enthält Duftstoffe. Da hier der Säureschutzmantel fehlt, kann es zur Infektion *(Schweißdrüsenabszeß)* kommen. Die Sekretion setzt mit der Pubertät ein. Die **holokrinen Talgdrüsen F** *(Haarbalgdrüsen)* gehen zumeist aus Haaranlagen hervor und münden in den Haartrichter des Haarbalgs. Sie sind beerenförmig und haben mehrschichtiges Epithel. Ihr Talg, *Sebum,* von dem täglich 1–2 g produziert werden, fettet Haut und Haare und ist wegen seines Gehalts an Fettsäuren keimtötend.

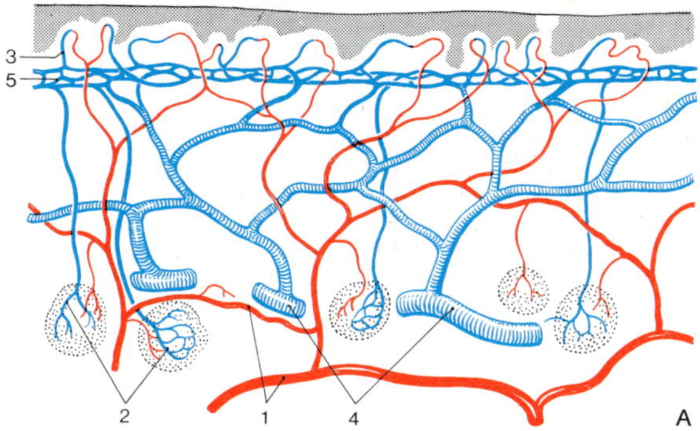

Blutgefäße der Haut (nach Horstmann)

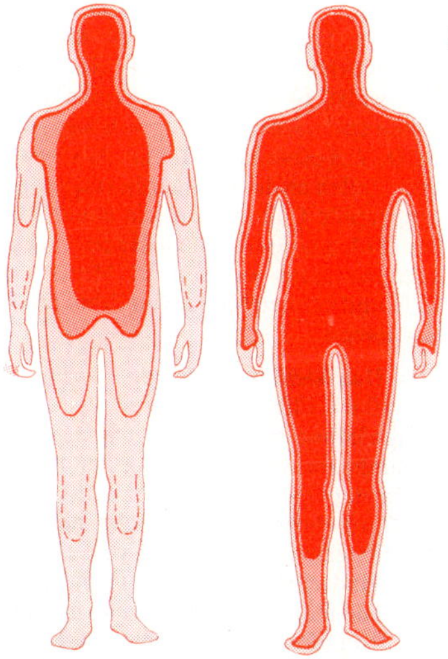

B Isothermen in d. Körperschale (nach Aschoff und Wever) links bei niedriger, rechts bei hoher Außentemperatur

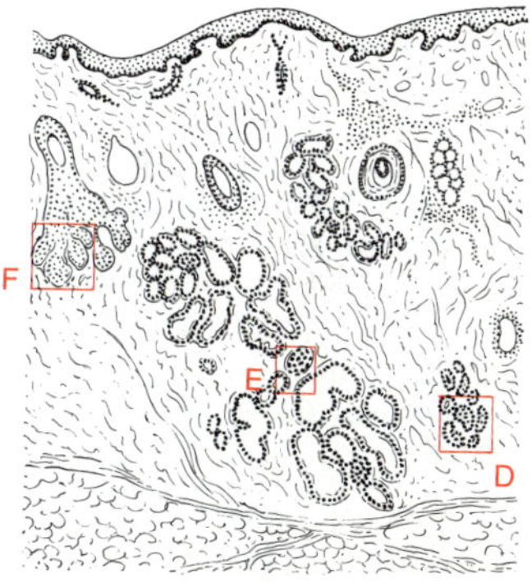

C Drüsen der Achselhöhlenhaut

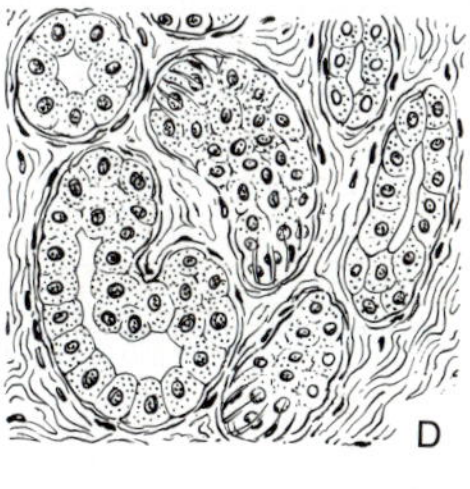

D

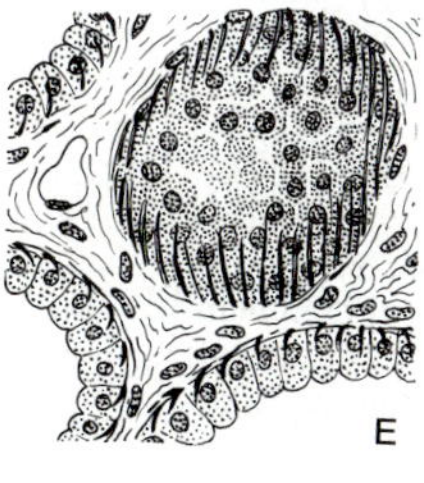

E

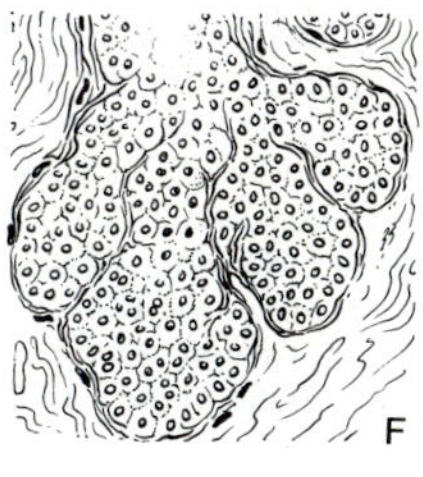

F

Haare

Haare, *Pili,* dienen der *Tastempfindung* und dem *Wärmeschutz,* sie fehlen nur an wenigen Stellen (Handteller, Fußsohle, z. T. äußeres Genitale). *Lanugohaare* (Flaum, Wollhaar) treten beim Feten auf, sind kurz, dünn, hell und wurzeln in der Lederhaut. Sie werden postnatal beim Kind von einem Zwischenhaarkleid abgelöst, das großenteils durch Terminalhaare, verstärkt in der Pubertät, ersetzt wird. *Terminalhaare* sind länger, dicker, pigmentiert, stehen in Gruppen und wurzeln in der oberen Subcutis. Zu ihnen gehören hauptsächlich die Kopf-, Achsel-, Scham- und Barthaare.

Das **Terminalhaar** steckt schräg (Haarstrich, Wirbel!) zur Oberfläche in der zylindrischen *Wurzelscheide.* In diese mündet eine *Talgdrüse* **A1.** Oberhalb davon liegt der *Haartrichter,* unterhalb entspringt ein glatter Muskel, der unter die Epidermis zieht, *M. arrector pili* **A2.** Er kann das Haar aufrichten (Haarsträuben, Gänsehaut) und die Talgdrüse komprimieren.

Feinbau. Man unterscheidet die **Haarwurzel A3,** die mit der Haarzwiebel, *Bulbus* **A4,** auf der bindegewebigen *Haarpapille* **A5** sitzt, und den **Haarschaft A6,** der die Hautoberfläche überragt. Bulbus, Papille und umgebendes Bindegewebe nennt man *Haarfollikel.*

Die Haarbildung ist eine modifizierte Hornbildung, die von einer umschriebenen tiefen Einsenkung der Epidermis **A7** ausgeht; das *Haar* ist die Hornspitze, die *epitheliale Wurzelscheide* **A8** der epidermale Trichter der Einsenkung, die *bindegewebige Wurzelscheide* **A9** *(Haarbalg)* ihr „Papillarkörper“. Das Haar wächst aus den Zellen der Haarzwiebel, ernährt von der Haarpapille. Die Zerstörung dieser Matrix führt zum endgültigen Untergang dieser Bildungsstätte. Eine *Scheidenkutikula* hilft, das Haar zu verankern, sie ist mit einer *Haarkutikula* verzahnt. Der Haarschaft besteht hauptsächlich aus der *Rinde,* langgestreckten verhornten Zellen, in die Tonofilamente verbaken sind. Bei dicken Haaren tritt ein weniger verhorntes *Mark* auf.

Die **Haarfarbe** wird weitgehend durch *Melanin* hervorgerufen, das von Melanozyten der Matrix gebildet und an die Zellen der Haarzwiebel abgegeben wird (vgl. S. 340). Beim *Ergrauen* erlischt die Produktion der Melanozyten oder diese gehen zugrunde. Auch die zentrale Einlagerung von Luftbläschen führt zu weißem Haar. Beim *Albino* dagegen erzeugen die Melanozyten infolge eines Enzymmangels kein Pigment.

Haarwechsel. Das Haar wächst zyklisch, auf Wachstum folgen Involution und Ruhe, danach fällt das Haar aus. Etwa 80% der Haarfollikel sind im Wachstum, 15% in Ruhe, täglich gehen 50–100 Haare verloren. Dabei ziehen sich die Melanozyten vorübergehend zurück, die Haarzwiebel **BC10** wird von der Papille abgehoben und nach außen abgeschoben, vgl. **BCD,** *(„Kolbenhaar“* **D11**). Aus restlichen Zellen an der strangartig ausgezogenen Papille **C12** entsteht ein neuer Bulbus **D13,** aus dem ein neues Haar wächst. Terminalhaare wachsen im Monat ca. 1 cm und können Monate bis Jahre erhaltenbleiben.

Das **Haarkleid E** wird von *Hormonen* beeinflußt. Für den *Mann* sind typisch die rautenförmig zum Nabel aufsteigenden Schamhaare, die Behaarung der Innenfläche der Oberschenkel, der Brust sowie die Bartbehaarung. Zahlreiche individuelle Unterschiede kommen vor. Für die *Frau* sind eine dreieckige Schambehaarung und mangelnde Terminalbehaarung des Rumpfes typisch. Bei endokrinen Störungen (vgl. Nebennierenrinde) kann es bei der Frau zur Ausbildung eines männlichen Haarkleides kommen *(Hypertrichosis).*

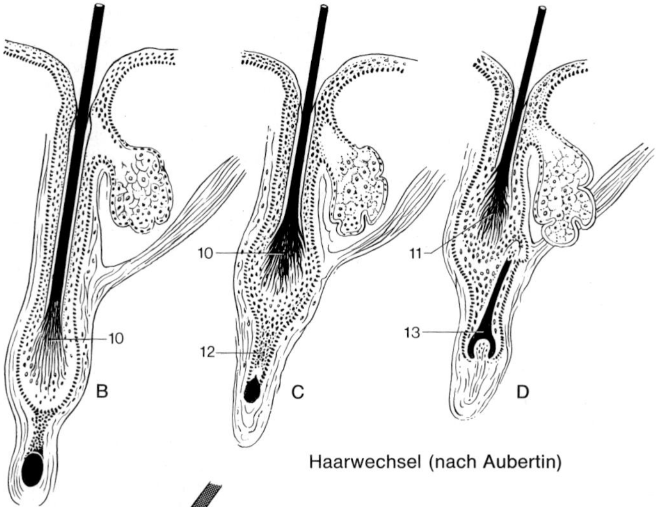

Haarwechsel (nach Aubertin)

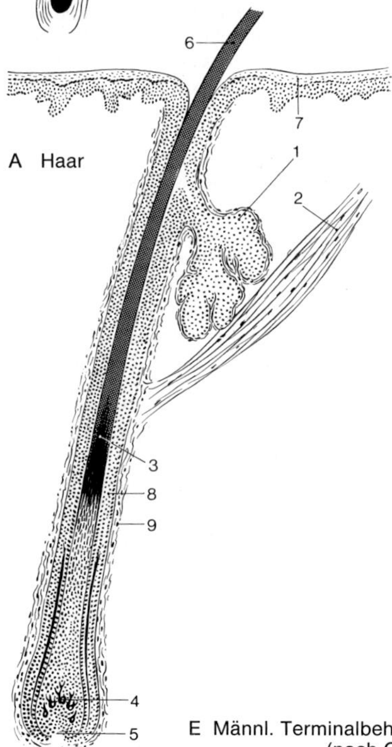

A Haar

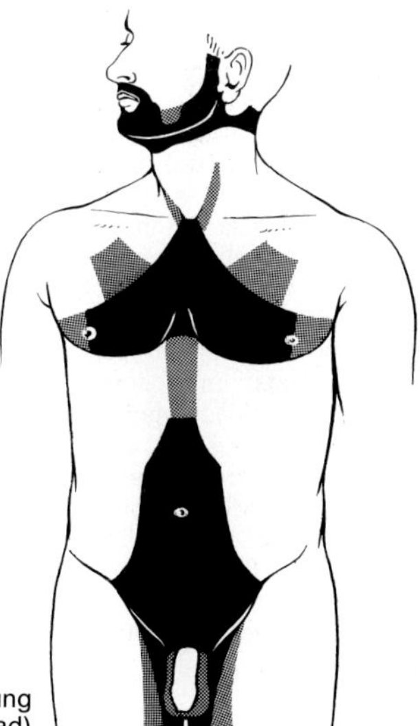

E Männl. Terminalbehaarung (nach Conrad)

Nägel

Die **Nägel,** *Ungues,* schützen die Finger- und Zehenendglieder und dienen gleichzeitig der *Tastempfindung,* indem sie für den Druck, der auf die Tastballen ausgeübt wird, ein Widerlager bilden; bei Verlust eines Nagels ist die Tastempfindung im betroffenen Endglied eingeschränkt.

Der **Nagel,** eine ca. 0,5 mm dicke Hornplatte der Epidermis, ist im *Nagelbett* und im Hyponychium verankert. Der Nagel wird aus polygonalen, dachziegelartig verpackten Hornschuppen zusammengesetzt, in die Tonofibrillen in 3 einander kreuzenden Lagen verbacken sind. Der *Nagelkörper* hat vorne einen freien Rand, seitlich und hinten wird er von einer Hautfalte, dem *Nagelwall* **BC1** umgeben, der im Bereich der *Nagelwurzel* **B2** die ca. 0,5 cm tiefe *Nageltasche* bildet. Von ihrem freien Rand wächst ein epitheliales Häutchen, das *Eponychium,* auf die Nageloberfläche. Die Seitenränder des Nagels sind in den *Nagelfalz* eingelassen.

Das *Nagelbett* ist das die Nagelwurzel unterlagernde epitheliale Gewebe, aus dem der Nagel ständig nachwächst, täglich 0,14–0,4 mm. Der proximale Teil des Nagelbetts liegt in der Nageltasche verborgen, der distale Teil schimmert hellrosa, nahe dem proximalen Nagelwall, als nach distal konvexe *Lunula* durch den Nagel. Das Nagelbett setzt sich distal der Lunula **A3** in das dunkelrosa durch den Nagel schimmernde *Hyponychium* **A4** fort, eine Epithelschicht, auf der der Nagel distalwärts vorgeschoben wird. Das dem Papillarkörper der Haut entsprechende, unter dem Epithel des Nagelbetts und des Hyponychium liegende Bindegewebe ist in längslaufende Leisten angeordnet. Das Blut der Kapillaren dieser Bindegewebsleisten verursacht die rosa Farbe des Nagels. Der Nagel zeigt bei einigen Krankheiten diagnostisch wichtige Veränderungen nach Größe, Form, Oberfläche und Farbe. **C5** Fingerknochen.

Haut als Sinnesorgan

Die Haut ist reich mit **Nerven** versorgt, zum kleineren Teil mit *vegetativen* Nerven, die zu Drüsen, glatten Muskelzellen, Gefäßen ziehen, zum größeren Teil mit *sensiblen* Nerven. Die Nerven machen die Haut zu einem für das Leben des Menschen unentbehrlichen *Sinnesorgan,* mit dem Berührungs-, Temperatur- und Schmerzempfindung wahrgenommen werden. Die Sinnesqualitäten wie auch die sensiblen Nerven sind unterschiedlich auf die Haut einzelner Körperteile verteilt. Mehrere Arten von *Nervenendkörperchen* werden mit den verschiedenen Sinnesqualitäten in Zusammenhang gebracht. Die Abb. **D** gibt hiervon eine grobe Vorstellung. *Einzelheiten s. Bd. 3.*

Regeneration und Alterung. Die Haut regeneriert gut. Nach Verletzungen wirken die Abwehrzellen in der Lederhaut lokal der Infektion entgegen, Kapillaren und Bindegewebsstrukturen werden neu gebildet, Epithel wächst vom Rand der Verletzung auf das regenerierende Bindegewebe, es kommt zur *Narbenbildung.* Zunächst bestimmt die starke Kapillarisierung die rötliche Farbe der Narbe, später schimmern Kollagenfasern weißlich durch das Epithel. Hautanhangsgebilde (Drüsen, Haare) werden im Narbenbereich nicht mehr gebildet.

Die *Altersveränderungen* machen sich hauptsächlich in Atrophie bemerkbar, die Schichten der Haut werden verdünnt, die Papillen abgeflacht. Mit einer Änderung der chemischen Beschaffenheit der Bindegewebsgrundsubstanz gehen Flüssigkeitsverarmung und Abnahme der Elastizität der elastischen Fasern der Lederhaut und der Subcutis einher, abgehobene Hautfalten bleiben längere Zeit „stehen“, es kommt zu Unregelmäßigkeiten der Pigmentation. Ultraviolettbestrahlung (»Höhensonne«) beschleunigt den Elastizitätsverlust der Haut.

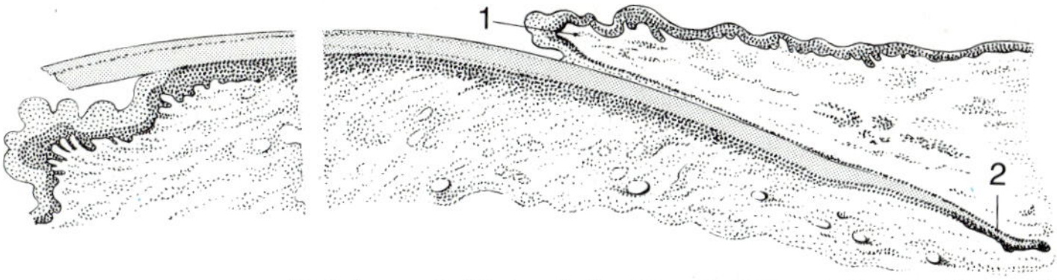

B Längsschnitt durch das Nagelbett (nach Rauber-Kopsch)

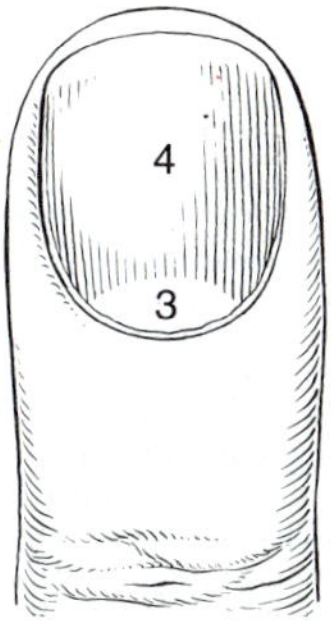

A Fingernagel

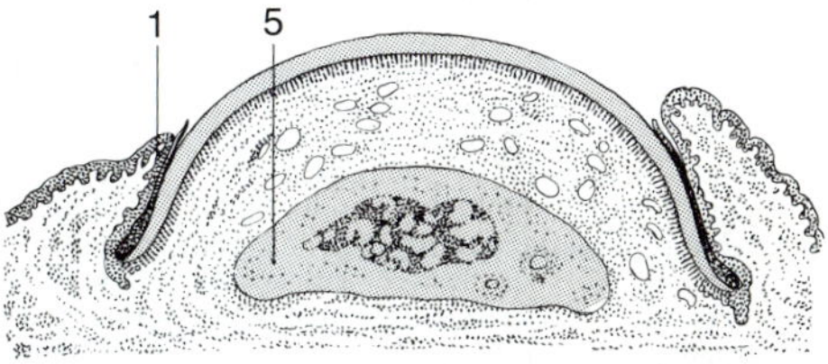

C

Querschnitt durch das Nagelbett (nach Rauber-Kopsch)

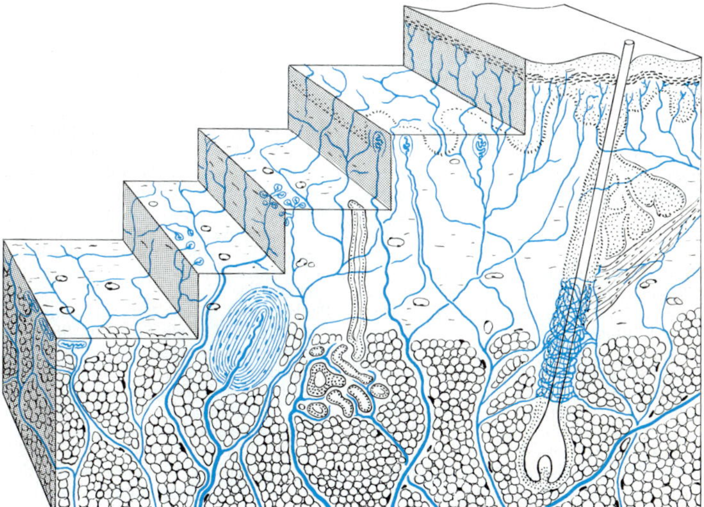

D Schematische Darstellung der Hautinnervation (nach Weddell)

Literatur

Aus zahlreichen Lehr- und Handbüchern, Monographien und Zeitschriftenveröffentlichungen zu den Themen der einzelnen Kapitel kann nur eine kleine Auswahl zitiert werden, die weiterführende Literaturangaben enthält.

Lehrbücher, Atlanten und Handbücher

Bargmann, W.: Histologie und mikroskopische Anatomie des Menschen, 7. Aufl. Thieme, Stuttgart 1977

Benninghoff, A., K. Goerttler: Lehrbuch der Anatomie des Menschen, Bd. II, 13./14. Aufl., hrsg. von K. Fleischhauer. Urban & Schwarzenberg, München1985

Björklund, A., T. Hökfelt: Handbook of Chemical Neuroanatomy. Vol. 6: The Peripheral Nervous System, ed. by A. Björklund, T. Hökfelt, C. Owman. Elsevier, Amsterdam 1988

Braus, H., C. Elze: Anatomie des Menschen, 3. Aufl. Bd. II. Springer, Berlin 1956

Bucher, O., H. Wartenberg: Cytologie, Histologie und mikroskopische Anatomie des Menschen, 11. Aufl. Huber, Bern 1989

Faller, A.: Die Fachwörter der Anatomie, Histologie und Embryologie, Ableitung und Aussprache, 29. Aufl. Bergmann, München 1978

Fawcett, D. W.: Bloom/Fawcett, A Textbook of Histology, 11. ed. Saunders, Philadelphia 1986

Feneis, H.: Anatomisches Bildwörterbuch. 6. Aufl. Thieme, Stuttgart 1988

Frick, H., H. Leonhardt, D. Starck: Allgemeine Anatomie. Spezielle Anatomie I. Taschenlehrbuch der gesamten Anatomie, Bd. I. 3. Aufl. Thieme, Stuttgart 1987

Frick, H., H. Leonhardt, D. Starck: Spezielle Anatomie II. Taschenlehrbuch der gesamten Anatomie, Bd. II. 3. Aufl. Thieme, Stuttgart 1987

Friedmann, G., E. Bücheler, P. Thurn: Ganzkörper-Computertomographie. Thieme, Stuttgart 1982

Fujita, T., J. Tokunaga, H. Inoue: Atlas of Scanning Electron Microscopy in Medicine. Elsevier. Amsterdam 1971

Gabarelli, J., G. Guérinel, L. Chevrot, M. Mattèi: Ganzkörper-Computer-Tomographie. Springer, Berlin 1977

Hafferl, A.: Lehrbuch der topographischen Anatomie, 3. Aufl., bearb. von W. Thiel. Springer, Berlin 1969

Koritké, J. G., H. Sick: Atlas anatomischer Schnittbilder des Menschen. Urban & Schwarzenberg, München 1982

Krstić, R. V.: Die Gewebe des Menschen und der Säugetiere. Ein Atlas zum Studium für Mediziner und Biologen, 2. Aufl. Springer, Berlin 1986

Kühnel, W.: Taschenatlas der Zytologie, Histologie und mikroskopischen Anatomie. 7. Aufl. Thieme, Stuttgart 1989

International Anatomical Nomenclature Committee: Nomina anatomica, 6th ed. Churchill Livingstone, Edinburgh 1989

Langman, J.: Medizinische Embryologie, 8. Aufl. Thieme, Stuttgart 1989

Leonhardt, H.: Histologie, Zytologie und Mikroanatomie des Menschen. 8. Aufl. Thieme, Stuttgart 1990

v. Möllendorff, W., W. Bargmann: Handbuch der mikroskopischen Anatomie des Menschen. Springer, Berlin 1929ff

Mörike, K., E. Betz, W. Mergenthaler: Biologie des Menschen, bearbeitet von E. Betz, D. Mecke, K. Reutter, H. Ritter, 12. Aufl. Quelle & Meyer, Heidelberg 1989

Oksche, A., L. Vollrath: Möllendorffs Handbuch der mikroskopischen Anatomie des Menschen. Handbook of Microscopic Anatomy. Springer, Berlin 1979ff

Pernkopf, E.: Atlas der topographischen und angewandten Anatomie des Menschen, Bd. I und II, hrsg. von W. Platzer, 3. Aufl. Urban & Schwarzenberg, München 1989

Platzer, W.: Atlas der topographischen Anatomie. Thieme, Stuttgart 1982

Rauber/Kopsch: Anatomie des Menschen. Lehrbuch und Atlas. Herausgegeben von H. Leonhardt, B. Tillmann, G. Töndury, K. Zilles. Band II: Innere Organe, herausgegeben und bearbeitet von H. Leonhardt. Thieme, Stuttgart 1987. Band IV: Topographie der Organsysteme, Systematik der Leitungsbahnen, herausgegeben und bearbeitet von H. Leonhardt, B. Tillmann, K. Zilles. Thieme, Stuttgart 1988

Rohen, J.: Funktionelle Anatomie des Nervensystems, 4. Aufl. Schattauer, Stuttgart 1985
Rohen, J.: Funktionelle Anatomie des Menschen, 5. Aufl. Schattauer, Stuttgart 1987
Rohen, J.: Topographische Anatomie, 8. Aufl. Schattauer, Stuttgart 1987
Sobotta-Becher: Atlas der Anatomie des Menschen, Bd. II, hrsg. von H. Ferner, J. Staubesand, 19. Aufl. Urban & Schwarzenberg, München 1988
Sladek, J. R., A. Björklund: Monoamine Transmitter Histochemistry. A Twenty Year Commemoration. Brain Res. Bull. 9 (1982) No. 1–6
Starck, D.: Embryologie, 3. Aufl. Thieme, Stuttgart 1975
Töndury, G.: Angewandte und topographische Anatomie, 5. Aufl. Thieme, Stuttgart 1981
Toldt-Hochstetter: Anatomischer Atlas, Bd. II., bearb. von J. Krmpotić Nemanić, 26. Aufl. Urban & Schwarzenberg, München 1976
Weiss, L.: Cell and Tissue Biology. A Textbook of Histology, 6th ed. Urban & Schwarzenberg, München 1988
Wicke, L.: Atlas der Röntgenanatomie. Urban & Schwarzenberg, München 1977
Wolf-Heideggers Atlas der Human-Anatomie, hrsg. von H. Frick, 4. Aufl. Karger, Basel 1990
Zetkin-Schaldach: Wörterbuch der Medizin, Bd. I–III, 7. Aufl. Thieme, Stuttgart 1985

Kreislauforgane

Abramson, D. I., P. B. Dobrin: Blood Vessels and Lymphatics in Organ Systems. Academic Press, London 1984
Anderson, R. H., A. E. Becker: Anatomie des Herzens. Ein Farbatlas. Thieme, Stuttgart 1982
Bargmann, W., W. Doerr: Das Herz des Menschen, Bd. I. Thieme, Stuttgart 1963
Bauer, R. D., R. Busse: The Arterial System. Dynamics. Control Theory and Regulation. Springer, Berlin 1978
Böck, P.: Das Glomus caroticum der Maus. Ergebn. Anat. Entwickl.-Gesch. 48 (1973) 1–84
Clemens, H. J.: Die Venensysteme der menschlichen Wirbelsäule. De Gruyter, Berlin 1961
Földi, M., J. R. Casley-Smith: Lymphangiology. Schattauer, Stuttgart 1983
Forssmann, W. G., M. Reinecke, E. Weihe: Cardiac innervation. In Bloom, S. R., J. M. Polak, E. Lindenlaub: Systemic Role of Regulatory Peptides. Schattauer, Stuttgart 1983
Hammersen, F.: Anatomie der terminalen Strombahn. Urban & Schwarzenberg, München 1971
Kappert, A.: Lehrbuch und Atlas der Angiologie. 8. Aufl., Huber, Bern 1976
Krayenbühl, H., M. G. Yaşargil: Zerebrale Angiographie für Klinik und Praxis. 3. Aufl. Thieme, Stuttgart 1979
Kubik, St.: Visceral lymphatic system. In Viamonte (jr.), M., A. Rüttimann: Atlas of Lymphography. Thieme, Stuttgart 1980
v. Lanz, T., W. Wachsmuth: Praktische Anatomie, 2. Aufl., bearb. v. J. Lang, Bd. I/3 u. 4. Springer, Berlin 1972
Leak, L. V.: The fine structure and function of the lymphatic system. In: Handbuch der allgemeinen Pathologie, Bd. III/6, hrsg, von H.-W. Altmann, F. Büchner, H. Cottier, E. Grundmann, G. Holle, E. Letterer, W. Masshoff, H. Meessen, F. Roulet, G. Seifert, G. Siebert. Springer, Berlin 1972 (S. 149–196)
Lippert, H.: Arterienvarietäten. Klinische Tabellen. Beilg. in Med. Klin. 18–32 (1967–1969)
Loose, K. E., R. J. A. M. van Dongen: Atlas of Angiography. Thieme, Stuttgart 1976
Luzsa, G.: Röntgenanatomie des Gefäßsystems. Barth, Frankfurt/M. und Akadémiai Kiadó, Budapest 1972
McAlpine, W. A.: Heart and Coronary Arteries. Springer, Berlin 1975
Netter, F. H.: Farbatlanten der Medizin, Bd. I: Herz, 3. Aufl. Thieme, Stuttgart 1989
Puff, A.: Der funktionelle Bau der Herzkammern. In: Zwanglose Abhandlungen aus dem Gebiet der normalen und pathologischen Anatomie, H. 8, hrsg. von W. Bargmann, W. Doerr. Thieme, Stuttgart 1960
van der Putte, S. C. J.: The development of the lymphatic system in man. Ergebn. Anat. Entwickl.-Gesch. 51 (1975) 1–60
Ratschow, M.: Angiologie, 2. Aufl. Thieme, Stuttgart 1974
Schoenmackers, J., H. Vieten: Atlas postmortaler Angiogramme. Thieme, Stuttgart 1954
Shepherd, J. T., P. M. Vanhoutte: The Human Cardiovascular System: Facts and Concepts. Raven, New York 1979
Simionescu, N.: Cellular aspects of transcapillary exchange. Physiol. Rev. 63 (1983) 1536–1579

Staubesand, J.: Funktionelle Morphologie der Arterien, Venen und arteriovenösen Anastomosen. In: Angiologie, hrsg. von G. Heberer, G. Rau, W. Schoop, begr. von M. Ratschow, 2. Aufl. Thieme, Stuttgart 1974

Viamonte (jr.), M., A. Rüttimann: Atlas of Lymphography. Thieme, Stuttgart 1980

Vieten, H.: Röntgendiagnostik des Herzens und der Gefäße. In Diethelm, L. u. Mitarb.: Handbuch der medizinischen Radiologie. Bd. X/2a. Springer, Berlin 1977

Wenzel, J.: Normale Anatomie des Lymphgefäßsystems. In: Handbuch der allgemeinen Pathologie, Bd. III/6, hrsg. von H.-W. Altmann, F. Büchner, H. Cottier, E. Grundmann, G. Holle, E. Letterer, W. Masshoff, H. Meessen, F. Roulet, G. Seifert, G. Siebert, Springer, Berlin 1972 (S. 89–148)

Blut und Abwehrsysteme

Aiuti, F., H. Wigzell: Thymus, Thymic Hormones and Lymphocytes. Academic Press, London 1980

Begemann, H., M. Begemann: Praktische Hämatologie. Diagnose, Therapie, Methodik. Thieme, Stuttgart 1989

Bessis, M.: Living Blood Cells and their Ultrastructure. Springer, Berlin 1973

Brücher, H.: Knochenmarkzytologie. Diagnostik und klinische Bedeutung. Thieme, Stuttgart 1986

Eisen, H. N.: Immunology, 3rd ed. Harper & Row, New York 1981

Frick, P.: Blut- und Knochenmarksmorphologie, Blutgerinnung. 17. Aufl. Thieme, Stuttgart 1984

Fudenburg, H. H., C. L. Smith: The Lymphocyte in Health and Disease. Grune & Stratton, New York 1979

van Furth, R.: Mononuclear Phagocytes in Immunity, Infection and Pathology. Blackwell, Oxford 1975

von Gaudecker, B., H. K. Müller-Hermelink: Ontogeny and organization of the stationary non-lymphoid cells in the human thymus. Cell Tiss. Res. 207 (1980) 287–306

Ham, A. W., A. A. Axelrad, D. H. Cormack: Blood Cell Formation and the Cellular Basis of Immune Responses. Lippincott, Philadelphia 1979

Keller, R.: Immunologie und Immunpathologie, 3. Aufl. Thieme, Stuttgart 1987

Lennert, K., D. Harms: Die Milz/The Spleen. Springer, Berlin 1970

Lennert, K., H.-K. Müller-Hermelink: Lymphozyten und ihre Funktionsformen – Morphologie. Organisation und immunologische Bedeutung. Anat. Anz., Suppl. 138 (1975) 19–62

McDonald, G. A., T. C. Dodds, B. Cruickshank: Atlas der Hämatologie, 3. Aufl. Thieme, Stuttgart 1979

Mori, Y., K. Lennert: Electron Microscopic Atlas of Lymph Node Cytology and Pathology. Springer, Berlin 1969

Müller-Hermelink, H. K.: The Human Thymus, Histophysiology and Pathology. Current Topics of Pathology. Springer, Berlin 1985

Müller-Hermelink, H. K., B. von Gaudekker: Ontogenese des lymphatischen Systems beim Menschen. Verh. Anat. Ges. 74 (1980) 235–259

Queißer, W.: Das Knochenmark. Morphologie, Funktion, Diagnostik. Thieme, Stuttgart 1978

Ruzicka, F.: Elektronenmikroskopische Hämatologie. Springer, Wien 1976

Schwartz, L. M.: Compendium of Immunology. Van Nostrand, New York 1979

Theml, H.: Taschenatlas der Hämatologie, 2. Aufl. Thieme, Stuttgart 1986

Tischendorf, F.: Die Milz. In: Handbuch der mikroskopischen Anatomie des Menschen, Bd. VI/6, hrsg. von W. Bargmann. Springer, Berlin 1969

Vernon-Roberts, B.: The Macrophage. Cambridge University Press, London 1972

Atmungsorgane

Andrews, P. M.: A scanning electron microscopic study of the extrapulmonary respiratory tract. Amer. J. Anat. 139 (1974) 399–424

Becker, W. et al.: Atlas der Hals-Nasen-Ohren-Krankheiten einschließlich Bronchien und Ösophagus, 2. Aufl. Thieme, Stuttgart 1983

Boyden, E. A.: Segmental Anatomy of the Lungs. McGraw Hill, New York 1965

Fink, B. R.: The Human Larynx. A Funktional Study. Raven, New York 1975

Fishman, A. P.: Assessment of Pulmonary Function. McGraw-Hill, New York 1980

v. Hayek, H.: Die menschliche Lunge, 2. Aufl. Springer, Berlin 1970

Hodson, W. A.: Development of the Lung. Decker, New York 1977

Lang, J.: Klinische Anatomie der Nase, Nasenhöhle und Nasennebenhöhlen. Thieme, Stuttgart 1988

Murray, J. F.: Die normale Lunge. Grundlagen für Diagnose und Therapie von Lungenkrankheiten. Thieme, Stuttgart 1978

Netter, F. H.: Farbatlanten der Medizin, Bd. IV: Atmungsorgane. Thieme, Stuttgart 1982
Paulsen, K.: Das Prinzip der Stimmbildung in der Wirbeltierreihe und beim Menschen. Akademische Verlagsgesellschaft, Frankfurt/M. 1967
Thurlebeck, W. M., R. A. Murray: The Lung. Structure, Function and Disease. Williams & Wilkins, Baltimore 1978
Tillmann, B., I. Wustrow: Kehlkopf. In Berendes, J., R. Link, F. Zöllner: Hals-Nasen-Ohren-Heilkunde in Praxis und Klinik, 2. Aufl., Bd. IV/1. Thieme, Stuttgart 1982 (S. 1–101)
Weibel, E. R.: The Pathway for Oxygen. Harward Univ. Press, Cambridge, Mass. 1984
von Wickert, P.: Clinical Importance of Surfactant Defects. Karger, Basel 1981

Endokrine Drüsen

Aschoff, J., S. Daan, G. A. Groos: Vertebrate Circadian Systems. Structure and Physiology. Springer, Berlin 1982
Bachmann, R.: Die Nebenniere. In: Handbuch der mikroskopischen Anatomie des Menschen, Bd. VI/5, hrsg. von W. Bargmann. Springer, Berlin 1954
Bargmann, W.: Die Schilddrüse. In v. Möllendorff, W.: Handbuch der mikroskopischen Anatomie des Menschen, Bd. VI/2. Springer, Berlin 1939 (S. 2–136)
Bargmann, W.: Die Epithelkörperchen. In v. Möllendorff, W.: Handbuch der mikroskopischen Anatomie des Menschen, Bd. VI/2. Springer, Berlin 1939 (S. 137–196)
Bargmann, W.: Die Langerhansschen Inseln des Pankreas. In v. Möllendorff, W.: Handbuch der mikroskopischen Anatomie des Menschen, Bd. VI/2. Springer, Berlin 1939 (S. 197–288)
Bargmann, W.: Die Epiphysis cerebri. In v. Möllendorff, W.: Handbuch der mikroskopischen Anatomie des Menschen, Bd. VI/4, Springer, Berlin 1943 (S. 309–502)
Bargmann, W.: Über die neurosekretorische Verknüpfung von Hypothalamus und Neurohypophyse. Z. Zellforsch. 34 (1949) 610–634
Bargmann, W.: Das Zwischenhirn-Hypophysensystem. Springer, Berlin 1964
Bargmann, W.: Die funktionelle Morphologie des endokrinen Regulationssystems. In Altmann, H. W., F. Büchner, H. Cottier u. Mitarb.: Handbuch der allgemeinen Pathologie, Bd. VIII/1. Springer, Berlin 1971 (S. 1–106)
Bargmann, W., B. Scharrer: Aspects of Neuroendocrinology. Springer, Berlin 1970
Bloom, S. R., J. M. Polak: Gut Hormones, 2nd ed. Churchill-Livingstone, Edinburgh 1981
Böck, P.: The Paraganglia. In Oksche, A., L. Vollrath: Handbuch der mikroskopischen Anatomie des Menschen, Bd. VII/8. Springer, Berlin 1973
Cantin, M.: Cell Biology of the Secretory Process. Karger, Basel 1984
Costa, E., M. Trabucchi: Regulatory Peptides, from Molecular Biology to Function. Raven, New York 1982
Coupland, R. E., W. G. Forssmann: Peripheral Neuroendocrine Interaction. Springer, Berlin 1978
Coupland, R. E., T. Fujita: Chromaffin, Enterochromaffin and Related Cells. Elsevier, Amsterdam 1976
Cross, B. A., G. Leng: The Neurohypophysis: Structure, Function and Control. Progr. Brain Res. 60, 1983
Felig, Ph., J. D. Baxter, A. E. Broadus, L. A. Frohman: Endocrinology and Metabolism, 2nd ed. McGraw-Hill, New York 1986
Fujita, T.: Endocrine Gut and Pancreas. Elsevier, Amsterdam 1976
Fujita, T.: Concept of paraneurons. Arch. Histol. Jap. 40, Suppl. (1977) 1–12
Fuxe, K., T. Hökfelt, R. Luft: Central Regulation of the Endocrine System. Plenum, New York 1979
Ganong, W. F., L. Martini: Frontiers in Neuroendocrinology, vol. VII. Raven. New York 1982
Guillemin, R.: Control of adenohypophysial functions by peptides of the central nervous system. Harvey Lect. 71 (1978) 71–131
Gupta, D.: Endokrinologie der Kindheit und Adoleszenz. Thieme, Stuttgart 1986
Heitz, Ph. U.: Das gastro-entero-pankreatische endokrine System. Med. uns. Zeit 4 (1980) 15–22
Kalimi, M. Y., J. R. Hubbard: Peptide Hormone Receptors. de Gruyter, Berlin 1987
Krieger, D. T., A. S. Liotta, M. J. Brownstein, E. A. Zimmerman: ACTH, β-Lipotropin, and related peptides in brain, pituitary, and blood. Recent Progr. Horm. Res. 36 (1980) 277–344
Krisch, B.: Immunocytochemistry of neuroendocrine systems (vasopressin, somatostatin, luliberin). Progr. Histochem. Cytochem. 13/2 (1980) 1–167

Krisch, B.: Ultrastructure of regulatory neuroendocrine neurons and functionally related structures. In Ganten, D., D. Pfaff: Morphology of Hypothalamus and its Connections. Current Topics in Neuroendocrinology, Vol. 7. Springer, Berlin 1986 (pp. 251–290)

Krisch, B., W. Buchheim: Access and distribution of exogenous substances in the intercellular clefts of the rat adenohypophysis. Cell Tiss. Res. 236 (1984) 439–452

Labhart, A.: Klinik der inneren Sekretion, 3. Aufl. Springer, Berlin 1978

Motta, M.: The Endocrine Functions of the Brain. Raven, New York 1980

Neville, A. M., M. J. O'Hare: The Human Adrenal Cortex. Springer, Berlin 1982

Nieuwenhuys, R.: Chemoarchitecture of the Brain. Berlin, Springer 1985

Oksche, A., P. Pévet: The Pineal Organ: Photobiology, Biochronometry, Endocrinology. Developments in Endocrinology, vol. XIV. Elsevier, Amsterdam 1981

Pearse, A. G. E.: The diffuse neuroendocrine system and the APUD concept: related „endocrine" peptides in brain, intestine, putuitary, placenta and anuran cutaneous glands. Med. Biol. 55 (1977) 115–125

Polak, J. M.: Regulatory Peptides. Birkhäuser, Basel 1989

Reinboth, R.: Vergleichende Endokrinologie. Thieme, Stuttgart 1980

Scharrer, E.: Über sekretorisch tätige Nervenzellen bei wirbellosen Tieren. Naturwissenschaften 25 (1937) 131–138

Scharrer, E.: Photo-endocrine-systems: general concepts. Ann. N. Y. Acad. Sci. 117 (1964) 13–22

Scharrer, E., B. Scharrer: Neurosekretion. In Bargmann, W.: Handbuch der mikroskopischen Anatomie des Menschen, Bd. VI/5. Springer, Berlin 1954 (S. 853–1066)

Schulster, D., A. Levitski: Cellular Receptors for Hormones and Neurotransmitters. Wiley, New York 1980

Tixier-Vidal, A., M. G. Farquhar: The Anterior Pituitary. Academic Press, New York 1975

Vollrath, L.: The pineal organ. In Oksche, A., L. Vollrath: Handbuch der mikroskopischen Anatomie des Menschen, Bd. VI/7. Springer, Berlin 1981

Welsch, U.: Die Entwicklung der C-Zellen und des Follikelepithels der Säugerschilddrüse. Elektronenmikroskopische und histochemische Untersuchungen. Ergebn. Anat. Entwickl.-Gesch. 46 (1972) 1–52

Verdauungsorgane

Arias, I. M., H. Popper, D. Schachter, D. A. Shafritz: The Liver. Biology and Pathobiology. Raven, New York 1982

Baumgarten, H. G.: Morphological basis of gastrointestinal motility: Structure an innervation of gastrointestinal tract. In Bertacchini, G.: Handbook of Experimental Pharmacology, vol. LIX/1: Mechanisms of Intestinal Secretion. Springer, Berlin 1982 (pp. 7–53)

Beck, K., W. Dischler, M. Helms, B. Kiani, K. Sickinger, R. Tenner: Atlas der Laparoskopie. Schattauer, Stuttgart 1968

Becker, V.: Pankreas. In: Spezielle pathologische Anatomie, Bd. VI, hrsg. von W. Doerr, G. Seifert, E. Uehlinger. Springer, Berlin 1973

Berkovitz, B. K. B., A. Boyde, R. M. Frank, H. J. Höhling, B. J. Moxham, J. Nalbandian, C. H. Tonge: Teeth. Handbook of Microscopic Anatomy (ed. by A. Oksche, L. Vollrath), Vol. V/6. Springer, Berlin 1989

Elias, H., J. C. Sherrick: Morphology of the Liver. Academic Press, New York 1969

Gabella, G.: Structure of muscles and nerves in the gastrointestinal tract. In Johnson, L. R.: Physiology of the Gastrointestinal Tract, Raven, New York 1982

Gall, E. A., F. K. Mostofi: The Liver. Krieger, Huntington/N. Y. 1980

Kaufmann, P., W. Lierse, J. Stark, F. Stelzner: Die Muskelanordnung in der Speiseröhre (Mensch, Rhesusaffe, Kaninchen, Maus, Ratte, Seehund). Ergebn. Anat. Entwickl.-Gesch. 40 H. 3 (1968)

Keast, J. R., J. B. Furness, M. Costa: Distribution of certain peptide containing nerve fibres and endocrine cells in the gastrointestinal mucosa in five mammalian species. J. comp. Neurol. 236 (1985) 403–422

Krentz, K.: Endoskopie des oberen Verdauungstraktes. Atlas und Lehrbuch, 2. Aufl. Thieme, Stuttgart 1982

Kulenkampff, H., H. Leonhardt: Anatomie und Entwicklungsgeschichte des Magens. In Demling, L.: Handbuch der inneren Medizin, 5. Aufl., Bd. III/2. Springer, Berlin 1974 (S. 3–53)

Lassrich, M. A., R. Prévôt: Röntgendiagnostik des Verdauungstraktes bei Kindern und Erwachsenen, 2. Aufl. Thieme, Stuttgart 1983

Liebermann-Meffert, D., H. White: The Greater Omentum. Springer, Berlin 1983

Luciano, L.: Die Feinstruktur der Gallenblase und der Gallengänge, I. u. II. Z. Zellforsch. 135 (1972) 87–114

Meyer, W.: Die Zahn-, Mund- und Kieferheilkunde, Bd. I. Urban & Schwarzenberg, München 1958
Millat, B., J. P. Chevrel: The pylorus: An anatomical and physiological study. Anat. clin. 3 (1981) 161–175
Mörike, K. D., F. Kiss, J. Szentagothai: Lehrbuch und Atlas der makroskopischen Anatomie für Zahnärzte, Bd. I. u. II. G. Fischer, Stuttgart 1969
Motta, P., M. Muto, T. Fujita: Die Leber, Rasterelektronenmikroskopischer Atlas. Schattauer, Stuttgart 1980
Pfeiffer, C. J., G. Rowden, J. Weibel: Gastrointestinal Ultrastructure. An Atlas of Scanning and Transmission Electron Micrographs. Thieme, Stuttgart und Igaku Shoin, Tokio 1975
Pinkstaff, C. A.: The cytology of salivary glands. Int. Rev. Cytol. 63 (1980) 141–261
Rappaport, A. M.: Hepatic blood flow: Morphologic aspects and physiologic regulation. Int. Rev. Physiol. 21 (1980) 1–63
Rohen, J. W.: Anatomie für Zahnmediziner. Schattauer, Stuttgart 1977
Schroeder, H. E.: Orale Strukturbiologie. Entwicklungsgeschichte, Struktur und Funktion normaler Hart- und Weichgewebe der Mundhöhle, 3. Aufl. Thieme, Stuttgart 1987
Schroeder, H. E.: The Periodontium. Handbook of Microscopic Anatomy (ed. by A. Oksche, L. Vollrath), Vol. V/5. Springer, Berlin 1986
Schultzberg, M., T. Hökfelt, L. Nilsson, L. Terenius, J. F. Rehfeld, M. Brown, R. Elde, M. Goldstein, S. Said: Distribution of peptide- and catecholamine-containing neurons in the gastrointestinal tract of rat and guinea-pig: immunohistochemical studies with antisera to substance P vasoactive intestinal polypeptide, enkephalins, somatostatin, gastrin/cholecystokinin, neurotensin and dopamine beta-hydroxylase. Neuroscience 5 (1980) 689–744
Schumacher, G. H.: Der maxillo-mandibuläre Apparat unter dem Einfluß formgestaltender Faktoren. Barth, Leipzig 1968
Schumacher, G. H., H. Schmidt: Anatomie und Biochemie der Zähne, 3. Aufl. G. Fischer, Stuttgart 1983
Shiner, M.: Ultrastructure of the Small Intestinal Mucosa. Springer, Berlin 1982
Stelzner, F.: Über die Anatomie des analen Sphincterorgans, wie sie der Chirurg sieht. Z. Anat. Entwickl.-Gesch. 121 (1960) 525–535
Stelzner, F., W. Lierse: Der angiomuskuläre Dehnverschluß der terminalen Speiseröhre. Langenbecks Arch. klin. Chir. 321 (1968) 35–64
Wallraff, J.: Die Leber – Gallengangsystem, Gallenblase und Galle. In: Handbuch der mikroskopischen Anatomie des Menschen, Erg. zu Bd. V/2, hrsg. von W. Bargmann, Springer, Berlin 1969

Harn- und Geschlechtsorgane

Alken, C. E., V. W. Dix, W. E. Goodwin, E. Wildbolz: Handbuch der Urologie, Bd. I. Springer, Berlin 1969
Aumüller, G.: Prostate gland and seminal vesicles. In: Oksche, A., L. Vollrath: Handbuch der mikroskopischen Anatomie des Menschen, Bd. 7/6. Springer, Berlin 1979
Bargmann, W.: Niere und ableitende Harnwege. In: Handbuch der mikroskopischen Anatomie des Menschen, Bd. VII/5, hrsg. von W. Bargmann. Springer, Berlin 1978
Bargmann, W., K. Fleischhauer, A. Knoop: Über die Morphologie der Milchsekretion. Z. Zellforsch. 53 (1960) 545–568
Bargmann, W., U. Welsch: On the ultrastructure of the mammary gland. In Reynolds, M., S. J. Folley: Lactogenesis, University of Pennsylvania Press, Philadelphia 1969
Barth, V.: Brustdrüse. Thieme, Stuttgart 1979
Bastian, D., J. P. Lassau: The suspensory mechanism of the uterus. Anatomical basis for the statics and dynamics of the normal uterus. Anat. clin. 4 (1982) 147–160
Beck, L.: Morphologie und Funktion der Muskulatur der weiblichen Harnröhre. Enke, Stuttgart 1969
Becker, V., Th. H. Schiebler, F. Kubli: Die Plazenta des Menschen. Thieme, Stuttgart 1981
Brenner, B. M., J. H. Stein: Hormonal Function and the Kidney. Churchill-Livingstone, Edinburgh 1979
Bustos-Obregón, E., M. Courot, J. E. Flechon, M. T. Hochereau-de Reviers, A. F. Holstein: Morphological appraisal of gametogenesis. Spermatogenetic process in mammals with particular reference to man. Andrologia 7 (1975) 141–163
Dabelow, A.: Die Milchdrüse. In: Handbuch der mikroskopischen Anatomie des Menschen, Erg. zu Bd. III/1, hrsg. von W. Bargmann. Springer, Berlin 1957

Döring, G. K.: Empfängnisverhütung. Ein Leitfaden für Ärzte und Studenten, 11. Aufl. Thieme, Stuttgart 1989

Farquhar, M. G.: The glomerular basement membrane: A selective macromolecular filter. In Hay, E. D.: Cell Biology of Extracellular Matrix. Plenum, New York 1981 (pp. 335–378)

Ferner, H., A. Gisel, H. v. Hayek, W. Krause, Ch. Zaki: Die Anatomie der Harn- und Geschlechtsorgane. In: Handbuch der Urologie, Bd. I, hrsg. von C. E. Alken, V. W. Dix, W. E. Goodwin, E. Wildbolz. Springer, Berlin 1969

Frangenheim, H., H.-J. Lindemann: Die Laparoskopie in der Gynäkologie. Chirurgie und Pädiatrie, 3. Aufl. Thieme, Stuttgart 1977

Gorgas, K.: Struktur und Innervation des juxtaglomerulären Apparates der Ratte. Ergebn. Anat. Entwickl.-Gesch. 54 (1978) 1–83

Gosling, J. A., J. S. Dixon, J. R. Humpherson: Funktionelle Anatomie der Nieren und ableitenden Harnwege. Ein Farbatlas. Thieme, Stuttgart 1988

v. Hayek, H.: Die Entwicklung der Harn- und Geschlechtsorgane. In: Handbuch der Urologie, Bd. I, hrsg. von C. E. Alken, V. W. Dix, W. E. Goodwin, E. Wildbolz. Springer, Berlin 1969

Holstein, A.-F.: Morphologische Studien am Nebenhoden des Menschen. Thieme, Stuttgart 1969

Holstein, A. F., E. C. Roosen-Runge: Atlas of the Spermatogenesis. Grosse, Berlin 1981

Horstmann, E., H.-E. Stegner: Tube, Vagina und äußere weibliche Geschlechtsorgane. In: Handbuch der mikroskopischen Anatomie des Menschen, Erg. zu Bd. VII/1, hrsg. von W. Bargmann. Springer, Berlin 1966

Jamison, R. L., W. Kriz: Urinary Concentrating Mechanism: Structure and Function. Oxford University Press, New York 1982

Johnson, J. A., R. R. Anderson: The Renin-Angiotensin System. Plenum, New York 1980

Kaissling, B., W. Kriz: Structural analysis of the rabbit kidney. In Hild, W. et al.: Advances in Anatomy, Embryology and Cell Biology, vol. LVI. Springer, Berlin 1979 (pp. 1–123)

Kern, G.: Gynäkologie. Ein kurzgefaßtes Lehrbuch, 4. Aufl. Thieme, Stuttgart 1985

Kreuzer, G., E. Boquoi: Zytologie der weiblichen Brustdrüse. Grundriß und Atlas. Thieme, Stuttgart 1981

Kriz, W.: Der architektonische und funktionelle Aufbau der Rattenniere. Z. Zellforsch. 82 (1967) 495–535

v. Kügelgen, A., B. Kuhlo, W. Kuhlo, Kl.-J. Otto: Die Gefäßarchitektur der Niere. Thieme, Stuttgart 1959

Langmann, J.: Medizinische Embryologie, 8. Aufl. Thieme, Stuttgart 1989

Lenz, W.: Medizinische Genetik, 6. Aufl. Thieme, Stuttgart 1983

Ludwig, H., H. Metzger: The Human Female Reproductive Tract. A Scanning Electron Microscopic Atlas. Springer, Berlin 1976

Martius, H., K. Droysen: Atlas der gynäkologischen Anatomie. Thieme, Stuttgart 1960

Maunsbach, A. B., T. S. Olsen, E. I. Christensen: Functional Ultrastructure of the Kidney. Academic Press, London 1980

Meiisel, P., D. E. Apitzsch: Atlas der Nierenangiographie. Springer, Berlin 1978

Netter, F. H.: Farbatlanten der Medizin, Bd. II: Niere und Harnwege, 2. Aufl. Thieme, Stuttgart 1983

Netter, F. H.: Farbatlanten der Medizin, Bd. III: Genitalorgane, 2. Aufl. Thieme, Stuttgart 1987

Norris, H. J., A. T. Hertig, M. R. Abell: The Uterus (by 23 authors). Williams & Wilkins, Baltimore 1973

Oliver, J.: Nephrons and Kidneys. Harper & Row Hoeber Medical Devision, New York 1968

Pernkopf, E., A. Pichler: Systematische und topographische Anatomie des weiblichen Beckens. In Seitz, L., A. J. Amreich: Biologie und Pathologie des Weibes. Urban & Schwarzenberg, Berlin 1953

Rouiller, Ch., A. F. Muller: The Kidney. Morphology, Biochemistry, Physiology, Bd. I–IV. Academic Press, New York 1969–1971

Scheidegger, G.: Aufbau des Übergangsepithels der Harnblase bei Schwein, Schaf, Ratte und Spitzmaus. Acta anat. 107 (1980) 268–275

Schmidt-Matthiesen, H.: Das normale menschliche Endometrium. Thieme, Stuttgart 1963

Schulze, C.: Sertoli cells and Leydig cells in man. Advanc. Anat. Embryol. 88 (1984) 1–104

Shettles, L. G.: Ovum Humanum. Urban & Schwarzenberg, München 1960

Starck, D.: Embryologie, 3. Aufl. Thieme, Stuttgart 1975

Tonutti, E., O. Weller, E. Schuchardt, E. Heinke: Die männliche Keimdrüse. Thieme, Stuttgart 1960

Vorherr, H.: The Breast Morphology, Physiology, and Lactation. Academic Press, New York 1974

Walter, H.: Sexual- und Entwicklungsbiologie des Menschen. Thieme, Stuttgart 1978

Watzka, M.: Weibliche Genitalorgane. In: Handbuch der mikroskopischen Anatomie des Menschen, Erg. zu Bd. VII/1, hrsg. von W. Bargmann. Springer, Berlin 1966

Welsch, U., W. Buchheim, U. Schumacher, I. Schinko, S. Patton: Structural, histochemical and biochemical observations on horse milk-fat-globule membranes and casein micelles. Histochemistry 88 (1988) 357–365

Wetzstein, R., K. H. Renn: Zur Anordnung der glatten Muskulatur im Corpus uteri des Menschen. Anat. Anz. 126 Erg. H. (1970) 461–468

Woodruff, J. D., C. J. Pauerstein: The Fallopian Tube. Williams & Wilkins, Baltimore 1969

Zuckerman, Sir S.: The Ovary. Academic Press, New York 1962

Haut

Breathnach, A. S.: An atlas of the ultrastructure of human skin. Churchill, London 1971

Chouchkov, Ch.: Cutaneous receptors. Ergebn. Anat. Entwickl.-Gesch. 54 (1978) 1–62

Ebling, F. J.: Hair. J. Invest. Dermatol. 67 (1976) 98–105

Elias, P. M.: Epidermal lipid, membranes and keratinization. Int. J. Dermatol. 20 (1981) 1–19

Fitzpatrick, T. B., A. Z. Eisen, K. Wolff, I. M. Freedberg, K. F. Austen: Dermatology in General Medicine, 2nd ed. McGraw-Hill, New York 1979

Halata, Z.: The mechanoreceptors of the mammalian skin. Ultrastructure and morphological classification. Ergebn. Anat. Entwickl.-Gesch. 50 (1975) 1–77

Horstmann, E.: Die Haut. In: Handbuch der mikroskopischen Anatomie des Menschen, Erg. zu Bd. III/1, hrsg. von W. Bargmann. Springer, Berlin 1957

Iggo, A., K. H. Andres: Morphology of cutaneous receptors. Ann. Rev. Neurosci. 5 (1982) 1–31

Kawamura, T., T. B. Fitzpatrick, M. Seiji: Biology of normal and abnormal melanocytes. University Park Press, Baltimore 1971

Kobori, T., W. Montagna: Biology and Disease of the Hair. University Park Press, Baltimore 1975

Montagna, W., R. A. Ellis, A. F. Silver, R. Billingham, F. Hu: Advances in Biology of Skin, Bd. I–VIII. Pergamon, Oxford 1966

Odland, G. F.: Structure of the skin. In Goldsmith, L. A.: Biochemistry and Physiology of the Skin. Oxford University Press, New York 1983 (pp. 3–63)

Sachverzeichnis

Haupthinweise sind durch **halbfette** Zahlen gekennzeichnet.

B

C

N

R

V